비만체형학 개정 2판

Textbook of Obesity and Body Contouring

대한비만미용체형학회 편

Textbook of Obesity and Body Contouring
비만체형학 개정 2판

개정 2판 1쇄 발행 2020년 6월 5일
지 은 이 대한비만미용체형학회
펴 낸 이 김승환
디 자 인 이은하
일러스트 김 얼
출판등록 제22-2575호

펴 낸 곳 도서출판 엠디월드(MDworld medical book co., Ltd)
주   소 서울시 동대문구 천호대로25길 45
전   화 02-3291-3291
팩   스 02-3291-3455
이 메 일 gomdbook@hanmail.net
홈페이지 www.mdworld.co.kr
I S B N 979-11-968134-4-4
정   가 100,000원

※ 잘못된 책은 교환하여 드립니다.
※ 이 책의 일부 혹은 전부를 사전 승인없이 무단으로 복제하는 것을 금하며, 이를 위반 시 처벌을 받게 됩니다.

개정 2판

Textbook of Obesity and Body Contouring
비만체형학

대한비만미용체형학회 편

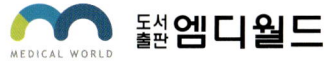

머리말

안녕하십니까? 대한비만미용체형학회 회장 고혜원입니다.
교과서 개정판 출간을 축하합니다.

너무나 오랜만에 개정판이 나오게 되어 비만체형치료 전반을 다루는 책을 기다려 오신 독자분들께는 송구한 마음이 듭니다.
새로운 파트를 업데이트하기 위해 해마다 자료는 준비해왔지만, 여러 저자의 다양한 자료를 한꺼번에 모아서 편집 및 수정, 보완 후 출간을 한다는 것이 쉬운 일은 아니었습니다.

비만체형치료와 관련된 전반적인 내용과 최신의 교과 내용을 모두 담기 위해 저희 모든 저자 및 준비위원들이 최선을 다 하였습니다. 비만체형치료를 새로이 시작하시는 선생님들과 이미 진료를 하고 계신 모든 분들께 큰 도움이 되리라 생각합니다. 원고를 쓰고 수정, 보완 후 재편집하며 수차례 편집 회의를 거쳐서 드디어 교과서가 출간되었지만, 부족한 부분이 있을 수 있습니다. 혹시라도 잘못된 내용은 학회로 알려주시어 바로잡을 수 있도록 조언을 해주시길 바랍니다.

진료와 학회 일로 바쁜 중에도 교과서 편집을 위해 애써 주신 여러 저자 선생님과 편집위원들께 이 자리를 빌어 다시 한 번 깊은 감사의 말씀을 드립니다. 이 책의 출간을 독려해 주시고 애써 주신 엠디월드 사장님 이하 직원분들께도 감사의 말씀을 전합니다.

2020년 4월

대한비만미용체형학회장 **고혜원** 배상

대한비만미용체형학회 이사진 명단 정렬(ㄱㄴㄷ)

강지형	김상혁	김정은	박한솔	윤혜경	이하니	조성균	하승룡
강태도	김석주	김지수	백명기	이경은	장두열	조성현	한승호
고정아	김선형	김하진	오동재	이무열	장지연	조인배	한우하
고혜원	김영걸	김혜연	오태헌	이성호	정창원	최상철	홍종욱
권병소	김유수	박민수	윤장봉	이승우	조계송	최찬영	황승국

편집위원

Textbook of Obesity and Body Contouring

편집위원장 | 김석주 (클리닉텐의원)

편 집 위 원 | 윤장봉 (아트라인클리닉)   김혜연 (하이맵클리닉)
고정아 (고정아클리닉)   김상혁 (그랑메디의원)
홍종욱 (산타홍의원)   이하니 (아이템성형외과의원)

집필진 (가나다순)

Textbook of Obesity and Body Contouring

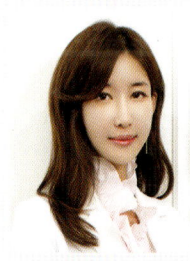

강지형   예너지클리닉

- 예너지클리닉 대표원장
- 건국대학교 의학전문대학원 졸업
- 연세의료원 세브란스병원 전공의 수료
- 대한비만미용체형학회 기획이사
- 기초미용연구회 2기 회원

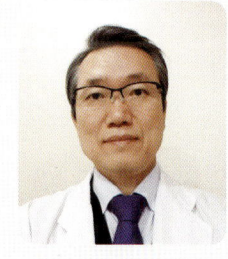

강태도   강재활의학과의원

- 한림대학교 의과대학 및 동 대학원 졸업
- 재활의학과 전문의
- 대한 비만미용체형의학회 총무이사 재무이사 법제이사 교육이사 역임
- 비만연구의사회 창립운영위원역임
- 대한임산 통증학회 정보위원역임
- 현) 한림대 외래교수
- 현) 대한비만미용체형학괴 자문위원
- 현) 강재활의학 닥터포유의원 원장

집필진 *writing staff*

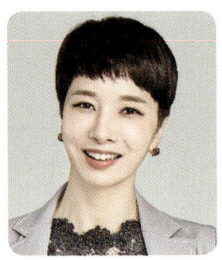

고정아   고정아클리닉

- 서울대학교 병원 가정의학과 전문의
- 서울대학교 예방의학과 석사
- 대한비만미용체형학회 학술이사
- 대한약물영양의학회 학술이사
- 태릉선수촌 국가대표 상근주치의
- 런던올림픽 국가대표 상근주치의
- 대한스포츠의학회 스포츠의학 분과전문의
- MERZ KOREA 바디 울쎄라 프로토콜 개발 및 연구 아젠다 회의 좌장

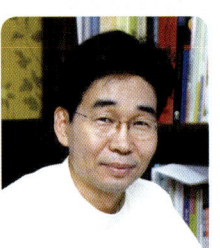

고혜원   라앤미의원

- 경희대학교 의과대학 졸업
- 경희의료원 외과 전공, 외과 전문의
- 라앤미(娜&美)클리닉 대표원장
- 현) 대한비만미용체형학회 회장
- 대한리프팅연구회 상임고문
- 전) 대한비만성형연구회 수석학술이사역임
- 2001년 동유럽 지방흡입연수
- 2002년 프랑스비만코스 연수
- 2006년 브라질성형수술 연수
- 2006년 이태리지방성형코스 연수

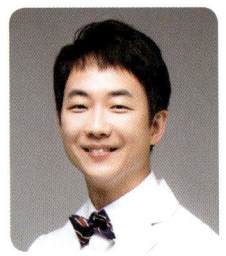

권병소   엔비유의원

- 대한비만미용체형학회 기획이사, 학술이사
- 대한리프팅연구회 학술이사
- 국제연합미용성형학회 상임이사
- 엔비유 성형외과 피부과 대표원장
- 경희대학교 의과대학 졸업, 경희대학병원 전문의
- CHA의과대학교 대체의학대학원 석사
- 경희대학교 의과대학 외래교수 및 실습지도교수
- 조선일보 헬스조선 의료 자문위원
- 전) 신촌디올 성형외과 대표원장

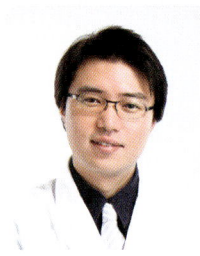

김상혁   그랑메디의원

- 연세대학교 의과대학 졸업
- 강남 세브란스 병원 인턴 및 레지던트 수료
- 현) 그랑메디 클리닉 원장
- 대한비만미용체형학회 피부레이저 수석학술 이사
- 미스코리아 본선 심사위원
- 대한항공 pilot, stewardess 선발 위원 및 자문의사 역임
- 대한 항공우주 의학회 이사 역임, 비손메디칼 & 클래시스 자문위원
- 한국미용외과의학회 상임이사

Textbook of Obesity and Body Contouring

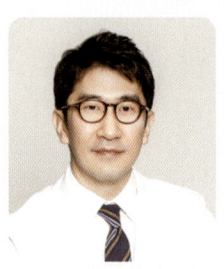

김석주 클리닉텐의원

- 중앙대학교 의과대학 박사
- 중앙대학교 임상교수
- Clinic 10 대표원장
- 중국 상해 Phiskin 원장
- 대한비만체형미용의학회 총괄학술이사
- 대한필러학회 학술이사
- IPMC(International Precision Medicine Center) CMO
- AAAM(American Academy of Aesthetic Medicine) Faculty member
- i-Thread Faculty member

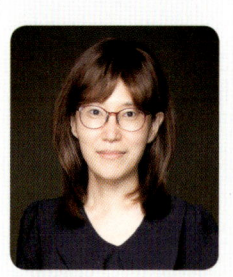

김선형 지세븐의원

- 의학박사 / 가정의학과 전문의
  한의학박사 / 한의사
- USMLE 미국의사면허
- 대한비만미용체형학회 상임이사
- 경희대학교 의과대학 졸업
- 경희대학교 한의과대학 졸업
- 경희대학교 대학원 의학박사
- 경원대학교 대학원 한의학박사

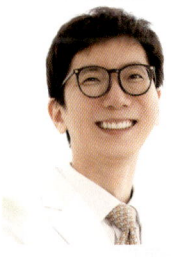

김유수 (주)와이에스바이오

- 서울대학교 의과대학 졸업
- 서울대학교 의과대학 의학박사
- 서울대병원 재활의학과 전문의
- 미국 노화방지의학 전문의(ABAARM)
- 미국 공인 퍼스널트레이너(NSCA_CPT)
- 서울대학교 의과대학 초빙교수
- Scientific Reports - Nature 심사위원
- Asian Aroma Association 이사
- (주)와이에스바이오 대표이사

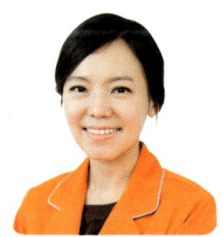

김정은 365mc병원 신촌점

- 가정의학과 전문의
- 경희대학교 의과대학 학사, 석사, 박사 수료
- 현) 365mc병원 신촌점 대표원장
- 365mc 비만의학교육원 초대원장
- 현) 대한지방흡입학회 상임이사
- 현) 대한비만미용체형학회 상임이사
- 저서: '잘 빠졌다, 람스', '여우들의 S라인 시크릿 노하우' 등
- 주요 해외 학술 활동: 2017년 미국미용의학회 주최 람스(LAMS)라이브 강연 초청강사

집필진　　　　　　　　　　　　　　　　　　　　　writing staff

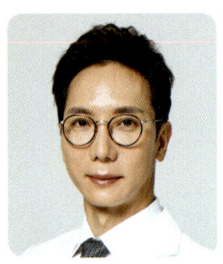

김지수　　닥터유스의원

- 서울대학교 의과대학 의학박사
- 대한비만체형학회 이사
- 전) 한국 앨러간 의학부
- 멀츠, 엔파인더스, 휴젤, 메디톡스 자문의
- 저서: 보툴리눔 필러 임상 해부학(한미)
  Clinical anatomy of the face for filler and botulinum toxin injection(Springer, 2016), Ultrasonographic anatomy of the face and neck for minimal invasive aesthetic procedures(Springer, 2020)
- 현) 닥터유스의원 대표원장

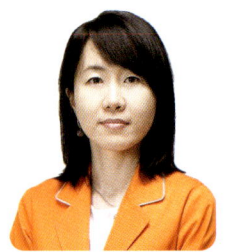

김하진　　365mc병원

- 365mc병원 대표병원장
- 현) 365mc대표원장협의회 회장
- 현) (사)서초구 글로벌 헬스케어협회 이사
- 가정의학과 전문의
- 경희대학교 의과대학 및 동 대학원 졸업, 의학박사

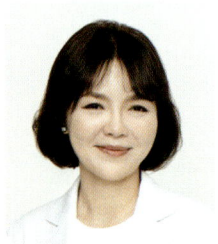

김혜연　　하이맵클리닉

- 하이맵(HiMAP)클리닉 원장
- 맵(MAP) 기능의학연구소 대표
- 대한비만미용체형학회 학술이사
- 가정의학과 전문의
- 저서: 5일의기적 당독소다이어트
  누구나 살찌지 않는 체질이 될 수 있다
  도심에서 100년살기

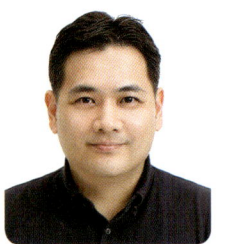

남승우　　비타민의원

- 현) 비타민의원 원장
- 경희대학교 의과대학 및 대학원 졸업
- 가정의학과 전문의
- 대한비만미용체형학회 총무이사 역임
- 대한비만미용체형학회 학술이사 역임
- 경희대학교 의과대학 외래교수 역임

Textbook of Obesity and Body Contouring

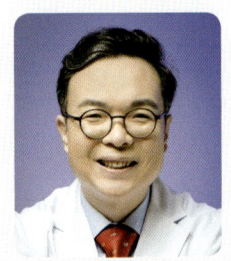

박민수 서울ND의원

- 서울ND의원 원장
- 대한라이프스타일기능의학회 회장
- 대한비만미용체형학회 상임 이사
- 헬스경향 자문위원
- 건강다이제스트 편집자문위원
- 서울대병원 가정의학과 전문의
- 의학박사

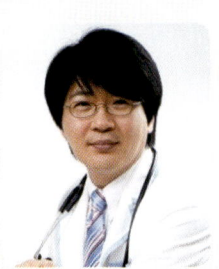

윤장봉 아트라인클리닉

- 대한비만미용체형학회 6, 7대 회장, 현) 명예회장
- 중앙대학교 의과대학교 졸업
- 중앙대학교 의과대학원 졸업
- 중앙대학교 의과대학원 의학 석사, 신경정신과 전문의 취득
- 국제미용학회 정회원(Union International Medicine Esthetic)
- 미국미용학회 정회원(American Academy of Aesthetic Medicine)

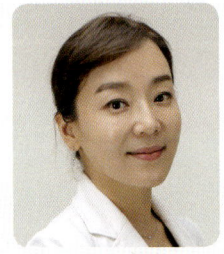

이경은 넬의원

- 삼성서울병원 수련의 전문의
- 가정의학과 전문의
- 넬클리닉 원장
- 대한비만미용체형학회 상임 이사

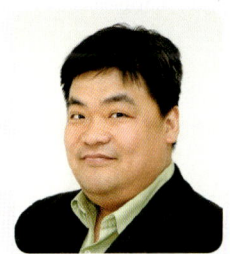

이무열 중앙대학교 의과대학

- 현) 중앙대학교 의과대학 교수
- 전) 중앙대학교 미디어센터장
- 현) 중앙대학교 동물실험윤리위원회 위원장
- 현) 대한의사협회 홍보위원
- 현) 대한의사협회 한방대책특별위원회 위원
- 현) 대한의학회 홍보위원
- 전) NECA(한국보건의료 연구원) 연구위원 겸 신의료기술평가사업본부 본부장
- 전) 중앙대학교 의과대학 학과장
- 전) 중앙대학교 의과대학 생리학교실 주임교수
- 현) 중앙대학교 대외협력처장

집필진   writing staff

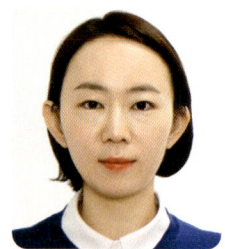

이하니   아이템성형외과의원

- 경희대학교 의과대학 졸업
- 경희대학교 부속병원 인턴
- 경희대학교 부속병원 가정의학과 전문의
- 전) 연세 라인업의원 원장
- 현) 아이템 성형외과의원 원장
- 현) 대한비만미용체형학회 학술이사

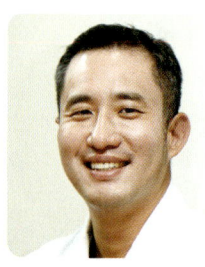

장두열   체인지클리닉

- 체인지클리닉 대표원장
- 대한비만미용체형학회 4, 5대 회장, 현) 명예회장
- 국제연합미용성형학회 회장
- 대한리프팅연구회 수석부회장
- 서울대학교 의과대학 졸업
- 서울대학교 의과대학 대학원 졸업
- 삼성서울병원 외래 교수

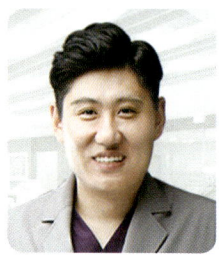

조성균   파크뷰의원 운정점

- 한양대학교 의과대학 졸업
- 고려대학교 구로병원 가정의학과 전문의
- Cynosure Key Doctor
- Syneron Key Doctor
- Arirang TV 피부과 자문의
- 파마리서치 Key Doctor
- 대한비만체형학외 이사

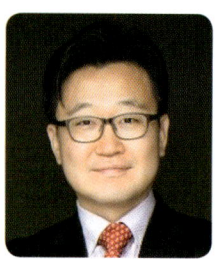

조인배   지세븐의원

- 지세븐의원 대표원장
- 경희대학교 의과대학 졸업
- 경희대학교 의학 박사
- 경희대학교 의과대학 임상 외래 조교수
- 마취통증의학과 전문의
- 대한 비만미용체형학회 상임이사
- 대한 동서협진의료연구회 회원

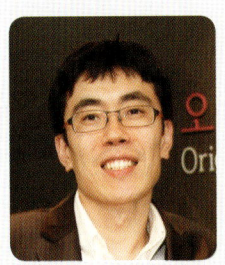

최찬영   오리진클리닉

- 오리진클리닉 원장
- 대한비만체형학회이사
- 가정의학과 전문의
- 경희대학교의과대학 졸업

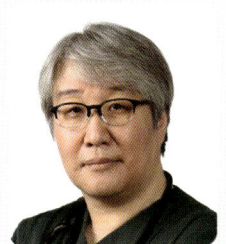

한우하   센트럴의원

- 대한비만미용체형학회 8대 회장, 현) 명예회장
- 전문의 의학박사
- 중앙대학교 의과대학. 대학원 졸업
- 한림대학교 성심병원 전공의수련
- Cornell 대학교 Weil cornell medical college 연수
- 중앙대학교 의과대학 외래교수
- 한림대의료원 외래교수
- 현) 센트럴클리닉 대표원장

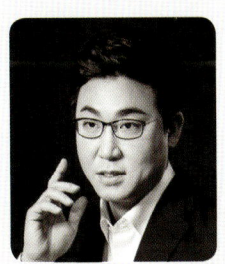

홍종욱   산타홍의원

- 대한리프팅연구회총무수석이사
- 대한비만미용체형학회상임이사
- 국제연합미용성형학회이사
- 한스바이오메드 민트자문의
- 코러스트 뉴테라 키닥터
- joyMG 코레지 키닥터
- 대한뉴팜 TESS LIFT 자문의
- 上海映九医疗美容 门诊部 자문의
- 대한피부과학연구소 자문의
- 차의과대학교 의학전문대학원 피부과학교실 외래교수
- 현) 산타홍클리닉 대표원장

Contents

PART 1 비만학

Chapter 1 비만의 평가, 진단 및 검사
김혜연 하이맵클리닉

- Ⅰ. 비만의 정의, 진단 및 유형 _ 023
- 01. 비만의 평가 _ 023
- 02. 비만의 분류와 진단 기준 _ 025
- 03. 비만의 위험도 평가 _ 027
- 04. 비만의 유형 _ 029
- Ⅱ. 비만 환자의 검사 _ 034
- 01. 비만 환자 접수 _ 034
- 02. 병력 청취 _ 034
- 03. 비만 관련 검사 _ 036

Chapter 2 비만의 생리
이무열 중앙대학교 의과대학

- 01. 생체 에너지 대사와 대사 조절인자 _ 054
- 02. 섭식 조절과 섭식 조절인자 _ 056
- 03. 지방질과 지방세포 _ 058

Chapter 3 비만의 원인
김선형 지세븐의원

- 01. 스트레스 _ 064
- 02. 과음 _ 065
- 03. 과식 _ 066
- 04. 운동 부족 _ 066

Chapter 4 비만의 합병증
남승우 비타민의원

- 01. 제2형 당뇨병 _ 069
- 02. 고혈압, 순환기 장애 _ 070
- 03. 이상지질혈증 _ 071
- 04. 고요산혈증, 통풍 _ 072
- 05. 간담도 질환 _ 072
- 06. 수면무호흡증후군 및 호흡장애 _ 073
- 07. 암 _ 074
- 08. 기타 _ 077

Chapter 5 비만의 식이요법 박민수 서울ND의원

    01. 비만의 체중 감량에 관련된 식이요법 _ 081
    02. 체중 조절을 위한 건강기능식품 _ 085
    03. 식사요법의 영양학 _ 086
    04. 한국인 비만의 식이요법 지침 _ 090

Chapter 6 비만 치료의 인지행동요법 윤장봉 아트라인클리닉

    01. 인지행동 치료의 목적 _ 098
    02. 인지행동 치료의 방법 _ 099
    03. 맺는말 _ 110

Chapter 7 비만 치료의 기존 약물요법 윤장봉 아트라인클리닉 / 김혜연 하이맵클리닉

    01. 식욕 억제제 _ 115
    02. 노르에피네프린 계열의 약물 _ 118
    03. 세로토닌, 노르에피네프린 동시 작용 약물 _ 121
    04. GABA에 작용하는 약물 _ 123
    05. 노르에피네프린과 도파민에 약한 작용을 하는 약물 _ 124
    06. 건강기능 보조식품 _ 128

Chapter 8 비만 치료의 새로 나온 약물요법
-Belviq, Contrave, Saxenda, Qsymia 김선형 지세븐의원 / 윤장봉 아트라인클리닉 / 이경은 넬의원

    01. 개론 _ 135
    02. Lorcaserin(Belviq®) _ 136
    03. Contrave; Naltrexone-bupropion _ 139
    04. Liraglutide(The GLP-1 receptor agonist) _ 146
    05. Phentermine과 topiramate 복합제제(Qsymia®) _ 153

Chapter 9 비만의 운동 처방 김유수 재활의학과 전문의

    01. 체중 감량 프로그램에 운동이 포함되어야 하는 이유 _ 157
    02. 체중 감량 프로그램에서 운동으로 인한 이득 _ 160
    03. 운동 처방 _ 160
    04. 운동의 종류 _ 162
    05. 운동 강도(intensity)의 결정 _ 166
    06. 운동 프로그램의 실제 _ 169
    07. 비만 환자의 운동에 따른 통증 관리 _ 172
    08. 결론 _ 173

Contents

PART 2 체형학

제1절 체형 치료의 비수술적 방법(주사요법)

Chapter 1 체형학이란
이무열 중앙대학교 의과대학

01. 주사요법 _ 179
02. 메조테라피 _ 181
03. 비만 치료 기기 _ 183

Chapter 2 메조테라피
김하진 365mc병원

01. 메조테라피의 적응증 _ 186
02. 메조테라피 약물 _ 186
03. 메조테라피 시술방법 _ 189
04. 메조테라피의 장점 _ 193
05. 메조테라피의 부작용 _ 194
06. 메조테라피의 금기증 _ 194
07. 메조테라피의 실제적 적용 _ 194

Chapter 3 HPL, 아미노필린 외 기타 주사요법
한우하 센트럴의원

01. 지방분해 주사(아미노필린 and hyaluronic acid 주사) _ 201
02. HPL and hydrolipoclasia _ 214
03. LLD(Lipolytic Lymph Drainage) _ 224
04. 카복시테라피 _ 228

Chapter 4 콜린알포세레이트(GPC)
고정아 고정아클리닉

01. 이론적 배경 및 작용기전 _ 245
02. 적응증과 금기 _ 249
03. 약물 설명 및 제조 방법 _ 251
04. 시술 방법 _ 252
05. 장점 및 단점 _ 253
06. 부작용 및 대처법, 금기 _ 254
07. 금기 사항 _ 255

Chapter 5   포스파티딜콜린(PPC)   강태도 강재활의학과의원

01. 이론적 배경 및 작용기전 _ 257
02. 약물 설명 및 제조 방법 _ 261
03. 시술 방법 _ 262
04. 장단점 _ 263
05. 부작용 및 대처법 _ 263
06. 금기 사항 _ 264

제2절 체형 치료의 비수술적 방법(기계요법)

Chapter 1   고주파의 원리와 기초   김지수 닥터유스의원 / 김유수 재활의학과 전문의

01. 고주파란 _ 268
02. 고주파의 기전 _ 269
03. 여러 고주파기기 소개 _ 272
04. 체형에 대한 고주파의 효과 _ 279
05. 프렉셔널 고주파(fractional RF)기기 _ 280
06. 고주파 치료의 부작용 _ 282

Chapter 2   다양한 고주파의 실제 및 활용   강지형 에너지클리닉

01. 단극성 고주파(monopolar radiofrequency) _ 287
02. 써마지(Thermage™, Solta Medical) _ 288
03. 양극성 고주파(Bipolar Radiofrequency) _ 291
04. 엘로스(ELOS system, syneron medical) _ 291
05. 단극성 고주파(unipolar radiofrequency) _ 293
06. 악센트프라임(Accent Prime™, Alma Lasers) _ 294
07. 고주파의 바디 컨투어링 효과 _ 295
08. 쓰리맥스 플러스(3Max plus, 은성글로벌) _ 296
09. 뱅퀴쉬(Vanquish, BTL) _ 297
10. 후처치(aftercare) _ 298
11. 고주파(RF) 치료의 효과와 부작용 _ 298

Chapter 3   초음파의 활용   김상혁 그랑메디의원

01. 이론적 배경 및 작용기전 _ 301
02. Non thermal focused ultrasound _ 303
03. Thermal focused ultrasound _ 304
04. Ultrashape _ 307
05. Liposonix _ 309
06. Ulthera _ 311
07. Ulfit _ 314
08. 맺음말 _ 314

Contents

Chapter 4   냉동지방분해술   조성균 파크뷰의원 운정점

01. 작용기전 _ 320
02. 임상 효과 _ 324
03. 시술 과정 _ 325
04. 금기 대상자 _ 326
05. 주의 사항 _ 326
06. 냉동지방분해술 후 증상 _ 327
07. 허벅지 비만 _ 332
08. 복부비만 _ 334

Chapter 5   체외충격파   고정아 고정아클리닉

01. 셀룰라이트의 형성 과정 _ 338
02. 여성에게 셀룰라이트가 많은 이유 _ 339
03. 셀룰라이트가 잘 생기는 요인 _ 340
04. 셀룰라이트의 단계 _ 340
05. 이론적 배경 및 작용기전 _ 341
06. 기기 종류 및 설명 _ 343
07. Setting, 적정 parameter 및 시술 방법 _ 345

Chapter 6   엔더몰로지, 저준위 레이저, 최근 유행하는 복합기기의 원리와 종류

김지수 닥터유스의원 / 김하진 365mc병원 / 이하니 아이템성형외과의원

01. Endermologie(감압기) _ 351
02. LLLT(저준위 레이저) _ 358
03. Triple body(트리플바디) _ 362

제3절   체형 치료의 수술적 방법(지방흡입, 지방이식)

Chapter 1   지방흡입과 지방이식의 총론   고혜원 라앤미의원

01. 지방흡입과 지방 성형의 역사 발전 _ 373

Chapter 2   지방흡입과 마취   조인배 지세븐의원

01. 지방흡입 수술의 마취 방법 _ 384
02. 감시마취관리(MAC) 하 지방흡입 수술 _ 388
03. 지방흡입 수술 시 발생할 수 있는 응급 상황과 대처법 _ 393
04. 튜메슨트(Tumescent) _ 399

Chapter 3 여러 지방흡입의 방식과 장비들
최찬영 오리진클리닉

01. Suction-Assisted Liposuction(SAL) _ 403
02. Power-Assisted Liposuction(PAL) _ 405
03. Water-jet-Assisted Liposuction(WAL) _ 406
04. Laser-Assisted Liposuction(LAL) _ 408
05. Ultrasound-Assisted Liposuction(UAL) _ 409
06. 초음파 피하지방분해 장비 _ 412
07. Radio Frequency-Assisted Liposuction(RFAL) _ 413

Chapter 4 상완부 - 지방흡입
김석주 클리닉텐의원

01. 머리말 _ 415
02. 수술 전 _ 416
03. 수술 중 _ 418
04. 수술 후 부작용 _ 420
05. 경과 관찰 _ 422

Chapter 5 복부 - 지방흡입
장두열 체인지클리닉

01. 개요 _ 423
02. 해부학 _ 423
03. 수술 전 고려 사항 _ 427
04. 수술 방법 _ 427
05. 수술 후 관리 _ 430
06. 환자 사진 _ 431

Chapter 6 허벅지, 엉덩이 - 지방흡입
김석주 클리닉텐의원 / 권병소 엔비유의원

01. 허벅지와 엉덩이의 해부학적 특징과 환자의 선택 _ 438
02. 환자의 선택 _ 440
03. 지방흡입 테크닉 _ 442
04. 시술 후 관리 _ 449
05. 시술 후 부작용 및 대처 _ 449

Chapter 7 안면부 - 지방흡입
권병소 엔비유의원

01. 서론 _ 453
02. 안면부의 노화와 해부학적 특징 _ 454
03. 환자의 선택 _ 460
04. 디자인 및 수술 _ 463
05. 수술 후 관리 _ 468
06. 수술 후 부작용 및 대처 _ 468
07. 결론 _ 470

Contents

Chapter 8 주사기를 이용한 미니지방흡입
김정은 365mc병원 신촌점

01. 주사기를 이용한 지방흡입 시술 도입의 배경 _ 473
02. 특징 _ 475
03. 미니지방흡입과 주사기 지방흡입(람스)의 비교 _ 479
04. 캐뉼러의 선택 _ 480
05. 시술 대상 _ 481
06. 지방 추출 전 용액 주입 _ 483
07. 지방 추출 시 유의할 점 _ 484
08. 시술 후 증상 및 반응 _ 485

Chapter 9 얼굴 - 지방이식
조인배 지세븐의원

01. 지방이식 환자 상담하기 _ 489
02. 지방이식에 필요한 약물과 도구 _ 490
03. 디자인 방법 _ 493
04. 지방의 채취와 정제 _ 494
05. 각 부위에 따른 지방 주입 시술법 _ 495
06. 여러 가지 부작용과 예방 및 대처법 _ 500

Chapter 10 가슴, 엉덩이 - 지방이식
권병소 엔비유의원

Ⅰ. 가슴 지방이식의 안전성과 응용
01. 개요 _ 503
02. 가슴 지방이식의 역사 _ 504
03. 가슴 지방이식에 대한 오해와 진실 _ 505
04. 가슴 지방이식의 실제 _ 506
05. 부작용 및 대처 _ 516
06. 수술 후 관리 _ 519
07. 가슴 보형물 수술과의 혼합 _ 519
08. 결론 _ 522

Ⅱ. 엉덩이와 골반의 지방이식
01. 개요 _ 526
02. 엉덩이와 골반의 해부학적 특징 _ 526
03. 엉덩이, 골반을 위한 다양한 시술 _ 530
04. 지방이식 테크닉 _ 532
05. 부작용 및 대처 _ 540
06. 수술 후 관리 _ 542
07. 결론 _ 542

Chapter 11　손등 – 지방이식

홍종욱 산타홍의원

01. Fat grafting for Hand _ 545
02. 손등을 재생시키는 다양한 접근 _ 546
03. 손등 지방이식을 위한 해부학적 이해 _ 547
04. 손등 지방이식을 위한 methods _ 547
05. 시술 방법 _ 548
06. Complication _ 550
07. Future of fat graft _ 551

Chapter 12　기타방법을 이용한 체형 시술

장두열 체인지클리닉

01. 레이저 지방흡입 _ 554
02. 고주파를 이용한 지방흡입 _ 561
03. 초음파를 이용한 지방흡입 _ 566

색인 _596

식이요법 칼로리 매뉴얼 _603

PART 1

Textbook of Obesity and Body Contouring

비만학

1. 비만의 평가, 진단 및 검사
2. 비만의 생리
3. 비만의 원인
4. 비만의 합병증
5. 비만의 식이요법
6. 비만 치료의 인지행동요법
7. 비만 치료의 기존 약물요법
8. 비만 치료의 새로 나온 약물요법
   -Belviq, Contrave, Saxenda, Qsymia
9. 비만의 운동 처방

1 Chapter
비만의 평가, 진단 및 검사

김혜연 하이맵클리닉

I. 비만의 정의, 진단 및 유형

01 비만의 평가

비만은 체지방이 과다하게 축적된 상태이므로 체지방량을 측정하는 것이 가장 정확하다. 실제 지방량을 정확히 측정하기가 어려우므로 간접적인 평가를 하며 그중 많이 사용하는 방법이 체질량지수(BMI; Body Mass Index)와 허리둘레의 측정이다. 그 외에 체성분 분석기, **DXA**(이중에너지 X-선 흡수법), 복부지방 전산화 단층 촬영 등의 장비를 이용하여 내장비만을 측정할 수 있다.

(1) 체질량지수(BMI)

체질량지수는 체중(kg)을 미터로 환산한 키(m)의 제곱으로 나눈 값이다.

$$체질량지수(BMI) = 체중(kg) / 신장(m)^2$$

체지방량과 상관 관계가 높아 체중 및 신장을 이용한 지수 중 가장 널리 사용되는 방법이다.

BMI는 환자의 상대적인 건강 위험을 평가할 때 주로 사용한다. 체질량지수가 낮은 경우(18.5~24.9kg/m²)에는 체지방량을 충분히 반영하지 못하는 반면에 체질량지수가 25kg/m² 이상, 특히 30kg/m² 이상인 경우에는 체지방량이나 건강 위험도의 정도를 훨씬 잘 반영한다.

- 제한점: 체질량지수는 체중과 신장만으로 결정되기 때문에 체지방뿐 아니라 근육량의 변화도 반영한다. 근육질인 사람의 경우 체지방이 많지 않아도 비만으로 진단될 수 있다는 문제점이 있다.

부종이 있거나 키가 아주 작은 경우에도 실제 지방량보다 수치가 높게 나타난다. 성장기에 있는 어린이에서는 연령에 따른 기준을 별도로 정해 비교해야 한다.

(2) 허리둘레

허리둘레는 지방의 분포를 평가하는 방법이다. 체지방량이 얼마나 많은가보다는 어디에 주로 몰려 있는가가 임상적으로 더 중요한 의미를 가지고 있는 것으로 알려지면서 과거에는 허리/엉덩이둘레 비(Waist Hip Ratio; WHR)를 주로 사용해오다 최근에는 허리둘레가 복부 내장지방량을 더 잘 반영하는 것으로 확인되어 허리둘레를 복부비만의 진단 기준으로 사용하고 있다.

BMI가 높지 않더라도 허리둘레가 굵으면 질병 이환율이 증가한다.

허리둘레로 측정한 복부 비만의 기준은 성인 남자에서는 90cm 이상, 여자에서는 85cm 이상일 때 복부비만으로 진단한다.

- 측정법: WHO에서 제시한 방법은 양발 간격을 25~30cm 정도 벌리고 서서 체중을 균등히 분배시키고, 숨을 편안히 내쉰 상태에서 줄자를 이용하여 측정한다. 측정 위치는 갈비뼈 가장 아래 위치와 골반의 가장 높은 위치(장골능)의 중간 부위를 줄자로 측정한다. 측정 시에는 줄자가 연부 조직에 압력을 주지 않을 정도로 느슨하게 하여 0.1cm까지 측정한다.

(3) 생체전기 임피던스 분석법
(BIA; Bioelectric Impedence Analysis)

BIA는 인체에 해를 끼치지 않을 정도의 교류전기를 흐르게 하여 생체전기 임피던스를 측정, 신체 내 수분량을 측정하고 이것으로 체지방량을 계산하는 방법이다. 지방은 전기가 흐르기 어렵고 체지방이 많을수록 전기저항도 높아진다는 원리를 이용하는 방법이다. 신체 4부위(두 발과 두 손)에 전극을 연결하여 피험자의 신장, 체중, 성별을 입력하면 총 체내 수분량, 체지방량, 제지방량, phase angle의 측정이 가능하다.

비교적 비용이 저렴하고 재현성이 높은 장점으로 병원에서 비만의 치료 전후에 많이 이용된다. 그러나 신체 수분량에 따라 오차가 커지므로 검사 전 다음의 주의사항을 고려하는 것이 좋다.

검사 2일 전 음주나 검사 일주일 전 이뇨제 복용은 검사 결과에 영향을 주며 여성에서 생리 주기에 따라 체내 수분량이 증가되는 시기에는 검사의 정확도가 떨어질 수 있다. 또한 음식물의 섭취, 장내 대변량, 운동, 샤워 등에 측정 결과가 영향을 받으므로 비만 치료의 경과 관찰 목적으로 측정할 때는 일정한 컨디션에서 추적 검사를 하여야 한다.

체지방률에 따라 남성은 25% 이상, 여성은 30% 이상인 경우 비만이라 할 수 있다.

02 비만의 분류와 진단 기준

(1) BMI에 따른 분류

BMI와 질병 발생 위험은 개개인 혹은 인구 집단마다 다르기 때문에 이에 대한 분류는 개략적으로 일반화한 것으로 이해해야 한다. WHO의 진단 기준은 다음과 같다.

서구인들에 비해 체격이 작은 아시아인들에게는 다른 기준이 적용되어야 한다는 주장이 제기되어 WHO 아시아-태평양 지역 기준이 다르게 결정되었고, 우리나라는 이 기준을 따라 과체중은 $23kg/m^2$ 이상, 비만은 $25kg/m^2$ 이상으로 정의하였다.

표 1. BMI에 따른 비만의 분류(WHO)

분류	아시아 기준	미국 유럽 기준
저체중(underweight)	< 18.5	< 18.5
정상(normal)	18.5 ~ 22.9	18.5 ~ 24.9
과체중(overweight)	≥ 23.0	≥ 25.0
위험체중(weight at risk)	23.0 ~ 24.9	25.0 ~ 29.9
1단계 비만(mild obesity)	25.0 ~ 29.9	30.0 ~ 34.9
2단계 비만(moderate obesity)	30.0 ~ 34.9	35.0 ~ 39.9
고도 비만(extreme obesity)	≥ 35.0	≥ 40.0

(2) 허리둘레에 따른 분류

허리둘레는 BMI보다 질병 발생 위험을 더 잘 반영하며 특히 BMI 분류로 정상 혹은 과체중일 경우 훨씬 유용한 지표가 된다. 단 BMI ≥ 30kg/m²인 중등도 이상 비만군에서는 허리둘레의 질병 발생 위험 예측인자로서의 유용성이 떨어지므로 허리둘레를 측정할 필요가 없다.

표 2. 허리둘레에 따른 복부 비만의 기준치

	아시아	미국 유럽
남자	≥ 90cm	≥ 102cm
여자	≥ 80cm	≥ 88cm

BMI의 변화 없이 허리둘레의 변화가 올 수 있으므로 체중 조절 기간 중 허리둘레를 측정하는 것은 상당히 유용하다. 허리둘레는 성별, 연령별, 인종별 차이가 크다. WHO에서는 남자 102cm 이상, 여자 88cm 이상을 복부비만의 진단 기준으로 정했지만, WHO 아시아-태평양 지역에서는 남자 90cm 이상, 여자 80cm 이상을 복부 비만의 진단 기준으로 정했다.

복부 비만의 진단 기준은 나라마다 차이가 있어 일본은 남자 90cm 이상, 여자 85cm 이상을 기준치로 정했고, 우리나라에서도 여자의 진단 기준이 평균치에 너무 근접해 있어 대한비만학회에서는 남자는 90cm, 여자는 85cm 기준이 적절하다는 의견을 제시하고 있다.

(3) 체지방률에 따른 분류

BIA로 측정을 하면 체중을 지방 체중(fat mass)과 제지방(除脂肪) 혹은 지방 제외 체중(fat-free mass)으로 나눌 수 있다. 체중에서 지방 체중이 차지하는 비율(%)이 체지방률이다. 체지방률은 체내 지방량을 정확하게 반영하므로 진단과 치료 평가에 도움이 된다. 특히 근육량이 적어 BMI가 정상 혹은 위험 체중 범위에 있는 저근육형 비만을 진단하는 데 아주 유용하다.

표 3. 체지방률(%)에 따른 분류

분류	체지방률(%)	
	남자	여자
저체지방군	8% 미만	15% 미만
정상 범위	8~15%	15~22%
체지방 과다군	16~19%	23~27%
비만 위험군	20~24%	28~32%
비만군	25% 이상	33% 이상

03 비만의 위험도 평가

비만 환자의 위험도는 BMI, 허리둘레 및 심혈관 질환의 위험요인이나 질병 이환 유무로 평가한다.

(1) 절대 위험도가 높은 환자 확인

아래의 질병을 가진 비만 환자들은 절대 위험도가 높은(즉 사망 위험이 높은) 환자군으로 비만 치료와 함께 콜레스테롤 수치를 낮추는 등의 철저한 위험요인 조절이 요구된다.
- 확진된 관상동맥 질환: 심근경색 병력, 협심증 병력, 관상동맥 수술 병력
- 기타 동맥경화성 질환: 말초동맥 질환, 복부 대동맥류, 증상 있는 경동맥 질환

- 제2형 당뇨병
- 수면 무호흡증

(2) 비만 관련 동반 질환 유무 확인

비만 환자들은 다음과 같은 질병에 걸릴 위험이 높으므로 이에 대한 진단과 적절한 치료가 필요하다.
- 부인과 이상
- 골관절염
- 담석 및 이와 관련된 합병증
- 요실금

표 4. BMI, 허리둘레에 따른 동반 질환 위험도

분류	BMI	비만 관련 동반 질병 발생 위험도	
		남자 < 90cm 여자 < 80cm	≥ 90cm ≥ 80cm
저체중	< 18.5	-	-
정상	18.5 ~ 22.9	-	-
위험 체중	23.0 ~ 24.9	증가	높음
1단계 비만	25.0 ~ 29.9	높음	매우 높음
2단계 비만	30.0 ~ 34.9	매우 높음	매우 높음
고도 비만	≥ 35.0	극히 높음	극히 높음

담석은 비만 환자에게 잘 나타나지만, 급격한 체중 감량을 하는 경우에는 발생 위험이 훨씬 더 높다.

(3) 심혈관 위험 요인 유무 확인

다음 열거한 위험 요인 중 세 가지 이상에 해당된다면 비만 관련 질환에 걸릴 위험이 크게 증가하며 따라서 적극적인 위험 요인 조절이 필요하다.

- 흡연
- 고혈압 – 수축기 혈압 ≥140mmHg 혹은 확장기 혈압 ≥90mmHg 혹은 혈압 강하제 투여 중인 환자
- LDL-C≥160mg/dl, 혹은 130~159mg/dl이면서 다른 위험 요인이 2개 이상
- HDL-C<35mg/dl
- 혈당 이상: 공복 혈당이 100~125mg/dl(공복 혈당이 126mg/dl 이상이면 절대 위험군)
- 조기 관상동맥 질환 발병 가족력
- 연령: 남자 45세 이상, 여자 55세 이상
- 신체 활동량 부족
- 고중성지방혈증≥150mg/dl

04 비만의 유형

(1) 소아 비만

성인 인구의 비만 유병률 증가 못지않게 소아 청소년들의 비만 유병률도 크게 증가하고 있다. 현재 우리나라 10~14세 소아 비만의 유병률은 17.9%에 이르는 것으로 알려져 있다.

소아 비만은 성인 비만으로 이행될 뿐 아니라 비만에 일찍 노출되므로 인해 심혈관 질환이나 당뇨병의 발병이 훨씬 앞당겨지고 이런 질병의 합병증 발생 위험 역시 증가한다. 또한 자신감 결여, 대인 기피, 열등감, 우울증 등 정신 사회적 문제도 간과할 수 없다.

1) 소아 비만의 원인

비만은 유전과 환경의 상호 작용으로 발생한다. 소아 비만의 경우 유전 질환이나 내분비 질환으로 인한 이차성 비만은 약 1% 미만이며 대부분 단순성 비만이다.

정제 가공식품과 인스턴트 식품의 범람으로 칼로리 밀도(calorie density)가 높은 고에너지 고당질·고지방 식품들의 섭취가 증가하고 있다. 여기에 각종 식품 첨가물, 감미료 등 화학 물

질의 노출이 많아지고, 아침을 거르고 야식을 먹는 등의 잘못된 식습관을 가진 어린이들이 늘고 있다. TV, 컴퓨터 게임, 인터넷 등으로 신체 활동량이 과거에 비해 크게 줄어든 것도 비만 인구가 늘어난 원인 중 하나이다.

2) 소아 비만의 진단

소아 비만은 소아의 성별, 나이와 키에 따른 정상 체중 측정치를 기준으로 진단한다. 동일한 나이와 키에 따른 50백분위수를 표준 체중으로 정하고 20% 이상을 비만, 30% 이상을 중등도 비만, 50% 이상을 고도 비만으로 분류한다.

BMI를 이용하는 방법도 있다. 남녀 각각 나이에 해당하는 BMI가 85백분위수 이상인 경우를 과체중, 95백분위수 이상인 경우를 비만으로 정의한다.

BIA로 체지방률을 측정할 수도 있다. 하지만 BIA는 소아의 경우 성인보다 정확도, 재현도가 떨어지고 정상 범위를 크게 벗어날 경우 오차가 커지는 제한점이 있다.

3) 소아 비만의 치료와 관리

소아 비만 치료의 목표는 체내 지방조직의 지속적인 축적을 막아 정상적인 성장과 발달이 이루어질 수 있도록 유도하고, 비만으로 초래될 수 있는 심혈관 질환 및 내분비 질환 합병증을 예방하며, 비만으로 인한 대인관계 기피, 우울증 등의 정신적 문제에서 벗어나 건전한 사회생활을 할 수 있도록 도와주는 데 둔다.

특히 청소년기에는 이차 성징과 빠른 성장이 이루어지므로 체중을 무리하게 줄이려고 하지 말고 현재 체중을 유지하면서 성장이 정상적으로 이루어질 수 있도록 지도하는 것이 바람직하다.

식이요법의 경우 칼로리를 제한하기보다는 잘못된 식습관을 개선하고 고칼로리·고지방·고당질·인스턴트 식품 등 유해 음식을 가급적 피하면서 채소, 과일, 곡류, 양질의 단백질 위주의 식사를 하도록 한다. 소아 비만 치료에서 하루 1000kcal 미만의 저열량 혹은 초저열량 식이요법은 원칙적으로 금기이며 일부 심한 고도 비만이나 합병증을 동반한 소아 비만 환아에게 이런 식이조절을 시행할 때에는 반드시 전문의의 감시하에 이루어져야 한다.

운동은 본인이 좋아하고 재미있어하는 운동을 권장하는 것이 좋으며 적어도 주 4회 이상 시행해야 한다. 아울러 일상생활 중에 활동량을 늘릴 수 있도록 학교와 가정의 협조 아래 체계적인 프로그램을 운영하는 것도 좋다.

소아 비만에 적용할 수 있는 약물은 아직까지 없다. 오를리스탓(상품명 제니칼)은 식이 지방의 체내 흡수를 저해하는 약물로 12세 이상 청소년에게 투여했을 때 체중 감량에 도움이 되었다는 보고가 있다.

(2) 산후 비만

우리나라 사람들의 연령별 비만 분포를 보면 남자들은 40대에 정점을 보이다가 점차 줄어드는 반면 여성들은 20~60대까지 계속 증가하는 모양을 보인다. 특히 30~40대에 가파른 상승세를 보이는 것은 임신과 출산을 겪으면서 비만해지기 때문이다.

1) 산후 비만의 원인

임신 기간에 임신 여성의 적정한 체중 증가는 저체중아의 출산 위험 감소를 위해 필요하다. 70년대 이후에는 약 11kg 정도의 체중 증가를 권고하였고, 90년대 이후에는 12~16kg 정도의 체중 증가도 괜찮다고 보고하고 있다. 하지만 최근 비만 인구가 늘면서 비만한 임신 여성은 체중 증가의 폭을 줄이도록 권고한다. 일반적으로 임신 여성이 저체중인 경우는 12~18kg, 정상 체중인 경우는 10~16kg, 과체중은 7~10kg, 비만은 7kg 미만의 체중 증가를 권고한다. 임신 기간 동안 이 수준을 벗어나 체중이 늘어나면 출산 후 체중 정체가 일어날 가능성이 높다.

흔히 임신 기간에는 태아를 위해 1.5인분을 먹어야 한다고 잘못 생각하고 식사량을 늘리는 경우가 있다. 여기에 신체 활동량이 떨어지게 되고 임신과 관련된 스트레스, 임신으로 인한 부종 등이 생기면서 지방의 축적이 임신 이전보다 더 잘 일어날 수 있다.

최근에는 임신 기간의 체중 증가뿐 아니라 임신 전 여성의 체중도 산후 비만 발생에 영향을 주는 것으로 알려졌다. 임신 전 과체중인 여성은 출산 후 체중 증가로 이어질 위험이 2~6배 증가한다. 따라서 임신 전 과체중이나 비만인 여성은 출산 후 체중이 더 늘어날 위험이 커진다.

일반적으로 임신 전 체중과 출산 1년 후 체중의 차이를 '산후 체중 정체'라고 부른다. 일반적인 산후 체중 정체는 0.5~1.5kg이다. 하지만 산모의 13~20%에서 출산 후 5kg 이상의 산후 체중 정체를 보인다.

임신 기간 중 지방은 주로 복부와 허벅지에 축적된다. 지방이 축적되는 부위는 임신 전 몸 상태에 따라 다르다. 비만 여성은 정상 체중 여성에 비해 복부에 더 많이 축적되는 경향을 보인다.

2) 산후 비만의 관리

산모에게 적절한 섭취량은 개인에 따라 차이가 있겠지만 일반적으로 1800kcal 정도를 유지하는 것이 좋다. 하루 1500kcal 미만으로 섭취하는 것은 모유 수유에 영향을 줄 수 있어 피해야 한다. 모유 수유를 하는 경우 약 500kcal 정도가 추가로 필요하지만 임신하기 전 저체중이 아니었다면 일부러 칼로리를 더 많이 보충할 필요는 없다. 다만 단백질 필요량은 모유 분비량에 따라 달라지지만, 일반적으로는 하루 20g 정도 더 섭취하도록 권장하고 있다. 또한 모유로 분비되는 칼슘의 양을 보충하기 위해 칼슘이 많이 함유된 음식을 많이 섭취해야 한다. 일반적으로 1일 권장량에 400mg 정도 더 추가한다.

(3) 노인 비만

비만 인구와 노인 인구는 해마다 늘어나고 있어 65세 이상 노인 인구 중 비만 유병률도 함께 증가하고 있다. 유럽의 경우 노인 인구의 약 15%를 차지하고 우리나라에서도 약 9%를 차지하고 있다. 젊은 성인을 대상으로 시행한 연구에서는 비만이 심혈관 질환, 당뇨병은 물론 총 사망률을 증가시키는 것으로 나타난다. 하지만 노인의 경우 지나친 체중 감소는 그에 따른 근육량과 골량 감소로 오히려 해로울 수 있다고 알려져 있으므로 무조건 체중을 줄이는 것이 반드시 좋은 것은 아니다.

1) 노인 비만의 원인

나이가 들면 생리적으로 근육량이 감소하고 지방량이 늘어난다. 특히 피하지방보다 복부 내장지방량이 증가하는 경향을 보인다. 상하지 근육량이 감소하면서 근육 내 지방이 축적되면 이것 역시 내장지방과 마찬가지로 인슐린 저항성을 일으킨다. 나이가 들면 안정 시 대사율이 10년마다 2~3%씩 감소하고 신체 활동량도 점차 줄어들기 때문에 총 에너지 소비량이 감소한다.

또한 성장 호르몬이 감소하고 갑상샘 호르몬에 대한 반응성이 줄어들며 렙틴 저항성, 인슐린 저항성이 관찰된다. 남성 호르몬이 나이가 들면서 감소하면 근육량이 줄어들고 지방이 복부에 축적되는 경향을 보인다.

2) 노인 비만의 치료

65세 이상 노인의 경우 BMI나 체지방률의 기준을 젊은 성인과 동일하게 정하면 안 된다.

따라서 치료의 목표도 현재 동반 질환이 없다면 적극적인 체중 감량보다는 근육량 증가와 복부비만 감소에 목표를 둔다. 제2형 당뇨병 같은 비만 관련 동반 질환이 있는 경우에는 적극적인 체중 감량이 동반 질환의 치료와 합병증 예방에 도움이 될 수 있다.

식이요법은 영양소 밀도가 높은 음식 위주로 섭취하도록 한다. 의도적으로 섭취량을 줄이게 되면 필요한 영양소를 충분히 얻지 못해 영양 불균형이 올 수 있어 바람직하지 않다. 식이 조절보다는 운동량을 늘리는 데 초점을 맞추어야 한다. 일반적으로 유산소 운동을 하면서 무리하지 않은 근력 운동을 병행하여 근육량 손실을 최소한으로 줄이는 방향으로 프로그램을 시행한다.

성장호르몬 결핍 성인에게 성장호르몬을 투여하면 근육량이 증가하고 복부지방이 감소하는 효과를 보인다. 노화와 관련하여 성장호르몬 분비가 줄어들어 있으므로 노인 비만에 성장호르몬을 투여하면 지방 감소를 유도할 수 있다. 하지만 노인 비만에서 성장호르몬 치료는 아직 논란이 있다. 치료의 기간을 얼마나 할 것인지, 성장호르몬으로 인한 부작용 가능성 대비 체지방 감량 효과가 적절한지, 치료 비용의 문제 등 비용 및 효과에 대해 더 많은 논의가 필요하다.

II. 비만 환자의 검사

01 비만 환자 접수

환자 접수는 예약제를 실시하여 환자의 비만 관련 상담 및 초기 검사가 원활히 이루어지도록 한다. 비만 환자 진료에 대한 교육을 받은 상담 간호사의 역할이 중요하다.

안내 데스크에 비만 관련 리플릿 및 기본 책자, 비만 성공 사례를 비치하여 항시 환자가 볼 수 있도록 하는 것이 좋다.

02 병력 청취

자세한 병력 청취 및 상담 시간이 길게 소요되기 때문에 진료기록카드와 설문지를 적극적으로 활용하는 것 좋다.

진료기록카드와 설문지에 기입할 내용

① 주소(chief complaint)
- 체중의 감량을 원함
- 체중 증가로 인한 합병증 치료: 고혈압, 당뇨병, 관절염, 생리 불순이나 요통의 개선
- 체형 개선의 목적: 아랫배나 팔뚝살, 허벅지 지방이나 셀룰라이트 제거
- 폭식증이나 거식증 등의 식이 장애 치료
- 무리한 다이어트나 복용 약물로 인한 부작용의 치료

② 현증(present illness)
- 현재 키(height)에서 체중이 가장 많이 나갔던 때(임신했을 때 제외)는 언제, 몇 kg이었습니까?
- 본격적으로 체중이 늘기 시작한 시기는 언제입니까?

- 비만의 지속 기간은 얼마였습니까?
- 이전에 체중 감량을 시도해 본 적이 있습니까? 있다면 어떤 방법으로 몇 Kg까지 감량했습니까?
- 비만 위험도 평가

③ 과거력
- 질병, 수술
- 약물 복용력
- 약물 알레르기 반응
- 단식의 경험 유무

④ 가족력
- 비만
- 당뇨병
- 빈혈
- 심혈관계 질환
- 위장관계 질환
- 갑상선 질환
- 자가면역 질환
- 암

⑤ 사회력
- 직장에서의 잦은 회식이나 간식
- 밤낮이 바뀐 생활을 하고 있는지, 적절한 수면의 유무 확인
- 음주의 빈도와 양
- 업무의 스트레스 부하 정도
- 흡연의 유무와 양

⑥ 계통적 조사(review of system)
- 만성 피로
- 코골이
- 수면 무호흡증
- 소화 불량
- 월경 장애
- 부종
- 관절통
- 변비

⑦ 환자의 동기 부여 정도

치료 시작 전 환자의 동기 부여를 평가하는 것은 치료 성공 여부를 가늠하는 중요한 잣대가 된다. 다음과 같은 요인들을 평가해 본다.

- 체중 감량을 하려는 이유와 동기
- 이전의 체중 감량 시도 및 성공 여부
- 가족, 친구 및 직장 동료들의 협조
- 비만의 위험성과 관련 질병에 대한 환자의 이해 수준
- 신체 활동량 증가 혹은 운동 프로그램에 대한 태도
- 시간(정기적으로 병원 외래를 방문할 수 있는지)
- 환자가 생활 양식 개선을 방해하는 장벽
- 재정적 문제

03 비만 관련 검사

(1) 신장 및 체중 측정

(2) 체성분 검사

근육량, 체지방량, 체지방률, 내장지방, 세포외수분비, 전신위상각을 측정하여 체형과 근육량, 부종의 부위와 정도, 세포막의 건강도를 알 수 있고 이 지표들을 1일 섭취 칼로리 양, 탄수화물, 단백질, 지방의 섭취비율, 영양제의 처방의 기준으로 활용할 수 있다.

(3) 골밀도 검사

무리한 체중 감량과 이를 위한 잘못된 식습관, 부족한 운동량 등으로 초래되는 골밀도의 감소를 체크해 보는 것이 좋다.

(4) 혈압 측정

(5) 혈액 검사

기본 혈액 검사: CBC, GOT, GPT, GGT, Glucose, insulin, Total cholesterol, HDL, LDL, Triglyceride, Uric acid, 25-OH-Vit.D, TSH

1) CBC(온혈구 검사)

① 혈색소

혈액의 산소 결합 능력을 의미한다. 혈색소가 낮다면 빈혈로 판정되지만 높은 것도 염증이나 산화 스트레스로 작용할 수 있으므로 교정해 주는 것이 좋다.

- Reference range: 남성 12.5~17.0g/dl, 여성 11.5~15.0g/dl
- Optimal range: 남성 14.0~15.0g/dl, 여성 13.5~14.5g/dl

② MCV

적혈구 1개의 평균 용적을 의미한다. MCV가 증가하는 경우는 비타민 B_{12} 결핍성 빈혈 또는 엽산 결핍성 빈혈, 저위산증일 때이다. 감소하는 경우는 내부 출혈이 있거나 철 결핍성 빈혈, 비타민 B_6 결핍성 빈혈이 있는 경우이다.

- Reference range: 80~98μm^2
- Optimal range: 82~90μm^2

2) 혈당

혈당은 여러 호르몬의 상호 작용으로 조절된다. 췌장뿐만 아니라 간과 부신, 갑상선, 장의 기능에 의해 혈당은 영향을 받고 근육량도 혈당에 영향을 끼친다.

- Reference range: 65~115mg/dl
- Optimal range: 80~100mg/dl

3) 인슐린

인슐린의 농도가 높으면 혈당이 정상으로 유지되는 상황이라고 하더라도 염증 반응이나 지방 형성의 경향이 늘어난다.

- Reference range: 2.6~25mlU/L
- Optimal range: 2.6~5mlU/L

4) 콜레스테롤

콜레스테롤은 세포막의 필수 성분일 뿐만 아니라 부신 호르몬, 성 호르몬, 비타민 D 등의 중요한 성분이고 담즙염의 성분이다. 콜레스테롤 수준은 몸의 대사율에 영향을 받고 콜레스테롤이 증가하면 갑상선 기능이나 부신 기능의 감소가 동반되므로 주의 깊게 관찰해야 한다.

- Reference range: 130~200mg/dl
- Optimal range: 150~220mg/dl

5) 중성지방(TG)

식후 2시간부터 혈중 TG가 올라가기 시작한다. 정상적인 대사를 하는 사람은 흔히 콜레스테롤의 1/2에 해당하는 TG를 가진다. 예를 들어 총 콜레스테롤이 200인 사람은 100 정도의 TG 농도를 보인다.

- Reference range: 30~150mg/dl
- Optimal range: 70~110mg/dl

6) 총 단백질

혈중 단백질 농도로 영양 결핍 및 소화 기능의 문제를 알아낼 수 있다. 총 단백질 감소는 영양 불량, 위산의 감소, 간 기능 장애에 의한 것일 수 있다.

- Reference range: 6.5~8.5g/dl
- Optimal range: 6.9~7.4g/dl

7) AST

간세포, 심근세포, 골격근세포 손상 때 증가한다. 세포 손상 후 12시간이 경과하면 AST가 증가하기 시작해서 약 5일간 높은 농도를 유지한다.

- Reference range: 0~40unit/Ll
- Optimal range: 10~30unit/Ll

8) ALT

간에 고농도로 농축되어 있으며, 간보다는 적지만 골격근, 심장, 신장에 존재한다. 간 질환 시 ALT가 AST보다 더 많이 증가한다. 심혈관 질환보다 간 및 담관 질환에 더 특이한 반응을 보인다.

- Reference range: 0~45unit/Ll
- Optimal range: 10~30unit/Ll

9) γ-GTP

담낭이나담관, 췌장 등이 막혔을 때, 알코올에 의해 다른 간 효소보다 더 높은 수치로 증가한다.

- Reference range: 1~70mU/mL
- Optimal range: 10~30mU/mL

10) BUN

단백질 분해의 최종 대사 산물이며 간에서 생성된다. 신장에서 대부분 배설되고 일부분은 간에서 대장으로 이동한다. 신장 기능이 떨어지거나 대장에 장 내 세균 불균형(dysbiosis)이 있을 경우 유해 세균이 질소 화합물을 부패시켜 BUN이 증가한다.

- Reference range: 5~25mg/dl
- Optimal range: 10~16mg/dl

11) 크레아티닌

근육이 분해될 때 생기는 노폐물로 신장이나 요로 장애가 있으면 혈중 크레아티닌 양이 증가한다. 크레아티닌은 BUN과는 달리 성별, 단백질 섭취량의 영향을 받지 않는다. 그래서 크레아티닌은 BUN보다 더 상세하고 민감한 신장 질환의 지표이기는 하지만 근육 감소증이 있는 노인이라면 상대적으로 크레아티닌의 농도가 적으므로 크레아티닌이 낮은 사람에게 근감소증에 대해 설명하고 허벅지, 복부 등 핵심 근육(Core Muscle)의 강화 운동을 권장해야 한다.

- Reference range: 0.6~1.5mg/dl
- Optimal range: 0.8~1.1mg/dl

12) TSH

갑상선 기능 저하증이나 항진증 때 가장 민감한 검사이다. 그러나 갑상선 기능 저하증의 증상이 있는 데도 혈청 갑상선 검사가 정상일 때도 잦다. 이때는 갑상선 자체의 질환에 의한 갑상선 기능 저하증 이외의 다른 원인 가능성을 고려해야 한다.

- Reference range: 0.35~5.50uIU/mL
- Optimal range: 1.3~2.0uIU/mL

13) Uric acid

요산의 증가는 산화 스트레스에 의한 보상적 항산화제의 증가로 이해해야 하고, 반대로 너무 낮으면 항산화제가 적다는 뜻으로 풀이해야 한다.

14) Vit.D

비타민 D는 골대사뿐만 아니라 장점막의 건강을 유지하고 대장암을 예방하는 데 중요한 작용을 하며, 인슐린의 민감도를 증가시키는 데도 작용하므로 비타민 D의 적정 농도를 유지하는 것이 중요하다.

- Reference range: 30~100ng/mL
- Optimal range: 50~80ng/mL

(6) HRV(Heart Rate Variability; 심박변이도) 검사

심박동의 미세한 변화(HRV)를 파형 분석하여, 스트레스에 대한 인체의 자율신경 반응을 가시화하고 현재의 건강 상태 및 정신 생리학적 안정 상태를 확인할 수 있는 검사법이다.

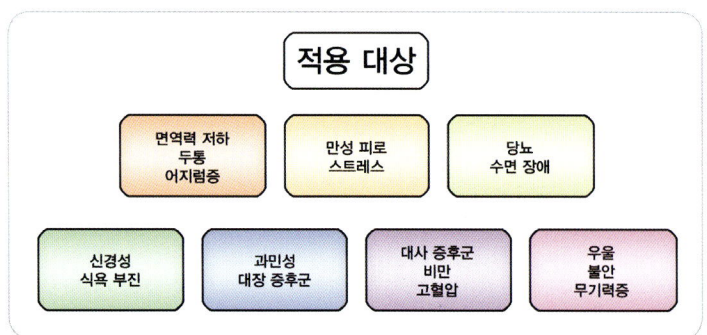

그림 1. HRV test의 적용 질환

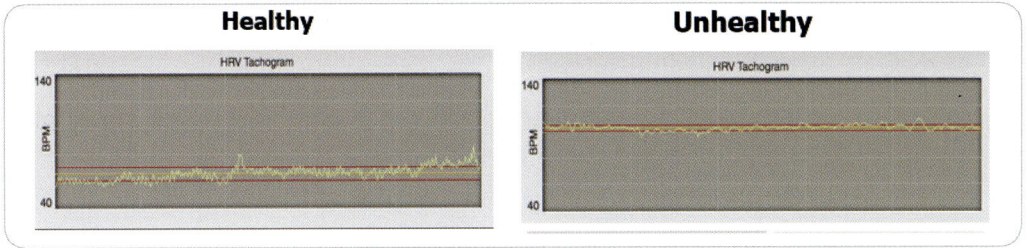

그림 2. HRV Tachogram은 기록 시간 동의 심박동의 변화를 표시한 그래프

- Healthy: 안정적인 심박동수(세로축이 심박동수)를 유지하며 심박의 변이가 복잡하게 나타나며 빨간색의 간격이 넓게 잡힌다.
- Unhealthy: 특히 Stress 상태일 경우 심박동수가 증가하며 심박의 변이가 감소하게 되며 빨간색의 간격이 좁게 나타난다.

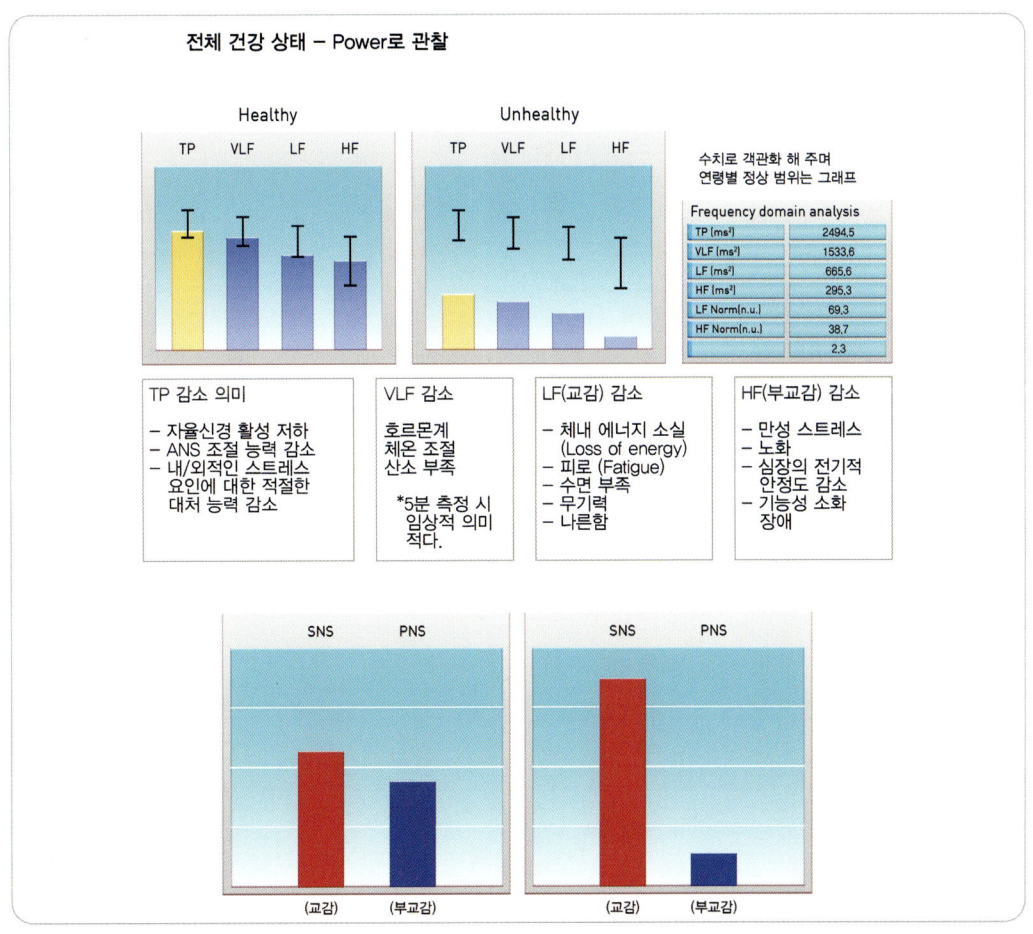

그림 3. Health vs Unhealthy

1. 비만의 평가, 진단 및 검사   041

교감신경과 부교감신경의 활성 정도를 상대적으로 표현한 그래프이며, 건강한 상태에서 SNS와 PNS 비율은 대략 6 : 4이다.

궁극적으로 이 그래프를 통해서는 자율신경 균형 정도를 확인할 수 있다.

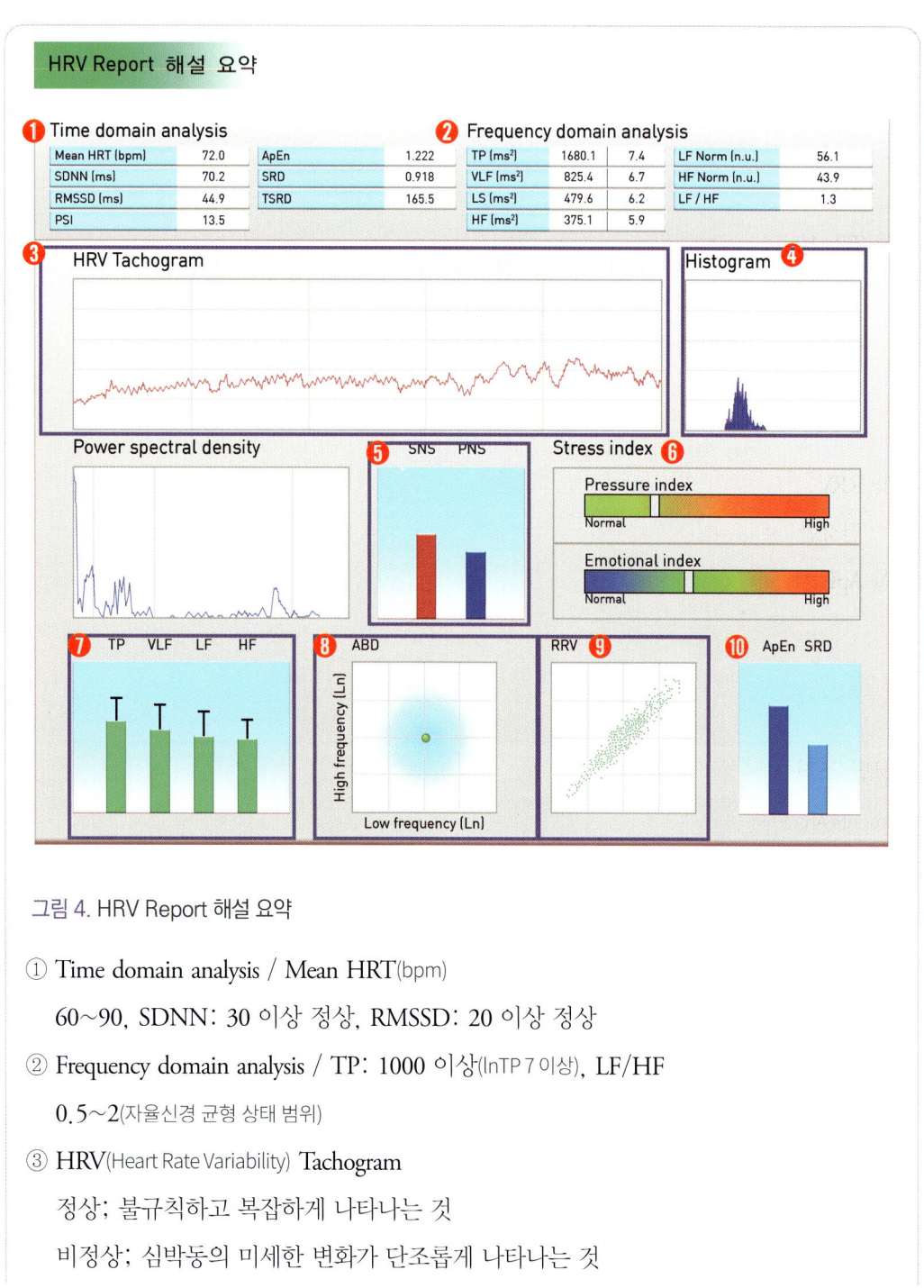

그림 4. HRV Report 해설 요약

① Time domain analysis / Mean HRT(bpm)

　60~90, SDNN: 30 이상 정상, RMSSD: 20 이상 정상

② Frequency domain analysis / TP: 1000 이상(lnTP 7 이상), LF/HF

　0.5~2(자율신경 균형 상태 범위)

③ HRV(Heart Rate Variability) Tachogram

　정상; 불규칙하고 복잡하게 나타나는 것

　비정상; 심박동의 미세한 변화가 단조롭게 나타나는 것

④ Histogram: 건강한 사람은 밑면이 넓고 편평한 형태를 보이며, 변이도가 작은 밑 폭이 좁고 첨예한 형태일수록 건강하지 못하다.

⑤ SNS(Sympathetic Nervous System)

PNS(Parasympathetic NS)

SNS의 저하: 불면증

PNS의 저하: 만성 스트레스, 기능성 장증후군

⑥ Pressure Index: 하얀색 bar가 녹색 zone에 위치할수록 좋음.

Emotional State: 하얀색 bar가 녹색 zone 가운데에 위치할수록 좋음.

⑦ TP, VLF, LF, HF가 I zone에 위치 / TP 저하: 자율신경의 활동도 및 스트레스에 대한 대처 능력 저하(lnTP 6 이하), LF의 저하: 급성스트레스, 피로, 에너지 저하, 불면증(lnLF 4.5 이하), HF의 저하: 만성스트레스, 심장의 전기적인 안정도, 기능성 대장증후군(lnHF 4.5 이하)

⑧ 녹색 점이 정가운데 위치할수록 좋음.

⑨ RRV: 심박동의 변이도를 표현한다. 폭넓고 전체적으로 퍼져있는 형태를 보이는 것이 건강한 변이도를 나타내고, 한곳에 몰려 있는 형태를 보일 때 변이도가 낮다고 해석한다.

⑩ ApEn: 높을수록 건강(1.15 이상) / SRD: 측정 결과에 대한신뢰도(0.9 이상)

(7) 모발 검사

모발 조직 미량원소 분석(Hair Tissue Trace-elements Analysis; HTTA)은 다른 임상 검사에서 찾기 어려운 몸의 미네랄 불균형에 미치는 만성적인 영향에 대한 지표를 제공해 준다. 생화학적 개인 특성을 이해하는 데 작용하는 많은 요소들의 교정을 통해서 질병 예방 및 예측, 체질 개선과 함께 최적의 건강 상태를 유지하는 데 도움을 줄수 있다.

모발 미네랄 검사는 크게 3가지 요소로 구성되어 있는데 주요 미네랄과 중금속의 모발 내 축적정도, 미네랄 간의 비율 등이다.

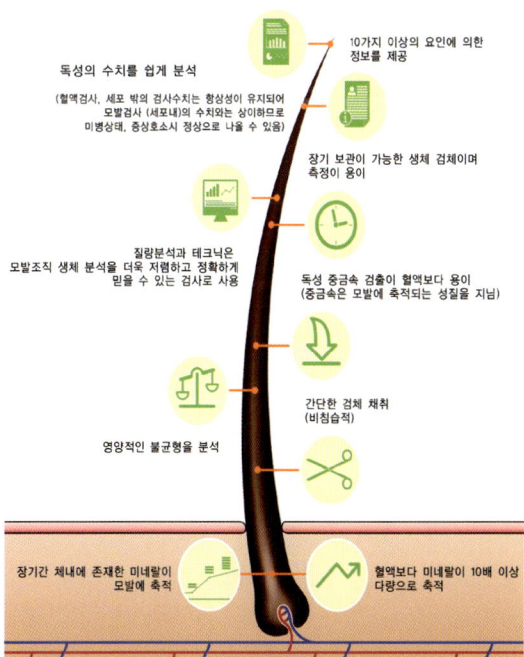

그림 5. 모발미네랄 검사의 원리와 이해

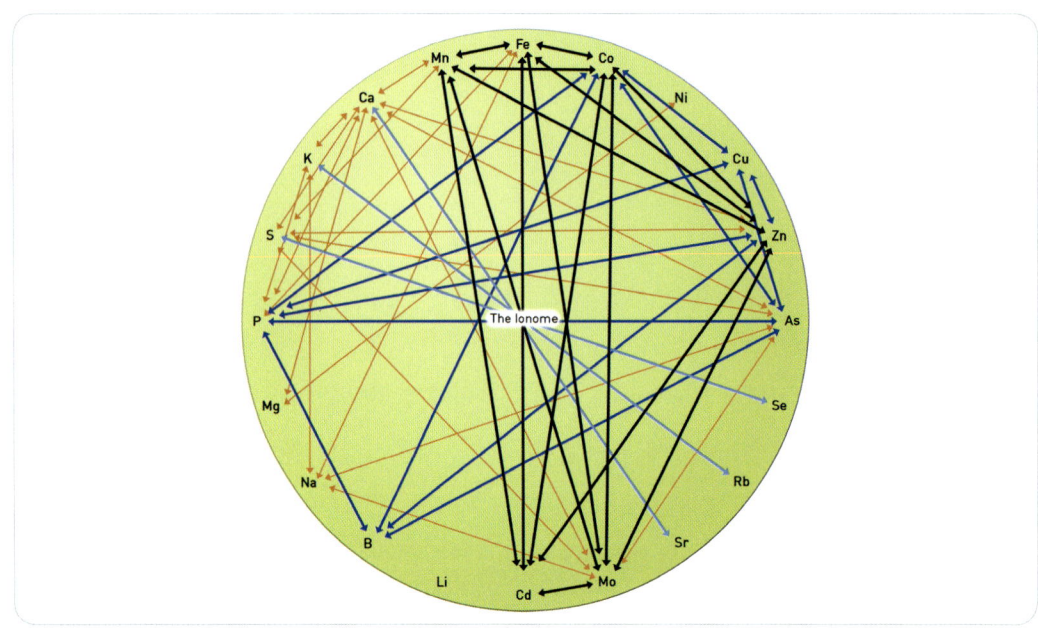

그림 6. 미네랄 간의 상호 작용

　체내 어떤 미네랄도 혼자만 변할 수 없고 다른 미네랄들과 상호 영향을 미친다. 미네랄 간의 비율은 신체 기능을 반영하는 지표로 이용될 수 있다. 혈액 미네랄 중금속 검사와 달리 모발 검사에서의 미네랄 불균형은 호르몬이나 자율신경계의 영향이 누적된 결과로 해석할 수 있다.

Element	Meaning	Low	High
Ca/P	자율신경 상태, 단백질 이용	교감신경 우세	부교감신경 우세
Na/K	대사 속도, 스트레스	Anabolic, Chronic Stress, Low Energy	Catabolic, Acute Stress, High energy
Ca/K	갑상선 활성	Hyper function ↑	Hypo function ↓
Zn/Cu	성 호르몬, 심혈관계	Estrogen dominance, PMS, 혈관 약화	Sex hormone, Imbalance, CVD, 동맥경화
Na/Mg	부신 활성	Hypo function ↓	Hyper function ↑
Ca/Mg	췌장 기능/인슐린 민감도	혈당 조절 장애, Low insulin	탄수화물 탐닉, High insulin
Fe/Cu	적혈구	철 결핍	혈색소 침착

(8) 타액호르몬 검사

혈청이나 혈장에 함유된 호르몬의 양을 검사하는 일반적인 혈액 검사로는 체내에서 사용이 가능한 free hormone의 양을 측정할 수가 없다.

혈액 내 스테로이드 호르몬의 약 1~10%는 단백질과 결합되지 않은 자유 형태(free form)이며, 나머지는 코티졸 결합 글로불린(cortisol – binding globulin), 성호르몬 결합 글로불린(sex hormone – binding globulin), 알부민과 같은 단백질과 결합되어 있다. 이 중 단백질과 결합하지 않은 Free Form의 스테로이드만이 다양한 조직으로 이동하여 생물학적 역할을 하고 있다.

자유호르몬(free hormone)은 지용성이며 적혈구의 세포막 등 지방 성분을 타고 혈액을 순환하기 때문에 혈청을 이용한 검사로 측정할 수가 없다. 단백질과 결합하지 않은 체내 이용 가능한 호르몬 분자는 혈관에서 타액으로 이동하는 반면, 단백질과 결합된 호르몬은 분자가 너무 커서 혈관 밖으로 이동할 수 없으므로 타액으로 이동하지 않는다. 따라서 타액 내의 코티졸과 성 호르몬 수치는 조직의 호르몬 수치를 반영하지만 혈액 검사는 그렇지 않다.

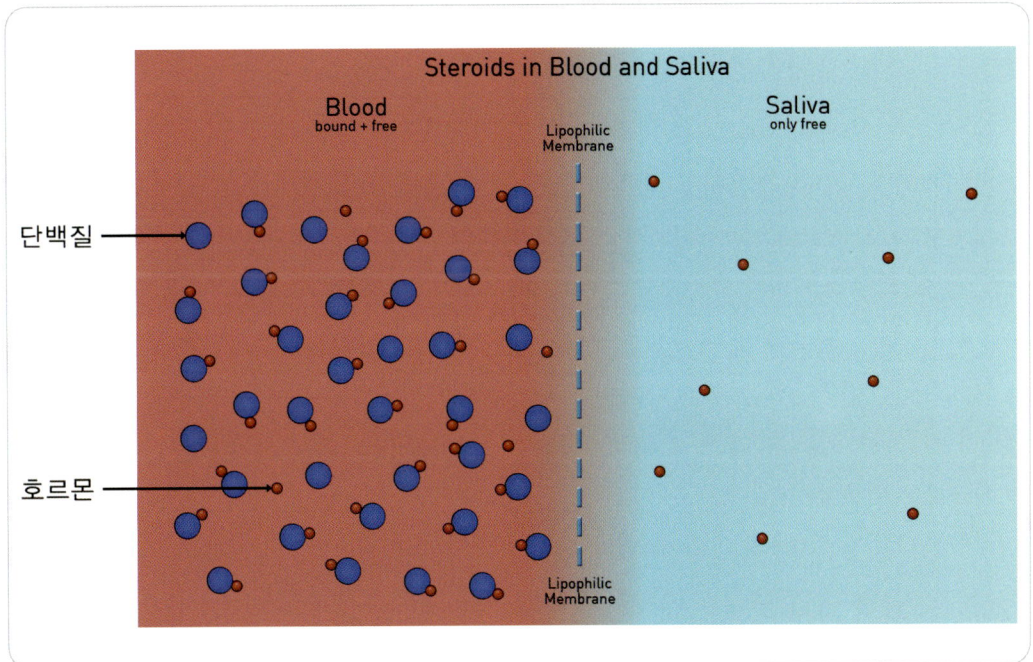

그림 7. Plasma hormone and Saliva Hormone의 차이점

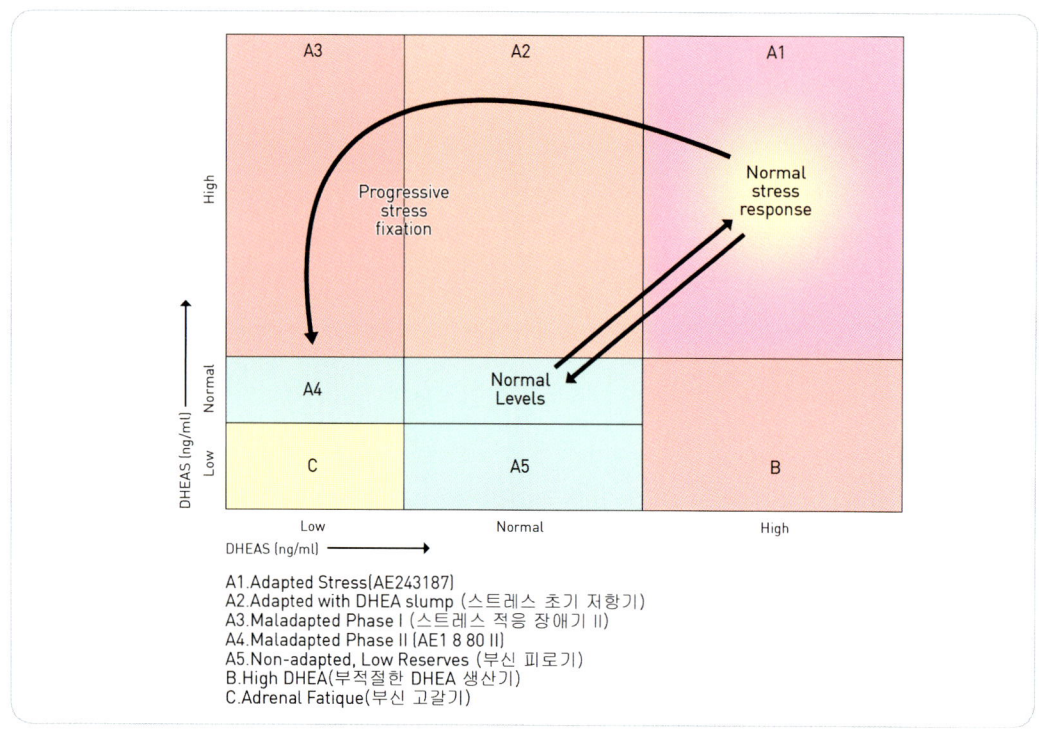

그림 8. 스트레스 단계별 코티졸과 DHEA의 분비량 변화

타액호르몬 검사는 기상 시, 기상 후 30분 후의 cortisol 측정을 통해 각성 반응의 패턴을 분석하여 생체 리듬을 평가할 수 있다. 오전, 오후의 DHEA 측정을 통해 DHEA의 증가 또는 결핍을 평가하며 코티솔(cortisol)과의 상관 관계를 분석할 수 있는데, DHEA와 Cortisol의 상관관계를 분석을 통하여 스트레스 반응단계를 평가하고, 관련 문제점, 처치, 식이 및 생활 습관 교정, 권장 검사, 추천 영양소 등의 정보를 제공할 수 있다. 또한 코티졸 분비가 증가하는 상황이 지속될 때 pregnenolone steal 현상이 일어나 정상적인 프로게스테론 〉 에스트로겐 비율이 역전되어 에스트로겐이 프로게스테론보다 더 많아지는 에스트로겐 우세증을 진단하는 지표로도 이용할 수 있다.

(9) 소변유기산 검사

탄수화물, 단백질, 지방을 섭취한 후 분해되는 중간 및 최종 단계에서 생성되는 대사 산물을 유기산이라고 한다 유기산은 영양소, 비타민, 에너지 생성, 해독, 신경 전달, 세포, 장 내 미생물의 대사 경로에서 생성되는 주요 물질이며 소변으로 배출되는 유기산의 측정 수치가 높고 낮음으로 대사 장애와 대사 이상의 신호를 파악할 수 있다.

소변에 존재하는 유기산을 측정하여 영양 대사(탄수화물, 단백질, 지방) 불균형, 비타민 대사 불균형, 에너지 생성 불균형, 근골격 대사 불균형, 독성 노출 및 배출(해독) 불균형, 산화 스트레스와 항산화 능력 불균형, 신경 내분비 물질 불균형, 장내 미생물 불균형 등을 평가한다.

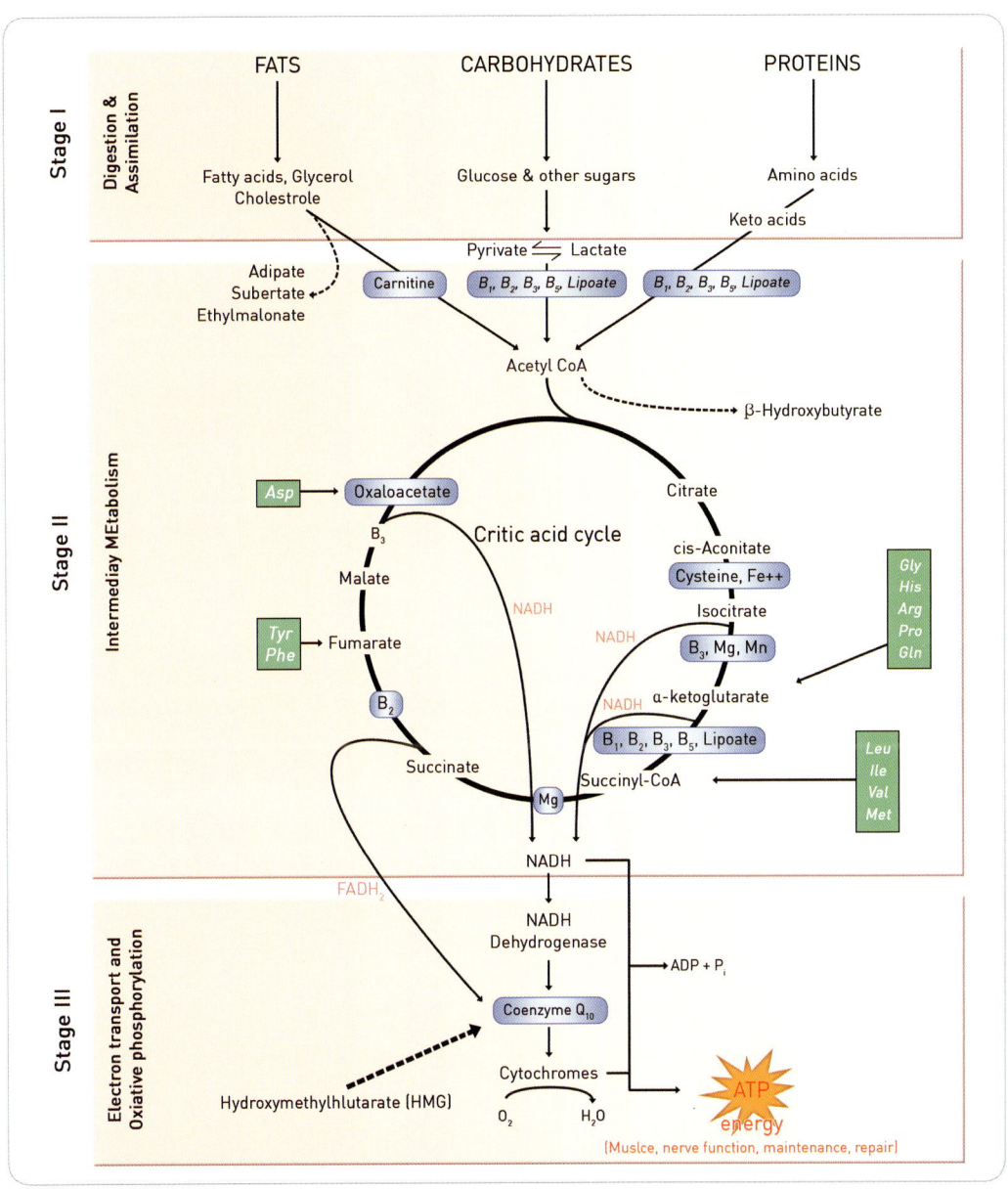

그림 9. 음식 섭취 시 몸에서 대사하는 과정이 설명된 구연산 회로

음식은 지방, 탄수화물, 단백질의 형태로 몸에 흡수되어 대사 과정을 거치게 되는데, 각 대사의 단계마다 쓰이는 필수영양소가 있으며 대사 균형이 잘맞고 기능이 원활한 경우에 먹은 음식이 몸에 필요한 에너지로 잘 전환된다. 그렇지 못한 경우에는 몸이 쉽게 붓거나 많이 먹지도 않는데 살이 찌고 군살이 느는 경우가 많다.

(10) 장내 세균 검사

장에는 4000여 종, 80만 마리 이상의 다양한 미생물이 살고 있다. 그 조성은 개인에 따라 다르며, 이는 개인의 유전체, 영양소, 생활 습관과 상호 작용을 통해 정신과 육체 건강에 많은 영향을 미친다. 현대에 들어서면서 증가하는 비만, 과민성 대장 증후군, 비염, 아토피, 당뇨, 자폐증 등의 다양한 질병이 우리 몸의 미생물들, 특히 장내 미생물의 변화와 깊은 관계가 있다.

장내 세균 검사는 대변으로부터 미생물의 DNA를 추출하여, 장내 미생물들의 조성과 비율에 대한 정보를 파악하는 검사이다. 장내의 유익균과 유해균의 비율을 측정해 주고 균종들의 조성을 바꿀수 있는 보충제와 식자재의 처방을 가이드해 준다.

(11) 유전자 검사

SNP는 염색체의 단일 부위에서 여러 가지 DNA 염기들 중의 하나에 나타나는 일반적인 돌연변이로 인간의 게놈(genome)에는 약 300만 개의 SNP가 존재하여 약 500~1000염기당 1개꼴로 나타난다.

즉 DNA 사슬의 특정 부위에 어떤 사람은 아데닌(adenine; A)을 가지고 있는 반면 어떤 사람은 시토신(cytosine; C)을 가지고 있는 것이다. 이런 미세한 차이(SNP)에 의하여 각 유전자의 기능이 달라질 수 있고, 이런 것들이 상호 작용하여 서로 다른 모양의 사람을 만들고 서로 다른 질병에 대한 감수성의 차이를 만들어 낸다. 즉 간염에 걸리는 사람과 걸리지 않는 사람 간의 유전적 차이를 찾아낼 수 있다면 어떤 이유에서 간염에 대한 감수성이 달라지는지의 기능을 알아낼 수 있게 된다.

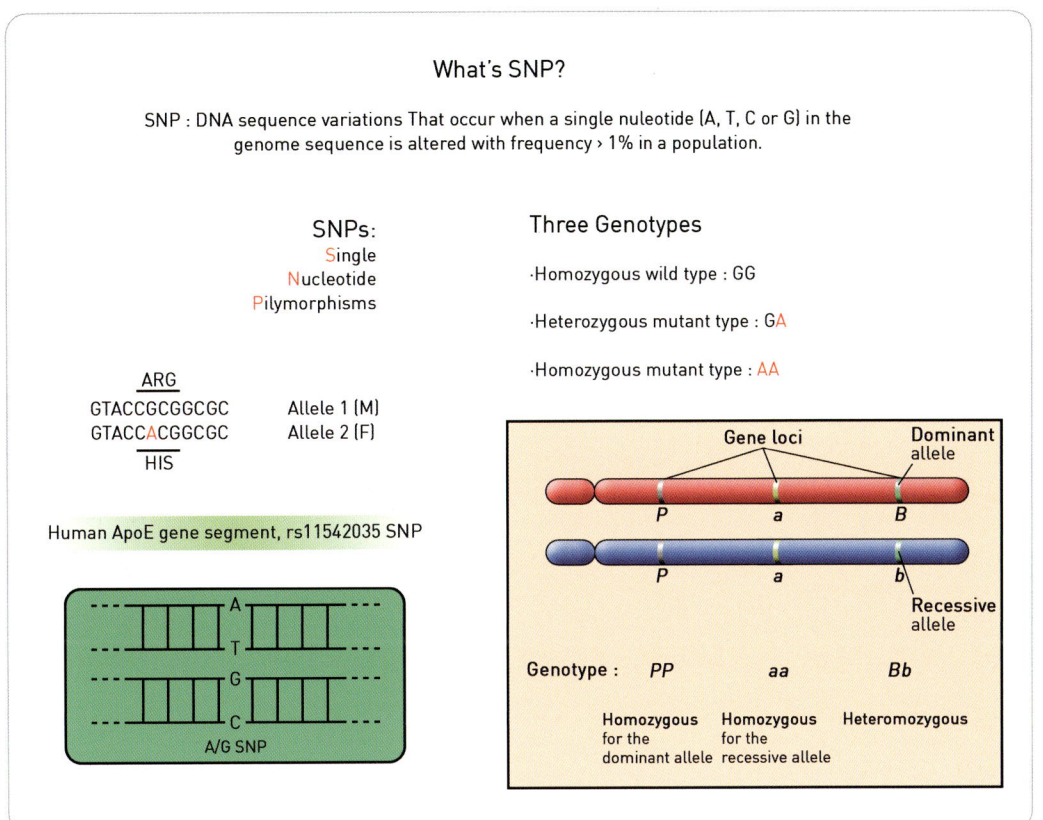

그림 10. SNP의 기본 개념

　개인의 타고난 유전형을 분석하여 특정 질병은 물론 약물 및 식품의 반응을 예측하고 향후 발생할 질병에 미리 대처하도록 돕는 서비스들이 여러 업체에서 다양한 상품들로 출시되고 있고 그 변화의 속도가 매우 크다.

　비만과 관련해서는 내가 어떤 질환에 취약한지, 탄수화물이나 지방 중 어떤 것을 더 잘 소화시키는지, 나의 대사 증후군 발병 리스크는 얼마나 되는지, 나는 운동으로 살을 뺄 수 있는 사람인지, 나에게 적합한 운동은 유산소 운동인지 무산소 운동인지, 나는 식탐이 강한 사람인지, 공복감을 잘 참는지, 어떤 계열의 식욕 억제제가 가장 효과있는지 등등에 대한 다양한 정보들이 제공되고 있다.

참고문헌

- 대한비만학회. 임상비만학 제3판 고려의학, 2008.
- 기능의학 대한기능의학회 초판 범문에듀케이션 2017; 351~409.
- 이상엽, 박혜순, 김선미 등. 한국인의 복부 비만 기준을 위한 허리둘레 분별점. 대한비만학회지 2006;15(1):1-9.
- Ashwell M, Cole TJ, Dixon AK. Obesity: new insight into the anthropometric classification of fat distribution shown by computed tomography. British Medical Journal. 1985; 290: 1692-4.
- Davis E, Olson C. Obesity in pregnancy.Prim Care. 2009 Jun;36(2):341-56.
- Despres JP, Lemieux I, Prud'homme D. Treatment of obesity: need to focus on high risk abdominally obese patients. BMJ. 2001; 322:716-20.
- Dixit A, Girling JC. Obesity and pregnancy.J Obstet Gynaecol. 2008 Jan;28(1):14-23.
- Expert Panel on Detection, Evaluation, and Treatment of High Blood Cholesterol in Adults. Execute Summaryof the Third Report of the National Cholesterol Education Program (NCEP) Expert Panel on Detection, Evaluation, and Treatment of High Blood Cholesterol in Adults (Adult Treatment Panel III). JAMA. 2001; 285(19):2486-96.
- Gunderson EP. Childbearing and obesity in women: weight before, during, and after pregnancy. Obstet Gynecol Clin North Am. 2009 Jun;36(2):317-32.
- Han TS, van Leer EM, Seidell JC, Lean MEJ. Waist Circumference action levels in the identification of cardiovascular risk factos: prevalence study in a random sample. BMJ 1995; 311: 1401-1405.
- Heymsfield SB, Allison DB, Wang Z-M. Evaluation of total and regional body composition. In: Bray GA, Bouchard C, James WPT. Handbook of obesity. Marcel Deker, Inc. 1998; 52-54.
- IDF Press Conference-Berlin 14/04/05 (2005) Backgrounder 1: The IDF consensus worldwide definition of the metabolic syndrome.
- James PT, Leach R, Kalamara E, Shayeghi M. The worldwide obesity epidemic. Obes Res. 2001 Nov;9 Suppl 4:228S-233S.
- Keller C, Records K, Ainsworth B, Permana P, Coonrod DV. Interventions for weight management in postpartum women. J Obstet Gynecol Neonatal Nurs. 2008 Jan-Feb;37(1):71-9.
- NIH-NHLBI. Clinical Guidelines on the Identification, Evaluation and Treatment of Overweight and Obesity in Adults. The evidence report. Bethesda: MD, 1998.
- Oken E. Maternal and child obesity: the causal link. Obstet Gynecol Clin North Am. 2009 Jun;36(2):361-77, ix-x.
- Oreopoulos A, Kalantar-Zadeh K, Sharma AM, Fonarow GC. The obesity paradox in the elderly: potential mechanisms and clinical implications. Clin Geriatr Med. 2009 Nov;25(4):643-59,
- Raven GM. Role of insulin resistance in human disease. Diabetes. 1988; 37: 1595-607.
- Siega-Riz AM, Viswanathan M, Moos MK, Deierlein A, Mumford S, Knaack J, Thieda P, Lux LJ, Lohr KN. A systematic review of outcomes of maternal weight gain according to the Institute of Medicine recommendations: birthweight, fetal growth, and postpartum weight retention. Am J Obstet Gynecol. 2009 Oct;201(4):339.e1-14.
- Sinha A, Kling S. A review of adolescent obesity: prevalence, etiology, and treatment. Obes Surg. 2009 Jan;19(1):113-20. Epub 2008 Aug 30.
- Stenholm S, Harris TB, Rantanen T, Visser M, Kritchevsky SB, Ferrucci L. Sarcopenic obesity: definition, cause and consequences.Curr Opin Clin Nutr Metab Care. 2008 Nov;11(6):693-700.

- WHO West Pacific Region. The Asia-Pacific Perspective: Redefining Obesity and its Treatment. IOTF. Feb. 2000.
- World Health Organization. Obesity: preventing and managing the global epidemic. Report of a WHO consultation on obesity. WHO: Geneva, 1997.
- Zamboni M, Mazzali G, Fantin F, Rossi A, Di Francesco V. Sarcopenic obesity: a new category of obesity in the elderly. Nutr Metab Cardiovasc Dis. 2008 Jun;18(5):388-95.
- Textbook of functional medicine.
- Labtory evaluations for integrative and functional medicine 2nd Edition.
- Blood Chemistry and CBC Analysis: Clinical Laboratory Testing from a Functional Perspective.
- Nutritional Balancing And Hair Mineral Analysis 4th ed. by Lawrence Wilson.
- Polymorphisms of GLP-1 Receptor Gene and Response to GLP-1 Analogue in Patients with Poorly Controlled Type 2 Diabetes . Chia-Hung Lin,1,2 Yun-Shien Lee,3,4 Yu-Yao Huang,1 Sheng-Hwu Hsieh,1 Zih-Syuan Chen,2 and Chi-Neu Tsai2 . Journal of Diabetes Research, Volume 2015.
- Genomewide association analysis of coronary artery disease.
- Samani NJ1, Erdmann J, Hall AS, Hengstenberg C, Mangino M, Mayer B, Dixon RJ, Meitinger T, Braund P, Wichmann HE, Barrett JH, König IR, Stevens SE, Szymczak S, Tregouet DA, Iles MM, Pahlke F, Pollard H, Lieb W, Cambien F, Fischer M, Ouwehand W, Blankenberg S, Balmforth AJ, Baessler A, Ball SG, Strom TM, Braenne I, Gieger C, Deloukas P, Tobin MD, Ziegler A, Thompson JR, Schunkert H; WTCCC and the Cardiogenics Consortium. N Engl J Med. 2007 Aug 2;357(5):443-53.

2 비만의 생리

Chapter

이무열 중앙대학교 의과대학

비만(obesity)의 생리를 정의적으로 논하는 것은 의학적 관점에서 말할 때 약간 모순적이라고도 할 수 있다. 왜냐하면 '생리'라는 단어는 정상적 인체 상태를 논할 때 사용하는 용어이기 때문이다. 비만의 경우는 체내 지방세포의 양적, 질적 비정상적인 과다 상태를 정의하는 개념이기 때문에 이 상태를 생리적 상태, 즉 정상적 상태라고 말하는 것은 모순되지만, 생리라는 단어의 뜻이 정확하게 널리 알려진 것은 아니므로 일반적인 개념으로 생물학적 정의 및 특징을 뜻하는 개념의 단어로서 생리라는 용어를 사용한다면 비만의 정의 및 특징을 '비만의 생리'라는 용어로 표현하는 것도 큰 무리는 되지않을 것으로 생각된다.

이런 측면에서 비만의 생리를 말한다면 이미 전술한 바와 같이 체내 지방세포의 양적(세포 수), 질적(세포 크기)으로 비정상적인 과다 상태로서 각종 질병의 원인이 되는 상황이라고 설명하는 것이 가장 적절할 것으로 생각된다. 또한 지방세포에서 분비되는 각종 물질(아디포카인이 대표적)에 의해 인체 각종 대사 및 인체 항상성에 변화의 유발이 예상되므로 비만의 질환을 유발하는 정확한 기전(병태 생리)을 이해하는 것 또한 매우 중요한 것이라 할 수 있다.

01 생체 에너지 대사와 대사 조절인자

　생체 에너지 대사를 이해하는 데 있어 가장 중요한 것은 3대 영양소의 대사라 할 수 있고, 그중에서도 지방의 대사 및 대사 조절인자를 이해하는 것은 비만의 이해에 큰 도움이 된다고 할 수 있다. 탄수화물, 단백질, 지방의 3대 영양소의 대사(합성 및 분해를 통한 에너지의 변환 현상)가 특히 중요한 것은 이 물질들만이 우리 몸에서 저장 형태의 에너지원으로 사용될 수 있기 때문이다. 이 중에서도 특히 지방은 탄수화물이나 단백질에 비해 단위무게당 2배 이상의 에너지를 저장할 수 있으므로 음식의 형태로 우리 몸에 들어온 에너지들 가운데 사용하고 남은 것들이 저장될 때 대부분 지방의 형태로 저장되는 것이다.

　신의 영역에 도전하는 발칙한 상상이긴 하지만 만일 단백질과 지방의 단위무게당 에너지 저장량이 바뀐다면 많이 먹기만 해도 체내에 근육의 주성분인 단백질이 축적되게 될 것이니, 근육을 만들기 위해 땀 흘리는 것보다 더 먹기 위해 노력하면 되므로 필자처럼 운동에는 자신이 없고 먹는 것에는 자신이 있는 사람들에게는 아주 아쉬운 현실이라 할 수 있다.

　기초대사율은 생명 현상을 유지하기 위해 쓰이는 최소한의 에너지라고 정의할 수 있으나 생명 현상을 유지하기 위한 최소한의 에너지를 측정하는 것은 거의 불가능하므로 실질적으로는 기본 상태(basal state)라는 정의를 많이 사용하는데, 기본 상태는 물리적 또는 정신적으로 편안하게 쉬고 있으면서 마지막 움직임이 있은 후 최소한 30분 동안은 움직임이 없어야 하고, 심한 운동을 하였을 때는 12시간이 지나야 한다. 또한 음식물을 섭취하고 12시간이 지난 후가 적당하다. 이러한 기본 상태에서 에너지 소모량을 측정하여 '기초대사율'이라 표현한다.

　기초대사율에 사용하는 에너지들은 각 세포들에서 생존하기 위한 대사에 관여하는 것과 이것을 보충하기 위해 심장을 비롯한 보조 기관에서 사용하는 에너지의 합이다. 기초대사율은 체표면적에 관계된다. 이유는 아직까지 확실하게 잘 모르지만 에너지의 소실은 체표면적에 비례하므로, 많은 동물들에서 체표면적을 통해 환산하면 동물들마다 거의 그 값이 비슷하다. 단지 차이를 보이는 것은 연령에 따라 점차 감소한다는 사실이다. 인체의 경우에는 남녀 간에는 성호르몬(특히 남성호르몬)에 의한 피하지방의 차이 때문에 10% 정도 차가 있다[그림 1 참고].

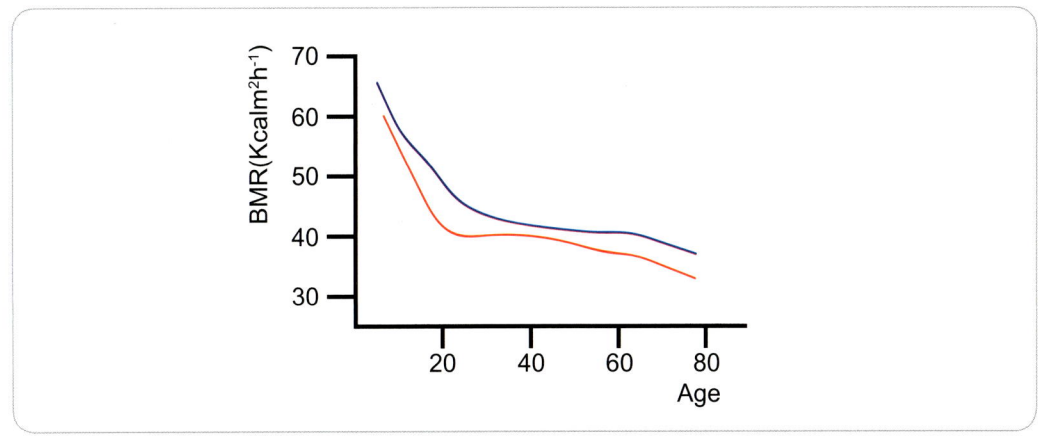

그림 1. **남녀 기초대사량의 나이에 따른 변화.** 기초대사율을 시간과 체표면적에 따라 나누어 비교한 값이다. 청색이 남자이고 붉은색이 여자이다. 아주 어렸을 때를 제외하고 여성은 성 호르몬의 영향으로 몸에 지방량이 많아서 기초대사율 자체가 10% 정도 남자보다 적다.

그러나 때로는 기초대사율이라고 표현하지 않고 '안정 시 대사율(RMR; Resting Metabolic Rate)'이라고 표현하기도 한다. 일반적으로 기초대사율이 높으면 그만큼 안정 상태에서 많은 에너지를 사용하는 것이기 때문에 대개 체질적으로 살이 잘 찌지않는다고 말하는 사람들 중에는 기초대사율이 높은 사람들이 더러 있다.

우리 몸에 들어온 에너지와 사용된 에너지 사이에 균형이 이뤄져야 일정한 체중을 유지할 수 있다. 우리 몸으로 들어오는 에너지는 대부분 음식물의 형태로 섭취된다. 에너지를 사용하는 방법은 기초대사율과 열로 소실하는 것, 외부에서 일을 하는 것 그리고 남는 것은 골격의 증가(대개 사춘기 이전)나 새로운 세포의 합성 그리고 지방의 형태로 체내에 저장되는 것이다. 그러므로 들어온 에너지가 사용된 에너지보다 많으면 체중이 증가하고 사용된 에너지가 더 많으면 체중은 감소한다. 단순히 굶는 것(단식)에 대한 생리학적인 자료들은 나치스의 집단 캠프에서 시행된 실험, 아일랜드 공화국군(Irish Republican Army; IRA)들의 일부가 영국에 대한 독립을 목적으로 한 저항으로 교도소에서 단식 투쟁을 한 결과 그리고 한국에서의 삼풍아파트 붕괴 이후에 극적으로 귀환한 3인의 생존자들의 예를 통해 어느 정도 알려졌다. 건강한 사람인 경우에는 물과 무기질(이온)을 보충해 주고 완전한 금식을 시행할 경우 2개월 이상 생존할 수 있다. 그렇지만 단식으로 체중을 조절하는 방법은 전반적인 기초대사율이 감소하고 정상적인 활동이 어려우므로하지 않는 것이 좋다. 완전히 굶게 되면 처음 3일간은 주로 저장된 탄수화물과 물의 감소에 의하여 하루 평균 0.8kg의 체중이 감소한다. 그러나 저장된 탄수화물인 글리코겐이 고갈되고 본격적으로 체지방이 동원되는 시기에서부터 단위체중을 줄이는 데 사용되는 열량이 크게 증가한다. 보통 지방 1kg은 탄수화물 1kg보다 줄이는 데 2배 이상의 힘이 드는 것이 원칙이다. 그러므로 완전히 2주간을 굶어서 체중을 줄이는 경우에 이론적으로 5kg을 넘을 수 없다[Box 1].

> **Box 1 인체에서 에너지**
>
> 전체적인 에너지는 생체가 섭취한 전체를 말한다. 직접법에 의한 열량을 측정하는 것과 동일하며 섭취한 음식량을 알면 섭취 에너지(A)를 결정할 수 있다. 동물들은 섭취한 에너지를 전량 사용할 수 없다. 섭취 에너지의 일부는 대변으로 그냥 나가게 된다(B). 예를 들어 지방인 경우에 95% 전후의 흡수율을 보인다. 그러므로 정상인에서 약 5% 전후의 지방은 식사 후 흡수되지 않고 대변으로 배설되는 것은 정상이다. 진정하게 체내로 들어오는, 즉 소화 흡수되는 에너지는 A-B로 표현할 수 있다. 먹는다고 다 내 것이 아니다. 지방 흡수 억제제인 제니칼(xenical®)의 경우에는 소화 흡수에 영향을 주어 지방의 흡수를 약 30% 가량 못 하도록 하여 에너지가 들어오는 것을 줄일 수 있다. 대변으로 배설되는 에너지는 엄밀히 말하면 장내 세균에 의하여 발생하는 것과 장액 그리고 장 점막의 탈락에 의한 것을 포함한다. 또한 소화 과정에서 발생된 약간의 메탄이나 수소 또는 탄산 가스들과 같은 가스는 완전하게 분해되지 못하고 배출될 수 있다.
>
> 마찬가지로 일부 경우에 섭취한 에너지가 대변이 아닌 소변으로 배설될 수도 있다. 예를 들어 당뇨병 환자에서는 포도당이 사용되지 못하고 배설되기 때문에 많이 먹는 현상(polyphagia)에도 불구하고 살이 빠진다.

02 섭식 조절과 섭식 조절인자

섭식('식욕'과 동의어로 생각해도 좋음)을 결정하는 인자들은 뇌에 의하여 조절되는 것과 소화 기관에서 결정되는 것으로 구분하여 생각할 수 있다. 중추신경계에 영향을 주는 인자들은 과거의 기억 내지는 학습 여부와 주위 환경이 매우 중요한 역할을 한다. 자신이 좋아하는 음식은 대부분 가족이 좋아하는 음식이나 어린 시절 그 음식에 대한 강렬한 기억(특히 냄새)에 의하여 결정되는 수가 많다. 편식을 하는 사람들이 싫어하는 음식은 특히 그 음식에 대한 첫인상에 의하여 결정되는 경우가 많다.

음식의 모양에 따라 맛에 대한 느낌이 달라지는데 이는 뇌에 존재하는 시상하부(섭식중추로 알려진 부위)라는 구조물에 영향을 주기 때문으로 생각된다. 예를 들어 붕어빵은 단순히 밀가루로 만든 것이지 물고기와는 무관하다(실제 붕어를 넣어서 만드는 붕어빵은 불행히도 아직 한국에 없다). 그렇지만 단순히 풀빵을 붕어 모양으로 만들면 생선을 먹는 기분이 난다. 음식을 어떻게 포장하는가에 따라서도 식욕 내지는 음식에 대한 느낌이 달라지는 좋은 예이다.

주변 환경에 의하여도 섭식 여부가 결정된다. 일반적으로 주변의 온도가 높으면 섭식 활동은 감소하고 추워지면 증가한다. 또한 주변에 정신적인 위험이 있는 경우에도 섭식은 변화한다. 초식동물의 경우에 주변에 사자가 있으면 섭식 행동이 감소할 수밖에 없다. 음식을 먹는 환경이 식욕을 결정한다. 같은 음식을 근사한 레스토랑에서 먹을 때와 포장해서 집에서 먹을 때를 비교해 보면 어떨까? 또한 섭식 행동 내지는 식욕은 위장관의 상황에 따라서도 크게 변화한다. 위가 충만하면 맛있는 음식도 먹지 않게 된다. 성장기 어린이들에게 새로운 음식을 먹게 하거나 영양상 음식을 꼭 먹일 필요가 있을 때에는 시장기가 식욕을 촉진한다는 가설을 충족시키는 방법(쫄쫄 굶겼다가 음식 먹이기)을 사용해야 한다. 음식물이 입으로 이미 들어와 소화가 진행되는 과정 중에서의 섭식 행동은 위장관 호르몬이나 혈중 포도당의 농도에 의하여 영향을 받는다.

인체의 섭식 조절 기전은 다음과 같은 세 가지 정도로 알려져 있다. 첫 번째는 위장관의 확장 특히 위의 팽창에 의하여 배고픔이 억제되고 위가 비면 배고픔을 느낀다(위 팽창설). 두 번째로 관여하는 것은 혈중 포도당 농도에 의하여 조절되는 방법이다(포도당 가설). 혈중 포도당 농도는 정상적으로 굶었을 때 80~120mg%(혈액 100g에 80~120mg의 포도당이 존재하는 농도) 정도를 유지하고 있다. 혈중 포도당 농도가 낮아지면 음식물을 섭취하도록 시상하부의 섭식 중추를 자극하여 섭식(먹는 행동)을 촉진하고, 혈중 포도당 농도가 높아지면 포만 중추를 자극하여 섭식을 억제한다. 세 번째는 체온에 의하여 조절된다(온도 가설). 체온이 높으면 섭식 중추를 억제하고 체온이 낮으면 포만 중추를 억제한다[Box 2]. 이외에도 위장관에서 분비되는 호르몬인 somatostatin, cholecystokinin, glucagon, insulin과 같은 호르몬들이 식욕을 감소시킨다고 알려진다.

Box 2 섭식 중추와 포만 중추

섭식 중추(feeding center)와 포만 중추(satiety center)는 뇌의 시상하부(hypothalamus)에 위치하고 있다. 전자는 시상하부의 가장자리 부분(LH; Lateral Hypothalamus)에 위치하고 있으며, 후자는 앞 안쪽(VMH; Vetromedial Hypothalamus)에 위치하고 있다. 섭식 중추를 적당한 자극으로 자극하면 섭식이 증가하고 제거하거나 파괴하면 섭식은 차단된다. 반대로 포만 중추를 자극하면 음식물의 섭취를 중단하며, 포만 중추가 억제되거나 파괴되면 음식물의 섭취가 지속적으로 이어져서 필요한 음식물을 과잉으로 섭취한다. 이러한 원리는 해당 부위에 직접 전기적 자극을 가하면서 섭식 내지는 포만에 대한 직접적 자극을 통해 비만의 치료에도 이용하고 있다. 음식물의 섭취에 있어 시상하부가 관여하여 거식증(anorexia nervosa)이나 과다 섭취(hyperphagia)가 일어날 수 있다. 이곳에 신경 전도와 관계되는 신경 전도 물질 중에 세로토닌(serotonin)이 관계된다. 세로토닌의 양에 따라 음식물의 섭취가 달라진다. 음식물의 섭취를 억제하는 리덕틸(reductil®)과 같은 약물(현재 국내에서는 부작용 때문에 사용하지 않음)들이 섭식 중추에 작용한다.

03 지방질과 지방세포

지방질은 인체의 구성 성분을 이루는 성분을 의미하고, 지방세포는 지방의 저장을 목적으로 존재하는 세포를 의미한다. 두 가지 의미는 비슷하지만 약간 다르므로 정의적으로 구분할 필요가 있다.

지방질은 인체를 구성하는 기본 요소로서 다음과 같이 작용한다. 첫 번째로는 생체 세포막의 주성분이다. 세포막은 기본적으로 세포 내외를 가로질러 여러 가지의 정보를 주고받으면서 영양 물질과 산소를 흡수하고 노폐물과 이산화탄소를 배출한다. 두 번째 열량의 공급원이 된다. 지방은 열량으로 보면 단위그램당 9cal를 갖고 있으므로 아주 농축된 열량원이다. 탄수화물과 지방은 약 4cal를 갖고 있는 데 반하여 두 배 이상의 열량을 함유하고 있다. 탄수화물의 저장 형태인 글리코겐은 수분을 꼭 함유해야 하므로 글리코겐의 형태로 저장된 탄수화물은 전체 양이 많다. 일반적으로 순수 글리코겐 양의 4배 수분을 함유해야 한다. 열량을 제한하는 식이요법을 사용하면 처음에 이뇨 효과(소변량의 증가)가 나타나는 것이 바로 글리코겐의 분해에 의하여 발생하는 물 때문이다. 인체는 일반적으로 단백질의 형태로는 열량을 저장하지 않는다. 반면에 지방은 열량의 저장이라는 측면에서는 매우 효율적인 저장 형태라 할 수 있다. 화학적인 구조 때문에 지방은 많은 수분을 필요로 하지 않는다. 지방세포에 저장되어 있는 지방조직은 약 85%가 지방이다. 수분 함량이 굉장히 적은 것이다. 그러므로 신체 에너지 보존의 관점에서 보면 단위용량당 많은 양의 에너지를 저장하는 최선의 선택은 지방이다.

이외에도 지방은 최적의 건강을 유지하기 위한 기능을 담당한다. 지방은 피부에서 수분을 차단하는 주된 방어막이 된다[그림 2]. 지방은 신경을 싸고 있으면서 신경 전도 속도를 빠르게 유지하면서 혼선을 방지하는 기능을 한다. 또 다른 지방의 기능은 에이코사노이드로 알려진 호르몬(지방성 호르몬)의 기질 역할을 담당한다. 에이코사노이드는 인슐린이나 성장호르몬처럼 잘 알려지지 않았지만 혈압을 조절하고 염증 반응에 관여하며 혈액 응고 등 많은 기능을 담당한다. 실제적으로 임신한 동물에서 지방을 완전히 제거한 식사를 제공하면 출산이 일어나지 않는다[Box 3].

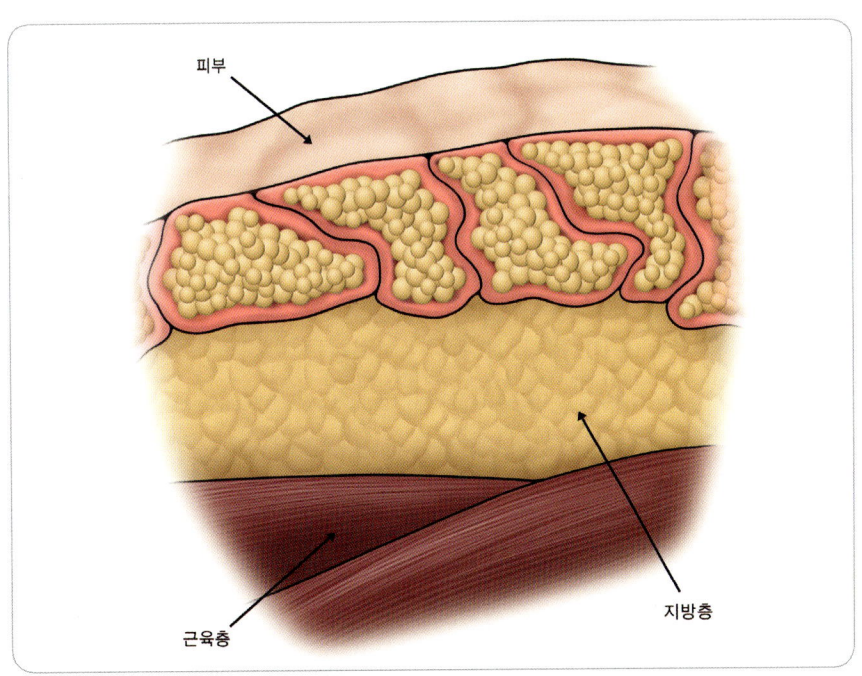

그림 2. 피하지방의 분포

Box 3 에이코사노이드의 작용

에이코사노이드는 일반적으로 처음에 정액에서 발견되어 전립샘(prostate)에서 유래했으리라는 추측 하에 물질의 명칭을 프로스타글란딘(prostaglandin)으로 알려졌다. 프로스타글란딘은 많은 장기 및 세포에서 다양하게 발견된다. 그 기능도 무척 다양하게 나타나고 있어서 아직까지 각각의 정확한 기능을 잘 모르는 것도 있다. 프로스타글란딘은 매우 많아서 A부터 I까지 있으며 각각 1, 2로 세분하는 번호가 있다. 그 이외에도 류코트리엔(leukotrien)과 드롬복산(thromboxane)이 에이코노사이드에 속한다. 에이코노사이드는 지방 분해, 전해질과 수분의 균형, 신경 전달, 평활근의 수축 등과 같이 다양한 생리학적인 기능을 주관한다.

영양학적인 관점에서 보면 필요한 지방은 우리 몸에서 생성하고 있지만 모든 지방을 우리 몸에서 생성할 수는 없다. 일반적으로 우리 몸은 리노레익산(linoleic acid)으로 알려진 오메가-6와 리노레닉산(linolenic acid)으로 알려진 오메가-3의 두 가지 불포화지방산으로 변환하거나 생성할 수 없으므로 식사로 꼭 섭취해야 한다. 그러므로 필수지방산이라고 표현하여 식사를 통해 섭취하여야 한다. 일반적으로 등푸른생선에 많이 존재한다.

일반적으로 지방을 전체 열량의 30% 미만으로 섭취하는 것이 심장 질환의 위험을 낮추는 목적에 적절하다. 여기에 식이섬유를 하루에 20~25g 이상을 섭취하는 것을 권장한다. 일반적으로 지방의 섭취가 증가하면 식이섬유의 섭취는 감소한다. 실제적으로 지방의 구성에 대하여는 단순 포화지방의 섭취량을 증가시키면서 다중 포화지방의 섭취를 최소 전체 섭취 열량의 10% 정도를 유지한다면 지방 섭취에 의한 심장 질환의 위험을 대폭 감소할 수 있다. 하지만 실제로의 지방 섭취는 매우 미미한 현실이다. 이미 우리나라의 경우 영양 섭취의 비율은 탄수화물 중독이 심각한 수준이다. 그래서 최근에는 버터나 지방이 많이 함유된 음식을 탄수화물 대신 많이 섭취할 것을 권장하고 있다. 참고로 2017년에 대한의사협회가 공표한 '백세 장수를 위한 국민건강 10계명'에 따르면 탄수화물의 섭취는 칼로리를 기준으로 할 때 전체 칼로리의 55% 이내로 섭취하고 그 나머지는 단백질과 지방으로 섭취할 것(각각 25%, 20%)을 권고하고 있다.

지방세포는 지방의 저장을 목적으로 만들어진 세포로서 피부의 아래쪽(피하지방)이나 내장 기관의 주변(내장지방)에 주로 저장되는 세포이다[그림 3]. 피하지방은 에너지 저장원, 체온 조

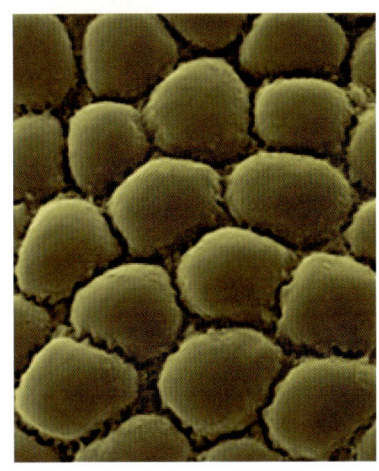

그림 3. 정상적인 지방세포를 주사형 전자현미경(scanning EM)으로 관찰한 모양으로, 세포 내에 지방이 저장됨에 따라 풍선처럼 크기가 달라진다.

절 및 인체가 충격을 받을 때 완충 역할(쿠션과 같은)을 하는 것과 같은 정상 생리 기능을 지닌다. 현재는 지방세포에서 분비되는 각종 물질(아디포카인이 대표적)의 역할이 알려짐에 따라 그 중요성이 더욱 각광받고 있다.

지방세포의 크기나 지방세포의 숫자 증가가 인체의 저장 지방량을 결정하는 데 중요한 역할을 한다. 청소년기에 비만이었던 사람의 경우에는 정상인보다 5배 정도 많은 수의 지방세포를 가지고 있는 것은 물론 성인기에는 청소년기에 비하여 갑작스러운 지방세포의 증가가 나타나지 않기 때문에 청소년기의 비만 관리는 지방세포 수 조절의 측면에서는 매우 중요하다고 할 수 있다. 지방세포의 절대적인 수는 메조테라피나 지방흡입술 외에는 줄일 수 없으므로 체중의 감소는 각각의 지방세포 크기가 작아지는 양적 감소의 패턴으로 나타나는 것으로 생각된다.

3 Chapter
비만의 원인

김선형 지세븐의원

인류는 수천 년 동안 배고픔과 기근에 대비하여, 당장 필요하지 않은 에너지를 저장하려는 노력을 기울여 왔고, 실제 온몸에 걸쳐 잘 분포된 지방세포에 중성지방의 형태로 에너지를 저장하여 왔다. 그리하여 만약 충분한 영양분이 공급되지 않는 상황이 되면 저장되어 있는 에너지를 유리산의 형태로 방출하도록 하였다. 이런 생리적인 현상은 신경학적인 조절과 호르몬계 조화로 인해 그동안 인류가 기근에 살아남을 수 있도록 도움을 주었다고 할 수 있다. 하지만 수천 년 동안 한 번도 접해 보지 못한 풍족한 음식을 먹을 수 있는 현대사회에 당면하여 이런 에너지를 축적하기 위해 발달된 많은 생리적 현상들은 지나치도록 많은 에너지를 지방세포에 저장하고, 지방세포의 과도한 축척을 통해 결국은 건강상에 나쁜 영향을 미치는 상태에까지 이르게 된 것이다.

인류를 포함한 생물들은 환경에 적응하기 위해 부단한 노력을 하고 있고, 이에 성공한 개체만이 종속할 수 있을 것이다. 하지만 인류가 처한 음식에 관한 환경은 수천 년의 기근에 비해 고작 백 년 사이 어마어마한 변화를 겪은 것도 사실이다. 이것이 인류가 특정 인종, 특정인에 국한되지 않고, 전 세계적으로 비만 인구가 늘어나는 것을 설명한다.

비만에 국한되지 않더라도 그 원인으로는 유전적인 원인과 환경적인 원인으로 크게 나누어 볼 수 있다. 비만 역시 유전적인 영향을 받는다는 증거는 여러 곳에서 발견된다. 비만의 유병률은 가족 단위로 나타나는 경우가 많고, 입양아의 경우는 양부모의 성향(식습관 등 환경적인 영향)보다 생물학적 부모(유전적인 영향)를 더 닮을 가능성이 높다고 알려져 있다. 일란성 쌍둥이의 경우는 이란성 쌍둥이에 비해서 같이 살든 떨어져 살든 비슷한 BMI를 나타낼 확률이 높다. 그렇다면 환경적인 원인이 비만에 미치는 증거는 어떤가? 아무리 유전적으로 비만해지기 쉬운 사람이라고 하더라도 지속적으로 기근에 시달리는 상황이라면 비만해지지 않는다. 인류의 이런 갑작스러운 비만 인구의 증가는 근본적으로 인류가 처한 환경이 늘 기근에 시달리던 에너지 부족 상황에서 고칼로리의 음식이 주변에 있어도 절제해야 하는 상황에 너무 빠른 시간에 노출된 것이라고 설명하는 것이, 그 짧은 시간 동안 유전자가 변화한 것이라고 설명하는 것보다 훨씬 더 설득력이 있는 것도 환경적인 원인의 중요성을 설명하는 단서가 된다. 이런 유전학적 환경학적 원인은 전체적인 비만 인구의 증가를 설명하는 데에는 적합할지 모르지만, 실제 비만인 개개인을 치료해야 하는 의사의 입장에서는 사실 명쾌하지 못한 면이 있다.

지속적인 스트레스, 음주, 폭식과 과식, 우울 성향, 운동량 부족 등 좀 더 구체적으로 비만에 영향을 주는 인자에 대하여 이야기해 보고자 한다.

비만을 주로 보는 선생님들 몇 분을 대상으로 스트레스, 과음, 과식, 운동 부족 중에 비만에 더 영향을 주는 것의 순서를 정해 달라는 설문조사를 한 적이 있다. 정답은 없으나 1위는 스트레스, 2위는 과음, 3위가 과식, 4위가 운동 부족이었다. 1위부터 4위의 순위에는 다른 의견이 많겠으나 이 네 가지가 비만에 많은 영향을 미치는 인자라는 것에는 다들 이견이 없을 것이다. 비만의 원인이 되는 이 네 가지에 대하여 좀 더 언급하고자 한다.

01 스트레스

스트레스 특히 장기적으로 지속되는 스트레스는 만병의 근원이기도 하지만 비만하게 하는 중요한 원인으로 지목되고 있다. 스트레스와 비만의 관계는 여러 곳에서 포착되지만, 특히 지속적인 cortisol 농도를 올림으로써 복부비만을 일으킨다는 연구가 있다. 급격한 스트레스 상황에서는 cortisol의 분비보다는 norepinephrine의 분비가 우세하면서 식욕이 저하되지만, 만성적인 스트레스로 넘어가게 되면 식욕을 증가시키는 쪽으로 작용하게 된다. 장기간의 스트레스는 정신적으로 불안하고 우울감을 갖게 하기 쉽고, 따라서 스트레스를 해소하기 위해 당분이 많은 음식을 선호한다거나 과도한 폭식을 하게 되는 경우가 흔하다. 이런 방식으로 스트레스를 해소하려는 노력은 도리어 체중을 늘게 하고, 늘어난 체중 때문에 우울해지고,

우울감은 폭식을 불러오는 악순환이 반복되는 경우도 많이 있다.

스트레스는 사실 식욕의 증가로 과식을 일으키는 것은 물론 음주 횟수와 빈도를 높여 과음을 하기 쉽게 하고, 또한 우울감과 스트레스는 운동 부족을 일으키기도 하므로 스트레스가 비만에 미치는 영향은 다방면으로 좋지 않은 영향을 미치는 것으로 인식되고 있다.

02 과음

술의 칼로리는 예상 밖으로 높다. 맥주 200cc 한 잔을 기준으로 하면 95kcal, 소주 50cc 한 잔도 90kcal이다. 소주 7잔인 한 병으로 생각하면 630kcal 로 한 끼 식사에 준하는 것이다. 음주는 여기에 기름진 안주까지 더해지면 한번에 정말 많은 칼로리를 섭취하게 되는 상황에 놓이게 된다. 회식이나 모임이 잦은 경우 특히 남성에게 있어서 비만의 원인으로는 과음이 꼽히는 원인이다.

알코올은 그 자체가 직접 체지방을 증가시키지는 않지만, 몸에 있는 지방의 분해를 막고, 섭취한 탄수화물이나 단백질의 연소를 막아서 결국 비만해지게 된다. 술과 안주로 먹는 지방이 함께 섭취되면 식욕은 더욱 증가되고, 반복적인 알코올 섭취는 특히 복부지방을 축적하게 된다.

술을 먹으면서 체중을 조절하는 방법을 물어오는 환자를 심심치 않게 대하게 된다. 사람이 하루에 섭취할 수 있는 열량은 하루 권장량의 2000kcal의 몇 배도 한 끼에 먹을 수 있지만, 수영을 1시간 동안 해도 500kcal, 조깅을 1시간 동안 하면 200kcal 정도 소비할 수 있는 것을 생각하면 사람이 하루 운동으로 추가적인 칼로리를 모두 해결할 수는 없는 상황이라는 것을 알 수 있을 것이다.

음주는 기본적으로 섭취하는 음식 외에 추가적으로 많은 칼로리를 섭취하게 하기 때문에 설령 음주를 하면서 안주를 먹지 않고, 평상시의 식욕을 자제한다고 해도 비만해질 수 있다. 음주를 제한하지 않으면서 체중을 줄이는 좋은 방법은 없어 보인다.

03 과식

비만의 생리를 한마디로 표현하는 공식이 있다면 그것은 Intake 즉 섭취하는 에너지가 OutPut 즉 소모하는 에너지를 지속적으로 초과하는 상태라고 할 수 있다. 어찌보면 누구에게나 공통적으로 해당하는 비만의 원인은 과식이라고 할 수 있다. 비만한 사람이 꼭 정상인에 비해 많이 먹는다는 것이 편견이라는 보고도 있고, 비만해진 상태는 에너지를 소모하는 부분에서 더욱 어려움을 겪는 상태에 놓인다는 보고도 있다. 하지만 소모되는 에너지보다 섭취되는 에너지가 준 상태인 것은 변치 않은 사실이다. 과식은 단순히 많이 먹는다는 것을 떠나서 잘못된 식습관을 전반적으로 이야기하는 것이다. 과식 외에도 폭식, 각종 인스턴트 식품의 고열량의 식품, 단순당이 많이 포함된 음식, 음료처럼 인식하지 못하는 사이에 추가로 섭취되는 부분, 세 끼의 식사 외에 군것질하는 습관 등 전반적으로 잘못된 식습관이 비만을 부르게 된다.

지방세포는 충분한 에너지가 이미 축척되어 있더라도 끊임없이 에너지를 축적하려는 성질을 가지고 있다. 이는 위에서 언급한 것처럼 기근에 살아남기 위한 인류의 노력이기도 하다. 운동량이 늘지 않고 줄어드는 현대 사회에서 과식이나 폭식을 반복하게 되면 지방세포는 더 많은 양의 지방을 축적하게 되고 더 많아진 지방세포는 인체에 짐으로 작용하게 되는 악순환을 반복하게 되는 것이다. 과식도 군것질도 일종의 습관이다. 일단 주변의 환경을 건전하게 하는 것, 예를 들어 쉽게 군것질하지 못하도록 주위에 쿠키, 사탕, 음료 등을 두지 않고, 밥그릇도 큰 것보다는 작은 것을 사용하게 하는 등의 노력이 필요한 이유이기도 하다.

04 운동 부족

운동은 에너지의 소모량을 대변한다고 할 수 있다. 즉 신체 활동량이 줄면 체중이 늘기 좋은 조건이 되는 것 또한 사실이다. 예전의 삶에 비해 걷기보다 자동차를 이용하는 경우가 늘고, 야외에서 운동을 하는 대신 집에서 TV를 시청하거나 컴퓨터를 이용한 여가 시간이 늘고 있는 것 역시 체중을 늘리는 원인으로 여겨진다.

운동 부족이 비만을 일으키지만, 운동 부족이 결정적인 원인이라고 여겨지지는 않는다. 식습관을 전혀 조절하지 않고, 운동으로만 그 많은 잉여 에너지를 소모할 수 있다고 여겨지지 않는 것이다. 사람이 하루 한두 시간의 운동으로 소모할 수 있는 에너지는 보통 500kcal 정도이고, 아무리 운동량이 많다고 하더라도 1000kcal를 넘는 것은 절대 쉽지 않은 일이다. 그에 비해 우리가 흔히 한끼 간식으로 먹는 라면의 칼로리가 500kcal를 넘고, 무심코 마시는 포도 주스 한 잔이 130kcal, 크로켓 빵 1개가 300kcal 정도임을 감안하면 수긍하리라고 생각한다. 한 시간 조깅 후 포도주스 한 잔과 크로켓 빵 한 개를 먹는다면 1시간 운동 효과는 상쇄되고도 잉여의 에너지가 생기는 셈인 것이다.

정상 체중을 잘 유지하고 있는 사람도 실제로는 주기적으로 운동을 하지 않는 경우도 많이 있다. 단순히 운동량, 활동량이 줄었다는 것이 비만의 결정적 이유가 아니라는 주장의 근거가 되기도 한다. 하지만 체중을 줄이려는 시도에 있어서 운동과 같은 에너지의 소모량을 결코 무시해서는 안 된다. 1회적으로 계산된 칼로리 외에 운동이 비만에 행하는 중요한 부분이 있다. 이는 바로 기초대사량과 관련된 것이다. 꾸준한 운동과 생활에서의 작은 실천들, 예를 들어 가까운 거리 걷기, 리모콘 없이 생활하기, 엘리베이터 대신 계단 이용하기를 통해 근육량을 늘리면 기초대사량이 올라가, 즉 나의 노력 없이도 에너지를 잘 소모할 수 있는 효율 좋은 상태를 유지할 수 있는 것이다.

참고문헌

- Moyer AE, Rodinj, Grilo CM, Cummings N, Larson LM, Rebuffe-Scrive M. (1994). Stress-induced cortisol response and fat distribution in women. Obes. res.,2(3):255-62.
- Albert J Stunkarda, Myles S Faitha, Kelly C Allisona. (2003). Depression and obesity. Society of Biological Psychiatry. 54(3):330-7.
- Nancy S Wellman, Barbara Friedberg. (2002) Causes and conseqences of adult obesity; health, social and economic impacts in the United states. Asia Pacific J ClinNutr 11;S705-709.
- Aien Khan Afridi, Alarm Khan. (2004) Prevelence and Etiology of obesity-An overview. Parkistan Journal of Nutrition 3(1):14-25.
- Mary F. Dallman, Norman Pecoraro, Susan F, Akana, Susanne E. La Fleur, Francisca Gomez, Hani Houshyar et al. (2003). Chronic stress and obesity: a new view of "comfort food". The national academy of science of the USA. 100(20) 11696-11701.

4 비만의 합병증

Chapter

남승우 비타민의원

01 제2형 당뇨병

비만한 사람은 제2형 당뇨병이 흔히 동반된다는 사실은 이미 잘 알려져 있다. 제2형 당뇨병의 위험도는 체질량지수가 1kg/m² 증가할 때마다 20%씩 증가한다. 따라서 제2형 당뇨병의 위험이 정상인에 비해 체질량지수 27~30kg/m² 까지는 약 100%, 그 이상에서는 약 300% 높아진다. 특히 복부비만에서 그 위험이 더욱 증가되며, 국내에서 2531명(남자 1551명, 여자 980명)을 대상으로 시행한 연구에 따르면 BMI<23kg/m²인 경우에 비해 BMI≧7kg/m²인 경우 인슐린 비의존형 당뇨병의 상대적 위험도가 남자의 경우 3.38배, 여자의 경우 14.5배가량 증가되는 것으로 보고하였다.

표 1. 비만의 합병증의 상대적 위험도에 따른 구분

매우 증가	증가	약간 증가
상대 위험도 > 3	상대 위험도 2~3	상대 위험도 1~2
제2형 당뇨병 담낭 질환 이상지혈증 인슐린 저항성 호흡 부전 수면 무호흡	관상동맥 질환 고혈압 골관절염(무릎) 고요산혈증, 통풍	유방암, 자궁내막암, 결장암 성 호르몬의 이상 다낭성난소증후군 수정 능력 약화 허리 통증

지방세포에서 분비되는 유리지방산 및 염증성 cytokine 등에 의하여 인슐린 작용이 저해될 수 있다고 생각된다. 분명한 것은 비만은 인슐린의 분비와 저항을 증가시킨다는 것이다. 실제로 체중이 증가함에 따라 인슐린 감수성(insulin sensitivity)이 감소되는 것을 볼 수 있으며, 이는 결과적으로 비만이 인슐린 저항성을 유발시킨다고 말할 수 있다. 게다가 지방세포에서 분비되는 TNF-α가 인슐린 작용을 억제한다고 생각된다.

체중이 감소하면 인슐린의 민감도가 증가하고, islet 세포에서의 인슐린 분비가 호전되며, 간에서의 포도당 생성이 감소하게 되어 포도당의 사용이 증가하게 된다. 또한 저칼로리 식사를 하면 고혈당군에서나 정상 혈당군 모두에서 혈당의 감소를 보이게 된다. 비만과 당뇨병이 함께 동반된 사람이 처음 체중에서 10~20%를 감소시켜 1~3년을 유지하면 나중에 어느 정도 체중이 다시 증가하더라도 혈당을 크게 호전시킨다고 알려져 있다.

02 고혈압, 순환기 장애

혈압은 체중 증가에 따라 높아지는 양상을 보인다. 체중이 늘면 심장은 체중이 증가한 부분만큼 몸속에서 필요로 하는 산소의 요구량이 증가하여 혈액은 더 내보내야 하는데, 이를 위해 심장이 과잉 노동을 하고, 말초혈관에서는 저항이 커지며, 심장의 비대 증세가 발생하게 된다. 이렇게 체중 증가에 따라 고혈압이 발생하는 경우, 심실벽의 편심비대(eccentric hypertrophy)가 일어나 결과적으로 심장 부피 증가로 인한 심근부전의 위험이 높아진다.

과체중인 사람들에서 체중 감소는 혈압의 저하를 가져다준다. Kannel 등은 과체중이거나 비만인 사람들에게서 10~30%의 체중 감소가 이완기 혈압을 15mmHg 감소시키는 단기 효과가 나타나고, MacMahon 등은 비만한 사람에서 체중 감소 효과가 대략 체중이 1kg 감소하는 데 따라 수축기 혈압은 2mmHg, 이완기 혈압은 1.5mmHg씩 감소한다고 보고하였다. 또한 체중 감소는 고혈압이 발생할 고위험군에서, 고혈압의 발생을 예방하는 효과도 있다고 알려져 있다.

비만한 사람의 심장의 무게는 체중이 증가할수록 늘어나지만, 심장의 무게를 전체 체중 대비 비율로 환산하면 정상 체중에서의 비율보다 낮은 편이다. 따라서 과다한 지방세포의 대사 요구를 충족시키기 위해 심박출량의 증가되며, 이에 따라 좌심실 비대, 우심실 비대를 통해 좌심실 부전, 우심실 부전의 우려가 높아진다.

Dorbala 등의 연구에서 체질량지수가 수축기 및 이완기 좌심실 용량에 미치는 영향이 남자보다 여자에서 두드러진 양상을 보여 주어 여성에서 더욱 주의를 요할 것으로 생각된다. 또한 좌심실 비대는 그 자체로도 심혈관 질환의 독립적인 위험인자므로 유의해야 할 것이다.

아울러 내장지방이 많을수록 죽상경화증의 위험이 높아지며, 피하지방이 많은 경우보다 심장 기능이 감소하고 고혈압, 사행대동맥 등의 순환계 질환이 잘 동반된다. 그러나 너무 급격한 체중 감량은 심장성 부정맥과 전해질 불균형에 의한 돌연사를 유발할 수 있으므로 이에 대한 주의가 요구된다.

뇌경색 중에서는 허혈성 뇌경색에서만 비만할 때의 상대적 위험이 1.64(95% CI, 1.36~1.99)로 유의하게 높았다.

03 이상지질혈증

비만한 사람에서 반드시는 아니지만 흔하게 이상지질혈증이 동반된다. 비만한 사람은 몸 전체에 지방량이 많은 상태이므로 방대한 지방조직에서 기원한 유리지방산은 간으로 보내져 초저밀도 지단백질(VLDL)로 만들어진 다음 순환 혈액으로 분비된다. 이에 따라 중성지방(triglyceride)은 증가하고, 고밀도 지단백 콜레스테롤(HDL-C)은 감소하는데, 이는 인슐린 저항성에 따른 고인슐린혈증이 주요한 원인으로 생각된다. 반면 저밀도 지단백 콜레스테롤(LDL-C)은 정상이거나 증가하는 경향을 보인다. 결국 저밀도 콜레스테롤 치/ 고밀도 콜레스테롤 치의 비가 증가되어 동맥경화증에 대한 위험도가 증가된다.

체중을 줄이면 중성지방, 혈당, 당화혈색소, 제2형 당뇨 발생 위험이 감소한다. 체중을 더 많이 줄이면 혈압, 저밀도 지단백 콜레스테롤과 고밀도 지단백 콜레스테롤 개선, 혈압약이나 당뇨 지질약 필요성 감소를 가져오며, 중성지방과 혈당은 더 낮아진다.

04 고요산혈증, 통풍

체질량지수의 증가는 성별, 인종에 상관없이 혈청 요산 농도와 유의한 관련이 있으며, 고요산혈증에 대한 중요한 위험 요인으로 강조된다. 비만한 사람은 인슐린 저항성과 요산 농도 청소율 감소로 인해 혈청 요산이 증가하는 것으로 알려져 있다. 반면 체중 감소 시에는 요산 청소율이 다시 증가한다고 한다.

그 과정을 설명하자면, 인슐린 저항성으로 인하여 생긴 고인슐린혈증이 레닌-안지오텐신 시스템을 활성화시켜 안지오텐신-II에 의한 oxidase 활성화로 산화 작용이 증가하게 된다. 이는 혈관 내피세포의 기능 장애를 일으키게 되고, 요산의 소변 배출을 억제하여 고요산혈증이 유발된다는 보고가 있다.

또 다른 연구에서 렙틴이 이뇨 및 나트륨 배출 효과를 보이는데, 비만한 경우 렙틴 기능의 이상으로 신장에 영향을 주어 요산 분비 기능 장애를 일으킨다는 보고가 있다.

혈청요산 수치와 중성지방 수치와는 양의 상관 관계, HDL 콜레스테롤과는 역의 상관 관계를 보인다는 연구 결과가 상당수 있어 고요산혈증이 대사증후군과의 관련성이 깊은 것으로 파악된다.

체질량지수가 증가할수록 요산 결석도 증가한다는 사실은 이미 잘 알려져 있는데, 이는 인슐린 저항성의 증가가 암모니아 생성을 억제시키면서 소변을 산성화시켜 요산결석 형성을 촉진시키기 때문이다. 신장결석은 비만, 고혈당, 고혈압, 고지혈증의 병태와 연결된 전신 대사적 병태이므로 신장결석 환자들은 대사증후군 여부를 검사할 필요가 있어 보인다.

05 간담도 질환

담낭은 지방 소화효소를 보관하는 장기이므로 담낭 질환은 생활 습관, 그중에서도 식습관의 영향을 크게 받는다. 가장 큰 영향을 미치는 것은 비만인자로 알려져 있고, 과체중은 담석증의 주요 위험요인으로 손꼽힌다.

비만도가 증가할수록 담낭결석의 빈도가 2~3배 증가하는 것으로 알려져 있는데, 특히 체질량지수가 30kg/m²이 넘을 경우에 급격하게 증가한다. 이와 같은 담석증은 여성에서 더 잘 나타나는 것으로 알려져 있는데, 일단 담석이 생기면 체중 감량 이후에도 소실되지 않으며, 초저열량 식사 등으로 급격하게 체중이 감소하는 경우 담석이 더욱 악화될 우려가 있다.

이는 비만한 사람에서 담즙염(bile salt)은 일정하게 유지되는 대신 담즙성 콜레스테롤이 증가하여 콜레스테롤 과포화에 의해 담석 형성이 잘 되고, 담낭의 탄력성은 적어져 담즙의 정체가 잘 일어나기 때문이다.

담낭암의 주요 위험인자인 담낭용종에 대하여 체질량지수(BMI) 증가가 연관이 있다는 아시아권에서의 몇몇 보고가 있는데, 일부 보고에서는 체질량지수는 관련이 없다고 하였다. 하지만 당불내성은 담낭용종의 위험인자의 하나로 이미 밝혀졌고, 이는 비만과 무관하지 않은데, 비만과 관련한 여러 암에서 Insulin-like Growth Factor(IGF)의 발현이 확인되었다.

비만한 사람들은 인슐린 저항성으로 인하여 고인슐린 혈증이 유발되어, 간에서 자유지방산(free fatty acid)의 유입이 많아지고, VLDL의 지나친 증가로 중성지방의 축적이 일어나게 된다. 이에 따라 지방이 축적된 간세포에 염증세포가 침윤하고, 지방의 산화 및 섬유화가 증가하게 된다. 이러한 지방간의 증가는 간 기능을 나쁘게 하고 피로감, 복부 불쾌감을 증가시키게 된다.

특히 내장지방은 지방간과 비알코올성 지방간염의 위험인자로 알려져 있다. 렙틴은 인슐린 감수성을 증가시키지만, 내장지방이 축적되면 인슐린 저항성이 증가하고, 순환하는 렙틴 수용체가 감소하게 된다. 또한 인슐린 감수성을 향상시키는 아디포넥틴이 낮아져 항염증 작용이 감소한다. 이에 따라 지방간 형성이 촉진되고 비알코올성 지방간이 발생할 수 있다. 다만 급격한 체중 감량은 지방간(염증 및 섬유화)의 악화를 가져온다. 따라서 1주에 0.5~1.5kg 정도의 속도로 감량하는 것이 좋겠다.

06 수면무호흡증후군 및 호흡장애

비만한 사람은 과다한 지방 축적으로 흉벽과 횡격막의 운동에 제한을 받아 호흡에 힘이 들어가고, 분당 호흡수가 증가하여 여러 가지 호흡 장애의 위험성이 증가하게 된다. 또한 중년의 허리둘레 증가는 노년의 수면과 관련된 호흡 장애와 독립적인 연관성이 있다.

동일한 체질량지수를 가진 사람들에서도 피하지방량보다 내장지방량과 관련하여 호기 예비량(expiratory reserve volume)이 낮았다. 이는 내장지방이 많은 경우 복강 내 압력이 상승해 횡격막이 상방으로 이동되어 폐의 저부를 압박할 수 있으며, 횡격막이 과다하게 신장되어서 호흡 시 폐의 탄성에 장애를 유발할 수 있게 된다. 따라서 비만의 정도가 심해지면 산소 포화도가 저하되고 환기-관류(ventilation-perfusion) 장애와 과호흡을 유발하며 심한 경우에 폐동맥 고혈압을 유발할 수도 있다.

체질량지수가 $25kg/m^2$ 이상인 경우에 코골이 및 수면 무호흡 증상과 강한 상관 관계를 보이는데, 폐쇄성 수면 무호흡증의 경우 수면 중 일시적인 호흡 정지 또는 호흡의 헐떡거림이 관찰되고, 수면의 분절과 수면 중 저산소 상태로 인하여, 낮 시간의 피로감, 두통, 집중력 저하 등이 나타나게 된다. 폐쇄성 수면 무호흡증은 특히 목둘레가 굵은 45세 이상의 남성에서 호발한다. 수면 무호흡증이 호발하는 경우로 연구개 조직이 과도하거나 연구개가 낮게 내려 앉았거나 편도가 비후해졌거나 혀가 비대해진 경우 등이 있는데, 이것이 비만한 사람에서 더 잘 나타날 수 있는 원인으로 추정되고 있다. 이에 대한 비수술적 치료로 10kg 이상 체중을 줄이고 규칙적인 운동을 하는 경우 상당 부분 호전되는 양상을 볼 수 있다.

07 암

한국인 암 예방 연구(Korean Cancer Prevention Study; KCPS)에서 132만 9525명을 대상으로 전향적 코호트 연구를 1992년부터 진행한 결과, 남자의 경우 체질량지수(BMI) 20 미만인 군에 비하여 BMI가 25~29.9에 해당하는 군은 전체 암 발생이 3% 증가하였고, BMI 30 이상인 군의 경우 42%가 증가하였다. 부위별로는 BMI 30 이상의 군에서 대장암이 42% 증가하였고, 담낭암이 65% 증가하였다. 직장암, 간암의 경우도 BMI와 비례하여 증가하는 관계를 나타내었다.

여성의 경우 BMI가 20 미만인 경우에 비하여 BMI 25~29.9에 해당하는 군은 전체 암 발생이 6% 증가하였고, BMI 30 이상인 군에서 8%가 증가하였다. 부위별로는 BMI 30 이상인 군에서 췌장암이 80%로 크게 증가하였고, 간암의 경우 39% 증가하였다.

비만한 사람에서 암의 위험이 높은 기전으로는 인슐린 저항성과 고인슐린혈증, 성장호르몬 및 성호르몬의 변화, 산화 스트레스의 증가 및 염증 반응의 증가가 추정되며, 특히 비만한 경우 국소 염증 반응이 증가하고 렙틴이나 여러 가지 사이토카인(cytokine)의 분비를 증가시켜 발암인자를 자극할 것으로 알려져 있다.

표 2. Summary risk estimates by cancer sites in men

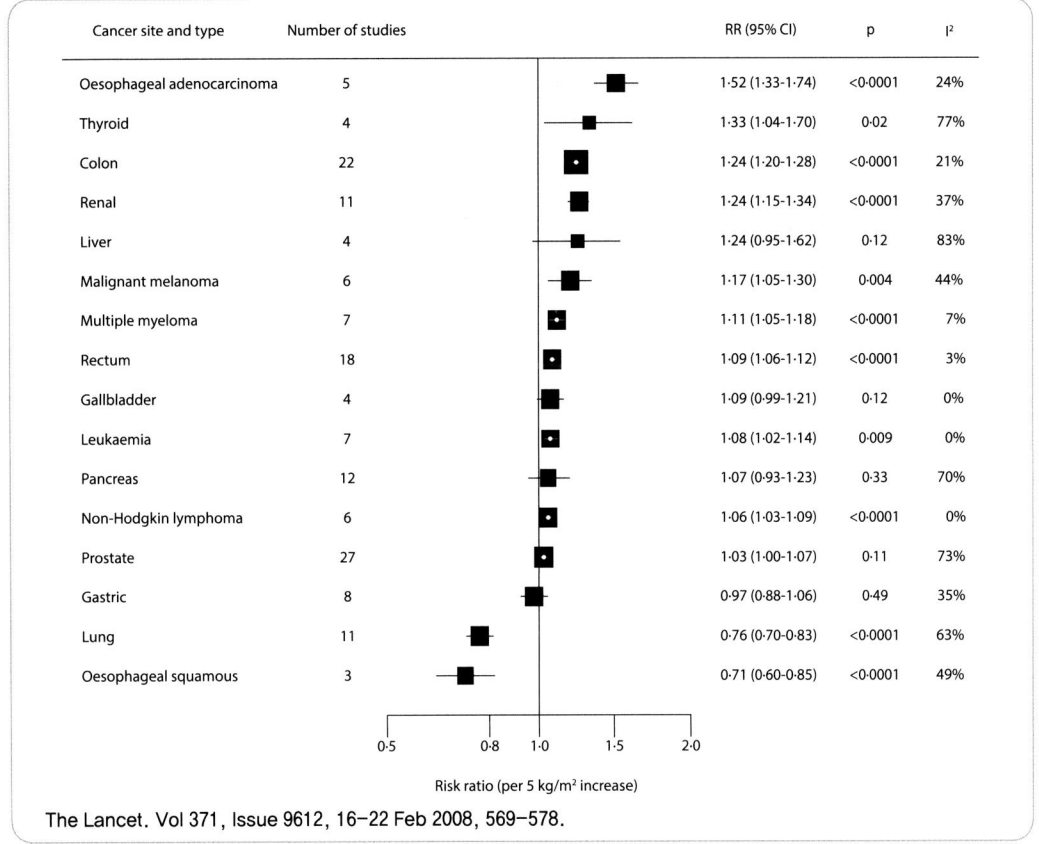

The Lancet. Vol 371, Issue 9612, 16-22 Feb 2008, 569-578.

인슐린 분비가 증가하고 인슐린 저항성이 증가하는 경우 여성호르몬 분비가 촉진되는 등의 생리적 변화가 발생하게 되고 이러한 변화가 여성호르몬이나 IGF 등의 signaling pathway나 glucose free fatty acids 등의 증가로 인한 metabolic effect로 직접적으로 세포에 영향을 미쳐 cancer cell 증식을 유도하거나 간접적으로 암세포 증식, angiogenesis, invasion 등에 유리한 환경을 제공하여 암 발생에 기여한다고 알려져 있다.

암 발생의 여러 가지 원인으로서 흡연이나, 음주, 신체 활동이나 식이 등의 위험인자 전체를 고려하였을 때에도 과체중 또는 비만이 흡연 다음으로 가장 높은 전체 암종의 약 20%에서 원인이 되는 것으로 알려져 있다. 더욱 중요한 것은 비만 유병률의 지속적인 증가를 고려하면 비만으로 인한 암의 발생이 더욱 증가할 가능성이 높다는 것이다. 폐암과 같은 일부 암에서는 비만과 관련이 없는 경우도 관찰되고 있다.

  2008년 발표된 systemic review를 보면 남성에게서는 BMI가 5 증가할 때 특히 식도의 adenocarcinoma, thyroid cancer, colon cancer, renal cancer의 위험도를 높이는 것으로 발표되었고, 여성에게서는 자궁내막암, 담낭암, 식도의 adenocarcinoma 및 신장암의 위험을 두드러지게 높이며, 남성과는 다르게 colon은 여성에게서 위험도가 상대적으로 낮게 보고 되었다.

  일반적으로 유방암, 대장암, 직장암, 담낭암, 췌장암, 신장암, 방광암, 자궁내막암, 자궁경부암, 난소암, 전립선암 등이 비만과 관련하여 위험도가 증가하는 것으로 알려져 있고, 간암의 경우에도 일부 연관성이 보고되고 있다.

  한 연구에서 내장지방의 증가에 따른 전립선암의 위험은 4.5배였으며, 비만한 여성에게서 자궁내막암, 자궁경부암, 난소암이 증가하는 것은 폐경 후 지방조직에서 나오는 여성호르몬의 분비가 증가하기 때문으로 추정된다. 유방암의 경우 비만이 여성호르몬 노출과 연관된 요인으로 지목되며, 폐경 후 여성 비만도 유방암의 위험 요인으로 알려지고 있다. 운동을 하지 않는 여성에 비해 신체 활동이 충분한 폐경 후 여성의 경우 유방암 위험은 약 13% 감소된다. 유방암은 특히 내장지방과 관련이 많다.

  비만은 간세포암 발생 위험을 증가시키는데, 비알코올성 지방간이 있을 경우 간세포암 발생 위험이 7.6배 증가하는 것으로 보고되었다.

  47개 코호트의 메타 분석에 의하면 대장암의 발생 위험도는 체중 5kg 증가, 체질량지수 5kg/m^2 증가, 허리둘레 10cm 증가, 허리 · 엉덩이둘레 비 0.1 증가 시에 각각 2%, 6%, 2%, 3%씩 높아졌다. 특히 체질량지수와 대장암의 관련성은 여성보다 남성에게서 더 강하게 관찰되었다(상대 위험도: 남성 1.08, 여성 1.05). 국내에서 건강보험공단 건강검진 자료를 기반으로 한 코호트 연구에서도 체질량지수 25kg/m^2 이상인 경우에는 남성에게서만 결장암 위험도가 통계적으로 유의하게 높아졌으며 큰 키는 남녀 모두에서 대장암 위험도를 높였다.

표 3. Summary risk estimates by cancer sites in women

Cancer site and type	Number of studies	RR (95% CI)	p	I²
Endometrium	19	1·59 (1·50-1·68)	<0·0001	77%
Gallbladder	2	1·59 (1·02-2·47)	0·04	67%
Oesophageal adenocarcinoma	3	1·51 (1·31-1·74)	<0·0001	0%
Renal	12	1·34 (1·25-1·43)	<0·0001	45%
Leukaemia	7	1·17 (1·04-1·32)	0·01	80%
Thyroid	3	1·14 (1·06-1·23)	0·001	5%
Postmenopausal breast	31	1·12 (1·08-1·16)	<0·0001	64%
Pancreas	11	1·12 (1·02-1·22)	0·01	43%
Multiple myeloma	6	1·11 (1·07-1·15)	<0·0001	0%
Colon	19	1·09 (1·05-1·13)	<0·0001	39%
Non-Hodgkin lymphoma	7	1·07 (1·00-1·14)	0·05	47%
Liver	1	1·07 (0·55-2·08)		
Gastric	5	1·04 (0·90-1·20)	0·56	4%
Ovarian	13	1·03 (0·99-1·08)	0·30	55%
Rectum	14	1·02 (1·00-1·05)	0·26	0%
Malignant melanoma	5	0·96 (0·92-1·01)	0·05	0%
Premenopausal breast	20	0·92 (0·88-0·97)	0·001	39%
Lung	6	0·80 (0·66-0·97)	0·03	84%
Oesophageal squamous	2	0·57 (0·47-0·69)	<0·0001	60%

Risk ratio (per 5 kg/m² increase)

The Lancet. Vol 371, Issue 9612, 16-22 Feb 2008, 569-578.

08 기타

비만한 사람은 체중을 견뎌내는 허리, 무릎 부위의 통증과 무릎, 발목 부위의 퇴행성 관절염이 더 잘 발생한다. 아울러 정맥 혈전증의 빈도도 증가하게 된다. 허리둘레가 정상인 노인보다 더 긴 노인에게서 요실금이 많았다.

비만한 여성은 특히 복부비만의 경우 안드로겐이 증가되고, 안드로겐의 에스트로겐으로의 전환이 빈번해진다. 성호르몬 균형이 깨지면서 생리 불순 또는 불임의 가능성이 다소 높아지며 무월경인 대부분의 비만한 여성들은 다낭성 난소증후군(polycystic ovarian syndrome)이 있는데 이것은 무배란과 난소의 고안드로겐혈증과 관련이 있다.

비만과 연관된 고코르티솔혈증은 우울증과의 연관이 보일 수 있으며, 체중의 감소는 기분, 신체상, 자존심 및 대인 관계에서의 호전을 가져온다. 이와 같은 현상은 남성보다 여성에게서 더 현저하다.

소아 청소년 비만은 성인 비만으로 이어지고, 성인기 질병 위험도를 높일 뿐만 아니라 소아 청소년기에도 관절 질환, 호흡 및 순환 장애 등의 합병증이 나타날 수 있다. 소아 청소년 비만의 동반 질환에는 고혈압, 이상지질혈증, 당뇨병, 성조숙증, 다낭성 난소증후군, 지방간, 수면 무호흡 등이 포함된다. 또한 열등감, 대인관계 장애, 우울증, 부정적인 자기 신체상 등과 같은 심리적 혹은 정신적 문제를 동반할 수 있어 특히 청소년기에 큰 문제가 될 수 있다.

비만은 모든 원인에 의한 사망률을 20% 더 높이며 체질량지수, 허리둘레 모두 증가할수록 사망률의 위험이 높아진다. 그러나 중·장년기에 접어들면 비만과 사망률과의 관련성이 감소하여 50세 이후에는 고도 비만에서만 연관성을 보이고, 65세 이후에는 관련성이 거의 사라진다.

한국인을 포함한 동아시아인을 대상으로 하였을 때, 사망률이 가장 낮은 체질량지수는 $22.6 \sim 27.5 kg/m^2$이었다. 비흡연자만을 대상으로 하였을 때, 한국인은 남녀 모두 체질량지수 $23.0 \sim 24.9 kg/m^2$에서 모든 원인의 사망률이 가장 낮았다. 반면에 체질량지수 $15 \sim 17.4$, $15 kg/m^2$ 미만과 같이 체중이 매우 낮아도 심혈관 질환에 의한 사망률의 상대 위험도는 각각 1.19, 2.16으로 높았다.

참고문헌

- 대한비만학회, 2009 비만치료지침, 청운, 2009.
- 대한비만학회, 2018비만치료지침, 청운, 2018.
- 박수경, 한국인에서 유방암의 역학적 특성. 대한의사협회지 2019.Aug;62(8): 424-436.
- 양윤준, 근거기반 체중감량운동, 대한의사협회지 2017 Oct;60(10):806-816.
- 이영호, 허시영, 체중감소의 득과 실. 대한가정의학회지 2004;25:721-739.
- 정소정, 소아청소년 비만과 대사증후군에 대한 치료적 접근. 대한의사협회지 2018 Oct;61(10):599-606.
- Kannel WB, Brand N, Skinner JJ Jr, Dawber TR, McNamara PM. The relation of adiposity to blood pressure and the development of hypertension. Ann Intern Med 1967;67:48-59.
- MacMahon SW, Macdonald GJ, Bernstein L, Andrews G,Blacket RB. A randomized controlled trial of weight reduction and metoprolol in the treatment of hypertension in young overweight patients. Clin Exp Pharmacol Physiol 1985;12:267-71.
- Dorbala S, Crugnale S, Yang D, Di Carli MF. Effect of body mass index on left ventricular cavity size and ejection fraction. Am J Cardiol 2006;97(5):725-9.
- Matsuzawa Y, Nakamura T, Shimomura I, Kotani K, Visceral fat accumulation and cardiovascular disease. Obes Res 1995;3 suppl 5:645-7.
- Strazzullo P, D`Elia L, Cairella G, Garbgnati F, Cappuccio FP, Scalfi I. Excess body weight and Incidence of stroke: meta-analysis of prospective studies with 2 million participants. Stroke 2010;41(5):e418-26.
- Miller NE, Thelle DS, Forde OH, Mjos OD. The Troms:heart-study. High-density lipoprotein and coronary heart disease: a prospective case-control study. Lancet 1977;1:965-8.
- Hayden MR, Tyagi SC. Uric acid: A new look at an old risk marker for cardiovascular disease,metabolic syndrome, and type 2 DM: The urate redox shuttle. Nutr Metab(LOND) 2004;1(1):10.
- Quinones-Galvan A, Ferrannini E. Renal effects of insulin in man. J Nephrol 1997;10(4):188-91.
- Jackson EK, Li P. Human leptin has natriuretic activity in the rat. Am J Physiol 1997;272(3 pt 2):F333-8.
- West B, Luke A, Durazo-arvizu RA, Cao G, et al. Metabolic syndrome and self-reported history of kidney stones: the National Health and Nutrition Examination Survey(NHANES III) 1988-1994. Am J Kidney Dis 2008;51(5):741-7.
- Kim SY, Lee HS, Lee YS,Chung KW, Jang BK, Chung WJ, et al. Prevalence and risk factors of gallbladder polyp in adults living in Daegu and Gyeongbuk Provindes, Korean J Gastroenterol 2006, 48:344-50.
- Segawa K, Arisawa T, Niwa Y, Suzuki T, Tsukamoto Y, Goto H, et al. Prevalence of gallbladder polyps among apparently healthy Japanese: ultrasonographic study. Am J Gastroenterol 1992; 87:630-3.
- Renehan AG, Roberts DL, Dive C. Obesity and cancer: pathophysiology and biological mechanisms. Arch Physiol Biochem 2008;114:71-83.
- Busetto L, Sergi G. Visceral fat and respiratory complications. Diabetes Obes Metab 2005;7:301-6 .
- Rojeski TE, Schuller DE, Clark RW, Schmidt HS, Potts RE. Videoendoscopic determination of the mechanism of obstruction in obstructive sleep apnea. Otolatyngol Head Neck Surg 1984;92:127-31.
- Dr Andrew G Renehan PhD, Margaret Tyson PhD, Mattias Egger MD, Richard F Heller MD, Marcel Zwahlen PhD. Body-mass index and incidence of cancer :a systematic review and meta-analysis of prospective observational studies. The Lancet. Vol 371, Issue 9612, 16-22 Feb 2008,569-578.
- von Hafe P, Pina F, Pérez A, Tavares M, Barros H, Visceral fat accumulation as a risk factor for prostate cancer. Obes Res 2004;12:1930-5.

- Schapira DV, Clark RA, Wolff PA, et al. Visceral obesity and breast cancer risk. Cancer 1994;74:632-9.
- Kanwal F, Kramer JR, Mapakshi S, Natarajan Y, Chayanupatkul M, Richardson PA, Li L, Desiderio R, Thrift AP, Asch SM, Chu J, El-Serag HB. Risk of hepatocellular cancer in patients with non-alcoholic fatty liver disease. Gastroenterology 2018;155:1828–1837.
- Abar L, Vieira AR, Aune D, Sobiecki JG, Vingeliene S, Polemiti E, Stevens C, Greenwood DC, Chan DS, Schlesinger S, Norat T. Height and body fatness and colorectal cancer risk: an update of the WCRF-AICR systematic review of published prospective studies. Eur J Nutr 2018;57:1701–1720.
- Shin A, Joo J, Yang HR, Bak J, Park Y, Kim J, Oh JH, Nam BH. Risk predic-tion model for colorectal cancer: National Health Insurance Corporation study, Korea. PLoS One 2014;9:e88079.
- Felson DT, Anderson JJ, Naimark A, et al. Obesity and knee osteoarthritis. The Framingham study. Ann Intern Med 1988;109:18-24.
- Kim IH, Chun H, kwon JW. Gender differences in the effect of obesity on Chronic diseases among the elderly Koreans. J Korean Med Sci 2011;26(2):250-7.
- Zheng W, McLerran DF, Rolland B, Zhang X, Lnoue M, Matsuo K, He J, Gupta PC, Ramadas K, Tsugane S, Irie F, Tamakoshi A, Gao YT, Wang R, Shu XO, Tsuji I, Kuriyama S, Tanaka H, Satoh H, Chen CJ, Yuan JM, Yoo KY, Asan H, Pan WH, Gu D, Pednekar MS, Sauvaget C, Sasazuki S, Sairenchi T, Yang G, Xiang YB, Nagai M, Suzuki T, Nishino Y, You SI, Koh WP, Park SK, Chen Y, Shen CY, Thornquist M, Feng Z, Kang D, Boffetta P, Potter JD. Association Between body-mass index and risk of death in more than 1 miillion Asians. N Engl J Med 2011;364(8):719-29.
- Jee SH, Sull JW, Park J,, Lee sy, Ohrr H, Guallar E, Samet JM. Body-mass index and mortality in Korean men and women. N Engl J Med 2006;355(8):779-87.
- Chen YI, Copeland WK, Vedanthan R, Grant E, Lee JE, Gu D, Gupta PC, Ramadas K, Inoue M, Tsugane S, TamakoshiA, Gao YT, Yuan JM, Shu XO, Ozasa K, Tsuji I, Kakizaki M, Tanaka H, Nishino Y, Chen CJ, Wang R, Yoo KY, Ahn YO, Ahsan H, Pan WH, Chen CS, Pednekar MS, Sauvaget C, Sasazuki S, Yang G, KohWP, Xiang YB, Ohishi W, Watanabe T, Sugawara Y, Matsuo K, You SI, Park SK, Kim DH, Parvez F, Chuang SY, Ge W, Rolland B, McLerran D, Sinha R, Thornquist M, Kang D, Feng Z, Boffetta P, Zheng W, He J, Potter JD. Association between body mass index and cardiovascular disease mortality in east Asians and south Asians: pooled analysis of prospective data from the Asia Cohort Consortium. BMJ 2013;347:f5446.

5 비만의 식이요법
Chapter

박민수 서울ND의원

01 비만의 체중 감량에 관련된 식이요법

(1) 금식

금식은 음식을 먹지 않고 물만을 마시므로 체중 감량의 가장 확실한 방법이다. 그러나 단식의 단점은 체조직 성분을 불균형하게 하며 전해질 불균형, 케톤증, 저혈압, 통풍, 담석증 등을 유발한다. 더불어 요요의 가능성 또한 높다.

(2) 초저열량식

1일 400~800kcal를 먹되, 케톤산혈증과 질소 및 전해질 손실을 막을 수 있도록 당질, 단백질, 비타민, 무기질 공급에 신경을 써야 한다. 사전에 충분한 의학적 평가가 이루어지고 전문가의 지도 아래 이루어져야 한다.

(3) 저열량식

환자의 일상적인 섭취량에서 500~1000kcal 정도를 줄여서 시작하며 통상적으로 1200~1500kcal 섭취를 권장한다. 대사 장애나 기초대사량의 현저한 저하를 초래할 가능성은 낮으나 체중 감량 속도가 느려서 중도에 포기할 가능성이 높다.

(4) 유행식 다이어트

유행식 다이어트는 한 영양 성분을 위주로 한 다이어트법으로 따라하기 쉬워 많은 다이어트 전문가들이 처방하고 시도자들이 선택하는 다이어트법이다.

1) 저열량 저당질 고단백질 식이요법

고단백질 식이요법은 유행을 타면서 각기 다른 이름으로 등장한다. 어떤 고단백질 식이요법 주창자는 탄수화물은 인체에 '무용지악'이라는 표현까지 동원한다. 그렇지만 탄수화물은 인체의 필수 영양소로서 특히 뇌는 탄수화물이 가장 중요한 에너지원이다. 하루에 50~100g의 탄수화물은 매일 공급되어야 단백질의 지나친 분해와 수분 이동을 막을 수 있다.

고단백질 식단의 근거는 탄수화물에서 총 에너지의 40%, 단백질에서 30%, 지방에서 30% 섭취를 권장하는데 탄수화물을 많이 섭취하면 인슐린의 분비로 인해 체중 증가가 유발되기 때문이라는 것이다. 물론 에너지의 과잉 축적 상태가 아닌 에너지의 부족 상태에서는 인슐린은 축적 작용을 하지 않는다. 만약 위의 고단백질 식단이 체중 감량을 일으킨다면 에너지 부족 상태에서의 케톤화가 탈수를 일으키기 때문이다.

고단백질 식단은 고칼슘화를 가져와 요도결석을 초래하며 고질소혈증까지 유발할 수 있다. 더불어 지방 및 포화지방의 비율이 높아 동맥경화의 위험성도 증가한다. 게다가 대부분의 고단백질 저탄수화물 식단이 많은 탄수화물 금지 음식을 정하고 있으므로 칼슘, 마그네슘, 망간, 포타슘, 비타민 B류 식이섬유 등의 결핍을 초래할 수 있다. 이러한 방법으로는 덴마크식 달걀 다이어트, 미국식 화학 다이어트, 애트킨스(Atkins) 다이어트 방법 등이 있다.

우리나라 사람의 경우 1일 당질 평균 섭취량이 315g이므로 3분의 2 이상 당질 섭취량을 줄여야 하므로 쉽게 적용하기는 힘들다. 식사 구성에서 포화지방의 비율이 높아 동맥경화증의 위험이 높다.

① 애트킨스 다이어트(황제 다이어트)

1972년 Atkins 박사가 제시한 방법으로 2주 동안 육류, 생선, 달걀, 치즈 등은 먹고 싶은 대로 먹으면서 밥, 빵, 국수 등 탄수화물은 전혀 먹지 않는다.

- 1일 20g 이하의 당질을 섭취한다.

- 야채는 많이 먹는다.
- 단백질과 지방은 원하는 만큼 먹어도 된다.
- 1일 8잔의 물과 당질이 전혀 들어 있지 않는 커피, 차, 다이어트 소다는 마실 수 있다.
- 당질 교환표를 이용한다.
- 향신료, 소금, 후추, 레몬, 식초 등의 조미료를 이용할 수 있다.

② 덴마크식 다이어트

덴마크 국립병원에서 개발된 식단으로 1일 700~900kcal의 초저열량식으로 구성되어 2주간 실시한다.

- 모든 요리에 소금을 넣지 않는다.
- 고기나 생선은 기름 없이 굽거나 찐다.
- 샐러드는 레몬즙이나 식초만으로 먹는다.
- 커피는 블랙으로 마신다.

식단 예

아침: 삶은 달걀 3개, 자몽 1개, 토스트 1장, 블랙커피
점심: 삶은 달걀 3개, 모닝빵 1개, 블랙커피
저녁: 삶은 달걀 3개, 야채 샐러드
또는
아침: 삶은 달걀 3개, 자몽 1개, 토스트 1장, 블랙커피
점심: 삶은 달걀 3개, 모닝빵 1개, 블랙커피
저녁: 쇠고기 스테이크, 샐러드, 블랙커피

2) 저탄수화물 고지방 다이어트

고질방 다이어트는 프랑스의 몬티그낙(Montignac) 방법이 알려져 있다. 체중 감량을 위한 최적의 식이요법은 지방은 높고, 단백질은 중등도이며, 탄수화물은 제로에 가까워야 한다는 것이다.

특히 최근 유행하는 저탄수화물 고지방 다이어트는 실제 체계적으로 잘 구조화된 임상 연구에서 시행하였던 다이어트의 거대 영양소 조성 비율보다 더 극단적으로 시행되는 경향이

있다.

고지방 식단은 하루 20g만의 탄수화물을 포함하고 있으므로 심한 케토시스를 일으키고 탈수를 유발한다. 더불어 여러 비타민과 미네랄의 부족을 초래한다. 저탄수화물 고지방 다이어트는 단기적인 체중 감량 효과는 있지만, 장기적인 체중 감량의 효과 또는 체중 유지 효과는 예측하기 힘들다.

콜레스테롤 조절에 있어 중성지방 감소와 HDL 콜레스테롤 증가라는 긍정적 효과가 있을 수 있지만, 고지방 식사로 인한 총 콜레스테롤 증가와 LDL 콜레스테롤 증가로 인해 동맥경화증과 심혈관 질환의 발생 위험이 있다. 혈당 조절에 있어서는 저탄수화물 다이어트가 일부 효과가 있을 수 있으나, 아직 확실하지는 않으며 혈압 조절에는 큰 영향을 미치지 않는 것으로 보인다.

3) 저열량 저지방 고탄수화물 식이요법

복합당질의 섭취량을 늘려 지방의 섭취량을 줄이며, 섬유소 함량을 늘려 상대적으로 식사량을 늘릴수 있다. 과일, 채소, 곡류를 주로 섭취하며 설탕이나 감미료의 사용을 제한한다. 에너지 밀도(음식의 열량/음식의 무게)가 낮고 포만감을 준다는 장점이 있다. 하루 100g 이상의 당질 섭취가 뒷받침되어야 전해질 균형을 맞출 수 있다.

스즈끼 다이어트, 죽 다이어트 등이 있다. 그러나 근육량의 감소를 비롯한 제지방 감소라는 문제점이 있다.

4) 한 종류 식사요법(one food diet)

한 가지 식품만을 섭취하는 다이어트로 매우 단순하고 쉽다. 주로 사용되는 식품으로는 사과, 초콜릿, 고구마, 감자, 두부, 바나나, 달걀, 미역, 벌꿀, 분유 등이 있다. 한 가지 음식만 먹으므로 자연스럽게 전체 칼로리 섭취가 제한된다. 그러나 영양소의 섭취가 극도로 제한되어 영양 결핍의 우려가 높고 오래 지속하기 힘들다.

5) 1일 1식 다이어트 등의 간헐적 단식

1일 1식 다이어트는 체중 조절을 목적으로 종일 공복을 유지하다가 하루 한 끼의 식사는 먹고 싶은 대로 제한 없이 다 먹는 것을 말한다. 1일 1식 다이어트는 간헐적 단식 다이어트의 변형된 형태이며 간헐적 단식은 정해진 시간 동안만 식사를 하는 방법이다.

간헐적 단식 다이어트에 대한 과학적 연구의 하나인 2015년 미국 임상영양학회지에 Horne

등이 발표한 연구에서는 특별한 개선점을 단정하기 힘들다는 결론을 내렸다. 일부 연구에서는 체중 감량이나 대사증후군 지표가 개선되었다는 연구 발표가 있으나 일부 연구에서는 미량 영양소 부족이 나타날 수 있다는 결과가 나왔다. 또한 1일 1식 다이어트를 포함한 간헐적 다이어트는 기초대사율을 감소시키고, 식욕 조절 호르몬의 분비를 변화시켜 지속적인 실천이 어렵고, 요요 현상을 겪기 쉽다는 의견이 있으므로 주의 깊은 적용이 필요하다.

02 체중 조절을 위한 건강기능식품

건강기능식품 중 체중 감량에 효과가 있다고 판매되는 제품 몇 가지를 소개한다.

(1) 칼슘

저열량식을 시행할 때 칼슘을 보충하는 것이 추가적인 체중 감량을 일으킬 수 있다는 증거들이 있다. 칼슘 일일 섭취량이 1200mg 전후의 사람들이 500mg 전후의 사람들에 비해 20% 정도 체중 감량 효과가 우수하였다. 식품 중에는 우유 및 유제품, 멸치 및 병어포, 두부 및 콩 제품, 고춧잎 및 깻잎 등에 풍부하다.

(2) 가르시니아 캄보지아(garcinia cambogia) 추출물; HCA

가르시니아 캄보지아에서 추출한 천연 과일산인 Hydroxycitrate(HCA)는 지방 합성을 억제하고 간에서 당 신생을 촉진한다. 일일 1.5~3g을 복용해야 효과가 있는 것으로 보고되며 임산부, 수유부, 치매 환자는 금기이다.

(3) 녹차 추출물

녹차 성분의 30%를 차지하는 폴리페놀의 일종인 카테킨은 신경 말단에서 분비되는 노르에피네프린을 분해시키는 COMT(Catechol-O-Methyl Transferase)의 작용을 억제하여 cAMP를 증가시키고 열 생성을 촉진한다. 임산부, 수유부는 금기이며 혈소판 응집저해 효과로 아스피린, 와파린 복용자는 주의해야 한다. 하루에 카테킨으로 125~250mg 처방한다.

(4) 크롬

탄수화물과 지방 대사에 관여하며 인슐린 수용체를 자극하여 인슐린 감수성을 증가시킨다. 체중 조절 효과는 확실히 뚜렷하지 않으나 당뇨병과 같이 있을 때 처방해 볼 만하다. 3가 크롬은 독성이 거의 없으며 하루 1mg을 복용해도 부작용이 관찰되지 않는다. 권장되는 일일 용량은 400µg로 1회 내지는 2회 분복한다.

(5) 복합리놀레산(Conjugated Linoleic Acid; CLA)

자연적으로 발생하는 일종의 지방산으로 동물 조직, 육류, 난류, 유제품 등에서 발견된다. 어린이, 임신부, 수유부에게는 투여하지 않으며, 암, 심혈관계 질환, 고지혈증, 당뇨병, 체지방 감소, 제지방량 증가 등에 효과가 있는 것으로 알려져 있다. 하루에 1~2g 처방한다.

03 식사요법의 영양학

(1) 에너지

에너지는 영양 섭취 기준으로 제시된 4가지 개념, 즉 평균 필요량, 권장 섭취량, 충분 섭취량, 상한 섭취량 가운데 평균 필요량에 해당하는 에너지 필요 추정량을 제시한다.

에너지 필요 추정량은 에너지의 섭취 기준으로, 즉 건강하고 적정 활동을 수행하며 정상 체격을 가진 사람이 에너지 평형을 유지하는 데 필요한 양이다. 에너지의 경우 일상 섭취량이 증가함에 따라 부족 위험도는 감소하는 반면, 과잉 위험도는 증가하므로 섭취 부족과 과잉 섭취에 따른 유해 효과가 최소화되는 섭취량이 에너지 필요 추정량이다.

영양소나 미네랄의 경우 권장 섭취량이나 상한 섭취량을 적용하여 충분한 섭취를 권장하는 데 반해, 에너지 섭취량은 상한 섭취량을 적용하지 않는다.

권장 섭취량의 경우 우리나라 일반적인 국민의 필요량을 충족시키는 양이므로, 평균 필요량에 여유분을 더하여 결정하므로 상당수의 사람들에게는 개인적인 필요량을 추가하는 양이다. 따라서 초과 에너지는 체지방으로 축적되어 비만을 초래하게 되므로 에너지의 경우 권장 섭취량이나 상한 섭취량은 정하지 않는다.

1) 개별 식품의 에너지 함량 및 에너지 섭취량

사람이 필요로 하는 에너지는 탄수화물, 지방, 단백질, 알코올을 섭취함으로써 공급된다. 식품에 포함되어 있는 이들 성분이 체내에서 대사될 때 생성되는 에너지, 즉 생리적 에너지의 평균 함량은 탄수화물 4kcal/g, 지방 9kcal/g, 단백질 4kcal/g, 알코올 7kcal/g이다.

이들 대사 에너지 평균치는 식품의 종류에 따라 각기 다른 환산계수를 적용한다. 환산계수를 적용한 대사 에너지는 탄수화물의 경우 2.35(엿기름)~4.20(백미, 소백분)kcal/g, 지방의 경우 8.09(볶은 콩가루)~9.41(동물성 지방)kcal/g이며 단백질은 0.91(수수 전립)~4.32(즉석 면류)kcal/g으로 식품에 따라 다양하다.

2) 에너지 소비량

소비되는 에너지는 기초/휴식대사량(basal / resting energy expenditure), 활동대사량(physical activity) 및 식이성 발열 효과(TEF; Thermic Effect of Food)로 구성된다.

기초대사량은 신체 기능을 유지하는 데 필요한 최소한의 에너지로 식후 12~14시간이 경과하여 식이성 발열 효과가 배제된 상태에서 측정한다. 반면 휴식대사량은 휴식을 취한 상태에서의 에너지소비량으로 기초대사량에 비하여 10~20% 정도 많다. 기초/휴식대사량에 영향을 주는 가장 중요한 요소는 체중에서 체지방 함량을 뺀 제지방량이다.

기초대사량은 성별, 연령별에 따라 다르며 산출 공식은 다음과 같다.

① 아동 및 청소년(3~19세)

남자(kcal/일) = 68 − 43.3 × 연령(세) + 712 × 신장(m) + 19.2 × 체중(kg)
여자(kcal/일) = 189 − 17.6 × 연령(세) + 625 × 신장(m) + 7.9 × 체중(kg)

② 성인(20세 이상)

남자(kcal/일) = 204 − 4 × 연령(세) + 450.5 × 신장(m) + 11.69 × 체중(kg)
여자(kcal/일) = 255 − 2.35 × 연령(세) + 361.6 × 신장(m) + 9.39 × 체중(kg)

활동대사량, 즉 신체 활동에 따른 에너지 소비량은 사람에 따라 많은 차이가 있다. 활동량이 적은 사람의 경우 활동 에너지 소비량이 기초대사량의 절반에 미치지 못하는 경우도 있으며 활동량이 많은 운동선수와 같은 경우 기초대사량의 2배 이상을 활동 에너지로 소비하기로 한다.

활동의 정도를 나타내는 신체 활동 수준(PAL; Physical Acitivity Level, TEE/REE)은 총 에너지 소비량(TEE; Total Energy Expenditure)을 기초대사량으로 나눈 값으로 다음과 같이 네 단계로 나눈다.

비활동적(sedentary): PAL 1.0 이상 1.4 미만
저활동적(low active): PAL 1.4 이상 1.6 미만
활동적(active): PAL 1.6 이상 1.9 미만
매우 활동적(very active): PAL 1.9 이상 2.5 미만

사람의 신체 활동 수준은 해당 활동의 신체 활동 수준과 하루 중 각 활동이 차지하는 시간을 곱한 값을 24로 나눈 값이다.

③ 활동 수준별 신체 활동의 예

신체 활동 수준	활동 예
1.0	수면
휴식, 여가 활동 1.1~1.9	옆으로 눕기, 앉아서 책 읽기, TV 시청, 배변, 대화, 요리, 식사, 세면, 운전, 악기 연주, 워드 작업, 바느질
저강도 활동 2.0~2.9	지하철·버스 서서 탑승, 쇼핑, 산책, 세탁, 청소
중강도 활동 3.0~5.9	정원 손질, 보통 속도로 걷기, 목욕, 자전거 타기, 캐치볼, 골프, 하이킹, 계단 오르기, 체조, 이불 널고 걷기
고강도 활동 6.0 이상	근력 운동, 에어로빅, 조깅, 테니스, 배드민턴, 배구, 축구, 스키, 스케이트, 수영

식이성 발열 효과는 식품 섭취에 따른 소화와 흡수, 이동, 대사, 저장 및 이 과정에서의 자율신경계 활동 증진에 기인한다. 에너지 소비량 증가분(기초대사량 초과분)을 식품의 에너지 함량으로 나눈 것이다.

식이성 발열 효과는 영양소별로 다르며 지방은 0~5%, 탄수화물은 5~10%, 단백질은 20~30%이다. 일반적으로 섭취하는 에너지 영양소 구성 비율을 고려하면 식이성 발열 효과는 10% 정도로 추정한다.

지방 조직은 0.45kg당 약 3500kcal를 포함하고 있으므로 일주일에 0.5kg 감소를 위해서는 에너지 섭취량을 1일 500kcal 감소시켜야 한다.

(2) 영양소

1) 당질

케톤증과 수분 손실을 예방하기 위해서는 1일 최소 100g 이상의 당질 섭취가 요구된다. 100g 이하로 당질 섭취가 줄어들면 뇌에 에너지를 공급하기 위해 단백질이 분해되어 포도당으로 전환된다. 에너지 섭취량의 55~60%가 권장된다.

2) 단백질

단백질은 체중당 0.8~1.2g이 권장되며 한국인의 영양권장량은 표준 체중 1kg당 1.0g이다. 열량 제한의 정도가 클수록 단백질 섭취 상태가 중요하다. 체지방 소모 시 근육 단백질도 같이 소실되지만 적절한 단백질 섭취는 이를 방지하는 효과를 나타낸다.

3) 지방

전체 지방 섭취량은 제한하는 것이 옳다. 전체 섭취량 중 지방 섭취량이 20~25%를 넘지 않도록 권장한다. 전체 지방 섭취량 중 포화지방이 10%를 넘지 않도록 하고, 콜레스테롤 섭취 역시 1일 300mg을 초과하지 않도록 한다.

4) 식이섬유소

1일 25g 이상을 섭취하도록 권장한다. 저열량으로도 포만감을 주며 변의 양을 증가시켜 열량 제한 시에 나타나는 변비를 예방한다.

5) 비타민과 무기질

1200kcal 이하의 식사요법 시 별도의 보충이 필요하다. 열량 제한식을 하는 동안 다양한 식품을 섭취하는 것이 영양소 불균형을 예방하는 효과적인 방법이다.

6) 술

알코올은 1g당 7kcal의 열량을 내므로 체중 조절 시기에는 자제하는 것이 바람직하다. 알코올이 산화되면서 지방의 산화가 방해를 받으며 안주 등을 동반하고 저녁에 마신다는 점에서 체중 조절의 큰 장애물이다.

7) 수분

칼로리를 제한하면 단백질이 분해되면서 질소 산물이 증가하므로 이를 효과적으로 배출하기 위해 충분한 수분이 필요하다. 특히 저당질 식사 동안 물의 공급이 더욱 많이 요구된다. 열량이 낮은 보리차, 결명자차, 녹차, 생수가 바람직하며 탄산 음료나 과즙 음료는 제한한다.

04 한국인 비만의 식이요법 지침

(1) 한국인의 영양과 식생활

1998년 시행된 국민건강 영양조사에서 우리 국민의 영양과 식생활의 특징은 다음과 같다.
탄수화물:단백질:지방이 66:15:19로 이상적인 65:15:20에 접근하고 있으며 어린이, 청소년은 지방이 22~23%로 증가 추세이고 50세 이상의 성인은 지방 섭취가 오히려 부족하다.

남녀 공히 칼슘 및 리보플라빈(비타민 B_2)이 부족하며 여성은 비타민 A와 철분이 부족하다. 소금 섭취와 비타민 C 섭취는 과다하다.

(2) 식이요법의 일반 원칙

1) 열량의 조절

체중 감량을 위해서는 열량을 조절해야 한다. 탄수화물, 단백질, 지방 등이 최소 섭취량을 충족한 채 양만 그대로 줄어드는 것이 가장 바람직하다. 모든 사람들에게 일반적으로 적용되는 획일화된 방법은 존재하지 않으며, 가장 좋은 방법은 개개인의 문제를 개별적으로 해결하기 위해 맞춤형 방법을 쓰는 것이다.

일시적으로 유행하는 식품 혹은 단기간의 체중 감량에 집중된 제품들은 체중 감량이 손쉬운 만큼 환자들을 잘못된 길로 인도하기 쉽다. 따라서 어떤 식품이나 식이요법이 좋은지는 장기간이 지난 다음 내려져야 바람직하며 대부분의 손쉬운 방법들은 체중 유지 실패의 악순환을 낳는다.

2) 식이 습관의 교정

식단은 체중을 감량하는 데 있어 환자들에게 보다 명확하고 뚜렷한 효과를 보장한다는 측면에서는 도움이 되지만 식단 구성에 지나치게 의존하게 되면 식단이 없어졌을 때 체중을 감량하고 유지하는 능력을 키우는 데 장애를 가지게 된다. 다만 식단으로서 도움이 되는 경우는 그룹화시키는 경우인데, 그룹화시키는 데 유용한 음식군 중 대표적인 것 중의 하나가 섬유질과 저당지수(low glycemic index) 음식이다.

당지수(glycemic index)는 1981년 당뇨 환자와 운동선수의 안정적 혈당 수준 유지를 위해 생긴 개념으로 포도당 100mg을 섭취했을 때 혈당 상승을 100으로 보고 나머지 식품을 위와 비교하여 표현한 것으로 복합다당류일수록 혈당지수가 낮아 혈당 상승 효과가 낮고 혈당 조절에 도움이 된다. 감자와 고구마를 예로 들어 보면, 감자와 고구마는 열량은 비슷하지만 Glycemic Index는 고구마가 낮다. 감자처럼 Glycemic Index가 높은 음식을 먹게 되면 혈당이 빨리 높아지고 인슐린이 더 많이 분비되어 근육이나 장기에 체지방 축적이 가속화된다. 그러나 고구마처럼 당지수가 낮은 음식은 혈당을 거의 높이지 않거나 아주 천천히 높인다. 따라서 인슐린 분비량이 적으며, 이 경우 포도당은 근육이나 장기에서 모두 소비되며 지방으로 남지 않는다.

3) 저당지수(low glycemic index) 식사법

1. 분말, 건조, 고온, 고압 등 가공 처리를 많이 거칠수록 당지수가 높아진다.

2. 당지수가 높은 음식을 먹고 싶을 때는 당지수가 낮은 음식과 섞어서 먹어야 한다.
3. 섬유질이 많은 식품과 함께 먹는다.
4. 식초(glycemic index:3)가 들어간 음식과 함께 먹는다.
5. 빵을 먹을 때는 우유(glycemic index: 25) 같은 유제품을 곁들인다.
6. 우동(glycemic index: 85)을 먹을 때는 단백질이 풍부한 음식을 함께 먹는다.
7. 파스타(glycemic index: 65)를 먹을 때는 치즈(glycemic index: 31)를 올려 먹는다.
8. 단것은 식후 3시간 지나고 나서 먹는다.

* 저당지수(low glycemic index)를 가진 식품의 경우

표 1. 대표적인 음식물의 혈당지수

곡류, 빵, 면	야채	육류	설탕, 과자	어패류
식빵 91	감자 90	어묵 55	백설탕 109	굴 45
정백미 84	옥수수 75	햄 46	초콜릿 91	참치 40
떡 85	호박 65	돼지고기 46	녹차 10	새우 40
우동 85	고구마 55	소시지 46	홍차 10	오징어 40
라면 73	마늘 49	닭고기 45	아이스크림 65	낙지 40
현미 56	대파 28	**과일**	버터 30	고등어 40
밀가루 55	생강 27	포도 50	달걀 30	**두부 해조류**
보리 50	양배추 26	복숭아 41	치즈 31	두부 42
조미료	무 26	감 37	우유 25	청국장 33
후추 73	풋고추 26	사과 36	요플레 25	된장 33
카레 49	오이 23	귤 33		콩 30
간장 11	콩나물 22	배 32		땅콩 20
소금 10	시금치 15	오렌지 31		김 15
식초 3		딸기 29		미역 16

(3) 영양 평가와 적정 영양 처방

진료실에서 할 수 있는 영양 평가는 다음과 같다.

진료실에서 할 수 있는 영양 평가

- 식사섭취 평가

  식습관 설문, 24시간 회상, 식품 섭취 빈도 조사, 식이 기록, 식사력법, 동일 식품 수거 등이 있다. 설문이 없거나 있다고 하더라도 정확성을 높이기 위해 진료실에서 직접 24시간 회상을 시키면 된다. 24시간 회상 시에는 보다 구체적이고 직접적인 질문으로 환자의 기억을 돕는 것이 유리하다.
  - 오늘 점심때 무엇을 드셨나요?
  - 아침에는 무엇을 드셨나요?
  - 어제 저녁에는 무엇을 드셨나요?
  - 그 사이에 드신 것은 없나요?
  - 커피나 콜라는요?
  - 과자는 안 드셨나요?
  - 커피는 블랙으로 하시나요? 프림은 얼마나 넣으시나요?
- 건강보조식품 사용 여부
- 신장, 체중, 체지방, 허리둘레
- 신체 징후
- 혈압, 혈액 내 단백질, 알부민, 혈중지질, 혈당 및 당화혈색소, 혈색소, 요산

한국인의 적정 영양 구성은 에너지 공급 2000~2400kcal, 탄수화물 : 단백질 : 지방=65 : 15 : 20, 섬유질 25g 이상, 염분 섭취 10g 이하(나트륨 4g), 칼슘 섭취 1000mg 이상, 하루 수분 섭취 1.8L 이상이다. 균형식을 섭취하기 위한 방법으로 식품 구성탑이 도움이 된다.

5가지 기초식품군은 곡류·전분류, 채소·과일류, 고기·생선·달걀·콩류, 우유·유제품, 유지·견과·당류 등으로 나눈다.

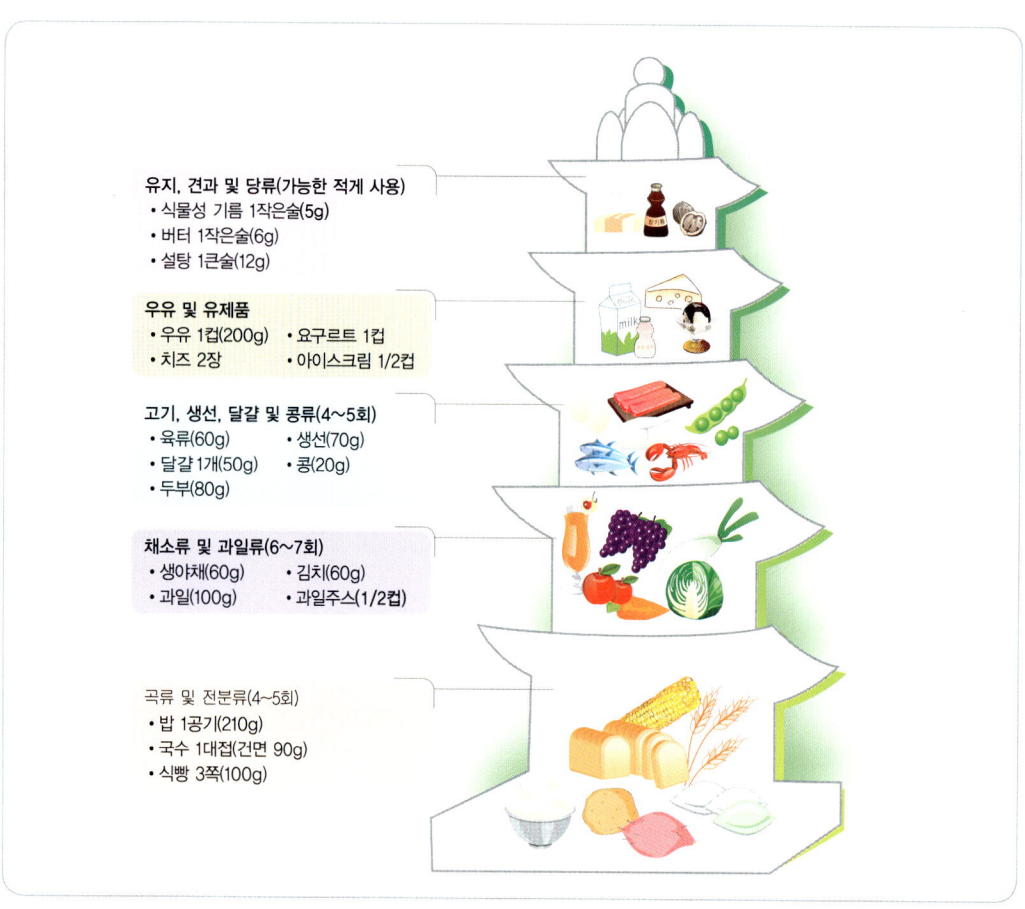

그림 1. 식품구성탑

이 식품구성탑은 각 식품군의 1일 섭취 횟수와 양을 알기 쉽게 보여 준다.

우리나라 사람의 경우 적정 식이에 대한 명확한 가이드라인을 주고 이것을 잘 실천하는지를 보는 방법이 효율적일 때가 있다.

1. 아침 식사를 거르지 않도록 한다. 아침 식사를 거르면 다음 식사 때 과식하거나 폭식하기 쉽고 우리 몸은 점점 더 들어오는 영양소를 축적하려는 경향을 강화시키게 된다.
2. 양은 약간 모자라게 먹는다. 배가 약간 출출할 때 식사를 멈추는 것이 바람직하지만 이것은 환자의 심리 상태와 준비 정도를 보아 가면서 적절하게 대처하는 것이 좋다.
3. 천천히 먹는다. 빨리 먹으면 포만감을 느낄 사이도 없이 많은 양을 먹게 된다.
4. 가리지 말고 골고루 먹는다. 편식하게 되면 영양소의 불균형으로 결국은 과식 욕구를

느끼게 된다.

5. 밥은 적게 먹고 반찬은 적절히 먹는다. 우리나라 사람의 비만의 큰 원인 중 하나가 탄수화물 과다 섭취이다. 밥 양을 줄이는 것이 중요하다.
6. 싱겁게 먹는다. WHO 권장량은 하루 소금 섭취량을 5g 이하로 제한하지만 우리 나라 사람들은 2배 이상 먹는다. 짜게 먹기 습관은 과식과 연관이 있다. 싱겁게 먹기 위해서는 소금을 선택적으로 첨가하고 국물을 먹지 않는 습관을 들이는 것이 필요하다.
7. 물을 하루 2L 이상 먹는다. 목이 마르면 탐식 중추가 자극받아 과식하기 쉽다. 하루에 물 2L 정도를 먹기 위해 노력해야 한다.
8. 스낵과 가당 음료는 적게 먹도록 한다.
9. 음주는 안주 섭취를 부추기고, 섭취된 안주가 간에서 대사되는 것을 방해하여 지방 축적을 늘린다. 적정 음주를 하는 것이 필요하고 힘들다면 금주한다.
10. 칼슘과 섬유질 섭취에 주의한다. 칼슘은 하루 1000mg 섭취를 위하여 저지방 고칼슘 우유나 칼슘 강화제, 섬유질은 하루 30g 섭취를 위하여 야채와 과일 섭취에 주의한다.

다음 식이요법 권고의 효율성을 높이기 위해 비만 및 기능 관련 검사지표를 적절히 이용하는 것이 바람직하다. 일단 혈압과 체중은 내원 시마다 체크하는 것이 바람직하며 체성분은 의사가 판단하여 적절한 간격으로 체크한다.

그 외 혈액 검사 중 비만 환자의 동기 부여에 영향을 줄 수 있는 지표로는 혈당, 고지혈증, 간기능 검사, 호모시스테인, 인슐린, 혈액 염증인자(hs-crp), 당화혈색소, 요산수치 등이 있다.

참고문헌

- 강재헌, Atkins'diet, Glycemic Index, Diglyceride의 장점을 이용한 비만식사요법, 2005년 대한임상건강증진학회 춘계학술대회.
- 김정환, 저탄수화물 고지방 다이어트의 효과, 대한비만학회지, 2016.
- 대한비만학회, 비만 치료지침, 2000.
- 유태우. 영양치료와 건강기능식품, 고려의학, 2005.
- 보건복지부, 2009년도 국민건강 영양조사 결과보고서(영양조사 부문).
- 한국영양학회, 한국인 영양권장량, 제7차 개정, 2000.
- 한국영양학회, 한국인 영양섭취기준, 2006.
- NIH, The Practical Guide Identification. Evaluation, and Treatment of Overweight and Obesity in Adults.
- Ethan M. Berke et. al.: Medical Management of obesity, AFP, July 15, 2000.
- Fujioka K, Lee MW. Pharmacologic treatment options for obesity: current and potential medications. Nutr Clin Pract. 2007 Feb;22(1): 50-4.
- Padwal RS, Majumdar SR. Drug treatments for obesity: orlistat, sibutramine, and rimonabant. Lancet. 2007 Jan 6; 369(9555): 71-7.

6 비만 치료의 인지행동요법

Chapter

윤장봉 아트라인클리닉

인지행동 치료는 전통적인 일대일 면담, 혹은 집단 치료의 개념에서 발달하는 IT와 융합하는 경향을 보이고 있다. 스마트폰을 이용한 직접 소통이 원활해지고, 환자의 직접 보고도 정보 처리를 통해 쉽게 접근할 수 있어서 최근 인지행동 치료 영역은 정보화 및 빅데이터 분석에 따른 접근이 각광받고 있다. 일례를 든다면 과거 식사 일기를 환자가 수첩 등에 직접 기록해 왔지만 요즘은 어플리케이션을 통해 보고하기도 하고, IT 공유 서비스를 통해 매일 치료자에게 보고할 수 있으며, 기타 운동 및 생활 습관도 빠른 보고, 수정, 행동 교정 지침 교육 등이 가능한 시대가 되었다. 하지만 이 책에서는 인지행동 치료의 기초적인 개념을 다루려고 하기에 각종 IT 기술을 이용한 환자 관리 및 습관 교정의 부분은 전문화된 인지행동 치료 서적을 참고하기를 바란다.

정신과 영역에서 인지행동 치료란 환자의 인지 기능에서 출발하여 생각의 흐름을 거쳐서 나타나는 부정적 행동 패턴을 교정하려는 목적으로 시행되는 반복적인 심리 치료의 일종이다. 치료자와 환자 일대일의 치료 방법보다는 집단 치료 방법이 더 선호하고 있다. 비만 치료에 행동 치료가 사용된 것은 1960년대였고, 인지 치료의 개념이 접목되면서 인지행동 치료로 발전되어 왔다. 치료 결과로 치료 전 체중보다 10% 정도 체중 감량의 효과를 보인다는 연구 결과가 많지만(Tremblay 등, 1992, Wing 등 1995) 치료 종결 후 서서히 체중이 다시 증가된다는 연구도 있다(Wilson 등, 2002).

인지행동 치료를 어렵게 생각한다면 한없이 어려워질 것이다. 사실 숙련된 정신과 전문의 중에서도 인지행동 치료를 자신 있게 적용한다고 이야기할 수 있는 사람이 많지는 않을 것이며, 비만 치료에 관해서는 더욱 그럴 것이다. 인지행동 치료도 명백한 치료 행위이기 때문에 환자에게 비용을 청구하는 것이 당연하지만 일반 개원 의사 입장에서 인지행동 치료에 대한 비용을 청구한다는 것이 현실적으로 쉽지 않다. 인지행동 치료의 전부를 한정된 지면에서 모두 소개할 수 없기에 이번 〈비만체형학〉에서는 이를 단순화하여 인지행동 치료의 훈련을 받지 않은 일반 의사들이 비만 환자를 외래에서 접할 때 체중 감량을 위한 상담 기법에 접목하는 수준 정도로 소개를 하고자 한다. 따라서 아주 정립된 인지행동 치료라고 할 수는 없지만 비만 환자의 상담에 도움이 되었으면 한다.

01 인지행동 치료의 목적

인지행동 치료의 목적은 크게 세 가지로 볼 수 있다. 첫째, 환자의 지각, 생각 그리고 믿음을 재구성하고 둘째, 치료 과정을 거치면서 감정적 행동적 변화를 이끌어내며 셋째, 환자의 상황 대처 기술 및 능력을 발전시키려고 하는 것이다.

결국 지각(perception)을 이용한 인지 과정이 환자의 문제를 지속시키는 데 중요한 역할을 하고 있다고 본다. 우울증의 경우 자신을 둘러싼 환경에 대한 부정적인 인식, 인지 과정을 통해 우울한 생각이 증폭된다. 따라서 환자 개개인에게 이런 부정적인 인지 과정에 변화를 가져오게 하여 부정적인 생각과 행동에 긍정적 변화를 가져오려는 것이 인지행동 치료이다. 따라서 인지행동 치료를 통해 환자는 이전과 다른 방식으로 자극을 인지하려고 노력하고, 새로운 방식으로 행동을 시도하도록 유도되어야 한다.

02 인지행동 치료의 방법

대부분의 인지행동 치료는 일정한 치료 기간을 정하고, 그 기간 동안 일주일에 한 번 치료 시간을 갖는 경우가 많다. 비만행동 치료의 일반적인 특징을 보면 10~20명 정도의 집단을 대상으로 하는 집단 치료이며, 주 1회 치료를 원칙으로 하고, 행동 치료사, 운동 치료사, 영양사 등의 팀으로 이루어진 치료진에 의해 16주에서 24주 정도의 치료 기간을 거치게 되고, 식사에 대한 자기 관찰, 영양 교육, 행동 변화 만들기, 자극 조절 기법 습득하기, 문제 해결 능력 배양 등을 목적으로 치료한다고 한다(Wing, 1998).

하지만 일반 개원의 입장에서 이런 치료 세션을 진행한다는 것은 현실적으로 쉬운 일은 아니므로 이번 책에서는 환자와 치료자의 일대일 치료 세션을 가정하며, 아주 정립된 인지행동 치료가 아닌 환자와 치료 상담에 있어 도움을 주는 개념 설명 수준으로 인지행동 치료를 설명하고자 한다.

(1) 환자에 대한 평가

환자의 과거부터 현재까지 시간 순서대로 기록하는 것이 좋다. 소아기부터 청소년기까지의 체중 변화, 초경 등 이차 성징 시기, 체중 변화에 따른 환자의 반응 및 가족들의 태도, 환자가 이야기하는 체중 증가의 원인 등을 기록하고, 성인기 체중 변화, 출산과의 연관성, 체중 증가 또는 식습관 변화가 일어나는 계기 등을 시간에 따른 체중 변화(weight flow chart)를 그래프로 그리면서 기록하면 파악하기 좋다. 현재 체중 정도와 체지방량 등도 물론 기록해야 되며, 폭식 성향이 있는 환자의 경우 폭식이 일어나게 하는 사회적·감정적 스트레스를 알아두는 것도 중요하다. 또한 간단한 가계도를 통해 가족 구성을 알아두는 것도 도움이 된다.

현재 환자의 하루 생활을 시간 계획표를 그리듯이 간단하게 구성하는 것도 도움이 된다. 아침 기상 시간부터 시작해서 아침 식사, 출근 시간 또는 집안일을 하는 시간을 기록하면서 수면 시간까지 기록을 하다 보면 환자의 일상적인 활동량 및 식사량을 판단하기 쉽다. 주말 시간까지 파악하는 것이 더욱 도움이 된다.

환자 평가 시 점검할 것(Zafra 등, 2006)

1) 체중 문제의 과거력

① 체중 문제의 발전
- 어떻게 문제가 시작되었는지
- 언제 문제가 시작되었는지(나이나 연도)
- 그 당시 무슨 일이 있었는지

② 이후의 과정
- 그 이후 문제가 어떻게 발전 되었는지(지금까지의 과거력)
- 체중 변화 양상(예: 지속적인 체중 증가, 증가와 저하 반복, 안정적으로 유지된 시기 등)
- 최고 체중과 최저 체중(현재 키에 도달한 이래로)

③ 이전의 체중 감소 시도와 그 결과
- 시도의 양상이나 기간에 대한 전반적인 평가
- 체중에 미친 효과(감소량, 도달한 체중, 만족감의 정도)
- 체중 유지의 성공 여부(유지 기간)
- 체중 재증가(촉발 요인, 재증가 속도)

2) 현재 상태

① 식사 습관(전형적인 하루에 대해 질문)
- 식사 양상(예: 식사와 간식, 외식, 날짜 간의 차이, 주간과 주말의 차이 등)
- 먹는 양(영양 배분까지 포함해서)
- 음식 선택
- 음식 섭취나 섭취양에 대한 조절력을 상실한 적이 있는지
- 현재 시도하고 있는 식사 제한의 양상
- 식사 관련 다른 문제(예: 구토, 이뇨제나 설사제 오용)

② 신체 활동
- 일상 활동(예: 직업 및 여가 활동)과 정식적인 운동(예: 수영, 운동 모임)
- 활동 및 운동에 대한 태도

③ 체중 감소를 원하는 이유
- 외모의 변화(예: 좀 더 자신을 매력적으로 느끼고 싶어서, 옷 사이즈를 줄이고 싶어서, 다른 사람들에게 좀 더 매력적으로 보이고 싶어서)
- 개인적인 목적을 성취하기 위해서(예: 일이나 대인 관계, 운동 때문이거나 혹은 자존감을 호전시키기 위해)

- 건강 문제를 개선하거나 질병에 대한 위험도를 줄이기 위해서
- 다른 이유(예: 신체적인 불편감을 줄이거나 과체중으로 인한 차별 대우에서 벗어나기 위해서)

④ 외모에 대한 태도
- 전체적인 체형과 신체 각 부위에 대한 시각
- 자기 자신에 대한 평가에 있어 체중이나 체형의 중요성

⑤ 체중 및 목표 체중
- 현재 체중
- 이상 체중(dream weight)
- 수용 가능한 적정 체중(바람직한 체중)
- 바람직한 체중에 도달하면서 자신의 인생이 어떻게 바뀔 것이라 생각하는지
- 모든 것을 고려했을 때 현실적으로 가능한 목표 체중은 어느 정도인지
- 최소한이지만 그 정도면 받아들일 수 있는 체중 감량의 정도는 어느 정도인지

⑥ 신체적 건강
- 현재 의학적 문제(정신적 문제를 포함해서)
- 현재 진행 중인 치료(약물 및 기타 치료)
- 병력(정신과적 병력을 포함해서)
- 흡연과 음주: 현재 음주 및 흡연 습관(양이나 양상)
- 흡연과 체중 문제와의 관계

3) 치료에 영향을 줄 수 있는 다른 정보

① 사회적 상황
- 직업 및 근무 시간
- 환자의 거주지 및 치료 시간에 올 수 있는 용이성
- 결혼 상태 및 치료에 대한 배우자(혹은 중요한 사람)의 태도
- 거주 상황(예: 누구와 함께 사는지)
- 자녀
- 취미

② 체중 감소에 방해가 될 수 있을 만한 것
- 개인적인 것(예: 동기 부족, 절망감, 우울한 기분)
- 외부적인 것(예: 가정에서의 문제, 직장 스트레스, 음식과 연관된 직업)

③ 비만과 식이 장애의 가족력
- 가족 내의 체중 및 식사 문제

④ 그 외 환자가 중요하다고 생각하는 것

(2) 각종 설문지 조사

인지행동 치료를 위해 환자의 감정, 충동 조절 능력, 식이 습관 등을 미리 판단할 수 있다면 도움이 되는데, 이를 위해서는 설문지 조사를 하는 것이 일반적이다. 표준화된 설문 조사로는 Beck 우울 척도(BDI), Hamilton 우울 평가 척도(HDRS), 섭식 태도 검사(EAT-26), 폭식증 검사 개정판(BULIT-R), 자기 보고식 알코올 중독 선별 검사(SAAST), 역기능적 충동성 척도(DIS) 등을 이용한다. 표준화되지 않았지만 탄수화물 중독증 검사라든가, 야식 증후군 설문 등도 도움을 준다. 하지만 단순히 비만을 치료하고자 병원에 방문한 환자에게 너무 많은 설문지들을 한번에 준다든가, 정신과적 경향이 강한 설문지를 첫 면담부터 시행하기보다는 좀 더 의사와 환자 관계가 깊어진 뒤에 진행하는 것이 좋을 것 같다. 설문 조사는 치료 진행에 따라 반복 시행하여 환자의 상태를 지속적으로 점검하는 것이 좋다.

(3) 치료 계획 수립

정립된 정신과적 개념의 인지행동 치료라면 환자와의 논의를 통해 치료 기간과 치료 시간을 정하는 것이 원칙이지만 일반의 입장에서 외래 비만 환자를 보는 경우, 치료 시간과 치료 기간을 정하기는 어렵다. 하지만 되도록 상담 시간을 주기적으로 일정하게 가져가는 것이 좋으며, 많은 인지행동 치료 교과서에서 주 1회 치료를 권하고 있다. 비만 치료제를 사용하는 환자라면 처방 일수를 조정하는 방법 등을 통해 주 1회 상담을 하는 것이 좋다.

환자의 평가를 통해 얻은 정보를 바탕으로 환자에게 적합한 치료 목적을 설정한다. 식사량 자체가 많은 사람인지, 운동량이 절대적으로 부족한지, 음식과 열량에 대한 정보가 부족한 사람인지, 잘못된 다이어트 방법의 반복이 문제인지를 판단하여 가장 큰 문제부터 치료의 목적으로 삼는다.

(4) 인지행동 치료의 기법

인지행동 치료를 위해 사용되는 기법은 잘못된 믿음 교정하기, 이완요법 훈련, 자기 관찰, 인지 리허설, 사고 정지, 대화 기술 훈련, 사회 기술 훈련, 적극성 훈련 등이 있다. 이들 중 외래 환경에서 쉽게 적용할 수 있는 것을 소개하겠다.

1) 잘못된 믿음 교정하기

인터넷의 발달로 인해 다이어트 및 비만 치료에 대한 정보가 많아졌지만 그만큼 잘못된 정보도 많아졌다. 특히 비만 환자들은 자신에게 유리한 정보들만 습득하는 경향이 강하고, 마술적인 기대를 하기 쉬우며 체중 감량의 전체적인 틀보다는 세부 사항에만 집착하는 경향이 강하다. 이렇게 잘못 알고 있는 환자의 지식들을 정확한 의학적 지식을 토대로 교정해 주는 것이 치료에서 가장 중요한 요소이다.

하지만 원칙은 환자의 상태에 따라 다르게 적용되고 타협점을 찾아야 한다. 예를 들어 체중 감량을 위해서는 밤에는 음식 섭취를 하지 않는 것이 좋다는 것은 잘 알고 있지만 저녁 간식을 꼭 필요로 하는 환자가 있다면 하루 허용 열량의 일부를 자신이 가장 원하는 저녁 시간으로 배정하여 간식을 먹을 수 있도록 하는 것이 장기적인 관점에서 더 좋은 결과를 만들게 된다. 이때 어떤 종류의 간식을 선택할 것인지 환자 스스로 목록을 만들고, 검토하는 과정이 필요하다.

일반적으로 비만 환자는 먹기만 하면 체중을 줄일 수 있다는 식이요법이라든가, 체중 감량에 도움이 된다는 특정 음식 등에 대한 정보에 관심이 많고, 결국 이런 정보를 통해 마술적인 기대가 늘어나게 된다. 따라서 기본적으로 체중 조절은 간단한 일이며, 결국 먹어서 섭취하는 에너지 양과 소모하는 에너지 양의 불균형 때문이라는 근본적인 원칙을 강조해야 한다. 대부분의 사람들에서 이런 에너지의 균형은 체내에서 자동으로 조절되지만 이런 자동 조절 기능의 상실로 인해 비만이 발생하는 것이고, 몸에서 자동으로 조절해 주지 않기 때문에 의식적으로 조절을 해 주는 것이 중요하다는 근본적인 원칙을 강조해야 한다.

2) 이완요법 훈련(relaxation training)

스트레스로 인해 체중 증가가 쉽게 일어난다는 것은 이미 잘 알려져 있다. 또한 충동적으로 식욕이 증가할 때 체계적인 이완요법은 스트레스 관리 및 식욕 조절에 도움을 준다. 정신과적 치료 중 바이오 피드백 등을 활용할 수 있지만, 일반적인 외래 상황에서는 복식 호흡법, 점진적 근 이완법 등이 교육하기에 용이하다.

① 복식 호흡법

정형화된 방법은 없지만, 일반적으로 입을 가볍게 다물고 약 5초간 천천히 코를 통해 숨을

들이마시면서 폐의 윗부분과 횡격막을 가득 신선한 공기로 채운다는 기분으로 들숨을 쉬고, 이후 다문 입을 살짝 벌리면서 서서히 몸 안의 탁한 공기가 조용히 빠져나가는 것을 상상하며 10초간 날숨을 뱉는다. 이 과정을 몇 회 반복하면 혈압과 심박수가 낮아지면서 정신적 스트레스를 다루기 쉬워진다.

② 점진적 근 이완법

여러 가지 방법이 있지만, 일반적으로 발가락 끝부터 시작해서 근육의 긴장을 하나하나 푼다는 느낌으로 발바닥, 발목, 종아리, 허벅지, 엉덩이, 복부, 가슴, 목, 머리까지 긴장을 완화해 나가는 방법이다. 복식 호흡과 같이 하는 것도 좋은 결과를 얻는다고 한다.

3) 인지 리허설(cognitive rehearsal)

식욕을 조절하기 어려운 일상 상황을 미리 치료자와 연습해 보는 방법이다. 대표적으로 저녁 약속을 뷔페에서 하게 되었을 때 어떻게 식사를 할 것인지, 생일이나 명절을 보낼 때 어떤 음식을 어떻게 섭취할 것인지, 조절하기 어려운 음식 종류는 어떤 것이 있으며 어떻게 피할 것인지를 여러 가지 상황에 맞춰서 연습하고 교육하는 것을 말한다.

과거와 달리 현대 사회는 집에서 먹는 식사보다는 외식의 비중이 높은 편이다. 따라서 외식 상황에서 어떤 음식을 선택하고, 특정 음식을 거부할 때 주위 사람들의 반응 등도 미리 환자가 알고 있는 것이 좋다. 외식 상황 외에도 휴가와 같이 장기간 치료 상황과 멀어지는 시기에는 어떻게 할 것인지를 다루는 것도 포함된다.

4) 사고 정지(thought stopping)

스트레스 상황에서 안 좋은 생각이 강박적으로 반복되는 경우, 생각 자체를 멈추는 방법을 연습하는 것이다. 배고픔이 심할 때 반복적으로 탐닉하는 음식이 떠오르기 쉽고, 음식과 직접 연관되지 않았다 하더라도 스트레스 상황에서 자학하거나 자기 비난의 생각이 반복되면 스스로 통제를 잃기 쉽다. 따라서 이런 경우 자신의 머릿속에서 반복되는 생각을 멈추고 전혀 관계없는 다른 대상으로 관심을 이동하거나 생각 자체를 멈추는 훈련을 반복하는 것이 도움이 된다.

5) 자기 관찰(self-monitoring)

아마 가장 중요한 부분일 것이다. 자기 스스로를 관찰하고 이를 기록으로 남기는 것이다. 비만 치료에 있어서는 '식사 일기(diet diary)'가 대표적일 것이다. 결국 비만이라는 것이 '습관'의 문제라고 본다면 습관을 교정하는 가장 좋은 방법이 자기 관찰이기 때문이다.

식사 일기는 음식을 먹은 시간, 장소, 열량을 기록하는 것이 기본이고 덧붙여서 당시 음식을 섭취할 때의 감정이나 느낌을 같이 기록하는 것이 좋다. 또한 운동량이나 배변 정도도 같이 기록하기도 한다. 사실 많은 환자들이 식사 일기 기록을 귀찮아한다. 하지만 식사 일기를 포함한 자기 관찰을 정확하고 주의 깊게 하는 사람들이 그렇지 않은 사람들에 비해 체중 감소 정도가 유의하게 높았다(Boutelle와 Kirschenbaum, 1998).

사실 자기 관찰을 계속 한다는 것은 쉽지 않은 과제이다. 따라서 이를 꾸준히 유지하게 하는 것은 치료자의 지속적인 칭찬과 관심이다. 칭찬은 과제 수행 자체에 대한 것이어야 한다. 만일 치료자가 적은 식사량에만 관심을 가진다면 환자는 식사량을 줄여서 기록해 올 것이고, 체중 감소가 부진하면 그 원인을 치료자에게로 돌리기 쉽다.

식사 일기에서 주의할 것으로, 환자들은 '식사'의 개념에서만 기록하는 경우가 많다. 따라서 간단한 스낵류, 과자류들이 빠지는 경우가 많다. 또한 최근 순수한 '물'을 통한 수분 섭취보다는 음료수 및 커피, 차 등을 통해 수분 섭취를 하는 경향이 많아졌기 때문에 이 또한 놓치지 않고 기록하도록 환자 교육에 신경을 써야 한다. 식사 일기를 몰아서 적거나, 식후 수 시간이 지나서 기록하는 경우도 흔하다. 하지만 식사 일기는 식사 직후 바로 쓰는 것이 가장 정확하고 이를 통해 행동 수정이 가장 잘 일어날 수 있으므로 식사 직후 즉시 써야 한다.

환자가 열심히 기록해 오는 것보다 치료자가 이 기록을 잘 해석해 주고, 문제점을 교정해 주는 것이 더 중요하다. 그러지 않는다면 환자 스스로 자기 관찰의 가치를 폄하하고 더 이상 식사 일기를 작성하지 않을 것이다. 환자의 식사 일기를 검토하면서 '많이 먹었다', '적게 먹었다'를 논하는 것보다는 열량 및 GI 지수 등을 정확하게 따져 주고, 폭식이 있었을 때 환자에게 잘못이 있다는 힐난을 주기보다는 원인이 무엇이었고, 어떤 감정이 들었는지를 공감적인 태도로 들어 주고 교정해 주어야 한다. '자기 관찰'은 식사 일기 외에도 운동일지, 이완요법 훈련일지 등도 포함되지만 식사 일기 내에 포함해서 기록하는 경우가 많다.

자기 관찰을 통해 얻어야 되는 것은 목표 행동의 습득만이 아니라 대처 기술의 향상이다. 식사에 국한되어 이야기한다면 단순히 열량을 줄이는 것만 아니라 대처 음식들을 개발하거나 위험 상황을 회피하는 방법 등을 이야기하는 것이다.

이런 자기 관찰, 특히 음식 섭취에 대한 관찰을 평생 지속해야만 하는 것인지, 어느 정도 결과가 나온 뒤 줄여가야 하는지에 대해서는 의견이 분분하다. 평생 지속하는 것이 좋다는 사람들은 체중 감량 이후 감량한 체중을 유지하는 확률이 너무 낮기 때문에 지속적으로 자신의 식사를 감시하는 것이 중요하다고 주장하고, 어떤 학자들은 지나치게 식사량을 모니터링함으로 인해 강박적으로 열량만을 따지게 되어 각종 영양소들을 골고루 섭취하지 못해서 실체 건강을 해치게 될 수 있기 때문에 체중 감량 이후 지속적인 식사 감시는 옳지 않다고 주장하기도 한다.

6) 활동량 증진

많은 비만 환자들이 '운동'에 대해 너무 과도한 가치를 부여하고, 그 부담감 때문에 꾸준한 운동을 오히려 해나가기 어려워한다. 실제 우리 몸은 기초대사량을 포함하여 휴식기 에너지 소비량이 높은 편이다. 이를 정확하게 알려 줌으로 인해 식사량과 활동량의 균형이 중요하고, 운동량이란 활동량의 일부이기 때문에 하지도 않는 운동에 집착하지 않도록 도와줄 필요가 있다. 미프린-세인트 허 연산(Mifflin-St. Jeor equation)을 통해 휴식기 에너지 소비량(REE; Resting Energy Expenditure)을 쉽게 계산할 수 있다.

남성: REE = [10×체중(kg)] + [6.25×키(cm)] - [5×나이] + 5
여성: REE = [10×체중(kg)] + [6.25×키(cm)] - [5×나이] - 161

키 165cm에 체중 80kg인 30세 여성의 경우 REE = $(10 \times 80) + (6.25 \times 165) - (5 \times 30) - 161 = 1520.25$ kcal 정도이다. 따라서 이 여성의 경우 하루 1520kcal의 열량을 섭취한다면 체중이 거의 유지된다고 보고, 체중 감량을 위해서는 이것보다 적은 열량을 섭취하거나, 이보다 많은 활동량을 가져가야 된다.

물론 운동량은 중요하다. 운동을 포함한 신체 활동은 체중 감량을 위한 일차 목표인 열량 소모뿐만이 아니라 알려진 것과는 다르게 식욕을 조절하게 한다. 고강도의 운동은 식욕을 늘리지만 중등도 강도의 운동은 오히려 어느 정도 식욕을 줄인다고 알려져 있다. 또한 섭취 열량 감소만 했을 때 줄어드는 제지방 조직을 보존하여 기초대사량의 저하를 막고, 운동을 통한 성취감을 통해 자신에 대한 부정적 신체상을 해소하는 데 도움이 된다. 하지만 활동량 자체가 떨어진 사람에게 지나친 운동의 강요는 오히려 부정적인 결과를 가져오기 쉽다. 따라서 활동량을 충분히 늘리도록 도와준 뒤 운동량 증진으로 유도하는 것이 좋은 결과를 가져온다고 생각한다.

환자에게 적절한 운동량의 개념을 확립시켜 줄 필요가 있다. 미국운동의학회에 따르면 주당 3~5회, 회당 20~40분 정도, 최대 심박수의 60~80%의 강도가 적절하다고 한다. 목표 심박수에 대한 교육을 통해 적절한 운동량을 권고해 줄 수 있다.

목표 분당 심박수 = (220-나이) × 0.6~(220-나이) × 0.8

40세 여성의 경우 (220-40) × 0.6~(220-40) × 0.8 = 108~144로 분당 맥박수가 108에서 144 정도를 유지하도록 운동의 강도를 가져가도록 권유한다.

7) 과제 주기(homework assignment)

식사 일기를 꾸준히 써오는 것이 가장 중요한 과제이지만, 기타 필요한 경우 과제를 부여하기도 한다. 특히 생일, 휴가, 기념일 등을 앞두고 있을 때 그런 경우 어떻게 보낼 것인지 미리 정리해 오도록 하는 것이 예가 될 수 있다. 이완 요법 교육 후 하루 몇 회 이완요법을 실시하라고 과제를 내어 줄 수도 있다. 이런 과제는 환자와 미리 논의가 되어 있어야 되고, 이런 과제를 수행하는 것이 체중 감량에 어떻게 도움이 되는지를 환자가 충분히 납득하여야만 그 결과가 긍정적이다. 실제 과제를 수행해 온다면 충분히 칭찬을 해 주고 이에 대해 치료자와 적용해 보는 것이 필요하다.

8) 신체상 요법(body image therapy)

신체상이란 실제 자신의 외모, 신체에 대한 객관적인 이미지가 아닌 환자 스스로 느끼는 주관적인 외모에 대한 자각 및 이에 대한 태도로 자신의 신체 및 외모에 대한 정신적 이미지를 의미한다. 비만 환자는 다른 사람들이 객관적으로 판단하는 것보다 훨씬 부정적으로 인식하는 것이 일반적이다. 비만한 여성들의 경우 자기 신체의 크기를 실제보다 19% 정도 더 크다고 인식한다고 한다(Collins 등, 1983). 따라서 신체상을 객관적으로 정립하고 부정적인 신체상을 긍정적으로 정립해 주는 것이 중요하다. 체중 감량이 부정적 신체상을 개선하기는 하지만 실제 체중 감량 정도에 비해 신체상의 개선이 아주 뚜렷하지 않고, 특히 체중 감량이 느릴수록 더 개선의 정도가 약하다고 한다(Cash 등, 1990). 이런 부정적 신체상은 비만 환자가 아닌 일반인들 사이에서도 자주 느끼게 되는데, 비만 클리닉을 찾는 정상 체중의 사람들 중에 자신의 실제 체중에 비해서 자신의 외모를 부정적으로 보는 사람들을 흔하게 접하게 된다. 특히 10대 청소년에서는 부정적 신체상을 호소하는 경우를 자주 보게 된다.

이런 부정적 신체상이 형성되는 이유로 사회적 압박을 들 수 있다. 이는 사회적 유행과도 연관이 있는데, 과거 르네상스 시대의 그림들을 살펴보면 풍만한 여성들이 매력적으로 등장하였다. 하지만 최근에는 지나치게 마른 몸매들이 선호되고 있고, 각종 미디어와 매체에도 그런 여성들이 등장하게 되어 여성들에게 지금 선호되는 외모를 따라야만 사회적인 보상을 받게 된다는 무언의 압력을 행사하게 된다. 따라서 현대 사회에서 강요되는 이미지와 다른 신체상을 가진 사람들에게는 자신의 신체를 부정적으로 보는 부정적 신체상이 형성될 수밖에 없다. 환자의 개인적 환경의 압박도 중요하다. 외모에 관심이 많은 가정에서 양육되었거나 다른 형제의 외모와 지속적인 비교를 받는 경우, 자신이 원하는 직업을 위해서는 날씬해야 한다는 강박관념에 의해 부정적 신체상이 시작될 수 있다. 환자 개인의 신체적 특징도 영향을 준다. 남들보다 지나치게 크거나 작은 키, 체중, 신발 사이즈, 피부 상태 등의 특징에 의해 자신의 전체 신체상이 부정적으로 만들어지기도 한다. 또한 과거 자신의 개인적 특징에 의해 비난받았던 사건도 주요한 역할을 한다.

이렇게 형성된 부정적 신체상이 지속적으로 발달하게 된다. 이는 부정적 신체상을 시작하게 한 사회적인 압박과 환자의 환경적 압박이 지속되기 때문이고, 이에 대한 반응 기전으로 환자는 과도하게 자신의 외모를 점검하여 자신에 대해 비판적인 생각을 반복하거나, 자신의 신체에 대해 부정적 예측을 반복해 나가게 된다. 반대로 자신의 외모에 대해 객관적으로 검토하려는 노력을 완전히 회피해 버리는 경우도 있어서 사회적 관계를 맺지 못하게 되어 주위의 적절한 피드백을 받지 못하여 자신의 부정적 예측을 더욱 강화해 버리기도 한다.

따라서 이런 부정적 신체상을 긍정적으로 다루어 나가는 것이 중요하다. 환자가 지나치게 체형을 점검하는 경우라면 이를 하지 않도록 유도하여야 할 것이고, 반대로 신체적 회피가 문제라면 객관적인 점검을 통해 자신이 생각하는 것만큼 자신의 신체가 끔찍하지 않다는 것을 깨닫게 해 주어야 한다. 결국 어느 정도 자신의 신체에 대한 객관적인 평가를 스스로 받아들이게 하고, 이를 긍정적으로 수용하도록 유도해야 한다.

9) 치료 중간마다 체중 감소의 방해물 점검

비만 치료를 해 나가다 보면 체중 감소가 뜻대로 일어나지 않는 경우가 자주 있다. 이때 치료자는 환자의 먹는 양에만 집중하거나, 운동량 부족만을 탓하기 쉽다. 하지만 이런 시도는 결국 의사와 환자 관계를 방해하여 치료가 지속되기 어렵게 된다. 따라서 환자의 치료 동기를 꾸준히 이끌어 나가기 위해서는 체중 감소를 해 나가는 데 어떤 방해물이 등장하는지 확인하고 검토하는 것이 중요하다.

체중 감소에 대한 방해물 점검표(Zafra 등, 2006)

체중 감량 과정에서 흔히 만나게 되는 문제들이다. 각각을 읽어 보고 당신의 경우에 어떠한지(아니요-어느 정도-예) 답해 보자.

① 기록의 정확성
- 모든 것을 다 기록했나요?
- 먹는 양을 정확하게 측정하나요?
- 열량을 정확하게 계산하나요?

② 체중 재기와 주간 검토
- 일주일에 한 번 체중을 재나요?
- 주간 검토 시간을 갖나요?

③ 식사 습관(언제 먹는가 등)
- 식사 습관이 그때그때 다른가요?
- 규칙적인 식사와 간식을 먹나요?
- 식사를 거르나요?
- 공복 상태로 오래 지내나요?
- 음식을 조금씩 먹는 편인가요?
- 과식을 하는 특정 시간 혹은 특정 날짜가 있나요?
- 폭식(많든 적든)을 할 때가 있나요?

④ 식사량
- 다른 사람들에 비해 식사량이 많은 편인가요?
- 2인분을 먹나요?
- 항상 접시를 깨끗이 비우나요?
- 남은 음식을 먹어 치우나요?

⑤ 선택하는 음식과 음료수
- 고지방 음식을 주로 선택하는 편인가요?
- 가능한 한 모든 음식을 피하려고 하나요?

⑥ 식사 방법
- 식사 속도가 빠른가요?
- 식탁이나 식당이 아닌 다른 곳에서 음식을 먹나요?
- TV를 보면서 식사를 하나요?
- 미리 식사 계획을 세우나요?
- 따로 덜지 않고 그릇째 혹은 포장을 뜯어서 그대로 먹나요?

⑦ 체중 감소에 있어서 다른 방해
- 체중 감량에 대한 동기를 상실했나요?
- 스트레스를 받으면 먹는 편인가요?
- 지루할 때 먹는 편인가요?
- 흑백 논리로 체중 감량 시도를 폄하나요?
- 체중을 감량하는 데 있어 다른 장애물이 있나요?

03 맺는말

많은 치료자들이 환자와 상담 시간에 어떤 말을 해야 할지 모르겠다는 이야기를 하곤 한다. 또한 환자를 비난하지 말고 칭찬하라는 사실은 잘 알고 있지만 체중 감량이 잘 일어나지 않을 때 환자를 비난하기 쉽다고 호소한다. 인지행동 치료의 몇 가지 방법들을 잘 응용한다면 일반적인 외래 상황에서 비만 환자들과의 상담이 보다 원활해지리라 믿는다.

참고문헌

- Zafra 등, 김율리, 이영호 역, 비만의 인지행동 치료(Cognitive-Behavioral Treatment of Obesity), 학지사, 2006.
- Boutelle KN, Kirschenbaum DS, Further support for consistent self-monitoring as a vital component of successfulweight control. 1998, Obesity Research 6, 219-224.
- Cash TF, Counts B, Huffine CE, Current and vestigial effects of overweight among women: Fear of fat, attitudainal body image, and eating behaviors. Journal of Psychopathology, 1990, 12, 157-167.
- Collins JK, McCabe MM, Jupp JJ, Sutton JE, Body percept change in obese females after weight reduction therapy. Journal of Clin. Psychology, 1983, 39, 507-511.
- Tremblay A, Coucet E, Imbeault P, Mauriege P, Despres JP, Richard D, Metabolic fitness in active reduced obese individuals. Obesity Research 1999, 7, 556-563.
- Wilson GT, Brownell KD, Behavioral treatment for obesity. In Fairburn CG, Brownell KD(Eds.), Eating disorders and obesity: A comprehensive handbook(2nd ed., pp 524-628). New York: Guilford.
- Wing RR, Behavioral approaches to the treatment of obesity. Handbook of obesity, 855-873, 1998, New York: Dekker.
- Wing RR, Jeffrey RW. Effect of modest weight loss on changes in cardiovascular risk factors; Are there differences between men and women or between weight loss nad maintenance? International Journal of Obesity. 1995, 19, 67-73.

7 비만 치료의 기존 약물요법

Chapter

윤장봉 아트라인클리닉 / 김혜연 하이맵클리닉

우선 〈비만체형학〉은 비만 및 체형에 대한 전반적인 입문 소개서의 성격을 띠고 있어서 방대한 영역을 다루어야 하기에 약물학 부분에 배정된 지면이 한정적이다. 따라서 항비만 약물의 자세한 정보를 원한다면 〈임상 비만 약물학〉 등의 자세한 항비만 약물서를 참조하길 바라며, 이 책에서는 현재까지 사용되었던 항비만 약물의 간단한 소개, 기전, 사용 용량, 부작용 등을 아주 간략하게 다루게 될 것이다. 또한 최근 새롭게 등장한 약물들, lorcaserin(belviq), liraglutide(saxenda), phentermien+topiramate 복합 제제(qsymia), bupropion+naltrexone(contrave), 이 네 가지 약물은 '비만 치료의 새로 나온 약물요법' 편에서 자세히 다룰 것이기 때문에 이 장에서는 제외하였다.

비만 치료 약물 개발 및 연구는 크게 네 가지 분야로 구분해 볼 수 있다. 첫째, 섭취한 영양분의 흡수를 억제하는 약물로 지방 흡수 차단제인 올리스타트(orlistat) 같은 약물이다. 둘째, 말초에 작용하여 포만감을 증진시키거나, 지방세포 신호 전달 체계(adiposity signal)를 증진시키는 약물로 각종 위장관 호르몬(GLP-1, CCK, peptide YY, obestatin, ghrellin)에 작용하는 약물과 지방세포 신호 전달 체계의 대표격인 렙틴(leptin) 등에 작용하는 약물이지만 현재 상용화된 제품은 GLP-1과 유사한 liraglutide(saxenda)뿐이다. 셋째, 신체 대사율을 변화시키거나 기질(substrate) 사용 형태를 변화시키는 약물로 에페드린/카페인 제제 등이다. 넷째, 에너지 균형에 영향을 주는 중추신경계에 작용하는 약물로 현재 사용되는 phentermine, phendimetrazine 등 대부분의 식욕 억제제가 여기에 해당한다.

비만 약물들을 이해하기 위해서는 인체 체중 조절의 기전에 대해 알아둘 필요가 있다. 식욕과 체중 조절의 개념에서 현재 조명받고 있는 인체 부위와 시스템은 다음과 같다.

첫째, 식욕과 식사량 조절에 연관된 대뇌 피질 부위. 둘째, subcortical forebrain system의 식욕 조절 통합 부위로 추정되는 nucleus accumbens. 셋째, 전통적인 대뇌 식욕 조절 센터인 시상하부(hypothalamus). 넷째, 뇌간과 시상하부 사이에서 식욕 조절에 영향을 주는 neuropeptide. 다섯째, gut-brain axis로 불리는 위장관-뇌 호르몬 시스템(그렐린, CCK, amylin, gastric 등). 여섯째, 렙틴으로 대표되는 말초 지방세포 시그널(adiposity signal).

이 부위와 이들 사이에서 신호를 매개하는 각종 호르몬과 신경 전달 물질 그리고 그 수용체에 대한 연구는 최근 유전자 수준까지 진행되고 있지만, 현실적인 약물 기전을 이해하기 위해서는 에너지 균형 조절을 위한 말초 작용 호르몬과 중추신경계 내의 신경 전달 물질 수준의 언급으로 충분할 것이라고 생각한다.

식욕 조절을 위한 말초 작용 호르몬으로 밝혀지는 물질은 무척 많고, 지금도 새로운 물질이 지속적으로 발견되고 있다. 하지만 현재까지 가장 많이 연구된 것은 GLP-1, 그렐린(ghrellin)과 렙틴(leptin)이 대표적이다. GLP-1은 다음 '비만 치료의 새로 나온 약물요법' 편의 liraglutide에서 다룰 것이기에, 그렐린과 렙틴에 대해서 언급하자면 그렐린은 28개의 아미노산으로 이루어진 폴리펩타이드로 공복 시 위 점막 세포에서 분비되고 음식물을 섭취하면 분비가 억제된다. 그렐린은 혈액을 타고 이동하여 중추신경계에 영향을 미쳐 음식물 섭취를 촉진하여 체중 증가에 영향을 준다고 생각된다. 렙틴은 지방세포에서 분비되어 되먹임 기전을 통해 중추신경계에서 식욕을 억제하여 체중을 줄일 것이라고 예상되었지만, 실제 비만 환자에서 렙틴이 부족하지 않다는 것이 밝혀지면서 임상적 유용성에 대해 제한을 가질 수밖에 없게 되었다. 사실 이외에도 CCK, NPY, PYY, amylin 등 많은 물질들이 알려져 있지만 아직 이 분야의 물질로 현실적인 비만 치료에 이용되지 못하기 때문에 자세한 언급은 줄이도록 하겠다.

중추신경계에서는 식욕 조절 센터가 시상하부에 존재하는 것으로 알려져 있으며, 많은 중추신경계 신경 전달 물질이 이에 영향을 주는 것으로 알려져 있다. 과거 많은 관심을 가졌던 신경 전달 물질은 도파민, 세로토닌, 노르에피네프린이었다. 하지만 최근 토피라메이트 제제 및 부프로피온 및 날트렉손 제제 등이 등장하면서 GABA, opioid 시스템, histamine 등 다른 신경 전달 물질 및 수용체에 대한 연구가 많이 진행되고 있다. 하지만 현재까지 임상적으로 가장 많이 쓰고 있는 대부분의 식욕 억제제가 신경 접합부에서 위에서 언급한 세 가지 신경 전달 물질의 유리를 촉진하거나 재흡수를 억제하여 각 신경 전달 물질 수용체 활성도를 높여서 포만감을 주는 약물들이 대부분이다. 하지만 이들 신경 전달 물질은 대뇌 다른 부위에서 다른 기능을 수행하기 때문에 신경 전달 물질에 작용하는 약물들은 그만큼 다른 부작용도 고려하지 않을 수 없다. 현재까지 사용되는 많은 비만 치료제들이 이 부위에 작용하는 약물들이기 때문에 세심하게 관심을 가지기를 권한다.

비만 치료 약물은 어떤 면에서는 굉장히 종류가 적지만, 어떤 면에서는 무척 광범위하다. 일반적으로 사용되는 On-label 약물은 많지 않지만 off-label 약물까지 포괄한다면 그 종류가 너무 많기 때문이다. 또한 OTC 약물과 건강 기능 보조 식품까지 언급한다면 아마 몇 권으로 설명을 해도 모자랄 것이다. 다시금 말하지만 〈임상 비만 약물학〉 등 항비만 약물에 대한 전문 서적을 참조해 주길 바라며, 〈비만체형학〉의 한정된 지면에서는 간추린 몇 가지 대표적인 항비만 약물들을 짧게 소개하겠으며, 새로 출시된 네 가지 약물은 다음 장에서 다루게 될 것이다.

01 식욕 억제제

(1) 세로토닌 계열의 약물

세로토닌은 트립토판에서 생성된 신경 전달 물질로 대뇌에서 수면, 기분, 인지, 음식 섭취, 식이 행동 등에 작용하는 것으로 알려지고 있다(Blundell, 1977). 세로토닌에 반응하는 세로토닌 수용체는 $5-HT_1$에서 $5-HT_7$까지 7종류가 있지만 각기 아형들이 있어서 섭식과 관련된 세로토닌 수용체는 $5-HT_{1B}$와 $5-HT_{2C}$가 가장 많이 알려져 있고, 기타 $5-HT_{2A}$, $5-HT_{1D}$, $5HT_4$도 섭식 억제와 연관이 되어 있다고 한다. 다음 장에서 다루게 될 lorcaserin은 이중 $5-HT_{2C}$에 선택적으로 작용하는 약물이다.

대뇌에서 세로토닌은 raphe nucleus에서 주로 생성되어 neocortex, basal ganglia, limbic system, thalamus, hypothalamus, cerebellum, spinal cord로 신경망을 형성하고 있고, 이중 hypothalamus로 가는 신경망에서 식욕 조절의 기능을 하는 것으로 알려져 있다. 따라서 hypothalamus paraventricular nucleus에서의 세로토닌 수용체의 활성이 증가하면 포만 중추를 자극하여 식욕 저하가 일어난다고 생각되고 있다.

세로토닌은 인간의 기분 조절과 연관성이 높아 주요 우울 장애와 연관된 주요 신경 전달 물질로 생각되고 있다. 많은 세로토닌 계열의 식욕 억제제가 주요 우울 장애 치료 연구 중 우연히 발견된 경우가 많다.

(2) 펜플루라민, 덱스펜플루라민 (fenfluramine, dexfenfluramine)

세로토닌 분비를 자극하면서 동시에 재흡수를 억제함으로써 신경 접합부 내의 세로토닌 용량을 증가시킨다(Davis와 Faulds, 1996).

1996년 미국 FDA에 의해 식욕 억제제로 승인 판매되었지만 1997년 펜터민과 병합요법으로 인해 심장판막 질환 및 폐동맥 고혈압을 일으킬 수 있다는 보고 이후(Connoly 등, 1997) 생산 및 판매가 중지되었다.

세로토닌 계열의 약물이 비만 치료제로 사용되고 있기 때문에 펜플루라민과 덱스펜플루라민의 폐동맥 고혈압을 일으키는 이유를 간단히 언급하자면 쥐 실험 결과, 이 약물들이 폐 소동맥 평활근 세포 소디움/포타슘 펌프에서 포타슘의 세포외 유출을 억제하게 되어 혈관 수축이 일어나게 되고, 이로 인해 폐동맥 혈압이 상승되는 것으로 설명하고 있다(Weir 등, 1996). 이 작용은 약물의 용량 의존적으로 반응하기 때문에 약물의 용량이 높을수록 더 강하게 일어난다고 한다(Weir 등, 1996). 같은 세로토닌 계열의 약물인 fluoxetine, venlafaxine 등은 포타슘의 세포외 유출을 억제하기는 하지만 혈압을 올리는 현상은 뚜렷하게 나타나지 않았다(Reeve 등, 1999).

펜플루라민/펜터민(fenfluramine/phentermine) 병합요법(fen-phen 요법)에서 심장 판막 질환이 나타나는 기전은 일반적으로 세로토닌은 폐에서 제거되는데 펜터민은 폐에서 세로토닌이 대사되는 것을 방해하기 때문에 병합 요법 시 펜플루라민으로 인해 높아진 세로토닌이 폐에서 대사되는 것으로 펜터민이 방해하게 되고, 이로 인해서 충분히 제거되지 못한 세로토닌이 좌측 심장판막으로 가서 과다형성 등의 변형을 일으키는 것으로 설명하고 있다(Connolly 등, 1997).

(3) 선택적 세로토닌 재흡수 억제제 (SSRI; Selective Serotonin Reuptake Inhibitors)

신경접합부 내에 유리된 세로토닌의 재흡수를 선택적으로 방해하여 신경접합부 내의 세로토닌 활동을 높이는 약물이다. 중추신경계 시상하부 식욕 조절 중추 내의 신경접합부 세로토닌의 농도가 높아져 세로토닌 수용체(5-HT$_{1B/2C}$) 활성도를 증가시키게 되어 포만감을 자극하게 되는 원리로 식욕 억제를 일으킨다(Yen과 Fuller, 1992)는 것이 현재까지 알려진 약물기전이다.

주 적응증은 주요 우울 장애, 강박 장애를 포함한 기타 불안 장애, 신경성 대식증(fluoxetine)으로 비만 치료제로 승인되어 있지 않다. 따라서 비만 치료제로 사용하는 것은 Off-Label로 사용하는 것이다.

신경성 대식증(bulimia nervosa) 진단 기준(DSM-IV-TR)

- 반복적으로 나타나는 폭식 삽화가 있으면서 매 폭식 삽화는 아래와 같은 증상을 가지고 있어야 한다.
  - 정해진 시간 동안(예를 들어 2시간 이내에) 대부분 사람들이 비슷한 기간과 비슷한 상황에서 일반적으로 먹는 양보다 확실히 많은 양의 음식을 먹는다.
  - 그 기간 동안에 먹는 것을 조절하는 능력을 상실했다는 느낌을 받는다. 즉 먹는 것을 멈출 수 없을 것 같다거나, 먹는 것을 얼마나 어떻게 조절해야 하는지 모르겠다거나 하는 식이다.
- 체중이 늘어나는 것을 막기 위해 반복적으로 나타나는 부적절한 보상 행동이 있다. 예를 들어 스스로 구토를 유발하거나 변비약, 이뇨제, 관장제 및 다른 약물을 사용하거나 굶거나 지나친 운동을 하는 식이다.
  - 폭식과 부적절한 보상 행동은 최소 주 2회, 평균 3개월가량 나타나야 한다.
  - 자기 자신에 대한 평가가 체중이나 체형에 의해 과도하게 영향을 받는다.
  - 신경성 거식증(anorexia nervosa)의 삽화 기간에만 일어나는 것이어서는 안 된다.
- Specify type
  - Purging Type: 신경성 폭식증의 현재 삽화 동안에 스스로 유발한 구토나 변비약, 이뇨제, 관장제 등의 사용이 규칙적으로 나타난다.
  - Nonpurging Type: 신경성 폭식증의 현재 삽화 동안에 환자는 다른 종류의 부적절한 보상행동, 예를 들어 굶거나 과도한 운동 등을 하지만 스스로 유발한 구토나 변비약, 이뇨제, 관장제 등의 사용은 보이지 않는다.

종류로는 Fluoxetine, Sertraline, Fluvoxamine, Citalopram 등이 있다. Fluoxetine은 신경성 대식증(bulimia nervosa)의 치료제로 FDA 인정을 받았고, 비만 치료에 있어서 시행된 연구에 따르면 단기간의 연구에서는 위약에 비해 의미 있는 체중 감소를 일으키고 있다(Levine 등 1989, Lawton 등, 1995, Ferguson과 Feighner, 1997, 박혜순, 1999). 하지만 장기간의 연구에 따르면 초기 체중 감소 이후 체중이 다시 증가하는 소견을 보이고 있다(Darga 등, 1991, Glodstine 등 1994, Michelson 등, 1999).

Sertraline, fluvoxamine, citalopram 등의 SSRI 약품들은 fluoxetine에 비해서 아주 유의한 연구 결과를 보여 주는 대규모의 연구는 시행되지 않았다. 부작용으로는 두통, 예민함, 불면, 어지러움, 불안, 오심, 설사, 식욕 저하, 소화 불량, 성욕감퇴, 사정 지연, 발기 부전 등이 알려져 있다.

비만 치료에서는 Off-Label로 사용되는 약물이기 때문에 용량에 대해서는 뚜렷한 기준이 없다. 따라서 이 모든 약물들이 주로 주요 우울 장애에 적응증을 가지고 있기에 주요 우울 장애 사용 용량으로 대신하도록 한다. Fluoxetine은 하루 20mg으로 시작해서 최대 80mg까지 사용한다. Sertraline의 경우 하루 50mg으로 시작해서 최대 200mg까지 사용한다. Fluvoxamine은 하루 50mg으로 시작해서 최대 일일 300mg까지 사용한다. Citaloram은 하루 20mg에서 시작해서 최대 60mg까지 사용 가능한 것으로 되어 있다.

02 노르에피네프린 계열의 약물

노르에피네프린은 도파민에서 생성된 에피네프린에서 메틸기가 빠진 물질로 체내에서 주로 부신 수질에서 분비되어 호르몬 역할을 하지만, 교감신경 및 대뇌 등의 신경세포에서 신경 전달 물질의 역할도 하고 있다.

대뇌에서는 locus coeruleus에서 분비되어 neocortex, amygdala, basal ganglia, thalamus, hypothalamus, cerebellum으로 형성된 신경망에서 신경 전달 물질의 역할을 한다.

대뇌 기저층의 hypothalamus lateral ventricular area에서 노르에피네프린 수용체의 활성화가 식욕중추를 자극하여 식욕억제 효과를 발휘하는 것으로 생각되고 있다.

이 계열의 약물들은 대부분 DEA 스케줄 III, IV에 해당하고, 국내에서는 향정신성 약물로 분류되어 있으므로 식약청 권고 사항을 감안하여 사용해야 한다. 권고 사항에 따르면 단기간(4주 이내)에만 투여해야 하지만 환자가 첫 4주 이내에 만족할 만한 체중 감량(1.8kg 이상)이 일어나거나 의사와 환자의 동의가 있었을 때는 기간 이상 사용을 지속할 수 있다. 하지만 최근 phentermine + topiramate 복합제제가 장기 처방에 대한 허가를 얻었기에 phentermine에 대한 장기 사용에 대해 재조명이 이루어지고 있지만, 이미 특허권이 끝난 약물의 장기 사용에 대한 대규모 연구가 이루어질 수 있을지 의문이다.

(1) 펜터민(phentermine)

미국 FDA에서 비만 치료제로 승인된 약물이며, DEA 스케줄 III로 의존과 남용에 대한 우려가 있고, 우리나라에서는 향정신성 약물로 분류되어 있다. 하지만 영연방 국가에서는 사용되지 않고 있는데, 그 이유는 약물에 대한 의존성과 중추신경계 부작용, 장기간 사용에 대한 안정성과 유효성 데이터가 적기 때문이다.

뇌 시상하부 식욕억제중추의 신경 접합부에서 노르에피네프린의 분비를 자극하여 식욕 억제를 유도하고, 교감신경계에 작용하여 열 생성 효과를 통해 체중 감량을 유도한다고 생각하지만 약물의 어떤 요소가 정확하게 체중을 감량하는지에 대해서는 아주 명확하게 증명되지 않다.

위 약군에 비해 유의한 체중 감량이 일어났다는 연구는 많이 시행되어 있다. 연구에 따라 다르지만 비만인에서 체중 감량 정도는 8~12% 정도로 보고되어 있다(Munro 등, 1968, Campbell 등, 1977, Williams와 Foulsham, 1981, 박용우, 2005, 최창진 등, 2005). 대표적인 연구를 보면 36주간 시행된 위약-대조군 실험에서 위 약군이 평균 4.8kg의 체중 감량이 일어난 데 비해 펜터민군은 12.2kg의 체중 감량을 일으켰다고 한다(Weintraub 등, 1984, 1992).

흔한 부작용으로는 두통, 구갈, 불면, 현기, 손떨림, 식은땀, 구역, 입마름, 변비 등이며 원발성 폐동맥 고혈압, 역류성 심장판막 질환, 심계항진, 빈맥, 혈압 상승 등의 심혈관계 부작용 및 과자극 작용, 불안감, 현기증, 불면증, 불쾌감 등의 중추신경계 부작용, 구갈, 설사, 변비 등의 위장관 부작용 등이 언급되어 있다. 임상적으로는 심혈관계 부작용에 대한 주의를 게을리하면 안 되며, 혈압 변화는 면밀히 관찰하는 것이 좋다.

성인 1일 1회 37.5mg 1정을 복용한다. 보통 하루 18.75mg 반정을 투여하기도 하고, 37.5mg 1정을 반으로 나누어 투여하기도 한다. 단지 야간에 사용하는 경우 불면을 유발할 가능성이 높다는 것을 고려해야 한다.

(2) 펜디메트라진(phendimetrazine)

펜터민과 마찬가지로 FDA에서 비만 치료제로 승인된 약물이며, DEA 스케줄 III로 의존과 남용에 대한 우려가 있고, 우리나라에서는 향정신성 약물로 분류되어 있다. 작용 기전도 펜터민과 비슷하게 뇌 시상하부 식욕억제중추의 신경접합부에서 노르에피네프린 분비를 자극하여 식욕 억제 효과를 유도한다고 추측되지만 뚜렷한 약물학적 기전이 명백하게 밝혀지지는 않았다. 비만 환자에서 체중 감량 정도에 대한 연구도 많이 시행되었고, 평균적인 체중 감량 정도는 5~14% 정도로 보고되었다(Cass, 1961, Ressler 와 Schneider, 1961, 서희선 등 2004).

부작용 프로파일도 펜터민과 비슷하다. 주의해야 할 것은 심혈관계 부작용과 정신과적 증상으로 혈압의 변화를 면밀히 관찰하는 것이 좋고, 정신과적으로는 정신분열증과 임상적으로 구분이 힘들 정도의 정신병적 증상을 나타내는 경우도 드물게 있을 수 있다.

성인 37.5mg 1정을 하루 2회 또는 3회 투여한다. 적게는 17.5mg(반 정)을 하루 한 번 투여하는 것으로 시작하기도 한다. 최대 용량은 6정까지이다. 늦은 밤에 투여 시 불면을 일으킬 가능성이 높다는 것을 감안해야 한다.

(3) Diethylpropion

FDA에서 비만 치료제로 승인된 약물이며 DEA 스케줄 IV, 국내에서는 향정신성 약물로 분류되어 있다. 뇌 시상하부 식욕억제중추의 신경접합부에서 노르에피네프린 분비를 자극하여 식욕 억제 효과를 유도하는 것으로 펜터민, 펜디메트라진 등의 약물과 작용기전이 비슷한 것으로 보고되고 있다. 위 두 약물에 비해 식욕 억제 효과가 상대적으로 약한 편이지만 부작용 역시 적은 편으로 보고된다.

각종 연구에 따르면 위 약군에 비해 체중 감량은 유의하게 일어나는 것으로 보고되고 있으며 체중 감량 정도는 연구에 따라 다르지만 적게는 4%에서 많게는 13.3%의 체중 감량을 보고하고 있다(Silverstone과 Solomon, 1965, McKay, 1973, Matthews, 1975). 하지만 Bray 등(1999)은 위약보다 체중 감량 효과가 유의하게 높기는 하지만 당시까지 시행된 연구가 대부분 단기간 연구에 불과하고, 중추 신경계 자극 증상, 의존성 및 심혈관계에 미치는 영향을 고려할 때 건강상 얻는 이득이 아주 높다고 생각하기에는 힘들다는 의견도 있었다.

일반적인 흔한 부작용은 펜터민, 펜디메트라진과 비슷하지만 정도가 약한 것으로 보고되었다. 단지 드물게 무과립구증과 백혈구 감소증의 가능성을 배제할 수 없다.

성인 1일 25mg 1정을 최대 3회까지 사용 가능하다.

(4) 마진돌(mazindol)

FDA에서 비만 치료제로 승인된 약물이며 DEA 스케줄 IV, 국내에서는 향정신성 약물로 분류되어 있다. 대뇌의 시상하부의 식욕억제중추가 아닌, 대뇌 중격야(septal area) 신경접합부에 주로 작용하여 노르아드레날린의 재흡수를 억제하여 노르아드레날린을 증가시켜서 식욕 억제를 일으키는 것으로 되어 있다.

비만 환자에 대한 연구 결과를 종합해 보면 위 약군에 비해 유의한 체중 감량을 일으키는 것으로 보고되었다(Sedgwick, 1975, Maclay 등, 1977, Walker 등, 1977). 15번 상염색체 이상으로 시상하부의 기능 이상을 일으켜서 지적 기능 저하와 식욕 항진에 의한 비만을 특징적으로 보이는 Pradder-Willi 증후군 환자 세 명에게 마진돌을 사용하여 한 명에서 체중 감량을 유의하게 일으켰다는 독특한 연구가 있었다(Obesity research vol 3 suppl. Nov.1995).

이상 반응으로는 신경 과민, 불면, 구갈, 변비, 빈뇨, 오심, 구토, 복부 팽만감 등이 있지만 펜터민, 펜디메트라진에 비해 그 정도가 적은 것으로 보고된다.

성인 1mg 1정 하루 3회부터 최대 1mg 2정 하루 3회까지 사용 가능하다. 대부분의 식욕 억제제가 그렇듯이 최소 용량부터 사용하여 점차 환자 반응에 따라 용량 조절을 하는 것이 좋다. 현재는 국내 수입이 되지 않고 있다.

03 세로토닌, 노르에피네프린 동시 작용 약물

식욕을 조절하는 주요 신경 전달 물질인 세로토닌, 노르에피네프린에 모두 작용하는 약물이다.

(1) 시부트라민(sibutramine)

시부트라민은 체중 감량에 있어 장기적 효과와 안전성을 인증 받았던 약물이었지만 2010

년 갑작스러운 시장 철수로 인해 비만 치료 약물 시장에 많은 혼란이 일어나게 되었다.

원래 항우울제로 개발되었던 약물이었지만 항우울제로서 효과는 실망스러웠다(Kelly 등, 1995). 하지만 당시 참여한 환자들에서 유의한 체중 감량이 일어났고, fluoxetine과는 달리 치료 6개월 이후에도 지속적인 체중 감량을 유지한다는 점 때문에 비만 치료제로 승인을 받게 되었다.

1년간의 이중 맹검 연구에서 체중 감량 정도가 위 약군에서 30%, 시부트라민군에서 60%가 일어난다는 연구 결과를 근거로 1997년 미국 FDA에서 비만 치료제로 승인되었다. 1999년 유럽에서 판매 승인이 되었으며, 국내에 2002년 출시되었다.

2006년에서 2009년까지 유럽 시판 후 요건 충족을 위하여 55세 이상, 심혈관 질환이나 당뇨 질환이 있는 비만 환자를 대상으로 SCOUT(Sibutramine Cardiovascular Outcomes Trial) 연구를 시행하는 중, 위 약군에 비해 시부트라민 환자군에서 심근경색증, 비치명적 뇌졸중, 심장마비 이후 소생, 심혈관 사망 위험이 16% 증가했다. 두 그룹 간의 심혈관 사망 또는 모든 원인으로 인한 사망률은 차이가 없었다. 이에 따라 2010년 9월 심혈관계 부작용에 비해 체중 감량으로 얻는 건강상의 이득이 적다는 판단하에 FDA의 권고에 따라 제조사인 애보트에서 시장 철수를 결정했다.

시부트라민은 뇌 시상하부 식욕억제중추에서 세로토닌과 노르에피네프린 재흡수 억제 효과(SNRI; Selective Serotonin Norepinephrine Reuptake Inhibitors)를 통해 신경접합부 내의 세로토닌과 노르에피네프린 농도를 올려서 식욕중추의 포만감을 유발하여 공복감을 줄여 주고, 노르에피네프린에 의한 교감신경 흥분 작용을 통하여 체내 열 생산을 촉진하여 기초대사량을 증가시키는 작용을 한다.

(2) 벤라팍신(venlafaxine)

시부트라민과 마찬가지로 SNRI이지만 비만 치료제로는 승인받지 않았고, 항우울제로 승인받은 약물이다. 시부트라민의 시장 철수 이후, 비슷한 효과를 기대하여 off-label로 사용되고 있다. 원 적응증은 주요 우울 장애, 불안 장애, 강박 장애에 주로 사용된다.

벤라팍신 자체의 비만 치료 효과에 대해서는 연구가 많지 않다. 일부 연구에서 신경성 대식증에서 폭식 증세를 줄이는 효과가 있다는 보고가 있다(Malhotra 등, 2002).

흔한 부작용으로는 메스꺼움, 졸림, 입마름, 어지러움, 변비, 불안, 성관계 시 사정이나 절정감 이상 등이다. 갑자기 약물을 중단할 때 금단 증후군을 보일 수 있는데 어지러움, 불안,

메스꺼움, 감각 이상, 불면 등이 올 수 있으므로 2~4주에 걸쳐 천천히 끊도록 권한다.

비만 치료로는 off-label로 사용하는 것이기 때문에 주요 우울 장애에서의 용량을 참고적으로 제시하겠다. 보통 하루 75mg으로 시작해서 최대 225mg까지 사용 가능하다.

04 GABA에 작용하는 약물

(1) 토피라메이트(topiramate)

1979년 경구용 혈당강하제로 개발되었지만, 항경련제 및 양극성 장애, 편두통 등에 승인을 받아 사용되고 있는 약물이다. 1999년 이 약물을 투여받던 간질 환자에서 지속적인 체중 감소 효과가 확인되어 2000년부터 비만 치료제로서의 가능성을 타진하는 여러 가지 연구가 시행되었지만 2007년 이후 뚜렷한 연구가 진행되고 있지 않다. 현재 비만 치료를 위해 off-label로 사용하고 있다. 하지만 최근 phentermine과 복합제제인 qsymia라는 장기 처방 가능 약물이 등장하게 되어 그 사용에 대해 관심이 높아지고 있다. 이 부분은 다음 장에서 다루고, 이번 장에서는 topiramate에 집중하도록 하겠다.

체중 감량에 대한 초기 연구에서는 체중 감량의 주요 원인은 에너지 소모 증진에 의한 것으로 생각했지만, 최근 연구에 따르면 에너지 소모 증진이 아닌 식욕 억제, 특히 '식욕'보다는 '탐닉'을 줄이는 효과로 보고 있다. 다음 장에서 다루겠지만 phentermine + topiramate 제제인 qsymia의 경우 phentermine을 이용하여 초기 식욕을 줄이고, 지속형 제제로 가공된 topiramate를 이용해서 후기 탐닉(craving)을 조절하는 것으로 설명하고 있다.

동물 실험 및 간질 환자, 신경성 대식증 환자의 체중 감량 효과에 대한 연구도 진행이 되어 있고(Picard 등, 2000, Richard 등, 2000, Benmenachem 등, 2003, Mcelroy 등 2003) 비만 환자에 대한 체중 감소 연구도 꽤 많은 모집단을 이용해 진행되었다. 당시 연구들을 종합해서 보면 위 약군에 비해 체중 감량이 유의하게 높고, 약물 용량이 높을수록 체중 감량이 잘 일어나지만 200mg 이상에서는 용량이 증가해도 체중량이 더 유의하게 일어나지 않으며, 약물 투여 1년까지도 지속적으로 체중 감량이 일어난다(Bray 등, 2003, Wilding 등, 2004).

흔한 부작용으로는 손 떨림, 졸음, 현기 등이고, 드물지만 주의해야 할 부작용으로는 이차성 협우각 녹내장과 관련된 급성 근시 증후군과 신결석 형성의 위험 증가, 고염소 혈증성 대사성 산증이 발생할 가능성이 있다는 것이다. 이런 경우 빨리 약물을 중단하는 것이 추천된다. 이런 부작용의 기전은 이 약물이 가지고 있는 carbonic anhydrase 억제 효과 때문으로 설명되고 있다.

항경련제로 분류된 약물로 아직 비만 치료제로 승인받지 않아 off-label로 사용해야 한다. 비만 치료에 대한 뚜렷한 용법 용량은 없기 때문에 항경련제로서 치료 용법, 용량을 참고하는 것이 좋다. 첫 번째 주는 저녁 25mg 투여, 1~2주 간격으로 25mg씩 증량해 나간다. 연구에 따르면 체중 감량의 최대 용량은 하루 200mg이고, 이보다 더 높은 용량을 사용해서 체중 감량 정도는 별 차이가 없다(Bray 등, 2003).

05 노르에피네프린과 도파민에 약한 작용을 하는 약물

(1) 부프로피온(bupropion)

항우울제 및 금연 보조제로 인증받은 약물로 우울증 환자에서 체중 감량이 일어나고, 금연 후 체중 증가를 억제한다는 면에서 비만 치료제로서의 역할을 기대했으나 노르에피네프린 계열 약물에 비해 체중 감량이 높지 않아 크게 각광받지 못하던 약물이다. 최근 naltrexone과 복합제제인 contrave가 등장하여 그 가치를 재조명받고 있다. 이 부분은 다음 장에서 다룰 것이기에 부프로피온에 대해서만 간단히 설명하려고 한다.

주된 작용 기전은 노르에피네프린과 도파민의 재흡수를 억제하여 수용체 후 신경의 활성도를 높이는 것으로 추정된다. 진정 작용 및 항콜린성 부작용 발현이 적다는 점에서 사용을 고려할 만한 약물로 보인다. Anderson 등(2002) 연구에 따르면 큰 부작용 없이 체중 감량이 유의하게 일어난다고 보고하였다.

드물지만 400mg 이상의 용량에서는 감수성이 높은 환자에서 4/1000의 확률로 경련 유발의 가능성이 있으므로 과거 경련 발작이 있었거나 뇌 손상, 신경성 대식증 환자에서는 금기이다(Glaxo Welcome, 2000).

비만 치료로는 off-label로 사용되기 때문에 정확한 용량 및 용법은 확증된 것이 없다. 참고적으로 금연 및 항우울을 위한 용량은 75mg 하루 2회 투여로 시작해서 반응에 따라 용량을 올려 최대 하루 450mg까지 허용 용량이다.

(2) 흡수 억제제

섭취한 음식 중 특정 성분이 체내에 흡수되는 것을 방해하여 체중 감량을 일으키려는 목적으로 사용되는 약물들이다. 건강기능식품 중에 키토산은 지방 흡수를 방해하는 것으로 알려져 있고, phaseolus vulgaris는 탄수화물 흡수를 방해한다고 알려져 있지만 그 효과에 대해서는 과학적인 근거가 아직 부족하다. 따라서 지방 흡수 억제제로 널리 사용되고 있는 전문의약품인 orlistat만 소개하겠다.

1) 올리스타트(orlistat)

1997년 FDA에서 비만 치료제로 승인받은 이후 장기간 투여 효과 및 안전성에 힘입어 가장 많이 사용되는 비만 치료제 중의 하나이다. 현재 비만 치료 약물로는 물론 제2형 당뇨병의 치료 및 예방, 고혈압 환자에서의 혈압 개선 효과 등이 검증되고 있다.

우리가 섭취하는 중성지방(TG; Triglycerol)은 췌장에서 분비되는 지방분해효소에 의해 2개의 유리지방산과 1개의 MG(Monoacylglycerol)로 분해되어 답즙과 결합하여 체내로 흡수되게 되는데, orlistat는 췌장 지방분해효소에 결합하여 TG를 분해하지 못하도록 하여 체내로 지방이 흡수되지 않도록 막는다(Zhi 등, 1994). 평균적으로 섭취한 지방의 30% 정도의 흡수를 방해하는 것으로 보고되고 있다(Borgstrom, 1988, Guerciolini, 1997).

올리스타트의 유의한 체중 감량 효과는 이미 많은 연구가 뒷받침하고 있다(James 등, 1997, Finer 등, 2000). 장기 사용에 있어서 감량된 체중의 유지 및 안전성에 대한 연구도 유의한 결과를 보여 주고 있다(Sjorstrom 등, 1998, Davidson 등, 1999, Rossner 등, 2000, Torgerson 등, 2004). 또한 심혈관 위험 요소인 총 콜레스테롤, 저밀도 지단백 콜레스테롤, 식전 혈당, 당화 혈색소, 수축기 및 이완기 혈압, 허리둘레, 허리둘레/엉덩이둘레 비율의 개선 효과도 위 약군에 비해 유의하였다(Zavoral, 1998, Lindgarde, 2000, Despres 등, 2001, Keating 등 2001, Tong 등, 2002).

올리스타트는 약리학적으로 위장관 내에서만 작용하여 체내 흡수가 유의하지 않으므로 대부분의 부작용은 위장관 부작용이다. 주로 지방변, 배변의 증가, 지방 배출, 묽은 변, 설사, 복통, 급변, 복부 팽만감, 방귀, 대변 실금 등이며 주로 복용 초기에 나타나서 오래 지속되지 않는다.

하루 1캡슐(120mg) 3회 복용을 원칙으로 한다. 이보다 고용량을 쓴다고 해서 더 많은 지방 흡수 억제 효과가 있지는 않다. 최근 1캡슐 60mg 제형이 발매되고 있다.

(3) 열 생성 촉진제

한방 비만 치료 시 많이 사용하는 '마황'이 에페드라 알카로이드(ephedra alkaloids)의 원료이며, 에페드라 성분을 포함하고 있는 일부 건강보조식품 판매 회사가 체중 감량에 효과가 있다고 선전하며 판매하였지만 2004년 2월부터 미국 FDA에 의해서 식품 형태의 에페드라 사용은 엄격히 금지되어 있다. 국내 식약청에서도 에페드라 성분이 포함된 건강보조식품은 판매 금지된 상태지만 인터넷을 이용한 해외 구매를 통해 아직도 시중 유통은 적지 않은 편이다. 비만 클리닉이나 한방 비만 클리닉에서 사용되고 있는 방풍통성산도 결국 에페들 성분을 함유하고 있다.

에페드린(ephedrine)은 에페드라 알칼로이드(ephedra alkalods) 이성체의 하나로, 카페인(caffeine)과 복합제제로 사용되고 있다. 천식 환자에서 에페드린/카페인 복합제제 투여 시 체중 감량이 일어난다는 보고는 이미 1972년부터 보고되었다(Malchow-Moller 등, 1981, Miller 등, 1986).

1) 에페드린 + 카페인 복합제(ephedrine + caffeine)

교감신경 말단에서 노르에피네프린 분비를 자극하여 교감신경 흥분 작용을 일으켜서 말초에서 열 생성 촉진을 통한 대사량 증진을 통해 체중 감량을 꾀하는 약물이지만, 아직 비만 치료제로 승인받지는 못하고 off-label로 사용되고 있다.

실제 체중 감량 효과의 25% 정도가 열 생성 증가에 의한 것이며 나머지 체중 감량 효과 75% 정도는 식욕 억제 효과 때문이라는 연구도 있다(Astrup과 Toubro, 1993).

임상 연구 결과에 따르면 에페드린, 카페인 모두 단독으로 사용했을 때는 체중 감량 효과는 유의하지 않았다(Pasquali 등, 1985, Shekelle 등 2003). 하지만 에페드린과 카페인의 병합요법시 열 생성을 위한 산소 소모량이 유의하게 증가되었고(Astrup 등, 1991), 비만 환자에서 유의한 체중 감소가 나타났다(Astrup 등, 1992).

주로 호소하는 이상 반응으로는 기분 고양, 우울감, 불안감, 진전, 불면, 발한, 메스꺼움, 구토, 복통, 심계 항진, 두통, 고혈압 등이 있다. Astrupt 등(1992)에 따르면 결국 가장 문제가 되는 것은 심박동수 증가 및 혈압 상승, 장기간 사용에 대한 안정성 및 유효성 부족이 이 약물의 사용에 제한이 될 수밖에 없다고 하였다.

현재 국내 출시되는 제형들은 에페드린과 카페인의 함유량이 모두 조금씩 다르고, 아스피린과 아세타미노펜이 혼합되어 있는 경우가 많기 때문에 함유량을 확인하고 적절하게 사용하는 것을 권한다. 상기도염 치료제로 허가받은 약품들이 대부분이며 이때 권유되는 용법 용량은 성인 1일 3회, 식후 30분 복용이다.

(4) 기타 약물

1) 베타 히스티딘(beta-histidine)

Histamine 유사 약물로 현훈을 호소하는 진정 기관 질환의 치료제로 메니에르병에 주로 사용되고 있으며, off-label로 비만 치료제로 가끔 사용되곤 한다.

히스타민-1, -3 수용체 길항제로 신경접합부 내 히스타민 분비를 촉진하여 hypothalamus에 작용하여 식욕을 조절하는 것으로 추정되고 있다(Clineschmidt 등, 1973, Itowi 등 1988).

메니에르병에서 치료 용량은 하루 36mg인데, 이보다는 좀 더 높은 용량에서 식욕 억제 효과가 나타날 것으로 추정된다(임상비만약물학, 2009). 큰 부작용이 없다는 점에서 관심을 갖게 하는 약물이다.

2) 날트렉손(naltrexone)

정신과 영역에서 알콜 중독 등의 중독성 질환에 사용되는 약물로, 항비만 약물로는 단독 사용이 흔하지 않았지만, 최근 bupropion과 복합제제인 contrave가 등장하여 재조명받고 있다. 이에 대해서는 다음 장에서 좀 더 자세히 소개할 것이다.

3) 알긴산 제제(alginic acid)

일반 의약품으로 분류된 제제로, 갈조류(미역, 다시마)의 세포막을 구성하는 폴리사카라이드 성분인 알긴산의 수분 흡수 후 팽창하는 특성(자기 무게의 200~300배)을 이용하여 섭취 후 위장관 내에서 포만감을 주는 목적으로 개발된 제제이다.

이렇게 팽창된 알긴산은 인간의 소화기 내에서 부피 증강 효과를 나타낸 후, 흡수되지 않고 배변 활동을 통해 배출되는데, Paxman 등에 따르면 알긴산 복용군이 대조군에 비해 30% 정도 배고픔을 적게 호소하며, 섭취 열량도 10% 정도 감소한다고 한다.

국내에 다양한 제품들이 출시되어 있다. 대부분이 정제지만, 최근 기존 정제에 비해 위장관 내 잔류효과를 증진시켜 포만감을 더 증가시킨다고 하는 과립형 제제 및 캡슐형 제제들이 등장하였다(로하스메디 2018).

4) Metformine

제2형 당뇨병 치료제 중 하나인 metformine도 비만 치료에 off-label로 사용되곤 하지만 국내 사용 빈도가 높지 않아 이름만 소개한다.

06 건강기능 보조식품

병원 내 건강보조식품의 판매가 허용되고, 비만 치료제 중에서 기대를 모았던 약물들의(시부트라민, 리모나반트 등) 갑작스런 시장 철수에 의해 새로운 약물에 대한 기대 수요는 높지만, 현재 연구 중인 약물들이 현실화되는 데는 어려움이 많다. 또한 거듭되는 매스컴의 부정적인 보도에 의해 비만 약물들을 사용하는 데 무리가 따르며, off-label 약물을 사용하는 데 의사들의 부담감도 높아 가는 것도 현실이다. 이에 약물이 아닌 건강기능식품에 대한 관심도가 높아 가고, 몇몇 제약 회사 및 건강식품 회사에서 '체중 감량'을 내세운 기능성 식품들을 계속해서 출시하고 있고, 소비자들에게 그 이름이 알려진 기능성 식품들도 많은 실정이다. 따라서 현재 체중 감량 목적으로 많이 쓰이고 있는 건강기능식품을 간단히 언급하고자 한다.

(1) 녹차 추출물(Green tea extract)

위 및 췌장의 지방분해 효소의 활성을 방해하여 지방 흡수를 억제한다고 하지만 실험실 연구 결과이고 생체 연구는 아직 시행되지 않았다. 녹차에 포함된 caffeine 때문에 대사율이 올라가서 체중 감량 효과가 있을 것이라는 추정은 많지만 아직 과학적으로 입증되지는 않았다.

(2) Paseolus vulgaris

강낭콩에서 추출한 물질로 소화관 내에서 다당류 분해 효소인 alpha-amylase의 작용을 억제하여 탄수화물 흡수를 억제한다고 하지만 역시 명확한 입증은 되어 있지 않다.

(3) 키토산

게, 가재 등 갑각류 껍질에서 추출된 키틴에서 유래된 물질로 지방을 흡착하여 지방 흡수를 방해한다고 알려져 있지만 그 저하 정도와 항비만 효과, 안정성에 대한 명확한 입증은 없다.

(4) 식이섬유

사과 껍질로 주로 이야기되는 펙틴, 질경이 씨앗으로 주로 알려져 있는 psyllium 등 식이섬유가 풍부한 건강보조식품류로 섭취된 식이섬유들이 수분을 흡수하여 팽창하면 포만감을 유도한다고 하지만 항비만 효과는 뚜렷하지 않다.

(5) L-carnitine

기능성 음료로도 출시되어 있고 일반 의약품으로도 출시되어 있다. 주로 미토콘드리아 내로 지방산을 이동시키는 기전으로 설명을 하고 있지만 뚜렷한 항비만 효과가 검증되지는 않았다.

(6) 복합 리놀렌산(CLA; Conjugated Linoleic Acid)

달맞이꽃, 종자유 등으로 알려져 있지만 지방산의 일종으로 지단백 지방분해효소를 방해하여 지방 축적을 억제한다고 하지만 그 효과에 대해서는 상반된 의견들이 많다.

(7) 방풍 통성산

- '(3) 열 생성 촉진제' 참고(p.126)

참고문헌

- 로하스메디. 위드풀 과립. 2018
- 박용우. 비만 환자에서 펜터민의 유효성 및 안전성. 대한비만학회지 2005;13(1):1-8.
- 박혜순. 비만 환자에서 12주 Fluoxetine 치료의 용량별 체중 감량 및 식욕 감소 효과. 대한비만학회지: 제8권 제2호 1999;79-88.
- 서희선, 이선녀, 최준영, 김상만, 이규래. 비만 환자 치료시 푸링 정의 유효성 및 안정성 평가를 위한 연구. 대한비만학회지 2004; 13(4):230-238.
- 임상비만약물학, 한미의학 2009; 158-159.
- 최창진, 김정수, 김성래, 강재헌, 박혜순. 비만 환자에서 펜터민의 유효성과 안정성 평가를 위한 이중맹검 다기관 공동 위약 비교 임상시험. 대한비만학회지 2005;14(3):155-162.
- Anderson JW, Greenway FL, Fujioka K, Gadde KM, McKenney F, O'Neil PM, Bupriopion SR enhances weight loss: a 48-week doubleblind, placebo-controlled trial. Obe Research 2002;10:633-641.
- Astrup A, Breum L, Toubro S, Hein P, Quaade F, The effect and safety of an ephedrine/caffeine compound compared to ephedrine, caffeine, and placebo in obese subjects on an energy restricted diet. A double blind trial. Int J Obes Relat Metab Disorder 1992;16:269-277.
- Astrup A, Toubro S, Cannon S, Hein P, Madsen J. Thermogenic synergism between ephedrine and caffeine in healthy volunteers: a couble blind controlled study Metabolism 1991;40:323-329.
- Astrup A, Toubro S. Thermogenic, metabolic and cardiovascular responses to ephedrine and caffeine in man. Int J Obes Relat Meta Disord. 1993:17(suppl):S41-S43.
- Benmenachem E, Axelsen M, Johanson EG, Stagge A, Smith U. Predictors of weight loss in adults with topiramate-treated epilepsy. Obesity Res 2003;11:556-62.
- Borgstrom B. Mode of action of tetrahydrolipstatin: a derivative of the naturally occurring lipase in hibitor lipstatin. 1988;Biochim Biophys Acta 1988;962:308-316.
- Bray GA. Drug treatment of obesity. Best Pract. Res. Clin. Endocrinol. Metab 1999;13:131-148.
- Bray GA, Hollander P, Klein S, Kushner R, Levy B, Fitchel M, Perry BH, for the U.S. Topiramete Research Group. a 6-month randomized, placebo-controlled, dose ranging trial of topiramate for weight loss in obesity. Obesity Res 2003;11:722-33.
- Blundell JE. Is there a role for sorotonin in feeding. Int J Obes. 1977;1(1):15-42.
- Campbell AJ, Bhalla LP, Streel JM, Duncan LJP. A controlled treial of phentermine in obese diabetic patients. Practitioner 1977;219;851-855.
- Cass LJ, Evaluation of phendimetrazine bitartrate as an appetite suppressant. Can Med Assoc J. 1961;84:1114-1116.
- Clineschmidt BV, Lotti VJ. Histamine: instraventricular injection suppresses ingestive behavior of the cat. Arch Int Pharmacodyn Ther 1973;206:288-298.
- Connolly HM, Grary JL, McGoon MD, Henstrud DD,Edwards BS, Edwards WD, Schaff HV. Valvular heart disease associated with fenfluramine-phentermine. N Eng J Med. 1997 Aug 28;337(9);581-8. Erratum in; N Eng J Med 1997 Dec 11;337(24);1783.
- Darga LL, Carroll-Michals L, Botsford SJ, Lucas CP, Fluoxetine's effect on weight loss in obese subjects. Am J Clin Nutr.1991 aug;54(2);321-5.
- Davidson, M.H., Hauptman, J., Digirolamo, K., Foreyt, J. P., Halsted, C.H., Heber, D., Heimburger, D.C., Lucas, D.P., Robbins, D.C., Chung, J., and Heymsfield, S.B. Long-term weight control and risk factor reduction in obese subjects treated with orlistat, a lipase inhibitor. JAMA 281, 1999, 235-242.

- Davis R, Faulds D, Dexfenfluramine. An updated review of its therapeutic use in the management of obesity. Drugs.1996 Nov;52(5):696-724.
- DEA (Drug Enforcement Administration), www.usdoj.gov/dea/.
- Despres, J-P., Lemieux, I. and Prud`homme D. Treatment of obesity; need to focus on high risk abcominally obese patients. Br. Med. J. 326, 2001, 716-720.
- Ferguson JM, Feighner JP. Fluoxetine-induced weight loss in overweight non-depressed humans. Int J Obes. 1987;11 Suppl 2:163-70.
- Finer, N., James, W.P.T., Kopelman, P.G., Lean, M.E.J., and Williams, G. One-year treatment of obesity: a randomized, double-bind pacebo-controlled, multi-center study of orlistat, a gastointestinal lipase inhibitor. Int. J. obes. Relat. metab. disord. 23, 2000, 1-8.
- Glaxo Welcome Product information for Wellbutrin-SR Tablets. Research Triangle Park, NC: Glaxo Welcome;2000.
- Goldstein DJ, Rampey AH Jr, Enas GG, Potvin JH, Fludzinski LA, Levine LR, Fluoxetine: a randomized clinical trial in the treatment of obesity. Int J Obes Relat Metab Disord. 1994 Mar;18(3):129-35.
- Guerciolini R. Mode of action of orlistat. Int J Obes 1997;21:S12-S23.
- Itowi N, Nagi K, Nakagawa H, Watanabe T, Wada H, Changes in the feeding behavior of rats elicited by histamine infusion. Physiol Behav 1988;44:221-226.
- James W.P.T., Avenell, A., Broom, J., and Whitehead, J. A one-year trial to assess the value or orlistat in the management of obesity. Int. J. Obes. Relat. Metab. Disord. 21 (Suppl.), 1997, S24-S30.
- J.R. Paxman et al., Daily ingestion of alginate reduces energy intake in free-living subjects. ,Appetite 2008.
- Keating, G.M. and Jarvis, B. Orlistat in the prevention and treatment of type 2 diabetes mellitus. Drugs 61, 2001, 2107-2119.
- Lawton CL, Wales JK, Hill AJ, Blundell JE, Serotoninergic manipulation, meal-induced satiety and eating pattern: effect of fluoxetine in obese female subjects. Obes Res. 1995 Jul;3(4):345-56.
- Levine LR, Enas GG, Thompson WL, Byyny RL, Dauer AD, Kirby RW, Kreindler TG, Levy B, Lucas CP, Mcllwain HH, et al. Use of fluoxetine, a selective serotonin-uptake inhibitors, in the treatment of obesity: a dose-response study (with a commentary by Micael Weintraub). Int J Obes. 1989;13(5):635-45.
- Lindgarde, F., on behalf of the Orlistat Swedish Multimorbidity Study Group. The effect of orlistat on body weight and coronary heart disease risk factor profile in obese patients: the Swedish Multimorbidity Study. J. Intern. Med. 248, 2000, 245-254.
- Malchow-Moller A, Larsen S, Hey H, Stokhom KH, Juhl E, Quaade F. Ephedrine as an anorectic: the story of the "Elsinore pill". Int J Obes 1981;5:183-187.
- Malhotra S, King KH, Welge JA, Brusman-Lovins L, McElroy SL. Venlafaxine treatment of binge-eating disorder associated with obesity; a series of 35 patients. J Clin Psychiatry. 2002 Sep;63(9):802-6.
- Matthews PA. Diethylpropion in the treatment of obese patients seen in general practice. Curr Ther Res Clin Exp 1975;17(4):340-346.
- Mcelroy SL, Arnold LM, Shapira NA, Keck PE, Karim MR, Kamin M, Hudson JL, Topiramate in the treatment of binge eating disorder associated with obesity: a randomized, placebo-controlled trial. Am J Psychiatry 2003;160:255-61.
- McKay RHG. Long-term use of diethylpropion in obesity. Curr Med Res Opin 1973;1:489-493.
- Michelaosn D, Amsterdam JD, Quitkin FM, Reimberr FW, Rosenbaum JF, Zajecka J, Sundell KL,

- Kim Y, Beasley CM Jr, Changes in weight during a 1-year trial of fluoxetine. Am J Psychiatry. 19999 Aug;156(8):1170-6.
- Miller DS. A controlled trial using ephedrine in the treatment of obesity [letter]. Int J Obes 1986;10:159-160.
- Munro JF, MacCuise AC, Wilson EM, Cuncan LJP, Comparison of continuous and intermittent anoretic therapy in obesity. BMJ 1968;1:352-356.
- Pasquali R, Baral아 G, Cesari MP, et al. A controlled trial using ephedrine in the treatment of obesity. Int J Obes 1985;9:93-98.
- Picard F, Desharies Y, Lalonde J, Samson P, Ricahrd D. Topiramate reduces energy and fat gains lean (Fa/?) and obesis (fa/fa) Zucker rats. Obesity Res 2000;8:656-663.
- Richard D, Ferland J, Lalonde J, Samson P, Desharies Y, Influence fo topiramate in the regulation of energy balance. Nutrition 2000;16:961-966.
- Ressler C, Schneider SH. Clinical evaluation of phendimetrazine bitrate. Clin Pharm Ther 1961;7:727-732.
- Rossner, S., Sjostrom, L., Noack, R., Meinders, A.E., and Noseda, G. Weight loss, weight maintenance, and improved cardiovascular risk factors after 2 years of treatment with orlistat for obesity. Obes. Res. 2000, 8:49-61.
- Sedgwick JP, Mazindol in the treatment of obesity. Practitioner 1975;214;418-420.
- Shekelle PG, Hardy ML, Sally C, et al. Efficacy and safety of ephedra and ephedrine for weight loss and athletic performance. JAMA 2003;289(12):1537-45.
- Silverstone JJ, Solomon T. The long-term management of obesity in gereal practice. Br J Clin Pract 1965;19:395-398.
- Sjostrom, L., Rissanen, A., Andersen, T., Boldrin, M., Golay, A., Koppeschaar, H.P., and Krempf, M. Randomized placebo-controlled trial of orlistat for weight loss and prevention of weight regain in obese patients. European Multicentre Orlistat Study Group. Lancet 352, 1998, 167-172.
- Tong, P.C.Y., Lee, Z.S.K., Sea, M-M., Chow, C-C., Ko, G.T.C., Chan, W-B., So, W-Y., Ma, R.C.W., Ozaki, R., Woo, J., Cockram, C.S., and Chan, J.C.N., The effect or orlistat-induced weight loss, without concomitant hypocaloric diet, on cardiovascular risk factors and insulin sensitivity in young obese Chinese subjects with or without type 2 diabetes. Arch. intern. Med. 162, 2002, 2428-3245.
- Torgerson JS, Hauptman J, Boldrin MN, et al. XENical in the preverntion of diabetes in obese subjects (XENDOS) study: a randomized study of orlistat as an adjunct to lifestyle changes for the prevention of type 2 diabetes in obese patients. Diabetes Care 2004; 27(1): 155-61.
- Walker BR, Ballard LM, Gold JA. A multicenter study comparing mazindol and placebo in obese patients. J Int Med Res 1977;5:85-89.
- Weintraub M, Hasday JD, Mushlin AI, Lockwood DH. A couble-blind clinical-trial in weight control-use of fenfluramine and phentermine alone and in combination. Arch Int med 1984;144;1143-1148.
- Weintraub M, Sundaresan PR, Madan M, Schuster B, Balder A, Lqasagna L, et al. Long-term weight control study, 1(weeks 0 to 34)-the enhancement of behavior-modification, caloric restriction, and exercise by fenfluramine plus phentermine versus placebo. Clin Pharmacol Ther 1992;51:586-594.
- Weir EK, Reeve HJ, Huang E, Michaelakis D, Nelson V, Hampl, Archer SL. Anorexic agents aminorex, fenfluramine and dexfenfluramine inhibit potassium current in rat vascular smooth muscle and cause pulmonary vasoconstriction. Circulation 1996; 94:2216-2230.
- Wilding J, Gaal LV, Rissanen A, Vercruysse F, Fithcet M for the OBES-002 study group. A randomized

- double-blind placebo-controlled study of the long-term efficaty and safety of topiramate in the treatment of obese subjects. Int J Obes 2004;28:1399-1410.
- Williams RA, Foulsham BM, Weight reduction in osteoarthritis using phentermien. Practitioner 1981;225(1352):231-232.
- Yen TT, Fuller RW, Preclinical pharmacology of fluoxetine, a serotonergic drug for weight loss. Am J Clin Nutr. 1992 Jan;55(1 Suppl); 1775-1805.
- Zavoral, J.H. Treatment with orlistat reduces cardiovascular risk in obese patients. J. Hypertension 16, 1998, 2013-2017.
- Zhi, J., Melia, A.T., Guerciolini, R., Chung, J., Kinberg, J., hauptman, J.B., and Pate, I.H. Retrospective population-based analysis of the dose-response (fecal fat excretion) relationship of orlistat in normal and obese volunteers. Clin. Pharmacol. Ther. 56, 1994, 82-85.

8 Chapter
비만 치료의 새로 나온 약물요법
-Belviq, Contrave, Saxenda, Qsymia

김선형 지세븐의원 / 윤장봉 아트라인클리닉 / 이경은 넬의원

01 개론

2007년 sibutramine(Reductil®)이 시장에서 철수된 이후, 기존 phentermine, phendimetrazine 외 뚜렷한 항비만 약물이 없었지만, 최근 lorcaserin(Belviq®), bupropion과 naltrexone 복합제(Contrave®), liraglutide(Saxenda®)가 출시되었고, 곧 phentermine과 topiramate 복합제(Qsymia®)가 국내 허가를 취득한 후 시장에 나타나게 되고, 이들 새로운 항비만 약물은 좀 더 깊게 다루는 것이 필요하다고 생각하여 새로 나온 항비만 약물들만 이 장에서 다루고자 한다. 하지만 한정된 지면 때문에 아주 자세한 설명보다는 임상적 의의 및 사용에 초점을 맞춰 개괄적으로 다루게 될 것이다.

새롭게 출시된 항비만 약물

Lorcaserin(Belviq®)
Bupropion + naltrexone 복합제(Contrave®)
Liraglutide(Saxenda®)
Phentermine + topiramate 복합제(Qsymia®)

02 Lorcaserin(Belviq®)

2012년 장기 처방이 가능한 식욕 억제제로 FDA의 승인을 얻은 약물이다. 로카세린의 기본 작용기전은 선택적인 5-HT$_{2c}$ receptor agonist이다. 세로토닌을 매개로 식욕 억제 효과를 나타냈던 약물로는 Fenfluramine 등이 있는데, 이는 선택적으로 작용하지 않고 비선택적인 방식으로 작용하며 뇌 안의 식욕억제중추에 국한되어서 작용하는 것이 아니고, 심장판막의 간질세포 등에도 영향을 미쳐서 판막병증과 같은 부작용을 일으켜 시장에서 퇴출된 바 있다. 그에 비해 로카세린은 세로토닌의 agonist이면서 특히 심장이나 폐와 같은 곳에 있는 세로토닌 수용체(A나 B타입)에 비해 뇌의 식욕중추에 주로 분포하는 C타입 수용체에만 선택적으로 작용하여 기존의 판막병증과 같은 부작용을 방지할 수 있었다. 이에 관한 근거로 Bloom 연구에서 심초음파를 통해 로카세린군과 대조군을 비교하여 차이가 없음을 보였다.

로카세린의 승인을 위해 Bloom, Blossom, Bloom-dm study가 있었다. Bloom study는 3128명을 대상으로 한 이중맹검 무작위 비교 연구였으며, 로카세린의 2년간 복용의 안전성과 효과에 관한 것이었다. 1년간은 체중 감량 효과를 2년차는 감량된 체중을 유지하는 효과에 관한 것이었다. 1년 후 5%, 10% 이상 체중 감량에서 위약에 비해 로카세린은 통계적으로 (p<0.001) 유의미한 차이를 보였다. 체중 유지율면에서 위약에 비해 로카세린을 복용한 군에서 통계적으로(P<0.001) 유의미한 차이를 보여 로카세린이 체중 감량 효과뿐 아니라 감량된 체중을 유지하는 데에도 도움이 된다는 결론을 얻을 수 있었다. 추가적으로 로카세린 복용군에서 공복 혈당, 혈압, 심박수 모두 유의미하게 감소하는 것을 나타낸다.

로카세린의 가장 흔한 부작용으로는 두통과 어지러움이 있다. 정확한 기전에 대해서는 밝혀지지 않았으나 로카세린이 작용하면서 점차 농도가 올라가는 초기에 가장 흔하게 발생하고 대략 1주 정도 지나면 두통이나 어지러움의 증상은 많이 호전되는 편이다. 이런 초기의 두통이나 어지러움 등은 약을 끊으면 호전되고, 초기만 지나가면 대부분 없어지고 심각한 부작용은 아니지만 로카세린 복용을 중단하게 하는 흔한 원인이 되기도 하므로, 초기에 있을 수 있는 두통 등의 부작용을 미리 알고 잘 관리할 필요성은 있다.

로카세린에 대한 최근의 연구로는 카멜리아(CAMELLIA-Cardiovascular And Metabolic Effects of Locaserin in obese and obesity patients) 스터디가 있다. 이는 로카세린의 시판 후 스터디로 로카세린의 장기 복용이 비만 환자에 있어서 심혈관계의 안전성에 관한 것이 주된 연구이다. 과거 시부트라민이 시판 후 스터디로 시부트라민의 장기 복용이 비만 환자의 심혈관계에 미치는 연구에서 대조군보다 높은 심혈관계 사망률이 나와서 최종 시장에서 퇴출된 바 있다. 카멜리아 스터디 중 가장 중요한 것은 40개월간 복용하였을 때 대조군에 비해 로카세린을 복용한 군에서 체중 감소가 통계적으로 유의미하게 지속되었다는 것과 대조군에 비해 심혈관계 사망률을 높이지 않았다는 점이다. 추가 분석을 통해 비록 로카세린을 복용한 군이 심혈관계 사망률을 낮춘다는 점은 발견되지 않았지만, 로카세린을 복용한 군에서 대조군에 비해 새로운 당뇨의 발생을 통계적으로 유의미하게 줄인다는 점을 발견할 수 있었다. 이를 좀 더 구체적으로 살펴서 발표한 논문에 의하면, 처음에 당뇨 전 단계인 환자에서 당뇨로 진단되는 환자의 누적 숫자를 통계적으로 유의미하게 줄이는 것을 보고하였다. Lorcaserin reduced the risk of incident diabetes by 19% in patients with prediabetes at baseline(HR 0.81, 95% CI 0.66–0.99; p=0.038), corresponding to a number needed to treat of 56 to prevent one event of diabetes over 3years[그림 1. (우)]. 이는 로카세린이 식욕 억제뿐 아니라 당뇨 전 단계에서 당뇨로 발병하는 것을 줄이고, 고혈당에서 정상 혈당으로 복귀를 돕는다는 해석이 가능하다. 또한 지속되는 미세단백뇨의 발생이 대조군에 비해서 로카세린 복용군에서 더 적었는데 이는 로카세린의 장기 복용이 미세혈관의 면에서도 긍정적인 역할을 하는 것으로 해석될 수 있다. 생활 습

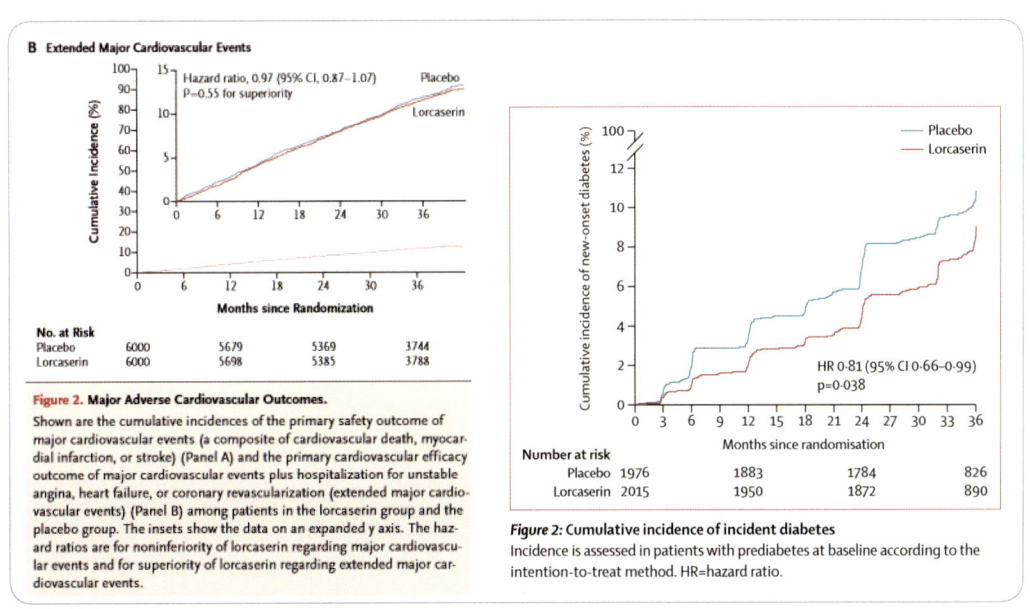

그림 1. Major Adverse Cardiovascular Outcomes (좌), Cumulative incidence of incident diabetes (우)

관과 식이 조절에 추가하여 로카세린을 투여하였을 때 새로운 혹은 진행되는 신장 기능의 저하를 줄일 수 있다는 것이다.

로카세린의 임상 적용에서 장점으로는 펜터민과 같은 식욕 억제제와 달리 불면이나 혈압 상승, 두근거림 등의 부작용이 없는 것, 로카세린 역시 현재 향정신성 의약품으로 분류되기는 하나 혈압약과 당뇨약을 복용하면서도 2년간 지속 복용이 가능한 점, 40개월까지 복용 시에도 내성 없이 효과가 잘 유지되는 근거가 있는 점, 초기에 발생할 수 있는 두통 등의 부작용 외에는 특별한 부작용의 걱정이 적은 점 등을 들 수 있겠다. 단점으로는 FDA 승인 약물로 비용적인 부담이 있는 부분과 agonist로 작용하기 때문에 효과를 나타내는 데 시간이 좀 소요되는 부분이라고 보여진다.

로카세린은 10mg 하루 2번 복용하고 식사와 상관없이 복용할 수 있다. 하지만 초기의 두통 가능성을 고려하여 처음에는 1일 1회 복용으로 시작하는 것이 좋다. 추후 로카세린의 서방형 20mg가 출시될 예정이고, 서방형의 경우 하루 1회 복용으로 전환될 수 있다.

로카세린은 복용 시 3개월간 체중이 5% 이상 줄지 않으면 복용을 중단할 것을 권하며, 신장 기능이나 여러 가지를 고려하여 용량을 조절할 수도 있다.

2020년 2월 13일 미국 FDA는 기존 Camellia-tami 61 스터디를 추가 분석하여 로카세린이 위약군에 비해 암의 발생 빈도를 높일 수 있는 가능성이 있다고 보고, 자진 철수를 권장, Eisai사가 이를 받아들여 시장에서 로카세린을 철수하기로 하였다.

5년간 1만 2000명의 과체중 혹은 비만인 환자로 진행된 이중맹검 연구인 Camellia 스터디는 심혈관계의 확진된 질병이 있고, 남자 50세 이상, 여자 55세 이상의 당뇨 환자이면서 적어도 1개 이상의 심혈관계 위험인자를 가지고 있는 환자들을 대상으로 한 것이었고, 앞서 언급했듯이 심혈관계의 위험성을 높이지는 않았으나, 암 발생율은 로카세린 복용군에서 462명(7.7%) 520케이스의 원발성 암이 진단되었고, 위약군에서는 423명(7.1%) 470케이스의 원발성 암이 진단되어서 두 군 사이의 암발생 차이를 보이는 것이 확인되었다.

췌장암, 대장암, 폐암 등에서 차이를 보이는 것으로 보이고 투약 기간이 길수록 그 차이는 커지는 것으로 사료된다고 언급하고 있다. 이런 일련의 결과를 근거로 로카세린이 암 발생을 높일 수 있는 가능성이 있어서 시장 철수가 결정되었다.

참고문헌

- BLOOM : Multicenter, Placebo-Controlled Trial of Lorcaserin for Weight Management.(N Engl J Med 2010; 363(3) : 245-256).
- BLOSSOM : A One-year Randomized Trial of Lorcaserin for Weight Loss in Obese and Overweight Adults: The BLOSSOM Trial(J Clin Endocrinol Metab 2011 ; 96(10) : 3067-3077).
- BLOOM-DM : Randomized Placebo-Controlled Clinical Trial of Lorcaserin for Weight Loss in Type 2 Diabetes Mellitus: The BLOOM-DM Study. (Obesity 2012 ; 20 : 1426-1436).
- Cardiovascular Safety of Lorcaserin in Overweight or Obese Patients E.A. Bohula, S.D. Wiviott, D.K. McGuire, S.E. Inzucchi, J. Kuder, K.A. Im, The New England Journal of Medicine vol 379 no 12 2018 sep 20 DOI: 10.1056/NEJMoa1808721.
- Effect of lorcaserin on prevention and remission of type 2 diabetes in overweight and obese patients (CAMELLIA-TIMI 61): a randomised, placebo-controlled trial.
- Erin A Bohula*, Benjamin M Scirica*, Silvio E Inzucchi, Darren K McGuire, Anthony C Keech, Steven R Smith, Estella Kanevsky, Sabina A Murphy, Lawrence Published online October 4, 2018.
- Lancet http://dx.doi.org/10.1016/S0140-6736(18)32328-6.
- 10.1161/CIRCULATIONAHA.118.038341.
- Lorcaserin and Renal Outcomes in Obese and Overweight Patients in the CAMELLIA-TIMI 61 Trial.
- Running Title: Scirica et al.; Lorcaserin and Renal Outcomes in Obese Patients.

03 Contrave; Naltrexone-bupropion

부프로피온(bupropion)은 항우울제로 개발 사용되던 약물이나 니코틴 중독에 있어서의 효과로 금연에 대한 치료제로 사용되고 있다. 이후 장기간의 연구에서 5% 미만의 체중 감량 효과를 나타내면서 날트렉손-부프로피온(naltrexone-bupropion) 복합제인 콘트라브(contrave)가 2014년 미국 식품의약청(FDA)의 승인을 받았다. 기존의 식욕 억제제들과 다르게 비향정신성 의약품으로 승인되었고, 금연 및 비만에 대한 약리 치료를 원하는 비만 흡연자에게 장기간 처방이 가능한 약물이다.

탄수화물 등의 식탐으로 인한 폭식의 문제를 가지고 있거나 안전하게 장기간 복용을 할 수 있어서 단기간 사용이 권장된 약물로 체중을 감량한 후에 체중 유지를 위한 유지요법으로 사용되고 있다.

(1) 작용기전

음식 섭취와 체중을 조절하는 중추신경계는 식욕 조절에 관계되는 시상하부의 멜라노코르틴 시스템(hypothalamic melanocortin system)과 보상에 대한 것을 조율하는 중변연계 보상 시스템(mesolimbic reward system)으로 나눌 수 있다. 부프로피온은 식욕중추에 해당하는 시상하부 내의 프로오피오멜라노코르틴 세포(proopiomelanocortin)를 자극하여 알파-멜라닌세포 자극 호르몬(α-melanicyte stimulating hormone)이 분비되고 이것이 멜라노코르틴 4 수용체(melanocortin 4 receptor)에 결합하여 식욕을 억제시키게 된다. 날트렉손은 프로오피오-멜라노코르틴 세포의 자극 시 같이 분비되는 자가 억제(auto-regulation) 역할을 하는 베타-엔돌핀(β-endorphin)의 뮤-오피오이드 수용체와의 결합을 저해하여 부프로피온의 식욕 억제 효과를 증대시켜 준다.

기존의 향정신성 식욕억제제와 달리 중추신경계를 자극하지 않고 식욕중추인 시상하부를 자극하지 않는 약물로 불면 등의 부작용이 나타나지 않아서 좀 더 안전하게 사용할 수 있다.

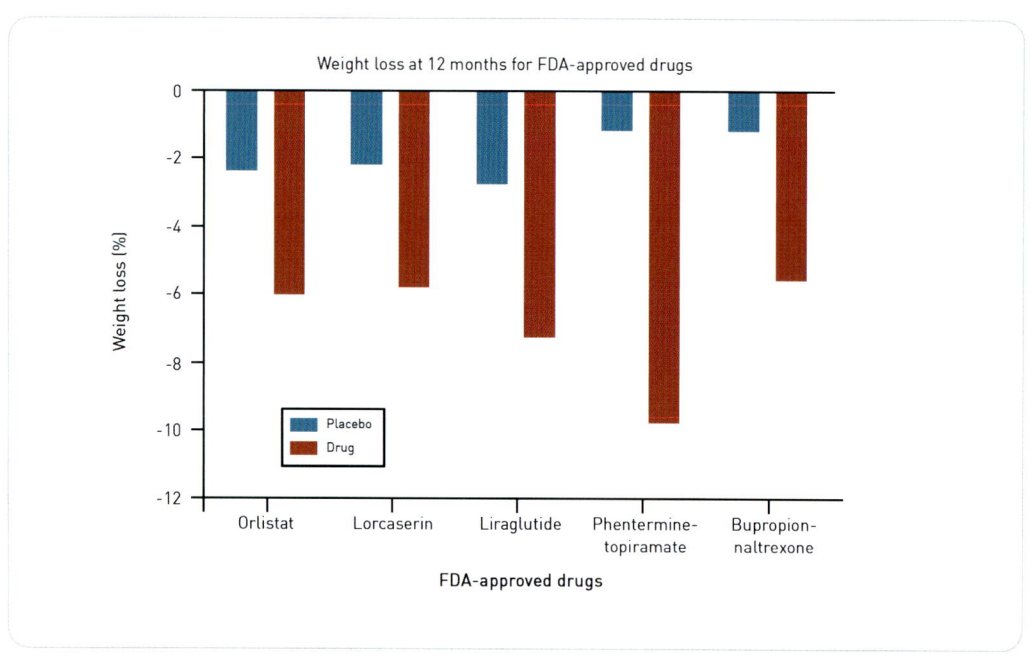

그림 2. FDA: US Food and Drug Administration. Courtesy of George A Bray, MD.
Data from: Khera R, Murad MH, Chandar AK, et al. Association of pharmacological treatments for obesity with weight loss and adverse events: A systematic review and meta-analysis. JAMA 2016; 315:2424. doi:

(2) 임상 연구

비만 환자에서 날트렉손 서방정/부프로피온 서방정의 두 가지 용량 투여에 대한 장기간 유효성과 안정성을 평가한 연구(COR-I)를 살펴보면 위약과 날트렉손 16mg과 부프로피온 360 mg(NB16), 날트렉손 32mg과 부프로피온 360mg(NB32)을 각각 투여하였을 때, 56주간 투여 완료자의 경우에 위약군 -1.8%, NB16군 -6.7%, NB32군 -8.1%의 체중 감량을 나타내었고, 5% 이상의 체중 감소 달성자의 경우에는 위약 23%, NB16군 55%, NB32군 62%로 체중 감소를 보고하였다.

COR-II는 위약과 날트렉손 32mg과 부프로피온 360mg을 투여하였고, 투약 4주째부터 NB32군에서 위약 대비 유의적인 체중 감소가 나타났으며, 이는 28주까지 지속적으로 나타나서 56주에도 유의적인 감소가 유지되었다.

COR-BMOD를 살펴보면, 위약과 날트렉손 32mg과 부프로피온 360mg을 투여하면서 식사요법(1200~200kcal/d)과 운동요법(주당 180분 시작, 주당 360분까지 증량)을 포함한 행동 교정 상담을 시행한 결과 위약군은 -7.3% NB32군은 -11.5%로 나타났다.

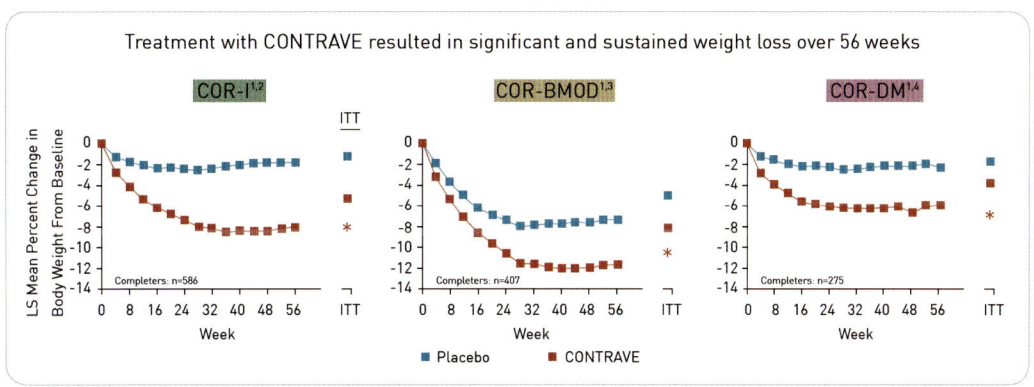

그림 3. Figure on right republished with permission of the American Diabetes Association, from Hollander P et al,2 ©2013; permission conveyed through Copyright Clearance Center, Inc.
*P<0.001 vs placebo.
BMOD=behavior modification; DM=diabetes mellitus; ITT=intent-to-treat; LS=least squares.
1. Contrave [prescribing information]. La Jolla, CA: Orexigen Therapeutics, Inc.; 2016. 2. Greenway FL et al. Lancet. 2010;376:595-605. 3. Wadden TA et al. Obesity. 2011;19:110-120. 4. Hollander P et al. Diabetes Care. 2013;36:4022-4029.

COR-DM에서 당화혈색소(HbA1c)가 위약 -0.1%, NB32군이 -0.6%로 유의하게 감소하는 결과를 나타내었다.

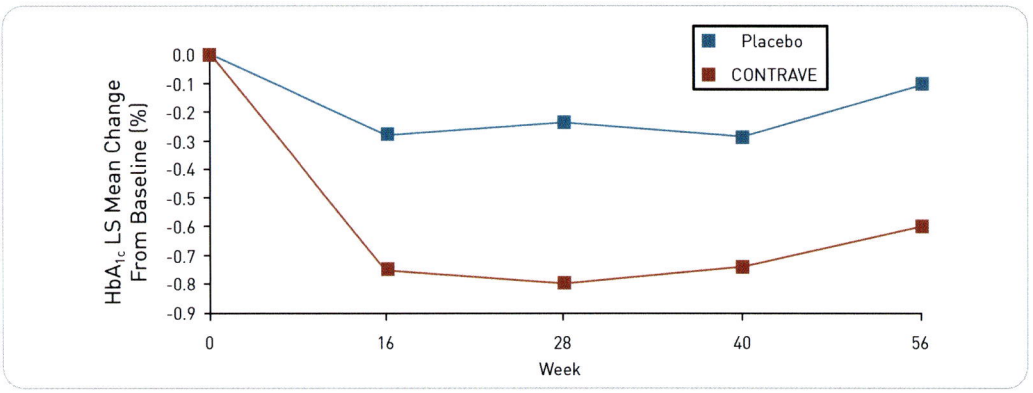

그림 4. Republished with permission of the American Diabetes Association, from Hollander P et al,2 ©2013; permission conveyed through Copyright Clearance Center, Inc.
*P<0.001 vs placebo. amITT-LOCF.
DM=diabetes mellitus; HbA1c=hemoglobin A1c LS=least squares; mITT-LOCF=modified intent-to-treat/last observation carried forward; T2DM=type 2 diabetes mellitus.
1. Contrave [prescribing information]. La Jolla, CA: Orexigen Therapeutics, Inc.; 2016. 2. Hollander P et al. Diabetes Care. 2013;36:4022-4029.

(3) 용법 및 용량

콘트라브는 부프로피온 염산염 90mg과 날트렉손 염산염 8mg이 서방형으로 합쳐져 만들어졌다. 권장 개시 용량은 1일 1회, 1회 1정 투여하며, 4주 동안 다음과 같이 투여량을 증량한다.

- 제1주: 오전 1정
- 제2주: 오전 1정, 오후 1정
- 제3주: 오전 2정, 오후 1정
- 제4주 및 이후: 오전 2정, 오후 2정

유지 용량 도달 후 12주 이내에 치료 반응을 평가하여야 하며, 투여 시점 대비 5% 미만의 체중 감량이 되는 경우 약의 복용을 중단한다.

(4) 약물 복용 시 주의할 점

1) 자살 충동

우울증 치료에 쓰이는 도파민 및 노르에피네프린 재흡수 억제제인 부프로피온을 함유하고 있기 때문에 FDA는 항우울제로 정신과 장애를 처음 치료하는 동안 자살 위험을 경고할 것을 권장한다. 그러나 날트렉손-부프로피온을 복용하는 2500명의 성인을 포함한 5건의 임상 연구에 대한 분석에서 위약과 비교했을 때 우울증이나 자살의 차이는 없었다(위약군 0.2%, 시험약군 0.03). 그러나 젊은 성인 환자들은 이약의 치료 시 초기부터 이후 용량 유지 시까지 주의 깊은 관찰이 요구된다.

2) 발작의 위험성

부프로피온은 발작의 위험성과 용량 의존적인 관련이 있다. 임상 시험에서 이 약을 투여받은 군의 발작 발생률은 약 0.06%(3239명 중 2명)이고, 위약군의 발작 발생률은 0%이다. 두부 외상 과거력이 있거나 알코올의 과도한 사용이 있거나 경구용 혈당 강하제 또는 인슐린으로 치료하는 당뇨병, 항정신병용제, 항우울제, 항말라리아제, 트라마돌, 테오필린 등을 사용하는 경우 주의해야 한다.

3) 심혈관계 반응

심혈관 효과-날트렉손-부프로피온의 심혈관 안전성은 확립되지 않았다. 수축기 및 이완기 혈압이 초기에 투여 시점으로부터 순간적으로 평균 1mmHg 증가하는 것으로 보고되었고 부프로피온을 함유한 다른 약물의 임상 시험에서는 고혈압(몇몇 경우는 중증으로 급성 치료가 요구되었음)이 보고되었다. 따라서 혈압 및 맥박은 이 약 투여 이전에 측정되어야 하며, 약을 투여한 후 혈압 또는 맥박이 지속적으로 증가거나 증상 발현 시에는 이 약의 투약을 중단해야 한다.

4) 간독성

날트렉손 염산염은 과량 투여(300mg/day 또는 이 약의 권장 용량의 약 10배) 되었을 때 간세포 손상을 일으킬 가능성을 가지고 있어서 경증 또는 중등의 간장애 환자는 투여가 권장되지 않는다.

5) 신장독성

신장애 환자에서 이 약의 안정성과 유효성은 확립되지 않아 신장애 환자에서는 투여가 금기된다.

6) 임산부

수유부, 임산부에서 이 약을 사용한 경험은 제한적이다. 부프로피온과 날트렉손 및 각각의 대사 물질은 모유 중에 이행되므로, 수유 중에는 이 약을 복용하지 않도록 한다.

7) 소아에 대한 투여

18세 이하 소아 및 청소년 환자에서 콘트라브의 안정성 및 유효성은 확립되지 않았으므로 투여하지 않는다.

8) 이상 반응

부작용의 발생 빈도는 많이 나타나지 않으나 상대적으로 흔한 부작용은 오심, 변비, 구토 등이 있다. 유지 용량으로 투여 시 그 빈도는 감소한다. 알코올의 병용 투여 시 증상이 악화될 수 있어서 주의가 필요하다.

오심을 줄여 주기 위해 식사와 같이 복용을 권장하거나, 위장관 운동 조절제(prokinetics)를 같이 복용할 수 있으며 알코올 섭취를 줄일 것을 권유하여야 한다.

표 1. Adverse events

Adverse events and safety endpoints	Placebo N = 492	NB N = 992
Participants(%) reporting any adverse event	75.2	85.9
Nausea	6.9	29.2*
Constipation	7.1	19.1*
Headache	8.7	17.5*
Insomnia	6.7	9.8
Dry mouth	2.6	9.1*
Upper respiratory tract infection	11.2	8.7
Vomiting	2.0	8.5*

Adverse events and safety endpoints	Placebo N = 492	NB N = 992
Nasopharyngitis	8.1	8.3
Dizziness	3.7	6.9*
Diarrhea	3.7	5.5
Sinusitis	7.1	5.1
Arthralgia	5.7	3.8
Bronchitis	5.1	1.4*
Participants(%) reporting any psychiatric adverse event	15.2	20.7*
Insomnia	6.7	9.8
Anxiety	4.3	4.8
Depression	1.6	1.3
Sleep disorder	0.8	1.1
Participants(%) reporting any adverse event leading to discontinuation	13.8	24.3*
Nausea	0.2	6.0*
Headache	0.8	2.6*
Depression	1.2	0.5
Safety Endpoints		
Systolic blood pressure, mm Hg		
Baseline	118.3 ±10.5	118.2 ±10.1
Change from baseline to week 56	−0.4 ±0.4	+0.2 ±0.3
Diastolic blood pressure, mm Hg		
Baseline	76.8 ±7.0	76.8 ±7.0
Change from baseline to week 56	+0.1 ±0.3	0.0 ±0.2
Pulse rate, bpm		
Baseline	71.4 ±8.5	71.2 ±8.6
Change from baseline to week 56	−0.3 ±0.3	+0.8 ±0.2*

참고문헌

- A randomized, phase 3 trial of nalterxone SR/bupropion SR on weight and obesity-related risk factors(COR-Ⅱ). Apovian CM, Aornne L, Rubion D, Still C, Wyatt H, Bums C et al, Obesity(Silver Spring) 2013 May;21(5):935-943.
- An open-label study of naltrexone and bupropion combination therapy for smoking cessaion in overweight and ovese subjects. Wilcox CS et al, Addict Behaw. 2010;35(3):229-34.
- Combination therapy with naltrexone bupropion for obesity reduces total and visceral adiposity. Smith SR et al. Diabetes Obes Metab. 2013;15(9):863?6.
- Effect of combined naltrexone and bupropion therapy on the brain's reactivity to food cues, Wang GJ et al. Int J Obes 2014;38(5):682-8.
- Effect of naltrexone plus bupropion on weight loss in overweight and obese adults(COR-I): a multicenter, randomised double-blind, placebo-controlled, phase 3 trial, Greenway FL, Fujioka K, Plodkowski RA, Mudallar S, Guttadauria M, Erickson J et al, Lancet 2010 Aug21;376(9741):595-605.
- Effect of Naltrexone Sustained-Release/Bupropion Sustained Release Combination Therapy on Body Weight and Glycemic Paraeters in Overweight and Obese Patients With Type 2 Diabetes. Priscilla H, Alok K.G, Raymond P, Frank G, Harold B, Colleen B. et al. Diatetes Care 2013.
- Effect of Naltrexone - Bupropion on Major Adverse Cardiovascular Events in Overweight and Obese Patients With Cardiovascular Risk Factors A Randomized Clinical Trial. Nissen SE et al ,, JAMA. 2016 ; 315(10);990-1004.
- Naltrexone/bupropion combination therapy in overweight or obese patients with Major Depressive Disorder. McElroy SL et al,, Prim Care Companion CNS Discord 2013;15(3)
- Naltrexone/bupropion for obesity: An investigational combination pharmacotherapy for weight loss, Sonja KB, Puspha S, Michael AC. Pharmacol Res. 2014;84:1-11.
- Patient -reported quality of life in a randomized placebo-controlled trial of naltrexone/bupropion for obesity . Kolotkin RL et al, , Clin Obes. 2015;5(5):237-44.
- Weight Loss With Naltrexone SR/Bupropion SR Combination Therapy as an Adjunct to Behavior Modification ; The COR-BMOD Trial. Wadden TA et al,, Obesity 2011 ;19(1):110-20.
- Evaluation of the Cardiovascular Risk of Naltrexone-Bupropion: A Study Interrupted. Sharfstein JM, Psaty BM JAMA. 2016 Mar;315(10):984-6.

04 Liraglutide(The GLP-1 receptor agonist)

2018년 한국비만학회 비만 가이드 라인에 따르면 체질량지수(BMI)가 30kg/m² 이상이거나 BMI가 27kg/m² 이상이면서 비만 관련 질환(제2형 당뇨병, 고혈압, 이상지질혈증) 환자의 경우 비만 약물 치료가 권장된다.

이 경우 비만에 대한 기본 치료(다이어트, 운동 및 행동 치료)를 Saxenda 치료와 병행하여 수행하는 것이 좋다. 글루카곤-유사 펩티드 1 유사체(the GLP-1 receptor agonist)인 Saxenda는 비만에 대한 장기 효과적이고 안전한 치료법으로 입증되었으며, 비만 치료 및 당뇨병 전 예방에 대한 유망한 약물로 예상된다. 식이요법, 운동 및 행동요법과 함께 Saxenda로 치료하여 비만 환자의 건강을 개선해야 한다.

인크레틴 펩타이드는 글루코스-의존성 인슐린 분비를 자극하는 위장 펩타이드로서 글루카곤 방출 및 위 배출을 억제한다. 음식이 장을 통해 흡수되면 GLP-1은 주로 장의 L세포에 의해 분비되며 또한 뇌의 고립로핵으로부터도 분비된다. 이렇게 분비된 GLP-1은 식욕을 생리적으로 조절하며, 포만감을 높여 배고픔과 음식 섭취를 감소시킨다. GLP-1 수용체는 뇌, 췌장, 위장관을 포함한 여러 기관에서 발현된다[그림 5].

GLP-1은 31개의 아미노산으로 이루어진 펩타이드로 순환계로 방출된 후, GLP-1은 DPP-4 효소에 의해 빠르게 분해되기에, 2분 미만의 짧은 반감기를 가지게 된다.

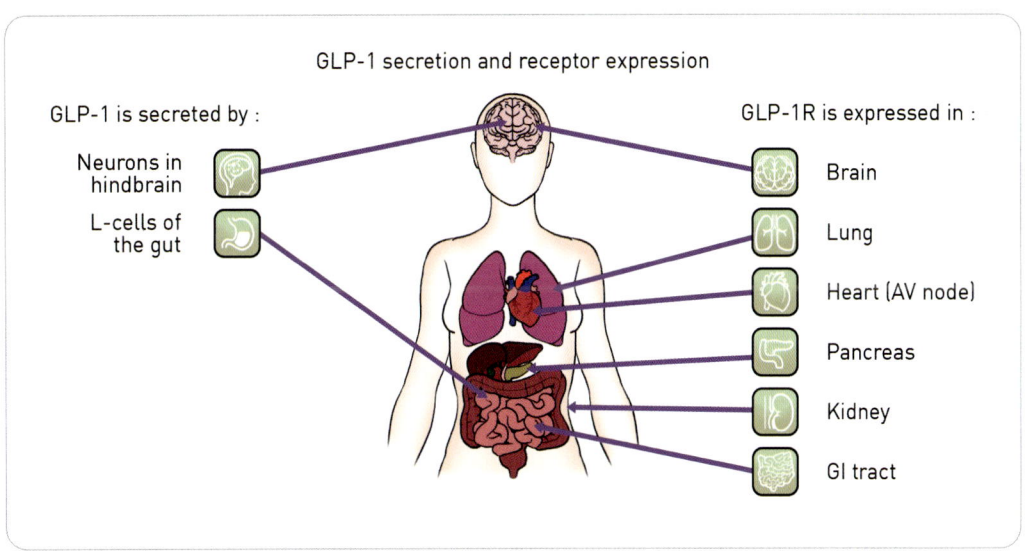

그림 5. Merchenthaler et al. J Comp Neurol 1999;403:261-80; Baggio, Drucker. Gastroenterology 2007;132:2131-57; Ban et al. Circulation 2008;117:2340-50;
Vrang et al. Prog Neurobiol 2010;92:442-62; Pyke et al. Endocrinology 2014;155:1280-90

(1) 리라글루타이드(liraglutide)

삭센다®는 인간 고유의 GLP-1과 97% 구조적으로 유사한 GLP-1 유사체로 16-C fatty acid chain을 추가하고 단일 아미노산을 치환하는 두 개의 구조적 변형을 통해 반감기와 순환 시간을 연장시킨 약물이다.

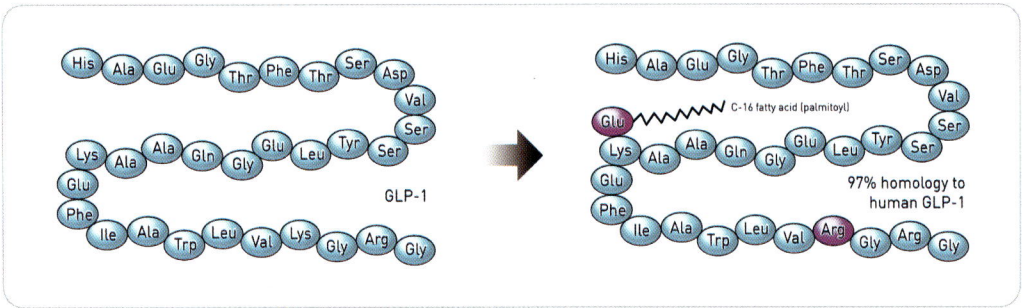

그림 6. Deacon CF. Vasc Health Risk Manag. 2009;5:199-211, Knudsen LB et al. J Med Chem 2000;43:1664-1669.

피하로 투여된 후, 삭센다®분자는 군집을 이루어 안정성을 높이고 흡수를 지연시키고 혈류로 방출되면 삭센다®는 이 16-C fatty acid chain을 이용하여 알부민에 결합, DPP-4가 이를 분해하지 못하게 되어 피하 투여 후 반감기가 약 13시간까지 연장되면서, 1일 1회 투여하게 된 약물이다.

이렇게 화학적으로 변형된 GLP-1 receptor agonist인 리라글루타이드는 과체중 또는 비만 환자를 위하여 사용되는 약물이다. 미국과 유럽에서는 체질량지수(BMI)가 30kg/m² 이상이거나 27kg/m² 이상이면서 하나 이상의 체중 관련 질환(예를 들어, 고혈압, 제2형 당뇨병, 이상지질혈증)을 가진 성인의 비만 치료에 당뇨병보다 고용량(매일 3mg)으로 사용할 수 있다.

(2) 임상 연구

- 564명의 환자에서 리라글루타이드(1.2, 1.8, 2.4 또는 3mg의 일일 피하 투여), 위약 및 orlistat(매일 120mg 경구 3회)을 비교하는 20주 무작위 시험(평균 BMI 35kg/m²)에서 리라글루타이드의 복용량이 증가함에 따라 체중 감소가 증가하였으며, 평균 체중 감소는 4.8에서 7.2kg 범위였다.

- 임의의 용량의 리라글루타이드에 무작위로 할당된 환자는 평균 체중 감소가 2.8kg로 위약에 할당된 환자보다 훨씬 더 많은 체중 감소 결과를 보였다. 두 가지 최고 용량의 리라글루타이드(2.4 및 3.0 mg)를 투여한 환자는 오를리 스타트(각각 6.3, 7.2 및 4.1kg)에 할당된 환자보다 체중이 크게 줄었다. 2년 연장(2년에 환자의 50%만이 남아 있음)에서도 결과는 비슷했다.
- 이상지질혈증 및 고혈압의 BMI가 $30kg/m^2$ 이상이거나 $27kg/m^2$ 이상인 3731명의 환자에서 1일 1회 리라글루타이드 3mg을 위약 주사와 비교한 56주 시험에서, 리라글루타이드에서 평균 체중 감소가 유의하게 더 컸다. 그룹(-8.0kg vs 위약을 사용한 그룹-2.6kg). 또한 심장 대사 위험인자, 당화혈색소(A1C) 및 삶의 질이 모두 완만하지만 크게 개선되었다.
- 당뇨 전 단계 환자를 대상으로 한 무작위 연구에서(리라글루타이드 또는 위약) 160주 후, 평균 체중 감소가 리라글루타이드 그룹에서 더 크고(-6.1 vs -1.9%), 당뇨병 발병까지의 시간이 더 길었다(99주 vs 87주). 그러나 참가자의 반 정도만 160주까지 연구를 완료했다.
- 심혈관 효과-리라글루타이드는 제2형 당뇨병 및 기존 심혈관 질환이 있는 성인의 주요 심혈관 질환 사건을 감소시키는 것으로 나타났다. 리라글루타이드를 사용한 경우 그렇지 않은 경우에 비해 심혈관계 질환으로 인한 사망률이 22% 감소하는 것으로 나타났다. 사용된 리라글루타이드의 용량은 체중 감량에 권장되는 용량보다 낮았다(1.8 vs 3mg).

(3) 부작용

구역 및 구토를 포함한 위장 부작용이 흔하다. 상기 기술된 시험에서 2가지 최고 용량의 리라글루타이드(2.4, 3mg)가 당뇨병 치료에 대해 이전에 평가된 것보다 높으며, 이러한 용량을 복용하는 환자의 더 많은 비율이 메스꺼움을 보고하였다(위약 5~15%에 비해 37~47%). 따라서 체중 감량은 부분적으로는 식욕 억제를 통해 위장 부작용에 기인할 수 있다.

다른 부작용으로는 설사, 저혈당 및 식욕 부진이 있다. 심각하지만 덜 흔한 부작용으로는 췌장염, 담낭 질환 및 신장 손상이 있다. 한 시험에서 췌장염은 드물기는 하지만 리라글루타이드 치료에서 더 빈번하게 발생했다(리라글루타이드 그룹에서 10건, 위약으로 2건).

설치류 연구에서 liraglutide는 양성 및 악성 갑상선 C 세포 종양과 관련이 있다. 인간이 래트보다 훨씬 적은 C- 세포를 가지고 있고 인간 C- 세포에서 GLP-1 수용체의 발현이 매우 낮기 때문에 인간에게 어떠한 영향이 있는지는 확실하지 않다. 그러나 여러 번의 연구에서 이러한 종양에 대한 근거는 없었다.

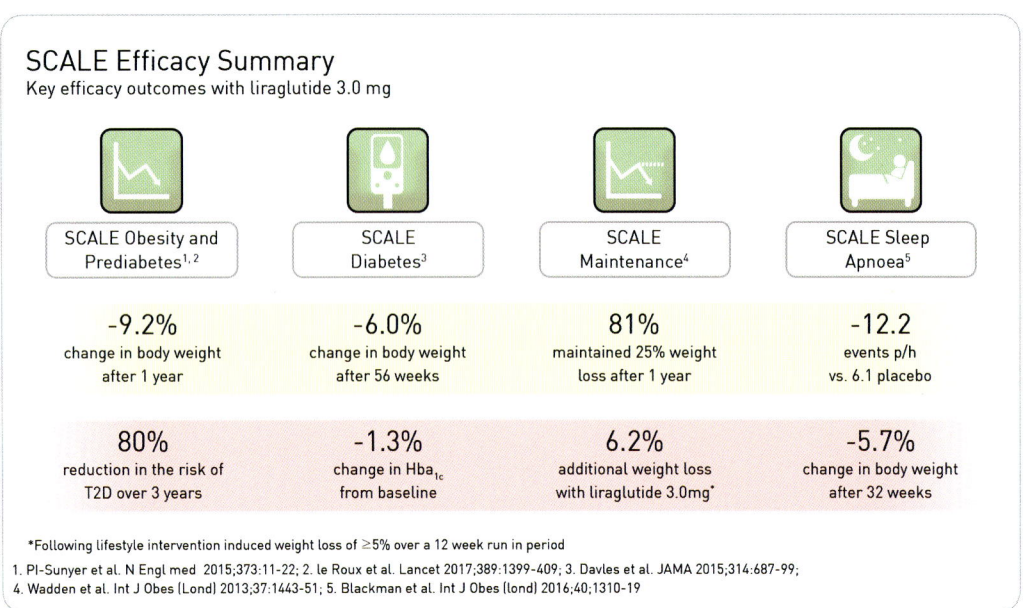

그림 7. Pi-Sunyer et al. N Engl J Med 2015;373:11-22; 2. le Roux et al. Lancet 2017;389:1399-409; 3. Davies et al. JAMA 2015;314:687-99;
4. Wadden et al. Int J Obes (Lond) 2013;37:1443-51; 5. Blackman et al. Int J Obes (Lond) 2016;40:1310-19

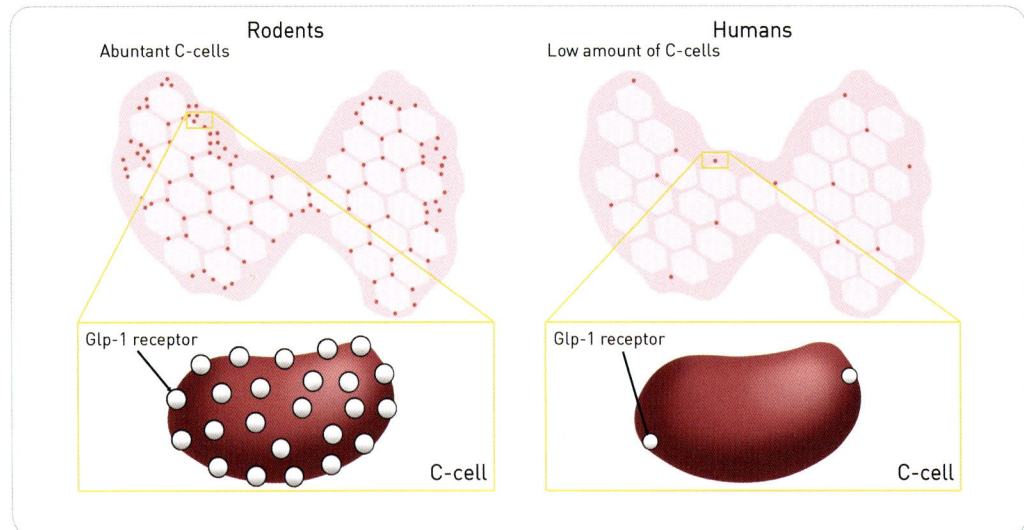

그림 8. Bjerre Knudsen Endocrinology 2010; 2. Körner J Nucl Med 2007; 3. Waser Neuroendocrinology 2011

(4) 투약 및 금기 사항

리라글루타이드는 복부, 허벅지 또는 팔뚝에 매일 1회 피하 투여한다. 초기 용량은 1주일 동안 매일 0.6mg이며 매주 간격(1.2, 1.8, 2.4mg)으로 권장용량 인 3mg으로 증가시킬 수 있다. liraglutide에 대한 내성이 좋지 않은 경우(예: 구역, 구토) 천천히 증량을 고려한다. 또한 해당 용량에서 목표 체중 감량이 달성되면 해당 허용 용량(3mg 미만이더라도)으로 투약한다. 지속적인 체중 감량과 관련하여 장기적(>3년) 결과를 보여 주는 데이터는 아직 없다.

Liraglutide는 임신 중이거나 갑상선 수질암 또는 다발 내분비 종양 2A 또는 2B의 과거력 또는 가족력이 있는 환자에게는 금기이다. FDA는 인슐린을 동시에 투약하는 환자에게서 리라글루타이드를 사용하지 말 것을 권고했지만 당뇨병 환자에게는 두 약물을 함께 안전하게 사용하는 임상의들이 있다.

리라글루타이드 3.0mg 용량으로 투약 12주 후 체중의 5% 이상이 감소하지 않을 경우 약제의 투약을 중지한다.

표 2. 리라글루타이드 투약시 주의사항

노인(≥65 years)	• 용량 조절 없음
	• ≥75 years not recommended
신기능 장애 환자	• Creatinine clearance ≥30 mL/min: 용량 조절 없음
	• Creatinine clearance <30 mL/min: 권장하지 않음
간기능 장애 환자	• 용량 조절 없음
	• 중증 간기능 장애: 권장하지 않음
소아/청소년	• 권장하지 않음
임산부, 수유부, 가임기 여성	• 권장하지 않음(category X)
갑상선 수질암	• 투여 금기
갑상선 질환	• 주의하여 사용

중증 저혈당	• 정상 혈당 환자에서 보고되지 않음
	• 인슐린 분비 촉진제(예, 설포닐우레아)와 함께 사용되는 경우 발생 가능
	• 저혈당 위험을 감소시키기 위하여 항당뇨병 약물의 용량을 감량하는 것을 고려한다.
	  • 설포닐우레아 50% 감량
	  • 인슐린 20% 감량
	• 1형 당뇨의 경우, 임상에서 혈당이 더 강하되었으나 저혈당과 케톤증이 증가하였다.

제2형 당뇨병이 없는 환자에서의 저혈당	• 이 약을 투여받은 환자의 1.6%와 위약을 투여받은 환자의 1.1%가 저혈당 사례의 증상들을 보고하였다. 그러나 이러한 사례들은 혈당 측정에 의해 확인되지 않았다. 대부분의 사례는 경증이었다.

(5) 사용 팁

- 삭센다® 1펜: 18mg/3mL, 삭센다® 1팩: 5펜
- 0.6mg으로 시작하여 매주 0.6mg씩 증량, 3.0mg을 유지할 때
  - 처음 처방받은 1펜: 17일 사용 가능
  - 처음 처방받은 1팩: 43일 사용 가능
- 투여량에 따라 사용 기한은 달라질 수 있다.
- 주사 방법
  - 식사와 관계없이 하루 한 번 매일 같은 시간에 주사
- 주사 부위
  - 피부 바로 아래의 지방층(복부, 허벅지, 상완 부위)에 주사
- 보관법
  - 개봉 전에는 냉장(2°C~8°C) 보관하고 개봉 후에는 30°C보다 낮은 온도나 냉장고(2°C~8°C)에 보관하며 1개월 동안 사용한다.

참고문헌

- http://www.fda.gov.libproxy.kbsmclib.co.kr/NewsEvents/Newsroom/PressAnnouncements/ucm427913.htm (Accessed on January 05, 2015).
- strup A, Carraro R, Finer N, et al. Safety, tolerability and sustained weight loss over 2 years with the once-daily human GLP-1 analog, liraglutide. Int J Obes (Lond) 2012; 36:843.
- Pi-Sunyer X, Astrup A, Fujioka K, et al. A Randomized, Controlled Trial of 3.0 mg of Liraglutide in Weight Management. N Engl J Med 2015; 373:11.
- Wadden TA, Hollander P, Klein S, et al. Weight maintenance and additional weight loss with liraglutide after low-calorie-diet-induced weight loss: the SCALE Maintenance randomized study. Int J Obes (Lond) 2013; 37:1443.
- Marso SP, Daniels GH, Brown-Frandsen K, et al. Liraglutide and Cardiovascular Outcomes in Type 2 Diabetes. N Engl J Med 2016; 375:311.
- le Roux CW, Astrup A, Fujioka K, et al. 3 years of liraglutide versus placebo for type 2 diabetes risk reduction and weight management in individuals with prediabetes: a randomised, double-blind trial. Lancet 2017; 389:1399.

05 Phentermine과 topiramate 복합제제(Qsymia®)

이 약물은 기존 on-lavel로 사용된 식욕 억제제인 phentermine과 off-label로 사용되던 topiramate의 복합제제로, 각각의 약물에 대해서는 비만 약물학에서 다루었기에 복합제제로서의 의의, 용량, 효과 등을 다루도록 하겠다.

이 복합제제의 작용은 [그림 9]로 설명이 가능하다.

식이 행동을 단순하게 두 가지 욕망, 즉 '배고픔(hunger)'과 '탐닉(craving)'으로 구분하고 4~6시간 간격으로 나타나는 '배고픔'은 빠르게 작용하는 phentermine 성분으로 달래고, 오후 늦게 나타나는 '탐닉'은 서방형 topiramate를 이용하여 조절하겠다는 것이다(Hill 등 1991, Stubbs등 2001, Isaksson 등 2008, Qsymia 2017).

Phentermine과 topiramate의 용량 배합이 ① 3.75mg+23mg ② 7.5mg+47mg ③ 11.25mg+69mg ④ 15mg+92mg의 총 4가지 용량 제형으로 출시되며, 오전 1회 복용하는 약물이다(Qsymia 2017).

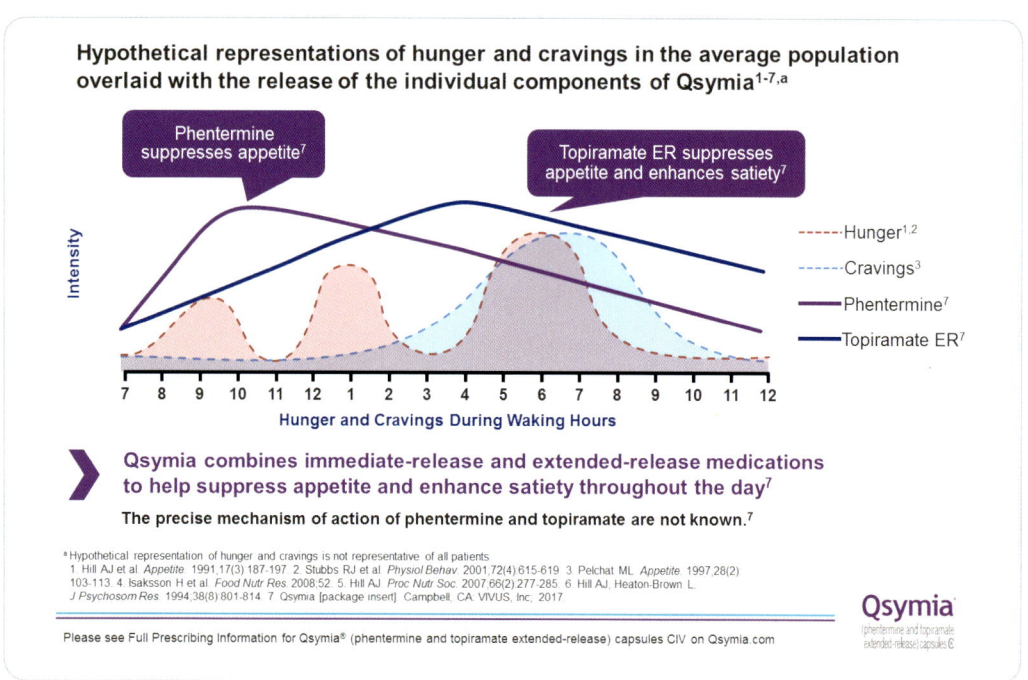

그림 9. Hypothetical representations of hunger and cravings. Qsymia 2017.

이 약물의 의의는 현재 미국은 물론 국내에서 단기간 사용 권고 약물인 phentermine 성분이 포함되었음에도 불구하고 미국 내 2년간의 장기 임상을 통과하였다는 것이다(Vivus 2017). 따라서 저자의 관심은 두 가지로, 첫째 phentermine 사용 제한이 있는 유럽에서 허가를 받을 수 있을 것인가, 둘째 한국에서 12주 내 처방으로 권고되고 있는 phentermine 성분을 포함하고도 장기 처방의 허가를 받을 것인가이다.

또 한 가지의 의의는 메타 분석에 따르면 phentermine + topiramate 복합제제가 liraglutide, lorcaserin, bupropion + naltrexone, orlistat 중 5% 이상 체중 감량을 일으킬 확률이 가장 높으며, 1년간 복용 연구 결과에 따르면 이들 중 가장 높은 체중 감량 정도를 나타내고 있다는 것이다(Khera 등 2016).

제조사에 따르면 3.75mg + 23mg으로 2주, 7.5mg + 47mg으로 3~12주까지 사용하고, 11.25mg + 47mg으로 13~14주의 2주간 사용 후, 15mg + 92mg의 최고 용량으로 증량하도록 권고하고 있다. 물론 어느 용량에서라도 효과가 나타난다면 꼭 증량해야 하는 것은 아니다(Qsymia 2017).

체중 감량의 정도는 현재까지의 장기 연구에 따르면 대략 다음과 같다[그림 10, 11].

Mean Change from Baseline Weight Loss (lbs) over time.[1,2]

Treatment Assessment Milestone	12 Weeks	28 Weeks	56 Weeks
Placebo	-5.34	-7.34	-5.80
Recommended Dose Qsymia 7.5 mg/46 mg	-14.93	-22.18	-29.37
High Dose Qsymia 15 mg/92 mg	-18.96	-29.37	-32.52

Combined EQUIP and CONQUER clinical trial data (n=3754) – Modified intent to treat (MITT). BMI ≥ 27[1,2]

The titration schedule for the studies was faster than what is recommended in the Qsymia package insert. Subjects took the 3.75/23 strength for one week, then the 7.5/46 strength for one week (unless randomized to this arm); then the 11.25/69 strength for one week, followed by the 15/92 strength[1]

1. Qsymia [package insert]. Campbell, CA: VIVUS, Inc; 2017. 2. Data on file. VIVUS, Inc.

Please see Full Prescribing Information for Qsymia® (phentermine and topiramate extended-release) capsules CIV on Qsymia.com

Qsymia (phentermine and topiramate extended-release) capsules CIV

그림 10. Mean change from baseline weight loss over time(Qsymia 2017).

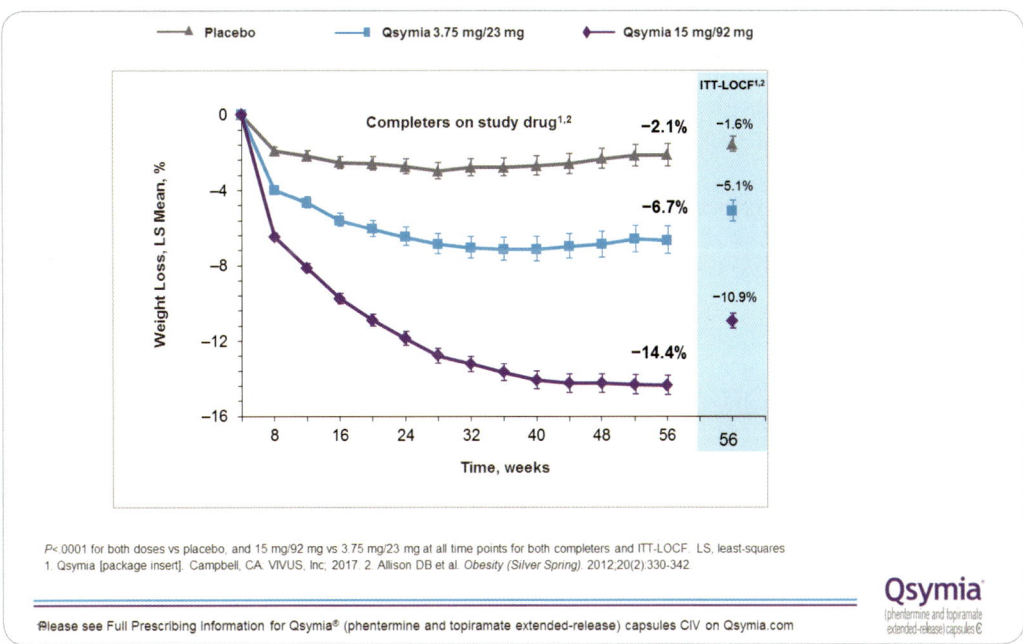

그림 11. Mean change from baseline weight loss over time(Qsymia 2017).

자료에 의하면 첫 1년간 평균 체중 감량은 10~14%이며, 2년 연구를 마친 환자에서는 9~11%의 평균 체중 감량이 일어났다고 한다(Vivus, 2017).

금기증으로는 phentermine과 topiramate의 금기증을 고려하면 되겠지만, 주요한 것으로는 임산부 및 녹내장 환자, 갑상선 기능 항진증, MAOI 복용 2주 이내의 환자 등이며, 소아 청소년에서의 사용은 허가되지 않았다(Qsymia 2017).

가장 흔한 부작용으로는 이상 감각, 현기증, 이상 미각, 불면, 변비, 입마름 등으로 나타났다(Qsymia 2017).

참고문헌

- Hill AJ, Weaver CF, Blundell JE. Food craving, dietary restraint and mood.Appetite. 1991;17(3):187-197.
- Stubbs RJ, Hughes DA, Johnstone AM, et al. Description and evaluation of a Newton-based electronic appetite rating system for temporal tracking of appetite in human subjects. PhysiolBehav. 2001;72(4):615-619.
- Pelchat ML. Food cravings in young and elderly adults.Appetite. 1997;28(2):103-113.
- Isaksson H, Sundberg B, Åman P, Fredriksson H, Olsson J. Whole grain rye porridge breakfast improves satiety compared to refined wheat bread breakfast. Food Nutr Res. 2008;52.
- Hill AJ. The psychology of food craving. Proc Nutr Soc. 2007;66(2):277-285.
- Hill AJ, Heaton-Brown L. The experience of food craving: a prospective investigation in healthy women. J Psychosom Res. 1994;38(8):801-814.
- Khera, R., Murad, M. H., Chandar, A. K., Dulai, P. S., Wang, Z., Prokop, L. J., ... & Singh, S. (2016). Association of pharmacological treatments for obesity with weight loss and adverse events: a systematic review and meta-analysis. *Jama, 315*(22), 2424-2434.
- Qsymia [prescribing information]. Campbell, CA: VIVUS, Inc; 2017.
- Vivus.FOR HEALTH CARE PROFESSIONALS: Qsymia Questions and Answers, Campbell, CA: VIVUS, Inc; 2017.

9 비만의 운동 처방

Chapter

김유수 재활의학과 전문의

비만의 치료와 예방에 있어 운동의 중요성에 대해서는 많은 자료들이 뒷받침하고 있으며 운동은 체중 조절에 도움이 될 뿐 아니라 비만과 연관된 많은 위험인자를 줄여 준다. 운동은 종종 신체 활동(physical activity)으로 대체되기도 하며 신체 활동에는 스포츠뿐 아니라 출퇴근 시 걷기, 계단 이용하기, 활동적인 여가 활동, 직업적인 일, 집안일도 포함된다. 골격근에 의한 움직임을 통해 쉬고 있을 때보다 에너지를 증가시키기 때문에 '규칙적인 신체 활동'도 광의의 운동에 포함될 수 있다.

01 체중 감량 프로그램에 운동이 포함되어야 하는 이유

1990년대까지만 해도 비만의 예방과 치료에 대한 관심은 식이에 집중되어 있었다. 하지만 저칼로리, 저지방 식이를 비롯한 많은 실험에도 불구하고 비만은 빠르게 증가하였다. 따라서 이러한 접근은 거의 실패했으며 다른 방식의 접근이 필요함을 의미하였다.

좀 오래된 연구이지만 Pavlou 등(1985)은 8주간 다이어트만 한 그룹과 다이어트에 주당 3일간의 조깅, 걷기 프로그램을 동반한 군을 비교하였을 때 비운동 그룹과 운동 그룹의 체중 감량은 각각 9.2kg, 11.8kg로 큰 차이를 보이지 않았지만 지방 감소는 5.9kg와 11.2kg로 큰 차이를 보였다. 또한 운동 그룹의 제지방체중은 단지 0.6kg만 감소한 데 반해 다이어트만 한 그룹은 무려 3.3kg의 제지방 감소가 있었다. 따라서 저자들은 유산소 운동을 동반하는 것이 제지방체중을 유지하고 지방의 이용을 증가시키는 데 효과적이라는 결론을 내렸다.

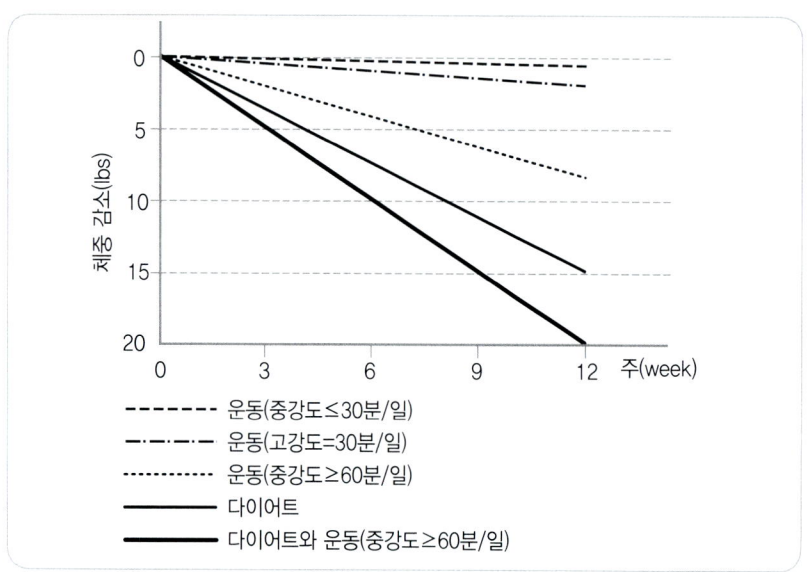

그림 1. 체중 감소에서 다이어트와 운동의 역할
운동만 하거나 다이어트만 할 때보다 결합한 프로그램을 적용 시 보다 큰 체중 감소를 얻을 수 있다.

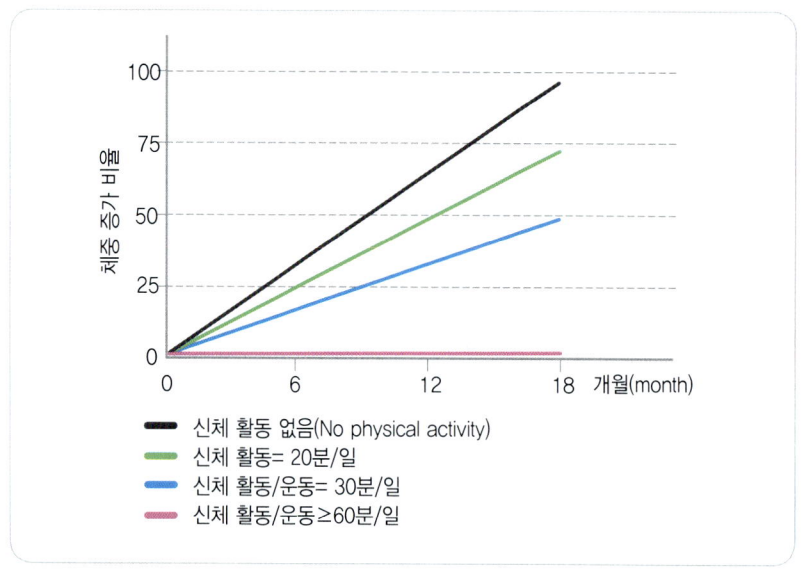

그림 2. 체중 감량 프로그램 이후 신체 활동의 정도에 따른 몸무게 유지 효과

다른 보고에 의하면 운동을 병행하지 않는 전통적인 다이어트 법을 실시한 사람들의 오직 10%만이 목표한 체중을 감소시킬 수 있었으며 100명 중에서 오직 5명만이 감소된 체중을 유지할 수 있었다고 한다. 게다가 다이어트를 멈추면 체중 증가는 바로 시작되었다. 또 다른 연구에서는 6주간 에어로빅댄스를 포함한 다이어트 프로그램을 수행한 결과 평균 3파운드의 체중이 감소되었는데 제지방체중은 오히려 3파운드 증가하고 지방은 6파운드 감소하였다.

또한 록펠러 대학에서 연구한 바에 따르면 체중 감량 시 신체는 바뀐 체중을 유지하는 데 대해 저항하는 것을 보여 주었다. ACSM의 보고(2001)를 보면 다이어트와 운동 프로그램을 결합했을 때보다 큰 체중 감소를 얻을 수 있을 뿐 아니라 체중 감량 프로그램 후 몸무게 유지 효과도 더 뛰어나다고 하였다[그림 1, 2].

요요는 결과적으로 다이어트 전의 과체중으로 되돌아가게 함으로써 심혈관계 위험이 현저히 증가하여 건강에 심각한 위험을 가져다줄 수 있다. 그 이유는 무엇일까?

전통적인 다이어트를 통해 음식을 적게 먹으면 몸은 제 기능 유지를 위해 에너지를 연소한다. 따라서 체중이 급격이 감소한다. 이 과정에서 유지하는 데 가장 많은 칼로리가 소모되는 조직인 근육(0.5kg 유지에 50kcal가 필요)을 분해하고 지방을 보존한다. 물론 이 방법을 지속하면 지방 역시 줄어든다. 하지만 다이어트가 끝난 후에는 다시 체중이 늘어나기 시작하고 대부분은 지방이다.

그 이유는 칼로리를 많이 소모하는 근육량이 줄어든 데다 기아에 대비하기 위해 섭취한 에너지를 가능한 지방으로 저장하도록 몸이 적응되어 있기 때문이다. 따라서 효과가 빠른 식이요법을 대체하여 느리고 영구적인 체중 감소 프로그램이 필요하다.

또한 식이요법만으로는 체내에 일정하게 체지방을 유지하려고 하는 세트 포인트(set point)를 낮출 수 없다. 세트 포인트를 낮추기 위해서는 고섬유질과 복합 탄수화물 식이와 더불어 신체 활동 증가(운동)가 반드시 고려되어야 한다. 운동은 기초대사량을 높이고 렙틴 저항성과 인슐린 저항성을 개선시켜 세트 포인트를 낮춘다. 결과적으로 볼 때 다이어트만 시행할 경우 제지방량을 감소시키지만 이러한 제지방의 감소는 운동을 병행함으로써 상쇄시킬 수 있다.

02 체중 감량 프로그램에서 운동으로 인한 이득

2000년 국립건강학회에 Baker 등이 발표한 바에 따르면 운동은 생리적·심리적 이점이 있을 뿐 아니라 심혈관 질환의 위험인자도 줄이는 아주 긍정적인 효과를 발휘하는 것으로 나타났다. 운동을 통해 에너지 소비가 증가하고 복부지방과 인슐린 저항성을 감소시키며 칼로리 섭취를 제한하고 저칼로리 식이로 인한 안정 시 대사량의 감소량을 최소화한다.

운동을 동반한 체중 감량은 근육량의 감소를 예방하고 체지방을 감소시키는 데도 도움이 된다. 그뿐 아니라 심리적으로도 기분과 웰빙, 자존감 등이 향상되어 심리적 자신감과 동기, 책임감이 증가하여 식이 조절 능력이 증가되고 운동의 참여도도 증가한다.

비만은 조기 사망률 증가, 2형 당뇨, 이상 지혈증 및 고혈압과 관련된 심혈관 질환, 퇴행성 관절염, 수면 무호흡증 같은 만성 질환들과 연관이 있는데 규칙적인 운동은 이러한 대부분의 위험요인에 도움이 된다.

03 운동 처방

앞서 운동이 체중 감량 프로그램에 반드시 포함되어야 하는 이유에 대해 설명하였다. 그렇다면 어떻게 운동할 것인가를 정해야 한다. 이것이 운동 처방이며 환자의 개별성을 고려해야 한다. 운동 처방에서 가장 중요한 것은 운동 처방의 목적을 정하는 것이다. 이를 위해서는 정확한 평가가 선행되어야 하며 이를 체력 평가라고 한다. 이를 위해 체력의 정의에 대해서 먼저 살펴보면 신체적 체력(physical fitness)은 크게 건강 관련 체력, 기술 관련 체력, 생리적 체력의 3가지로 나뉜다. 건강 관련 체력에는 심폐 지구력, 근력, 근지구력, 유연성, 체성분 등이 포함되고, 주로 운동선수에게 중요한 기술 관련 체력에는 민첩성, 평형성, 순발력이 포함된다. 클리닉에서는 시공간적 제약 때문에 주로 체성분만 측정하고 있지만 실제 정확한 운동 처방을 위해서는 최소한 건강 관련 체력의 요소는 모두 평가하여야 한다.

이 중에서 표준 범위에 미달하는 체력의 요소를 찾아내 환자의 건강 상태를 증진시킬 수 있는 목표를 정하게 된다. 보통 체성분, 심폐 지구력, 부위별 근력, 유연성 등 4개의 영역으로 나누어 평가하며 이를 테면 '체지방 감소와 하지 근력 증가' 같은 목표를 세울 수 있다.

체성분은 생체 전기 임피던스 분석(BIA; Bioelectrical Impedance Analysis) 방법이 많이 쓰이며 종래의 피부두겹법(skinfolds)에 비해 간편하고 정확하다. 최근에는 내장지방량도 측정할 수 있다. 이 방법은 식사 후에 시행할 경우 다소 높게 나올 수 있어 같은 상황에서 잰 수치를 비교하여야 한다.

심폐 지구력은 최대 산소 섭취량(VO_2max)을 구하는 것인데 호흡가스 분석법이 가장 정확하나 번거롭기 때문에 고정 자전거나 달리기를 하면서 심박수를 측정해 계산하는 방법을 쓰기도 한다. 유연성 측정은 앉아서 허리 굽히기(sit and reach)가 가장 널리 쓰이고, 근력은 벤치프레스나 레그프레스의 최대 1회 반복 부하(1RM) 측정을 통해 평가하며, 근지구력은 윗몸 일으키기나 팔굽혀 펴기의 반복횟수 측정 등을 통해 평가한다.

각 체력의 기준치 또한 단순히 질병의 발병을 줄이기 위한 것인지, 우수한 체력을 원하는지 격렬한 활동에 참여를 위한 것인지에 따라 다른데, 체지방의 경우 20대 여성(남성)의 우수 체력 범위는 18~23%(13~18%), 건강 체력 범위는 23.1~28%(18.1~23%)이며 매 10년마다 1%의 상승을 허용한다. 예를 들어 21세 여성이 168cm, 55kg, 체지방 30.7%일 때 우수 체력 범위인 23%를 목표로 한다면 현재 제지방체중(38.1kg=55kg×69.3%)이 체지방 23%(제지방 77%)가 되는 몸무게인 49.5kg(=38.1kg/(100%-23%))가 권장 체중이 된다.

이렇게 설정된 목표를 가장 효과적으로 달성하기 위해 어떤 운동을(type, 실제 mode라는 말을 더 많이 쓴다) 어떤 강도로(intensity) 언제(time) 자주(frequency)할 것인지를 정해 주는 것이 운동 처방이다. 이것을 '운동 처방의 4요소'라 하며 줄임말로 외우기 쉽게 FITT란 표현을 쓴다. 여기에 다가 FITT를 어떻게 진행(progression)시키는지를 결정해 주어야 한다. 지속적인 체력 향상을 위해서는 빈도, 강도, 지속 시간을 서서히 증가시켜야 하며 한 번에 한 가지씩 증가시켜야 한다.

04 운동의 종류

(1) 유산소 운동과 무산소 운동(생체 에너지론): 운동 강도에 따라 어떤 에너지원을 사용하는가?

운동의 종류를 정해 주기 위해서 가장 먼저 알아야 할 것이 유산소 운동과 무산소 운동에 대한 정확한 이해이다. 이를 위해서 생체에너지론에 대해 간략히 설명하겠다. 근육의 수축을 위해서는 ATP의 공급이 필요한데 인체에는 이를 위한 세 가지 에너지 과정이 있다. 인원질(phosphagen) 과정, 해당(glycolysis) 과정, 산화(유산소성) 과정(oxidative(aerobic) system)이 그것이다.

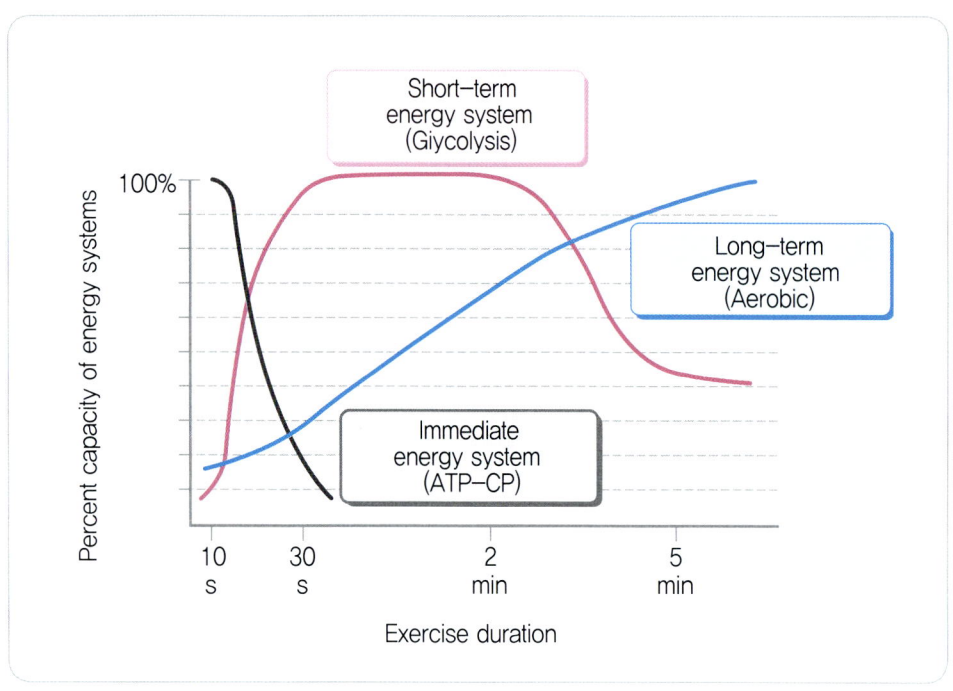

그림 3. 운동의 지속 시간과 에너지원의 관계를 나타낸 그래프
　　　10초 이내에 끝나는 100m 달리기, 도약, 투척 등에서는 주로 인원질 과정을 통해 에너지가 공급되고 400m, 800m는 무산소성 해당 과정을 통해 에너지가 공급된다.

표 1. 운동 지속 시간과 강도에 따른 일차적 에너지원

운동 지속 시간	운동 강도	일차적 에너지원
0~6초	Extremely high	Phosphagen
6~30초	Very high	Phosphagen and fast glycolysis
30초~2분	High	Fast glycolysis
2~3분	Moderate	Fast glycolysis and oxidative system
3분 초과	Low	Oxidative(aerobic) system

첫 번째가 인원질 과정으로서 운동 강도와 무관하게 모든 형태의 운동이 시작될 때 몇 초간 근육 내 저장된 크레아틴인산(creatine phosphate)이 creatine kinase라는 효소를 통해 ADP로부터 ATP를 합성한다.

ATP와 크레아틴인산은 소량만 근육 내 저장되어 있어 지속적인 활동을 위해서는 다른 과정이 필요한데 두 번째 과정이 근육 속에 저장된 글리코겐(glycogen)이나 혈액 속의 글루코스(glucose)를 통해 ATP를 공급하는 해당 과정으로 한 분자의 글루코스에서 2개의 APT가 생산된다. 이 과정을 통해 인원질 과정을 보충하고 이후 2분가량을 지속할 수 있는 고강도 근 활동을 위한 ATP를 공급한다. 보디빌딩 같은 저항성 운동 중 생산되는 ATP의 80% 이상은 해당 과정에 의한다고 추정된다.

표 2. 최대 노력으로 자전거 어고미터(ergometer) 수행 시 무산소와 유산소기전의 기여도

	0~5초	30초	60초	90초
운동강도	100%	55%	35%	31%
무산소기전의 기여도	96%	75%	50%	35%
유산소기전의 기여도	4%	25%	50%	65%

마지막으로 산화(유산소) 과정은 안정 시와 걷기, 요가, 수중 에어로빅 등 낮은 강도의 운동 시 ATP를 공급하는 과정이다. 이 과정은 효율이 높아서 포도당 1분자당 38개의 ATP, 18탄소 단일 중성지방 1분자 산화 시 463개의 ATP가 생성된다. 앞의 두 과정(무산소성 산화 과정)은 탄수화물을 통해서만 에너지를 생산하지만 산화(유산소성) 과정은 지방, 단백질도 에너지원으로 이용할 수 있다. 단백질은 장기간 공복 시나 90분 이상 운동하는 경우에 사용된다.

안정 시에는 생산된 ATP의 70%는 지방에서 30%는 탄수화물에서 유래되나 운동 강도가

증가하면 탄수화물을 많이 사용하게 되고 탄수화물이 충분히 공급되는 상황에서 고강도의 유산소 운동을 수행하면 에너지원의 대부분은 탄수화물에서 공급된다. 하지만 장기간 최대하의 항정 상태가 이루어지는 운동 시에는 탄수화물에서 지방으로 에너지원이 점증적으로 변화된다.

운동을 할 때나 휴식을 취할 때 하나의 에너지 과정이 모든 에너지원을 공급하는 것이 아니라 무산소성 과정과 유산소성 과정이 모두 기여하며 그 정도는 일차적으로 운동 강도에 의해 결정되며 이차적으로는 운동 시간에 의해 결정된다. 일반적으로 단시간, 고강도 운동 킥복싱의 발차기, 저항 트레이닝, 테니스 서브 같은 동작은 빠른 에너지 공급을 요하므로 인원질 과정과 빠른 해당 과정에 의해 공급된 에너지원을 주로 이용하지만, 운동 강도가 감소되거나 운동 시간이 증가되면 에너지원은 점차 느린 해당과 산화적 에너지 과정으로 바뀌게 된다.

(2) 초심자의 운동 선택

심각하게 과체중인 사람들은 걷기, 조깅, 에어로빅 같은 운동 시작 시 흔히 관절과 근육의 부상이 흔히 나타난다. 수영은 관절 부담이 적은 운동임에는 틀림없지만 좋은 체중 감소 운동이라고 보기는 어렵다. 대부분 체중 감소 효과를 얻기 위해 충분히 빠른 기술을 갖고 있지 않으며 고도의 체지방은 물에 잘 뜨게 한다.

한 연구에서는 8주간의 훈련에서 자전거, 달리기와 달리 수영은 체중 감소 효과가 없었다고 보고하고 있다. 하지만 근육량을 늘리고 체지방을 감소시키는 등 체성분 개선 효과가 있었고 심혈관계 이득은 있을 것으로 판단된다. 따라서 심각하게 과체중인 사람에게 초기에 체중 감량을 목적으로 수영을 추천하지 않는다. 운동을 처음 시작하는 사람에게는 부상의 두려움 없이 할 수 있는 것으로 자전거 타기, 얕은 물에서 걷기, 수중 에어로빅이나 수중 걷기 등이 있다.

체중 감량 목적으로 운동을 시작할 경우 부상을 당하는 가장 큰 이유는 단시간에 체중을 감량하기 위해서 무리한 운동 강도와 장시간의 운동으로 인해 관절과 근육에 부담이 가기 때문이다. 따라서 운동 경험이 없는 과체중자의 경우 관절에 무리가 가지 않는 종류의 운동을 선택하여 점진적으로 운동량과 운동 시간을 점진적으로 늘려 가야 할 것이다.

(3) 부분 운동의 효과

아직도 윗몸 일으키기가 복부의 체지방을 줄인다고 믿고 있다. 하지만 예전부터 많은 연구자들이 특정 부위의 운동이 전체 유산소 운동에 비해 체지방을 줄이는 데 더 효과적이지는 않다고 보고하였다(Carns 등 1960년, Noland 등 1978년, Roby 1962년, Schade 등 1962년). Katch 등(1984년)은 27일간 5004회의 윗몸 일으키기를 시행하여 각 부위의 지방세포의 크기를 조사한 결과 비록 트레이닝이 지방세포의 크기를 상당히 줄였지만 세포 크기의 감소는 복부(-6.4%), 둔부(-5.0%), 견갑하(-3.7%)에서 비슷하게 나타났다. 따라서 윗몸 일으키기는 복부의 지방만을 제거하지는 않는다고 결론 내렸다.

Despress 등(1985년)의 보고에서는 20주의 자전거 운동이 체지방을 현저하게 줄였는데 사지(-12.5%)보다 몸통(-22%)에서 더 많은 지방이 감소했다. 만약 운동하는 부위에서 지방이 더 많이 감소한다고 가정하면 사지의 지방이 더욱 많이 빠져야 했을 것이나 장골 위쪽의 피하지방은 18% 그리고 대퇴의 피하지방은 13%가 감소하였다. 이는 카테콜아민의 지방 분해 기능에 복부가 더욱 민감하게 반응하며 엉덩이 부위에서는 적게 나타나기 때문이다.

또한 McArdle의 저서에서도 오른손잡이 테니스 선수의 양측 팔의 지방을 비교한 결과 지방량의 차이는 없었다. 결과적으로 볼 때 해당 부위의 운동이 그 부위의 지방만을 특별히 더 줄여 준다고 볼 수 없는 것이다.

또한 체중이 감소하더라도 상대적인 체지방의 분포는 일정하게 유지되면서 줄어든다. 그러나 여성의 경우 허리-엉덩이 비율이 감소하는 것은 대퇴 부위에서 지방의 동원이 덜 일어나는 것을 의미한다. 실제로 해당 부위 운동 시 그 부위의 둘레가 감소한 듯 느끼는 것은 운동에 의한 근육의 당김 현상으로 인한 것으로 지방량의 변화와는 관련이 없다.

게다가 나이가 들면서 나오는 뱃살은 피하지방이라기보다는 내장지방인 경우가 많다. 이를 줄이기 위해서는 결국 네가티브 칼로리 밸런스가 필요하며 많은 칼로리를 소모하기 위해서는 윗몸 일으키기보다는 에너지 소모량이 많은 운동(달리기 등)이 유리하다.

결론적으로 윗몸 일으키기의 경우 특히 과체중 환자들이 사용하지 않는 배 근육을 사용함으로써 배 근력 강화와 약간의 피하지방 감소 효과를 볼 수 있지만, 단순히 뱃살을 줄이기 위한 목적으로 윗몸 일으키기만 시행하는 것은 추천하지 않는다. 뱃살 감소를 위해서는 나이, 기초대사량, 피하지방과 내장지방의 비율 등을 고려하여 체중 감소를 목적으로 한 운동이 먼저 선행되어야 할 것이다.

05 운동 강도(intensity)의 결정

(1) 유산소 운동의 부하 결정: VO₂max

유산소 운동의 경우 보통 '최대산소섭취량(VO_2max)의 몇 %' 형식으로 강도를 결정한다. 산소 섭취량(VO_2)은 분당 밀리리터(mL/min)로 측정되며 체격이 다른 사람을 비교하기 위해 mL/kg/min로 나타낸다. 운동의 부하를 증가시킬수록 필연적으로 산소 소비가 많아지므로 VO_2는 올라가며 최대값이 VO_2max이다.

실제 상황에서 매번 VO_2max를 측정하여 운동하는 것은 어렵기 때문에 산소 소모량과 밀접한 관계가 있는 심박수(Heart Rate)가 유산소 운동의 강도를 처방하는 데 가장 흔히 쓰인다. 심박수를 이용하는 방법은 두 가지가 있는데 (1)연령 추정 최대 심박수(Age Predicted Maximal Heart Rate; APMHR=220-나이)의 백분율로 표시하는 방법과 (2)카르보넨(Karvonen)의 공식을 이용하여 여유심박수(Heart Rate Reserve; HRR=연령 추정 최대 심박수-안정 시 심박수)의 백분율을 이용하는 방법이다. 30% 이상의 체지방을 가진 사람은 수정된 APMHR(=200-(0.5x연령))을 사용한다. 아래 표[표 3]에서 VO_2max와 HRR, APMHR의 상관 관계를 볼 수 있다.

표 3. 최대 산소섭취량과 APMHR, HRR의 상관 관계

%VO₂max	50	55	60	65	70	75	80	85	90	95	100
%APMHR	66	70	74	77	81	85	88	92	96	98	100
%HRR	50	55	60	65	70	75	80	85	90	95	100

보통 저강도의 운동은 여유심박수(HRR)의 40~50%, 중강도는 50~60%, 고강도는 60~85%의 강도를 말하며 미국스포츠의학회(ACSM)에서는 VO_2max의 60% 이상의 운동 강도를 격렬한 운동(vigorous exercise)으로 정의한다. 장시간 낮은 강도(40~60%HRR)로 운동하면 건강에 도움이 되며 심폐 체력 향상을 위해서는 고강도의 운동이 필요하다. 비숙련자와 고령자는 저강도(40~50%HRR)에서 운동을 시작해야 한다. 85%HRR로 운동하면 최대산소섭취량이 증가한다.

환자의 VO_2max를 모르고 운동 강도를 설정할 때는 운동 자각도(RPE; Rate of Perceived Exertion) 6~20 척도가 있는데 6에서 20의 숫자가 '전혀 힘들지 않음'부터 '최고로 힘듦'까지로 분류되어 있고, 각 숫자는 10을 곱하면 대략 심박수와 일치하기 때문에 유사 심박수로 사용할 수 있다.

(2) 저항 운동의 부하 결정: RM

보통 '최대로 들 수 있는 무게의 몇 %' 혹은 '몇 회 반복'의 형식으로 강도를 결정한다. 여기서 '몇 회 반복'은 아무 무게를 의미하는 것이 아니다. 일반적으로 무게가 늘어나면 당연히 반복할 수 있는 횟수가 줄어든다. 따라서 특정 횟수를 반복할 수 있는 최대의 무게가 정해져 있는데 이를 RM(Repetition Maximum)이라고 한다. 최대로 들 수 있는 무게는 1RM이다. 예를 들어 어떤 사람이 60kg의 무게로 벤치프레스를 10회만 할 수 있다면 10RM은 60kg인 것이다. 비록 운동마다 차이가 있긴 하지만 다음 [표 4]는 1RM의 백분율과 반복 횟수 사이의 대강의 상관 관계를 보여 주고 있다.

표 4. 1회 반복 최대 중량의 백분율과 반복 횟수 상관 관계

% of 1RM	100	95	90	85	80	75	70	67	65
수행 가능한 추정 반복 횟수	1	2	4	6	8	10	11	12	15

중상급자들의 경우 1회 반복최대중량을 직접 측정하나 초심자나 재활 환자들은 10회 반복 최대중량(10RM)을 통해 [표 4]에 의거 간접적으로 1RM을 추정할 수 있다. 어떤 강도를 선택하느냐에 따라 트레이닝의 결과가 달라지는데 다관절 주요(core) 운동 기준으로 6RM(세트 사이 휴식 시간 2~5분) 이하는 근력 향상을, 6~12RM(30~90초)은 근 비대를, 12RM 이상(30초)인 경우 근지구력의 향상을 가져온다. 따라서 저항 훈련의 훈련 목표를 세 가지 중에 어떤 것으로 할 것이냐에 따라 목표 반복 횟수가 달라진다.

(3) 저강도 운동을 할 것인가, 고강도 운동을 할 것인가?

저강도 운동은 비록 단위 에너지 소모량은 적지만 장시간 운동할 수 있어 고강도 운동에 비해 유리해 보인다. 오래전의 연구이지만 Girandola 등(1976년)은 저강도(420kgm/min)와 고강

도(840kgm/min)의 주 3회 자전거 프로그램을 10주간 시행하여 효과를 비교한 결과, 체지방은 저강도 집단에서만 유의하게 감소(1.1%)되었다고 하였다. Heyward 또한 그의 저서 〈Advanced Fitness Assessment & Exercise Prescription〉에서 운동 강도가 강해질수록 에너지 소비는 조금만 상승할 뿐인데 반해 운동 시간과 거리가 적기 때문에 결과적으로 총 열량 소비량이 저강도 운동에 비해 줄어들 수 있다고 하였다. 하지만 여기서 고려해야 할 점은 단순히 에너지 소비량 측면에서만 볼 것이 아니라 어떤 에너지원이 소모되었는지 생체 에너지론적인 측면에서 검토가 필요하다는 점이다.

Hoeger 등은 Heyward와 다른 주장을 했는데 저강도로 30~40분 운동 시 총 에너지 소비량은 200칼로리이고 이의 50%가 지방으로부터 소비되므로 100칼로리가 지방에서 소비되지만 같은 시간 고강도의 운동을 하면 400칼로리를 소비할 수 있고 30~40%인 120~160칼로리가 지방에서 연소된다. 따라서 저강도 운동의 지방 사용 비율이 더 크다고 하더라도 총 지방 사용량은 더 낮기 때문에 저강도 운동은 체중 감소를 촉진하기는 하지만 효과적인 것은 아니라고 하였다.

Bryner 등(1997년) 또한 18~34세 여성을 대상으로 저강도(심박수 132회 정도)와 고강도(심박수 163회 수준) 운동군으로 나누어 주 4회 11주간 시행하여 체지방의 변화를 측정한 결과 저강도군에서는 변화가 없었지만(22→21) 고강도군에서만 유의하게 감소(27→22)하였다고 보고하였다. 이는 고강도의 운동이 체중 감소에 더 도움이 된다는 것을 의미한다.

저자가 판단하기에 운동의 강도는 개인별로 VO_2max나 RM의 %로 스펙트럼 형태이기 때문에 단순히 고강도와 저강도 이분법적으로 정해 줄 문제는 아니며, 철저히 개별화된 운동 처방이 필요하다고 생각한다. 대개 중 정도의 강도에서 지방이 가장 많이 연소된다. 하지만 유산소 트레이닝을 진행하면서 젖산역치가 점점 높아져 적응이 되기 때문에 그 강도를 점진적으로 높여야 한다. 하지만 초보자의 경우 처음부터 중·고강도로 운동할 경우 부상의 위험을 높이고 운동의 성실도를 떨어뜨리며 심폐계에 부담을 줄수 있으므로 저강도에서부터 점진적으로 시행하는 것이 좋다. 또한 중·상급자의 경우 고강도로 운동을 지속하는 것보다는 고강도와 저강도 복합 프로그램이나 인터벌 트레이닝을 실행하는 것이 적응을 막고 정체기를 극복하는 데 도움이 될 수 있다.

06 운동 프로그램의 실제

(1) 저항 운동이 중요한 이유

ACSM의 보고(2001년)에 따르면 주당 중 강도로 주당 최소 150분(하루 30분) 이상의 운동을 하면 유의하게 건강에 도움이 되며, 과체중이거나 비만인 사람은 장기적인 체중 감량을 위해서는 주당 200~300분까지 늘리는 것이 유리하다고 하였다. 또한 이 정도의 운동이 체중 감소를 유지해 주는 것을 가능하게 해 준다고 하였다. 여기에 저항 운동을 추가하는 것은 기능과 근력을 증가시켜 주기는 하지만 다이어트와 체중 감소 시 관찰되는 제지방량을 줄이지는 못한다고 하였다.

하지만 2009년의 보고에서 유의한 체중 감량을 위해서는 더 많은 신체 활동 즉 주당 250분 이상의 중강도 신체 활동이 필요하다고 하였으며 저항 운동에 대해서도 체중 감량을 늘려 주지는 않지만 제지방체중을 증가시키고 지방의 감량을 증가시키며 건강 위험도 감소시킨다고 하였다. 더구나 체중 감량 없는 저항 운동 또한 건강 위험을 감소시켜 준다고 하였다. 저항(근력) 운동 시 실제 연소되는 칼로리는 같은 시간의 유산소 운동보다 적다. 왜냐하면 개별 세트로부터의 회복을 위한 휴식 시간이 필요하기 때문인데 보통 한 시간의 운동에서 10~12분 정도만 실질적인 부하를 들어올린다. 그럼에도 불구하고 저항 운동은 제지방체중의 유지를 돕고 기초대사량의 증가를 가져오며 유산소 운동처럼 심혈관 질환과 관련된 여러 위험 요인들을 완화시키기 때문에 비만 환자의 운동 프로그램에 반드시 포함되어야 한다.

(2) 유산소 운동 처방

비만 환자를 대상으로 하는 전형적인 운동처방은 유산소 운동에 주 5일간 참여하도록 하여 소비할 수 있는 최대한의 열량을 소비하고 규칙적인 신체 활동 습관을 유지하도록 하는 것이다. 많은 환자들은 심혈관 질환의 위험이 있으므로 초기에는 운동 강도가 낮아야 한다. 대개 처음 시작은 20~30분으로 하고 점차 운동량을 증가시켜 최종 목표는 하루에 50~60분이다.

강도는 VO_2max의 40%에서 시작하여 50~70%까지 늘린다. 만약 체력이 너무 떨어져서 운동장 한 바퀴도 돌기 힘든 경우에는 우선적으로 신체 활동량을 늘리도록 노력해야 한다. 앉아서 일하는 경우에도 수시로 일어나서 스트레칭을 하거나 걷기나, 계단 한 층 걸어 올라가기, 버스 한 정거장 일찍 내리기 등의 방법으로 활동량 자체를 늘리는 것을 추천해 볼 수 있다. 이후 활동이 익숙해지고 체력이 조금 늘어나면 인터벌 트레이닝을 고려할 수 있다. 예를 들면 운동장 반 바퀴를 돌고 가벼운 체조나 밴드 운동을 하고 나머지 반 바퀴를 도는 것을 반복한다. 시간이 지날수록 걷는 거리는 길어져 1마일 이상을 걸을 수 있게 된다. 노인에게서 적당한 운동 강도를 결정할 때에는 심박수의 반응과 운동 자각도를 모두 고려하는 것이 바람직한데, 75%APMHR(60%VO$_2$max)로 운동하는 건강한 노인은 운동 자각도가 약 13(RPE 12~14) 정도이다. 75%MaxHR로 운동하는 건강한 노인은 운동자각도가 약 13(RPE12~14) 정도이다. 또 다른 방법은 '대화 테스트'로서 운동을 하는 동안 중간 정도의 문장을 짧게 말할 수 있다면 그 노인은 아마도 적당한 강도의 유산소 운동을 실행하고 있다고 판단한다.

(3) 저항 운동 및 유연성 운동 처방

저항 운동을 설계할 때에는 환자의 능력과 한계를 고려해야 한다. 참여자들은 과다한 체중으로 인한 내재적 운동 부하를 가지고 있기 때문에 자신의 체중을 이용한 운동부터 시작하여 점차 무게를 올리거나 기계를 이용한 운동을 하는 것이 안전하다. 또한 과다한 체중으로 인해 하체가 상당히 강화되어 있으므로 상체 근력 훈련의 중요성이 강조되어야 한다. 그러면서도 저항 운동의 주요 목표는 열량을 소비하고 근육을 증대시키는 데 있으므로 가능하면 작은 근육군보다는 다관절을 사용하는 주요 운동(core exercise)이 강조되어야 한다. 격일로 8~10가지 저항 운동을 주 2~3일 10~15회 1~3세트를 시행하며 점증 부하의 원리에 따라 부하를 증가시켜 나가야 한다. 유연성 훈련 또한 포함되어야 하는데 가벼운 스트레칭은 준비 운동에 포함될 수 있지만 유연성을 향상시킬 수 있는 좀 더 강한 스트레칭은 근육이 따뜻해져 있는 운동 중간이나 끝난 후 시행한다. 스트레칭의 목표는 단순히 손끝을 발끝에 닿는 것이 아니라 근육이 약간 당겨지는 느낌을 받도록 하는 것이다. 스트레칭은 유연성을 증가시켜 줄 뿐 아니라 다각도로 잘 쓰지 않는 근육을 움직여 줄 수 있어 운동 전에 부상을 방지하고 운동 후의 스트레스를 회복하는 데 도움을 줄 수 있다.

(4) 복합 프로그램의 설계

서로 다른 두 가지 종류의 트레이닝을 혼합한 프로그램을 작성할 때에는 문제점이 있다.

유산소 운동에 무산소 저항 운동을 추가적으로 수행하면 저강도 유산소 지구력을 향상시켜 줄 수 있지만 근력은 느리게 증가한다. 즉 저항 운동만 시행한 경우보다 복합 프로그램 시 근력의 증가가 더 적어진다. 따라서 근육의 증가 양과 스피드-파워 수행력도 감소한다.

상대적으로 운동을 막 시작하는 환자는 복합 프로그램 시 유산소와 저항 운동 모두에서 총 운동량의 향상을 보여 주지만, 향상이 정체 상태에 이른 숙달된 환자는 회복기 때문에 양쪽 프로그램 모두에서 동시에 충분한 이득을 얻기 어렵다. 이런 문제를 개선하기 위해 이를테면 체지방이 많고 근육량이 적은 환자의 경우 유산소와 저항 운동을 동시에 하는 것보다는 저항 운동을 시작하기 전에 먼저 유산소 프로그램을 완성하도록 프로그램을 작성할 수 있다.

예를 들어 초기 8주간 유산소 운동만 주당 3~5일 여유 심박수의 50~85%, 30~60분간 하고 그 이후 8주간은 유산소 운동은 주당 2일로 감소하여 산소 섭취량의 향상을 유지하면서 저항 운동을 시작하여 근육량을 증가시킨다. 초기 16주 후에는 유산소 운동과 저항 운동을 교대로 할 수 있다. 이런 프로그램을 통해 유산소 지구력과 근력 두 가지 모두를 효과적으로 증가시킬 수 있다.

좀 더 빠른 체중 감소를 목표로 하는 경우 운동 당일 유산소 운동과 저항 운동을 동시에 시행할 수도 있다. 이 경우 순서에 대해서는 이견이 많으나 저항 운동 후 유산소 운동은 빠른 젖산 분해로 인한 저항 운동의 피로도 감소와 그냥 유산소 운동만 했을 때보다 많은 지방량 감소를 기대해 볼 수 있다는 점에서 저항 운동 후 유산소 운동을 선호하는 편이다. 이 경우 점진적인 운동량 증가와 부상 방지에 좀 더 신경을 써야 할 것이다.

(5) 고강도 인터벌 트레이닝(high intensity interval training)

Trembly 등(1994년)은 고강도의 인터벌 트레이닝 프로그램이 저·중강도의 연속적인 유산소 운동 그룹보다 체지방이 더 많이 감소하였다고 하였다. 놀라운 것은 고강도 그룹이 적은 총 칼로리를 연소하는 데도 불구하고 이 같은 결과를 나타냈다는 점이다. Hedari 등(2011)은 12주간 주 3회 8초간의 전력 달리기와 12초간의 회복을 20분간 반복한 결과 지방량이 2kg, 내장지방이 17%가 감소하였다고 보고하였다. Wingate, Modified Wingate, Modified HIIT 등 다양한 프로토콜이 나와 있다. 이 방법은 좀 더 적은 시간으로 지방을 줄일 수 있다는 장점이 있으나 고강도 운동이 동반되므로 초심자가 시행하기에는 적합하지 않다.

(6) EMS 트레이닝

EMS는 Electrical Muscle Stimulation을 말하는 것으로 근육 수축이 가능할 정도의 전기 자극을 가할 수 있는 전신 수트를 입고 트레이닝을 하는 것을 말한다. 보통 20분 주 2~3회 정도 시행한다. EMS 시 크기가 크고 불용성 위축 시 먼저 위축되는 type II가 먼저 동원된다. 하지만 전기 자극으로 인한 근육 수축이 수의적 수축보다 근 비대에 우월하다는 증거는 없다. 이런 점을 감안해 볼 때 초기 트레이닝 시 근 비대 보조 역할을 기대해 볼 수 있으며 HIIT와 달리 초심자에게도 적합한 방법이다.

07 비만 환자의 운동에 따른 통증 관리

비만 관리에서 식이요법의 중요성보다 상대적으로 운동의 중요성이 더 강조되다 보니 관절, 무릎, 발목 같은 체중 부하 관절 주변의 근력, 힘줄, 인대가 준비되지 않은 상황에서 회복력을 넘어서는 많은 자극이 가해지게 된다. 이는 필연적으로 근육통, 힘줄염, 인대 손상부터 관절 부종, 관절염을 발생시키며 심한 경우 무릎 반월상 연골 파열, 관절 연골 손상까지도 생길 수 있으며 이는 퇴행성 관절염의 주된 원인이다.

따라서 통증에 대한 관리는 심해지기 전에 미리 이루어져야 함에도 불구하고 진찰이나 엑스레이 또는 MRI상 이상이 없다는 이유로 간과된다. 잠깐 뻐근한 통증이 아니라 지속적이거나 찌릿한 통증이 있다면 이미 해당 조직의 미세 손상으로 인한 염증이 발생한 것이다.

증상이 나타났다면 운동량이나 강도를 줄여야 한다. 하지만 많은 환자들은 통증이 심해질 때까지 좀처럼 운동을 줄이려고 하지 않는다. 물리 치료가 초기 회복을 위해 좋은 선택이지만 현실적으로 자주 시행하기는 쉽지 않다. 이런 경우에는 바르는 국소 제제로 통증과 염증을 조기에 가라앉히고 보호대를 통해 관절 사용을 줄이는 것이 유용하다.

국소 제제로는 ketoprofen, piroxicam 같은 NSAIDs가 함유된 것부터 멘톨 등 단기간 시원한 느낌으로 인해 통증을 잊게 하는 counter-irritant가 주성분인 쿨파스, 열감이 들게 하여 온열 효과를 주는 핫파스가 있으나 최근 천연 성분이면서 항염·진통 작용이 보고된 엠에스힐링 같은 국소 SYSADOA(Symptomatic Slow Acting Drugs of OA)가 주목받고 있다.

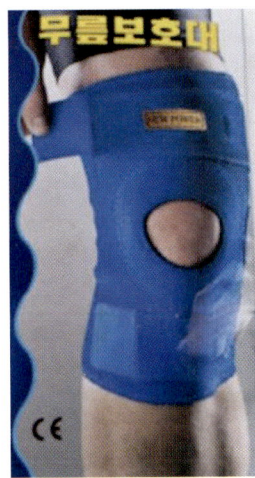 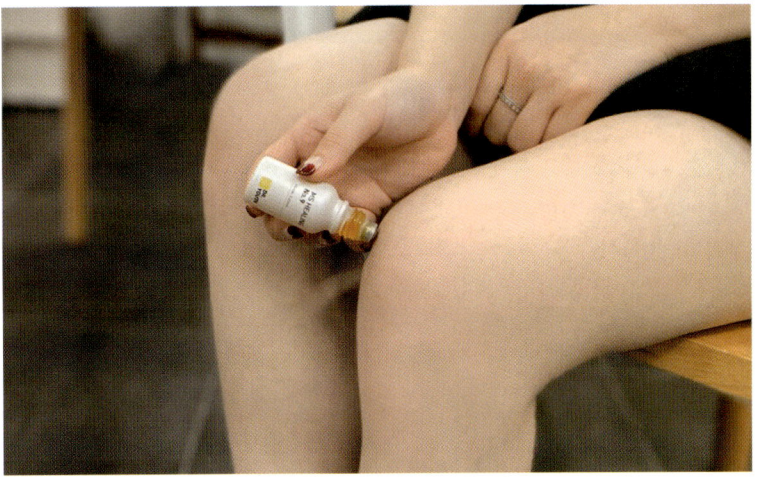

사진1. 무릎 보호대는 관절 연골, 힘줄에 대한 과부하를 덜어 줄 수 있다(좌).
국소 SYSADOA의 적용. 초기 문제를 일으키는 무릎 내측 관절 연골 부위에 발라 주는 것이 효과적이다(우).

만약 국소 제제로 통증이 조절되지 않으면 운동을 중단시키고 경구 NSAIDs나 히알루론산 주사 등으로 좀 더 적극적으로 통증 관리를 하는 것이 좋다. 여기서 중요한 것은 운동으로 인한 과부하가 통증의 원인이지 운동 부족으로 인해 통증이 생긴 것이 아니라는 사실이다. 비만은 퇴행성 관절염의 가장 큰 위험인자라는 점을 명심해야 한다.

08 결론

체중 감량 프로그램을 만들 때 운동은 반드시 포함되어야 하며 체중 감소뿐 아니라 건강에도 유의하게 도움이 된다. 운동 프로그램을 만들 때에는 개별성의 원리에 근거하여 반드시 체력 평가를 통해 목적을 정하고 그에 따라 운동 처방의 4요소와 진행을 결정해 주어야 한다. 여기에는 유산소 운동뿐만이 아니라 제지방량 유지와 체지방의 감소를 위한 저항 운동 프로그램이 반드시 포함되어야 하며 환자에 맞게 이를 적절히 조합한 운동 프로그램을 짜야 한다. 또한 이 과정에서 무리한 운동을 억지로 시키지 말고 적극적인 근골격계 통증 관리가 병행되어야 한다.

참고문헌

- 이상주. 이승헌. 메디칼바디케어. 서울. 여문각. 2006.
- 한태륜, 방문석. 재활의학. 서울. 3판. 군자출판사. 2008.
- American College of Sports Medicine. ACSM's Guidelines for exercise testing and prescription. Philadelphia: Lippincott Williams & Wilkins. 2000.
- Ashwell M, McCall Sa, Cole TJ, Dixon AK. Fat distribution and its metabolic complications: Interpretations. In N.G., Norgan, ed. Human body composition and fat distribution. Washington, Netherlands: Euronut. 1985; 227-242.
- Baechle TR, Earle RW. Essentials of strength training and conditioning. 3rd Ed. Human Kinetics. 2008
- Baechle TR, Earle RW. NSCA's essentials of personal training. Human Kinetics. 2004.
- Baker C, Brownwell. Physical activity and maintenance of weight loss: Physiological and psychological mechanism. In: Physical Activity and obesity. Bouchard C. Champaign, IL: human Kinetics. 2000.
- Borg G. Borg's Perceived exertion and pain scales. Champlaign, IL: Human Kinetics. 1998.
- Carns ML, Schade ML, Liba MR, et al. Segmented volume reduction by localized versus generalized exercise. Human biology. 1960;32:370-6.
- Despres JP, Bouchard C, Tremblay A et al. Effects of aerobic training on fat distribution in male subjects. Med Sci Sports Exerc. 1985;17:113-118.
- Donahue CP, Lin DH, Kirschenbaum DS et al. Metabolic consequence of dieting and exercise in the treatment of obesity. J Consult Clin Psychol. 1984;52:827-36.
- Donnely JE, Blair SN, Jakicic JM et al. American college of sports medicine position stand. Appropriate physical activity intervention strategies for weight loss and prevention of weight regain for adults. Med Sci Sports Exerc. 2009 Feb; 41(2): 459-71.
- Girandola RN. Body composition changes in women: effects of high and low exercise intensity. Arch Phys Med Rehabil. 1976 Jun;57(6):297-300.
- Heyward VH. Advanced Fitness Assessment & exercise prescription. 3rd Ed. Human Kinetics. 1998.
- Hoeger WW, HoegerSA. Principles and Labs for fitness and wellness. 9th Ed. Cengage Learning. 2008.
- Jakicic JM, Clark K, Coleman E et al. American college of sports medicine position stand. Appropriate physical activity intervention strategies for weight loss and prevention of weight regain for adults. Med Sci Sports Exerc. 2001 Dec; 33(12): 2145-56.
- Jakicic JM, Otto AD. Treatment and prevention of obesity: What is the role of exercise?. Nutr Rev. 2006; 62:S57-61.
- Katch FI, Clarkson PM, Kroll W et al. Effects of sit-up exercise training on adipose cell size and adiposity. Res Q Exerc Sport. 1984;55:242-247.
- Kopelman PG. clnical obesity in adults and children. 2nd Ed. Blackwell Publishing Ltd. Oxford.
- Kraemer WJ, Gordon SE, Fleck SJ, et al. Endogenous anabolic hormonal and growth factor responses to heavy resistance exercise in males and females. Int J Sports Med. 1991;12:228-35.
- Marks BL, Ward A, Morris DH, et al. Fat-free mass is maintained in women following a moderate diet and exercise program. Med Sci Sports Exerc. 1995;27:1243-51.
- McArdle WD, Katch FI, Katch VL. Exercise physiology: Nutrition, energy and human performance. Philadephia. 6th Ed. Lippincott Williams & Wilkins. 2006.
- McCall A, Raj R. Exercise for prevention of obesity and diabetes in children and adolescents. Clin Sport

Med 2009;28(3):393-421.

- National Institutes of Health and National Heart, Lung and blood institute. 1998. Clinical guidelines on the identification, evaluation and treatment of overweight and obesity in adults executive summary. NIH Pub. No.98-4083. From www.nhlbi.nih.gov/guidelines/obesity/ob_gdlns.pdf.
- National Institutes of Health and National Heart, Lung and blood institute. 2000. The practical guide: identification, evaluation and treatment of overweight and obesity in adults executive summary. NIH Pub. No.00-4084. From www.nhlbi.nih.gov/guidelines/obesity/prctgd_c.pdf.
- National Task Force on the prevention and treatment of obesity, National Institutes of Health. Very low-calories diets. JAMA. 1993. 270:967-74.
- Noland M, Kearney JT. Anthropometric and densitometric responses of women to specific and general exercise. Res Q Exerc Sport. 1978;49:322-328.
- Pavlou KN, Steffee WP, Lerman RH, et al. Effects of dieting and exercise on lean body mass, oxygen uptake, and strength. Med Sci Sports Exerc. 1985;17:466-71.
- Pollock ML, Dimmick J, Miller Hs, Kendrick Z, Linnerud AC. Effects of mode of training on cardiovascular function and body composition of middle-aged men. Med Sci Sports Exerc. 1975;7:139-45.
- Pollock ML, Miller HS, Linnerud AC, Cooper KH. Frequency of training as a determinant for improvement in cardiovascular function and body composition of middle-aged men. Arch Phys Med Rehab. 1975;56:141-45.
- Roby RB, Effect of exercise on regional subcutaneous fat accumulations. Res Q. 1962;33:273-278.
- Schade M, Hellebrandt FA, Waterland JC, et al. Spot reducing in overweight college women: Its influence on fat distribution as determined by photography. Res Qhu. 1962;33:461-471.
- Sharkey BJ. Physiology of fitness, 3rd ed. Champaign, IL: Human Kinetics. 1990.
- Tremblay A, Simoneau JA, Bouchard C. Impact of exercise intensity on body fatness and skeletal muscle metabolism. Metabolism. 1994;43:814-8.
- Villepigue J, Rivera H, Kennedy R et al. The body sculpting bible for women, revised edition: The way to physical perfection. Hatherleigh Press. 2006.
- Wadden TA, Stunkard AJ. Handbook of Obeisty Treatment. The Guiford Press. New York. 2002.
- World health Organization. Obesity: preventing and managing the global epidemic. Report of a WHO Consultation on Obesity. Geneve: World Health Organization. 1998.
- Zinczenko D, Spiker T. The Abs Diet: The six-week plan to flatten your stomach and keep you lean for life. 2004. Emmaus. Rodale Inc.

PART 2

Textbook of Obesity and Body Contouring

체형학

제1절 체형 치료의 비수술적 방법(주사요법)
1. 체형학이란
2. 메조테라피
3. HPL, 아미노필린 외 기타 주사요법
4. 콜린알포세레이트(GPC)
5. 포스파티딜콜린(PPC)

제2절 체형 치료의 비수술적 방법(기계요법)
1. 고주파의 원리와 기초
2. 다양한 고주파의 실제 및 활용
3. 초음파의 활용
4. 냉동지방분해술
5. 체외충격파
6. 엔더몰로지, 저준위 레이저,
   최근 유행하는 복합기기의 원리와 종류

제3절 체형 치료의 수술적 방법(지방흡입, 지방이식)
1. 지방흡입과 지방이식의 총론
2. 지방흡입과 마취
3. 여러 지방흡입의 방식과 장비들
4. 상완부 – 지방흡입
5. 복부 – 지방흡입
6. 허벅지, 엉덩이 – 지방흡입
7. 안면부 – 지방흡입
8. 주사기를 이용한 미니지방흡입
9. 얼굴 – 지방이식
10. 가슴, 엉덩이 – 지방이식
11. 손등 – 지방이식
12. 기타 방법을 이용한 체형 시술

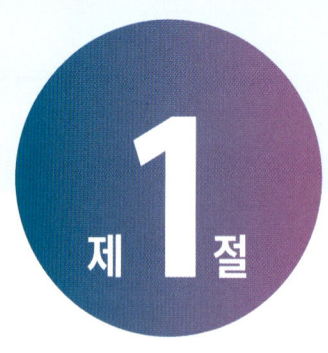

체형 치료의 비수술적 방법

주사요법

1. 체형학이란
2. 메조테라피
3. HPL, 아미노필린 외 기타 주사요법
4. 콜린알포세레이트(GPC)
5. 포스파티딜콜린(PPC)

1 체형학이란

Chapter

이무열 중앙대학교 의과대학

체형의 관리 및 유지를 위해 다양한 주사와 기기를 사용하는 방법이 현재 이용되고 있다. 주사제와 기기를 중심으로 이에 대하여 논하고자 한다.

01 주사요법

현재 임상적으로 체형의 관리를 위해 사용되는 주사제는 몇 가지가 알려져 있으며, 현재 해당 주사 약물을 체내에 주사하는 방법은 일반적인 주사요법(주로 피하주사를 사용)과 이를 다소 변형하여 프랑스에서 개발된 메조테라피라는 변형된 주사요법으로 나누어진다.

주사요법(주로 피하주사)은 의사라면 누구나 학부 교육과정에서 배운 내용이고 이제는 의학 교육 분야가 아니더라도 쉽게 정보를 구할 수 있는 부분이기 때문에 생략한다. 하지만 주사요법 가운데 정맥주사는 약물의 농도 변화가 전신적으로 그 효과가 수초 이내에 빨리 나타나기 때문에 그 특성상 장기적 효과 내지는 비교적 천천히 나타나는 기전을 활용해야 하는 체형의 관리 및 유지의 목적으로는 거의 사용하지 않는다는 것을 밝히는 바이다.

(1) 실제 주사요법에 활용되는 주사제

1) 아미노필린

원래는 기관지 확장제로 사용되는 약물로서 해당 목적으로 사용할 때는 수액에 첨가하여 정맥으로 주사하는 약물이다. 하지만 체중 감량 효과를 기대하며 주사제로 사용할 때는 국소 주사요법으로 피하주사의 형태로 투약하는 약물이다. 아직 안전성과 효과성에 대한 기전에 있어서는 확실한 증거(evidence)가 없지만 많은 연구(국내 연구 포함)에서 효과가 입증되었다는 보고가 있어 실제로 많은 의료 기관에서 해당 목적으로 사용되는 약물이다.

2) PPC 주사

콩의 레시틴 성분에서 추출한 물질인 PPC(PhosPhatidylCholine)와 지방 수축 유도 물질, 그리고 림프구의 순환을 유도하는 성분을 배합한 앰플을 주로 피하주사의 형태로 투여한다. 변성된 지방을 녹여서 몸 밖으로 배출하게 하므로 피하지방의 두께를 줄여 주는 효과가 있지만, 2014년에 임상적 근거의 부족과 부작용으로 인해 사용이 법적으로 금지되었고 국내에서 사용 중이던 제품도 식약처에 의해 모두 허가가 취소된 상태이다.

3) 벨카이라®

디옥시 콜레이트 성분으로 만들어진 약품으로 턱밑 지방의 제거 효과가 있어 미국 FDA의 승인을 받았으며, 국내에서는 2017년도 말에 식약청의 허가를 받아 2018년부터 정식으로 출시되어 현재 의료 기관에서 해당 목적으로 사용되고 있다.

4) 삭센다®

주성분은 리라클루타이드로서 2019년 현재 국내 비만 주사약 시장을 실질적으로 평정한 주사 약품으로 덴마크 제약사 '노보 노디스크'에서 당뇨병 치료제 개발 중 특정 치료제(주사제)가 체중을 감소시키는 부작용이 있다는 것을 확인하고 비만 치료 목적으로 개발하면서 탄생했다. 인체 내의 식욕억제호르몬이 GLP-1과 유사한 구조를 지녀 포만감을 높여 식욕을 조절하는 것이 삭센다의 원리이다.

미국은 2104년도에 FDA의 승인을 거쳐 다음 해에 출시되었고 한국에서는 2019년 3월에 판매가 시작되었다. 한 달에 쉽게 5kg 이상을 감량했다는 소문과 함께 현재는 국내 시장을 점거한 상태이다. 기존의 식욕억제제가 가지는 불면증이나 무기력증 같은 부작용이 줄어들었으며, 당뇨 주사약처럼 펜 구조를 가지고 있어 다른 주사약보다 쉽게 자가 주입이 가능하다.

02 메조테라피

메조테라피는 프랑스 의사 Micheal Pistor에 의해 고안된 의료 테크닉이다. 이 테크닉의 기본적인 이론은 소량의 대중요법적인 약물(allopathic drugs)을 4~13mm 길이의 살균된 바늘을 이용해 병변에 가장 가까운 곳에 주사하는 것이다.

메조테라피의 탄생 배경은 다음과 같다. 1952년 프랑스의 발드와즈(Val d'Oise)도의 브레에루(Bray-et-L)에 정착한 Dr. Pistor는 천식이 있는 한 구두 수선공에게 프로카인을 정맥주사하여 치료했는데, 그의 호흡 곤란(dyspnea) 증세는 차도가 거의 없는 반면에 그의 청각 장애 증세가 호전되고 있음을 발견하게 된다. Dr. Micheal Pistor에 의해 고안된 의료 테크닉 여기서 착안해 Dr. Pistor는 구두 수선공의 귀 주위에 3~5mm의 깊이로 소량의 프로카인을 주사하는 아이디어를 갖게 되었다. 이 치료 방식은 다른 투약 경로를 사용하는 것보다 효과가 더 좋은 것으로 나타났다. 이 소식을 들은 그 지역의 청각 장애인들이 Dr. Pistor의 병원에 쇄도하게 된 것이다. 하지만 첫 번째 경우와 같은 성공 케이스가 자주 나타나지는 않았다. 그렇지만 귀 주위에 계속 주사를 놓으면서 귀인두관(auditory Tube)의 습진(eczema)이 사라지고, 턱관절(temporomandibular Joint)의 통증이 사라지며, 귀울림(tinnitus)이 줄어든다는 것을 알아냈다. 그 이후 피부층에 놓는 적응증들이 늘어나면서 메조테라피가 다용도로 쓰이는 치료 술기로 자리 잡게 된다.

메조테라피(mesotherapy)라는 용어는 Dr. Pistor가 〈프로카인을 국소적으로 사용했을 때 인간의 질병에 미치는 새로운 특성들〉에 대한 연구 논문을 1958년 6월 4일자에 기고하면서 메조테라피라는 용어를 처음 쓰게 된다. 그는 이와 관련해 '중배엽에서 나온 조직(tissue)에 워낙 크게 작용하기 때문에 이 치료법에 메조테라피라는 전체적 의미의 명칭을 부여하는 것이 좋다고 생각한다'라고 이유를 밝혔다. 메조테라피의 작용 메커니즘을 완벽히 설명할 수는 없으나, 주삿바늘과 약물의 국소적, 국부적 그리고 전신적인 작용에 의한 것이라고 설명하고 있다. 바늘에 의한 작용은 프로스타글란딘 생성을 줄이는 반사 작용인 국소적 혈관 확장 작용,

A-베타 신경을 자극해 통각 전달을 차단한다는 gate-control 이론, neuromodulator의 활성 작용 등으로 설명되고 있다. 급만성 통증, 혈관 질환, 셀룰라이트 등 적응증이 넓은 편이고 약물의 작용은 확산과 미세 혈액 순환, 4-unit 이론 등을 통해 해당 병변 부위에 도달해 작용한다고 설명하며 피부 이외의 약물 투여 방법에 비해 부작용이 적고 병변 부위의 국소 약물 농도가 높게 그리고 오래도록 지속된다고 설명하고 있다. 이러한 결과는 많은 동물, 인체 실험을 통해 검증되었다.

치료 테크닉은 깊이와 방법에 따라 나눌 수 있다.
(1) 깊이에 따라서는 intraepidermal injection(IED), intradermal superficial injection(IDS), intradermal profundal injection(IDP), intrahypodermal injection(IHD)으로 나눌 수 있다.
(2) 방법에 따라서는 epidermal mesotherapy, nappage, point by point(PPP), systematized puntual mesotherapy(MPS), mesoperfusion 등으로 나눌 수 있다.

메조테라피의 적응증은 급성 통증, 만성 통증, 혈관 질환, 셀룰라이트, 국소 비만, 탈모, 피부 노화, 소화기 질환 등 광범위하다. 또한 이 치료법의 장점은 소량의 약물을 사용하며 환자가 자주 병원에 내원하지 않아도 되고 부작용이 적다는 것이다.

부작용으로는 microbacterial infection이 가장 많은데 이것은 주로 의료인이 아닌 사람에게 치료 받을 시 나타나는 부작용이다. 기본적인 준수사항을 철저히 지킨다면 걱정하지 않아도 된다.

메조테라피는 점점 발전하고 있는 중이다. 1952년 Dr. Pistor이 아이디어를 내고 1958년 메조테라피라는 용어를 처음 사용한 이후, 1964년 4월 21일 프랑스 메조테라피학회가 만들어졌고 1976년 제1회 국제 메조테라피학회가 개최되었다. 1982년 파리 13대학에서 Dr. Bicheron을 교육 책임자로 하여 첫 대학 학위가 만들어졌으며, 1987년 7월 16일 프랑스 의학회는 메조테라피를 전통 의학의 한 분야로 인정하게 된다. 같은 해에 엑스 마르세이유(Aix-Marseille) 대학에서 Dr. Mrejen을 책임교수로 하여 Systematized Punctual Mesotherapy(M.P.S.)대학 학위가 창설된다. 1996년 보르도 대학에 Dr. petit를 책임교수로 하여 메조테라피 학위가 설치된다. ANEAES(Agence Nationale d'Accrditation et d'valuation En Sant, 의료 활동에 대한 허가와 평가를 맡는 정부 기관)가 메조테라피를 공식 인정한다. 2002년 마르세이유, 보르도, 파리를 잇는 메조테라피 대학 간 학위(Inter-University Diploma of Mesotherapy)가 설립된다. 프랑스에서는 통증 치료 부분의 메조테라피에 있어서는 의료보험을 적용하고 있으며, 1만 5000명 이상의 의사가 시행하고 있다.

현재 메조테라피는 유럽, 남미, 아프리카, 아시아, 미국 등 20개국 이상에서 행해지고 있으며, 세계 각국의 미용 관련 학회에서 빠지지 않는 테마가 되고 있다. 국내에서의 메조테라피는 2003년에 처음으로 소개됐다. 소규모로 이루어지던 연구 활동이 2003~2004년도부터 본격적으로 여러 메조테라피 연구 단체에서 학회 활동과 연수 강좌를 통해 알려지게 되었다. 초기 국내에서의 메조테라피에 대한 관심은 대부분 국소 비만과 미용 부분 등으로 국한되었지만 지금은 다양한 적응증에 이용하고 있다. 또한 최근에는 대학과 연계하여 보다 학술적이고 체계적인 메조테라피 연구를 하고 있다(MD Journal 2002년 2월 1일자 자료).

03 비만 치료 기기

비만 치료의 목적으로 사용하는 의료기기로서 병원에서만 사용하는 것이 아니라, 가정에서도 쉽게 자가 사용할 수 있는 다양한 제품이 시중에 나와 있다. 대부분의 제품은 비만 치료의 목적으로 만들어진 기계는 아니지만, 지방의 연소에 도움을 주는 부가적인 기능이 있어 기계의 작동 방향을 지방 감소 쪽에 맞춰서 출력 강도와 시간을 조절하면서 비만의 치료 목적으로 사용하고 있는 실정이다.

(1) 고주파 치료기

고주파는 높은 주파수를 지닌 파동이 세포나 혈액에 마찰열을 일으켜 치료하는 원리를 이용하는 기기이다. 이때 일어나는 열에 의한 효과를 온열 효과 내지는 심부열(deep heat) 효과라고 한다. 온열 효과는 대개 피부의 표면에 머물지만 고주파에 의해 발생한 열은 피부의 진피나 내장까지 영향을 미치는 것으로 알려져 콜라겐 생성, 피부 주름 소실 내장지방을 녹여 비만에 효과를 주는 것으로 알려져 있다. 더불어 온열 효과로 인하여 근육의 활성화 기전을 통해 통증을 완화시켜 주는 것도 알려져 있다.

(2) 초음파 치료기

초음파는 20,000Hz 이상의 음파로서 인간이 들을 수 있는 가청 영역을 벗어난다. 고주파 치료기와 다른 점은 음파(즉 초음파)를 사용한다는 점과 온열 효과가 없다는 것이다. 대신 초음파에서 만들어진 진동이 피부 깊숙이 전달되어 진동함으로써 혈류의 증가를 초래하고 근육통이나 타박상을 치료하는 것은 물론 간암 등의 치료에 많이 사용되던 고출력 집중 초음파(High density Focused Ultrasound; HIFU)의 강도를 조절하여 지방세포의 제거를 통한 비만의 치료 목적으로 사용하고 있다.

2 메조테라피

Chapter

김하진 365mc병원

메조테라피는 피부에 약물을 주입하여 국소 병변을 치료하는 방법으로 1952년 프랑스 의사 Michel Pistol에 의해 처음 기술되었다. 주로 mesoderm에서 기원하는 조직, 즉 결체조직, 관절, 지방, 근육 등에 생기는 병변에 효과가 있어서 mesotherapy라고 부르게 되었다.

시술의 핵심은 Pistol이 언급한 '소량을, 빈번하지 않게, 정확한 지점에(a little, not very often, in the right spot)'라는 말로 요약할 수 있다. 메조테라피에서 사용하는 약물의 용량은 경구 용량의 1/10~1/60 정도로 적으나 주입된 부위에서 서서히 작용하므로 1회 시술로 1~2주간 효과가 유지된다. 메조테라피는 경구 약물 치료에 비해 약물의 조직 내 농도가 훨씬 높아 적은 용량으로도 더 좋은 효과를 낼 수 있다. 방사성 물질(radioactive tracer)을 이용한 실험을 통해서 피내(ID)주사는 피하(SC)주사에 비해 약물 확산이 느리고, 약물 분자량이 클수록 약물 확산이 느리며, 약물의 qualitative diffusion은 주사 부위에 관계없이 동일하다는 결과가 보고되어 있다.

메조테라피의 작용기전은 주사를 통한 기계적 자극(mechanical stimulation)과 약물을 통한 화학적 자극(phamaco-chemical stimulation)으로 국소 부위 병변 치료에 사용된다.

01 메조테라피의 적응증

다음과 같이 운동 손상, 만성 통증, 일반 의학, 미용 의학 등 임상에서 다양한 목적으로 사용된다.

1) Sports injuries: Sprains, Strains, Tears, Bursitis, Tendonitis, Plantar fasciitis
2) Chronic pain: Degenerative disc disease, Arthritis, Fibromyalgia, Headache, Lower back pain, Muscle strain, Osteophytes, Temporalmandibular pain syndrome
3) General medicine: Allergies, Asthma, Carpal tunnel syndrome, Cellulitis, Chronic fatigue, Constipation, Depression, Eczema, Gout, Hearing loss, Hemorrhoids, Hepatitis, Herpetic neuralgia, Immune system deficiencies, Insomnia, Irritable bowel syndrome, Leg ulceration, Lymphedema, Peripheral vascular disease, Prostatitis, Pruritus, Psoriasis, Reflex sympathetic dystrophy, Substance abuse, Tinnitus, Vertigo
4) Aesthetic Medicine: Facial rejuvenation, Alopecia, Cellulite, Hypertrophic or Keloid scars, Acne, Photoaging(loss of skin elasticity, dyspigmentation, rhytides), Striae distensae, Telangiectasias, Obesity

02 메조테라피 약물

약물 선택 시 일반적 고려 사항

1) Isotonicity
2) Tolerance of skin or subcutaneous tissue – Absence of pain, nodule formation, or necrosis
3) Integration with the tissues of injected substances
4) Absence of allergies or hypersensitivity
5) Non-use of oily solution
6) Avoidance of possible incompatibilities
7) Efficacy verified
8) pH 6.2~7.5

표 1. 메조테라피 시술 시에 사용되는 약물의 요약

Medication	Concentration	Dose	Mechanism of action	Depth	Contraindicatiions	Comments
Local anesthetics Lidocaine	Xylocaine 1%	0.5~2cc	Local anesthetic, membrane stabilizer, potentiates beta blockers	All	No epinephrine, porphyria, otherwise very safe	Acute treatment
Procaine 2%	Procaine 2%	1~2cc	Vasodilator, non-specific immune stimulant/ metabolic properties		Incompatible with NSAIDS, salmon calcitonin, no pediatric/pregnant patients, rare sul allergey	Chronic treatment
Diluents NaCl 0.9% Vitamins/ minerals MgSO$_4$	1%	2cc	Antispasmotic, antiatopic, membrane stabilizer, antioxidant		Gastrointestinal effects	Only dilute Valium (diazepam) with this Cosmetics
Vitamin cocktail		0.5cc	Antioxidant			
Pantothenic acid	500mg/mL	0.5cc	Antioxidant			
Biotin	10mg/mL	0.5cc				Alopecia/color
Cobalamin						
B complex						
B$_{12}$	5000μg		Analgesic			Pain
HPV			Hydrosol polyvitamins			
Vitamin C	222mg		Antioxidant, connective tissue support			
Vitamin A			Antioxidant			
Zn	10mg/mL	0.05cc	Blocks 5-alpha reductase			
Se	15~50μg		Antioxidant			
Facial treatment						
Hyaluronic acid	10mg/ml	1cc	Non-reticulated hydrator 1g abs 50	Blebs	Dilute, otherwise sweling. Use alone in formulation transient redness	Use for wrinkles, wrinkles, 'glow' May cause
Placenta*		2~3cc				
Silicium/ conjuntyl	1%(or equiv)	2cc	Inhibits interstitial fibrosis/lipid Peroxidation, augments cyclie AMP, stimulates fibroblasts, gives structure/shape			Fibrosclerotic cellulite
PCSA*	Proteochondroitin sulfate	7mg/2mL 1~2cc	Hydrator, tissue repair regulaor			
Cellulite						

Medication	Concentration	Dose	Mechanism of action	Depth	Contraindicatiions	Comments
Esberiven	Melilotus 100mg/ rutin 2.5mg	1cc	Venoconstricts, reduces edema, dilates precapillary sphincter, macrophage stimulation		Edematous cellulite	Stages 1, 2, 3
Silicium/ conjuntyl	15.0mg		Reduces wrinkles, atherosis		Cellulite, reduces fibrosis	Stages 2, 3
Pentoxifylline	20mg/mL		Increased blood flow			Stages 3, 4
Coumarin	0.25%					Stages 3, 4
Asian Centella	20mg/mL					
Lipolytic						
Phosphatidylcholine	PTC 50-100mg/mL	2.5cc/5cc NaCl	Emulsifier	8mm symmetric, caution	Localized obesity not celulite, may cause swelling/ itching	Banned in France and Brazil
Aminophylline	50mg/mL	25mg, 2~4cc	Blocks adenosine receptor, inhibits phosphodiesterase			
Caffeine	250mg/mL		Blocks adenosine receptor, inhibits phosphodiesterase			
L-Carnitine	500mg/mL	1cc	Fatty acid transport			
Isoproterenol**			Major vasodilator beta-1 beta-2 agonist		Tachycardia/palpitations including blood pressure, altered mental status	
Yohimbine	1mg/mL		Blocks alpha-2, stimulates lipolysis			
Circulation						
Fonzylane(-France)	Buflomedil		Alpha-blocking vasodilator		Toxic with lidocaline	
Trental (pentoxifylline)	20mg/mL	1cc of 20mg/mL	Microcirculation disorders, stabilizes blood cells/improves their flexibility, improves tissue O2			Circulation. Pain headache, alopecia, cosmetics
Vadilex			Alpha-blocking vasodilator			
Dicynone	Etamsylate		Improves venous tone		Potential sulfur allergy reaction	
Disinfectants 70% alcohol						
Biseptine*						
Chlorhexidine*						May be better for facial cleansing

약물은 세포대사 작용, 순환, 면역 그리고 림프 반응에 양향을 주는 여러 화합물 등을 사용하여 피부의 색조 개선과 수분 공급, 셀룰라이트의 완화, 축적 지방의 감소 등의 효과를 얻을 수 있다.

- 약물 효과: lipolytic effect, microcirculation effect, anti-edema effect, connective tissue 개선
- 약물 혼합: 시술 직전에 배합하도록 하며, normal saline(희석 및 buffer 작용)을 가장 먼저 넣고 원하는 효과를 가진 여러 약물들을 섞은 뒤 마지막으로 국소마취제를 배합한다. 국소마취제로는 주로 procaine을 쓰지만 salmon calcitonin이 들어갈 경우 lidocaine을 써야 한다(procaine이 calcitonin을 destruction).

03 메조테라피 시술방법

(1) 재료 및 장비

바늘은 두 종류가 일반적으로 사용된다.
1) 길이 4mm/30gauge: 진피 내로의 정확한 주입을 가능하게 한다. 진피의 두께는 4mm 이하인 경우가 대부분으로 진피의 두께를 넘지 않으며 정확한 천자을 할 수 있다는 논리로 사용된다.
2) 길이 13mm/30gauge: 일반적으로 쓰이며 가는 주사 바늘로 주사할 때의 고통을 줄여 준다[사진 1].

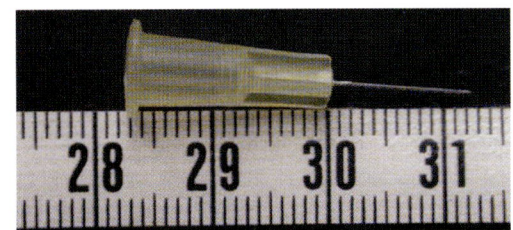
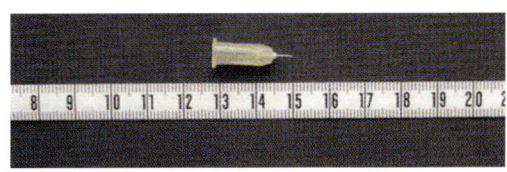

사진 1. 메조테라피에 사용되는 바늘(4mm / 30gauge, 13mm / 30gauge)

(2) 전자식 피스톨

숙련이 덜 된 시술자들이 더 쉽고 더 정확한 기술을 사용할 수 있게 도와준다.

시장에는 매우 많은 기기들이 나와 있다. 제조사에 상관없이 이들은 모두 메조테라피의 모든 분야에서 더 정확하고 알맞은 시술을 시행할 수 있는 기본적인 기능을 가지고 있다[사진 2].

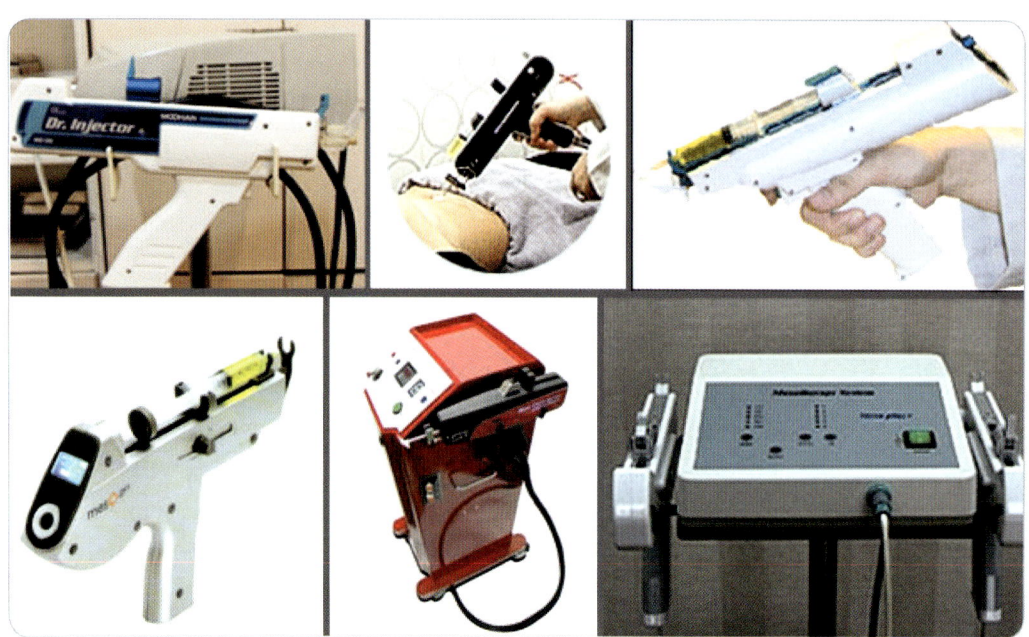

사진 2. 다양한 종류의 전자식 피스톨

(3) 주사기법에 따른 분류

1) Intraepidermic technique(IED, 표피 내 주사법)

표피 위나 표피 내에 나파주(nappage) 방식으로 넓게 덮어 주는 방법으로 30G, 13mm(1/2inch) 바늘을 피부에 15° 정도 각도로 하여 가볍게 주사기 피스톤을 누르면서 바늘 축 범위 내에서 왕래하는 운동에 의해 약물을 표피 내로 주입시킨다. 통증이 없으며 치료해야 할 부위가 넓을 경우에 사용하며 특히 얼굴에 시술할 때 많이 사용한다. 사용 약물의 투여량이 적고 침투 지연으로 효과가 더 오래 가며 현저한 표피 자극을 유발한다. 표재성 부위 어디라도 바로 시술할 수 있다.

2) Papule

Epidermis와 superficial dermis 사이에 주사하여, 즉 피부를 통과하여 1~2mm 이내의 깊이로 행해지며 구진(papule) 형태로 만드는 방법으로 epidermis는 basal layer와 분리된다. 시술은 주로 4mm의 바늘을 사용한다. 약간의 통증을 동반할 수 있고 투여되는 약물의 양은 0.1mL 이하로 주입한다. 주로 사용되는 부위는 안면 주름 치료와 면역 반응을 자극하는 데 사용된다.

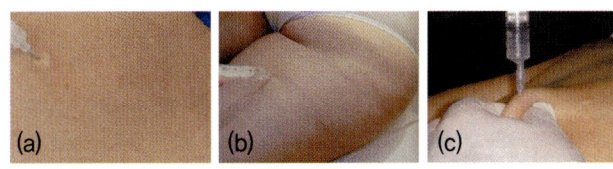

사진 3. (a) papule technique, (b) nappage, (c) point by point (PPP)

3) Nappage(IDS IDP 나파주)

프랑스어로 '표면에 바른다'는 의미의 용어로 유럽에서 가장 일반적으로 사용되며 약물을 넓은 부위에 펼쳐서 바르듯이 주입하는 방법인데 2~4mm 간격으로 초당 2~4회 속도로 빠르게 주사한다. 주사 깊이는 바늘의 각도와 압력에 따라 다르게 조정할 수 있는데 표피, 기저층, 진피 상층, 진피 심층이 될 수 있다.

통증이 거의 없으며 주사 부위의 출혈이 적으며 넓은 부위를 시술할 수 있다. 주사 약물의 1/3 정도가 흡수되며 나머지는 피부 바깥에 남게 되므로 약물의 손실을 고려해야 한다.

① Point by Point(PPP 진피 심층)

정확한 한 지점의 진피 심층부에 약물을 주입하는 방법이다. 4mm 주삿바늘을 사용하여 한 지점에 0.04~0.1mL 약물을 주입하고 주사 간격은 0.5~2cm로 주사한다. 적응증은 셀룰라이트 내에 있는 깊은 결절, 섬유성이나 경화성 셀룰라이트의 치료에 사용된다.

② Mesoperfusion(IDP, IHD 메조 관류법)

4~13mm 깊이에서 느리고 연속적으로 주사를 하는 방법으로 1~5초의 짧은 시간과 10~50초의 긴 시간의 간격을 반복하여 주사할 수 있다. 자동 주사기를 사용하면 시술이 용이한데 30~60분 안에 2~10cc의 약물을 4~6 부위에 주입하게 되며, 편안한 상태에서 시술받을 수 있다. 모든 일반적인 메조테라피 분야에 사용될 수 있지만, 특히 불면증이나 만성 통증

치료에 주로 사용된다.

③ Specific systematic mesotherapy(MPS)

소량의 대증 치료 목적의 혼합 약물을 피부 징후학에 의해 이미 정해져 있는 일정한 지점에 정확히 주입하여 치료하는 방법으로 치료점은 압통점(tender point)이나 방아쇠점(trigger point) 또는 경혈과 일치하기도 한다.

표 2. 주사기법

Injection Technique	Depth	Abbreviation
Epidermal	< 1mm	IED(intraepidermal)
Papule	1mm	N/A
Nappage	2~4mm	IDP(intradermic~deep)
Point By Point	4mm	PPP
Mesoperfusion	> 4mm	N/A
Specific Systemic Mesotherapy	> 4mm	IDP, IHD(intrahypodermic)

(4) 주사 깊이에 따른 분류

깊이가 얕을수록 반응 속도가 느리지만 효능이 오래 간다[그림 1].

① IED(Intra-Epidermic): epidermis 위나 epidermis 내로 superficial nappage 기법으로 피부 표면에서 1mm 깊이까지 주사

② IDS(Intra-Dermic Superficial): papule, IDS nappage 기법으로 피부 1~2mm 깊이의 papillary conjunction까지 주사

③ IDP(Intra-Dermic Profound): PPP, MPS, mesoperfusion 기법으로 피부 깊이 2~4mm, reticular conjunction까지 주사

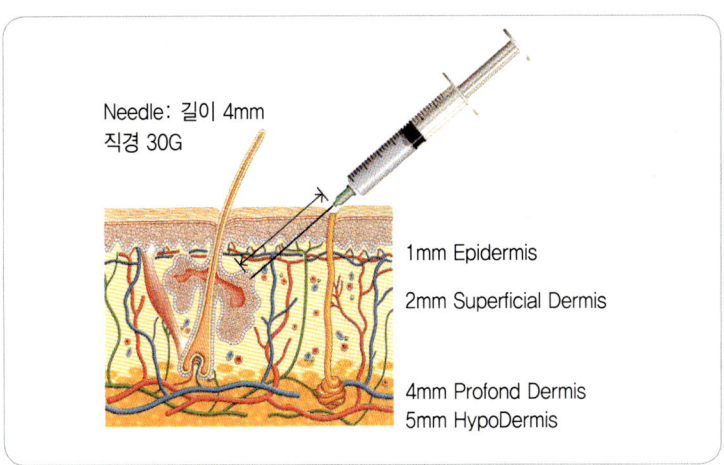

그림 1. 주사 깊이에 따른 분류

④ IHD(Intra-Hypodermic): MPS, mesoperfusion, PPP 등이 적용될 수 있으며 피부 부속 기관들이 있는 4~10mm 깊이까지 주사
⑤ DHD(Dermo-Hypodermic): MPS 시 해부학적 위치에 따라 13mm 깊이까지 깊게 주사

04 메조테라피의 장점

① 부작용이 거의 없다: 소량의 약물을 국소 부위에 적용하므로 전신 부작용이 거의 없다.
② 경제적이다: 일반적인 약물 치료보다 적은 양의 약물을 1~2주에 한 번씩 주입하므로 경제적이다.
③ 통증이 거의 없다: 시술자의 경험에 따라 조금 차이가 날 수는 있으나 일반적으로 주사로 인한 통증이 거의 없다. 주사에 대한 불안감이 있거나 통증에 예민하게 호소하는 경우 전자식 피스톨(injector gun, 메조건)을 이용하면 통증을 거의 호소하지 않는다.

05 메조테라피의 부작용

부작용으로 가장 흔한 것은 주사 부위의 출혈로 인한 멍이다. 시술자의 경험, 주입 약물의 종류, 환자의 출혈 경향, 아스피린 등 복용 약물의 영향 등에 따라 정도의 차이가 있겠으나 아무리 경험이 많고 기술이 뛰어난 시술자라도 멍이 전혀 들지 않게 주사하는 것은 현실적으로 불가능하다. 드물지만 약물의 종류나 주사의 깊이 조절이 적절하지 못했을 경우 피부 착색을 일으킬 수도 있고, 위생 수칙을 지키지 못한 경우 감염이 발생하기도 한다. 해외의 경우 비의료인들에 의해서도 시술되는 경우가 있어 감염 증례가 종종 보고되므로 미국 CDC(Centers for Disease Control and Prevention)에서는 'FDA에서 허가된 약물만을 사용하여 적절한 무균 조작으로 안전하게 주입'할 것을 권고하고 있다. 약물이 너무 강하거나 용량이 과다하게 들어갈 경우, 드물지만 전신 부작용을 일으킬 수도 있다.

06 메조테라피의 금기증

허혈성 심장 질환, 당뇨병, 신장 질환, 항응고제 복용 환자, 약물에 과민 반응을 보이는 환자, 임산부 등과 같은 경우에는 일반적으로 메조테라피를 시행하지 않는다.

07 메조테라피의 실제적 적용

(1) 비만 치료에서의 메조테라피: 셀룰라이트 및 국소 지방 감량

메조테라피는 비만 치료법의 하나로 셀룰라이트의 비수술적 치료 방법으로 널리 사용하고 있으나 내장지방량을 줄일 수는 없으며 체중 감량을 필수적으로 동반하는 것이 좋다.

메조테라피의 효과가 잘 나타나는 셀룰라이트는 최근에 발생하였고 40세 이전 젊은 여성에게 나타났으며 넓게 퍼져 있지 않고 국소 부위에 발생하였으며 자세를 바꾸어도 모양이 바뀌지 않는 형태이며 만지면 단단한 느낌을 주는 형태이다. 그와 반대로 축 처진 형태로 오랜 기간에 걸쳐 형성되어 넓게 나타나며 40세 이후 여성에게서 흔히 발견되는 셀룰라이트는 치료 효과가 상대적으로 떨어진다. 또한 갑작스러운 체중 감량으로 인해 피부가 처지고 쭈글쭈글한 형태로 나타나는 경우에는 역시 메조테라피로 좋은 효과를 얻지 못한다. 하지만 많은 경우에 셀룰라이트는 메조테라피로 적절히 치료된다. 비록 셀룰라이트가 완치되는 개념은 아니지만, 증상의 완화와 셀룰라이트에 의해 야기된 울퉁불퉁한 피부의 개선을 위해 사용될 수 있을 것이다.

1) 작용 기전

국소 미세혈류 개선, 정맥-림프 부전 개선(drain 개선)
지방층의 형태와 밀도를 개선, 결체조직의 이상 개선

2) 시술 방법

IED(Intra-Epidermic)나 IDS(Intra-Dermic Superficial)로 하되 단단한 결절이 있는 부위에는 DH-D(Dermo-Hypodermic)로 주사한다.

3) 약물

다음과 같은 효과를 보이는 약물들 중 치료 목적에 적합한 3~4가지 약물을 선택한 후 혼합하여 사용한다.

- 미세 순환을 촉진하는 약물: buflomedil, melilotus extract, ginko biloba, salmon calcitonin
- 지방 분해를 촉진하는 약물: caffeine, aminophylline, phentoxifylline, buflomedil
- 부종을 개선하는 약물: melilotus extract, salmon calcitonin, caffeine, aminophylline
- 결체 조직 이상을 개선하는 약물: vitamin C, salmon calcitonin, glucosamide sulfate

4) 약물 배합의 원칙

셀룰라이트의 진행 단계에 따라 약제를 선택하는 것이 보다 효과적인데 초기 단계에서는 울혈, 부종 등이 나타나므로 항부종 및 정맥-림프관 강화 효과가 있는 약물을 주로 선택하고, 이미 섬유화가 진행되어 micro-nodule, macro-nodule이 형성된 경우에는 섬유질을 분해하고 기질(matrix)의 병변 및 미세 혈액순환을 개선시키는 약물을 주로 선택한다.

약물 배합은 전문가마다 다양한 formula가 존재한다. 이는 교과서적인 객관적 프로토콜이 없다는 의미이기도 하지만 개인마다 다른 formula가 필요할 수도 있다는 뜻도 될 수 있다. 하지만 국내 어느 학회의 보고를 통해 보자면 각기 다른 다양한 약물의 배합이 결과적으로 큰 차이를 보이지 않는다는 연구 결과도 나와 있다.

(2) 비만 수술이나 치료 후의 메조테라피: 정맥 림프 기능 개선

하체 비만을 호소하는 여성들 중에는 정맥-림프 기능 부전으로 인한 부종이 원인인 경우가 종종 있다. 이런 경우에 있어서도 근본적인 치료를 할 수는 없지만 증상을 완화시키는 데 도움이 된다. 또한 지방 흡입이나 국소적 지방 용해술, HPL 등 비만 치료 후에 생긴 부종을 완화, 빠른 치료 효과를 나타나게 하는 데 많은 역할을 할 수 있다.

1) 시술 방법

혈관 축을 따라 4mm IDP(Intra-Dermic Profound)로 시술한다. 림프 부종이 심할 경우는 IED(Intra-Epidermic)나 IDS(Intra-Dermic Superficial) nappage로 시술한다.

2) 약물

- 미세순환을 촉진하는 약물: buflomedil, melilotus extract, ginko biloba, salmon calcitonin
- 부종을 개선하는 약물: melilotus extract, salmon calcitonin, caffeine, aminophylline

(3) 안면 재생을 위한 메조테라피 (mesotherapy for facial rejuvenation)

얼굴을 보다 젊게 보이도록 하고 피부의 노화를 방지하기 위해 약물을 안면 표층에 주입하는 메조테라피 방법이다. 메조테라피는 피부의 톤을 밝게 하고 약물을 통해 재생을 유도할 수 있어서 안면 재생에 있어 모든 피부에 적용할 수 있지만, 피부 처짐이나 턱 주름, 안면 중부의 처짐(sagging)과 국소 지방 침착(submental fat) 및 볼륨 감소는 명백히 수술적 처치가 우선이다.

메조테라피를 통해 피부의 긴장도(tonicity)를 향상시킬 수 있는데 이는 각각의 주사 포인트에서 이루어지는 피부 수축이 긴 시간을 통해 어느 정도 피부를 탄탄하게(firming) 만들어 줄 수 있어 리프팅이 되었다는 느낌을 줄 수 있다. 안면부의 메조테라피의 목적은 미세 순환(microcirculation)을 활성화시켜 혈액순환을 증가시키고 항산화 효과를 가지며 진피층을 자극(stimulator)시킨다.

1) 적응증

① 활기 없이 둔한 피부
② 약간 탄력도가 떨어진 피부
③ 피부 광택(glow)
④ 일반적인 피부 노화 및 방지
⑤ 다른 처치의 보조적 요법

2) 작용기전

① 피부의 수분 함량을 높인다.
② 혈액순환이 촉진된다.
③ 세포의 vitality가 증가한다.
④ 섬유모세포, 각질형성세포 등의 세포 생성을 자극한다.

3) 효과

① 피부를 깨끗하고 장밋빛으로 만드는 피부 광택의 증가
② 피부의 긴장도 증가
③ 잔주름에 효과적인 보습(hydration): 대부분 일시적인 효과로 유지요법이 필요

4) 시술 방법

피부 표층 1~2mm에 IED 혹은 nappage로 주사한다.

5) 사용 약물

① Lidocaine 또는 procaine: 혼합 약물의 매개물(vector) 효과
② Buflomedil: 미세 혈액순환에서 혈관 확장 효과가 있다.
③ Salmon calcitonin: 미세 혈액순환에서 혈관 조절 효과가 있고, 지방 분해를 촉진한다.

④ Polyvitamine mixture 혹은 vitamine C: 항산화 효과가 있고 콜라겐 합성을 자극하며 피부에 영양을 공급한다.
⑤ Hyaluronic acid: 피부에 적절한 수분을 공급하고 탄력을 유지할 수 있게 해 준다.

6) 시술 간격

일반적으로 첫 3개월간은 매달, 이후에는 두 달에 한 번 간격으로 시술한다.

7) 고려 사항

① 시술 전
- 시술 3일 전부터 아스피린이나 NSAIDs 복용을 중단한다.
- 국소 염증 부위가 있으면 염증이 가라앉을 때까지 시술을 연기한다.
- 필요하다면 국소 마취제 크림을 사용할 수 있다.

② 시술 후
비타민 K 크림으로 마사지해 주면 출혈이나 멍을 줄일 수 있다.

(4) 탈모와 메조테라피

머리카락이 부분 혹은 전체적으로 빠지는 것을 '탈모증'이라 하며 크게 미만성(diffuse) 탈모와 국소(local) 탈모로 나눈다. 미만성 탈모는 유전, 반복적인 화학 자극, 열 손상, 약물, 출산, 갑상선 이상 등의 질병, 약물 등에 의해 발생한다. 국소 탈모증에 속하는 안드로겐 탈모증(anfregenic alopecia)은 남성호르몬과 유전에 의해 발생하며 남성과 여성 모두의 약 50%에서 발생하고 40대부터 시작하는 경우가 흔하다.

메조테라피는 탈모증 치료에 좋은 효과를 보인다. 모든 탈모증에 효과적인 것이 아니며 환자의 성, 연령, 원인, 진행 단계에 따라 차이가 있다. 시술 대상이 되는 것은 여성의 유전성 안드로겐 탈모증, 산욕기 탈모, 남성의 유전성 안드로겐 탈모증, 원형 탈모증이다. 즉 메조테라피의 3대 적응증은 안드로겐 탈모, 원형 탈모증, 휴지기 탈모증이다.

1) 작용기전

① 국소 부위 모세혈관의 혈액순환을 활발하게 해 준다.

② 탈모 부위에 모발 생성을 촉진시키고 퇴행을 늦추기 위해 영양분을 직접 공급한다.

③ 안드로겐의 효과를 늦춘다.

2) 사용 약물

① 혈관 확장제(vasodilator)를 통해 국소 미세순환을 개선한다.

② 비타민, 미네랄의 공급은 이 영양소가 부족한 환자가 있어 항상 사용되어야 한다.

③ 특정 약물의 조절 작용에 의해서 피지 분비를 조절할 수 있다.

- Dexpantenol: 모발 성장 촉진
- Biotin(vitamin H): 모발 성장 촉진
- Zinc: 5-AR 작용 억제
- Vasodilator: buflomedil, pentoxifylline, ginkgo biloba
- 그 외 multiVitamin

3) 시술 방법

두피는 소독이 반드시 필요하지는 않는다. 그러나 주사한 부위에 클로르헥시딘이나 70% 알코올을 뿌려서 소독하는 것이 좋다. 탈모가 있는 부위에 2mm 정도 깊이의 IDS(Intra-Dermic Superficial)로 주사한다.

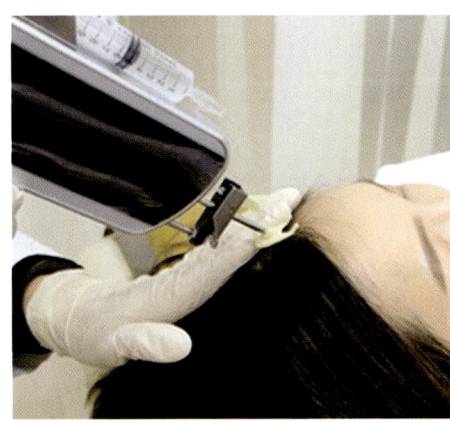 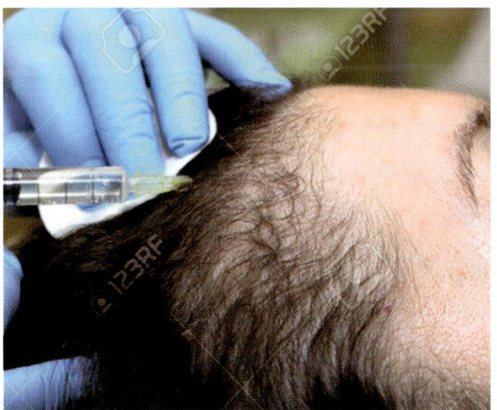

사진 4. 두피에 시술하는 방법

4) 시술 횟수

매주 치료(첫 1개월) 후, 매 2주 간격으로 치료(다음 2개월) 후, 매달 치료(다음 3개월) 후 진행 상태에 따라 치료를 중단하거나 유지요법으로 2달 간격으로 치료한 후 진행 상태에 따라 2~4개월 간격으로 치료 주기를 결정한다.

5) 주의 사항

시술 직후에는 머리 감는 것을 피하고, 24시간 동안은 자극적인 것(염색, 파마)에 노출되지 않도록 한다. 환자는 너무 자주 머리를 감지 않도록 권고한다.

6) 시술 결과

① 효과를 보는 환자의 경우 4회 정도 시술하면 탈모가 멈추는 것(90% 정도)을 확인할 수 있다.
② 피지 분비는 3번의 치료와 환자의 머리 감기 횟수를 조절함으로써 막을 수 있다.
③ 약 3개월 후부터는 머리가 다시 자라는 것이 보인다.
④ 환자가 젊을수록 재생이 잘 일어난다.
⑤ 보충제로 경구용 종합 비타민, 아연 등을 섭취한다.

참고문헌

- 메조성형술. Shirley Madhere 저. 이동채/김형균 역. 가본의학. 2008.
- 셀룰라이트와 에스테틱 메조테라피. 박용우 저. 한미의학. 2004.
- Bonnet C; et al. La Mesotherapie en Medicine Aesthetique et Medecine Generale. Limay, France: Mesodiffusion, 2003.
- Mesotherapy and phosphatidylcholine injection: histprical clarification and review. Rotunda AM,
- Kolodney MS, Dermatologic Surgery, 2006 Apr; Vol. 32(4), pp. 465-80.
- Plasquini B, Dalloz-Bourguignon A. Hydrolipodystrophie et Mesotherapie. CERM Ile de France: Les Editions SFM.
- Rossi AB, Vergnanini AL. Cellulite: a review. J Eur Acad Dermatol Venereol 2000; 14: 251-62.

3 HPL, 아미노필린 외 기타 주사요법

Chapter

한우하 센트럴의원

I. 지방분해 주사 (아미노필린 and hyaluronic acid 주사)

국소 지방 축적을 치료하는 방법 중, 지방분해주사라고 많이 알려진 방법이 아미노필린주사 방법이고 필자는 지금도 외래에서 카복시테라피와 함께 제일 많이 쓰는 방법 중 하나이다.

이번 아미노필린주사 방법을 위해 모든 자료를 아낌없이 내주신 권병소 이사님께 감사의 인사를 드린다.

1. 아미노필린 주사

권병소 엔비유의원

01 이론적 근거

지방세포는 중배엽에서 유래한 줄기세포에서 발생, 분화한다. 이 줄기세포는 근아세포나 연골아세포, 지방아세포 등으로 분화할 수 있으며 지방아세포, 지방전구세포를 거쳐 지방세포가 된다. 지방세포에는 에너지의 저장고 역할을 하고 있는 백색지방세포, 지방을 산화하여 에너지를 열의 형태로 발산하는 기능을 하고 있는 갈색지방세포가 있다[사진 1].

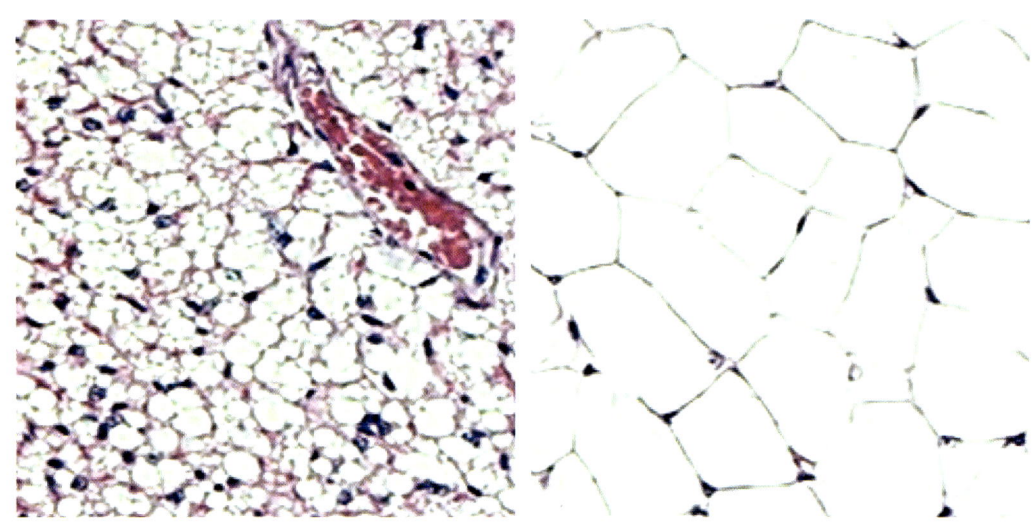

사진 1. 갈색지방세포(brown fat)와 백색지방세포(white fat)

백색지방세포는 성인의 피하나 내장 주위 등 전신에 광범위하게 분포하여 에너지를 저장하고 금식 상태나 스트레스 상황에서 지방 동원을 담당한다. 갈색지방세포는 동면을 하는 동물, 설치류, 인간에게서는 신생아 시기에 많은 양이 발견되고(100g), 성인에게서는 견갑골 사이, 경부, 신장 주위에 소량 발견되는데(40g) 한랭에서의 체온 유지와 에너지를 열로 변환하는 역할 등을 담당한다.

성숙한 지방세포(백색지방세포)의 기능에는 1)중성지방의 합성, 분해를 통한 지질대사 기능, 2)인슐린으로 조절되는 당대사 기능, 3)leptin, TNF-α, adiponectin 등을 분비하는 내분비 기능이 있다.

(1) 아드레날린 수용체(Adrenaline Receptor, AR)와 지질대사

1948년 Ahlquist는 norepinephrine, epinephrine 등의 약제가 생체조직에서 작용 강도에 차이가 있다는 점에서 수용체 구분을 주장하여 catecholamine 수용체를 α와 β로 구분하였다. 1967년 Lands 등은 β아드레날린 수용체(AR)를 심박수 증가 작용을 가진 β1 아드레날린 수용체와 기관지 평활근 이완 작용을 가진 β2 아드레날린 수용체로 분류하였고, 1989년 Emorine

등에 의해서 사람의 β3 아드레날린 수용체가 발견되었다.

지방대사에 있어서 α2 아드레날린 수용체는 지질분해 억제를, β1, 2, 3 아드레날린 수용체는 지질분해를 촉진하는 기능을 갖고 있다[표 1].

표 1. 여러 가지 다른 아드레날린 수용체에 의한 효과

Tissue	Effect	Adrenoreceptor type				
		α1	α2	β1	β2	β3
Heart	Rate			Increase	Increase	
	Contraction	Increase		Increase	Increase	
Skeletal muscle	Tremor				Increase	
	Glycogenolysis				Increase	
	Glucose uptake				Decrease	
	Na-K-ATPase				Increase	
Adipose tissue	Ipolysis		Decrease	Increase	Increase	Increase
Liver	Glycogenolysis	Increase			Increase	
	Gluconeogenesiis				Increase	
Bronchi		Constrict			Dilate	
Blood vessels		Constrict	Constrict		Dilate	
Pancreas	Insulin secretion		Decrease		Increase	
	Glucagon secretion		Decrease		Increase	
Various tissues	Thermogenesis			Increase	Increase	

(2) 국소적인 지방 축적

"저는 다른 데는 날씬한데 허벅지랑 엉덩이가 문제예요. 체중을 더 빼면 볼살이랑 가슴만 빠지고……."

왜 젊은 여성에서 다른 부위보다 둔부나 허벅지에 지방 축적이 더 많이 이루어지는 걸까? 물론 성별과 부위에 따른 지방 축적의 차이에는 수많은 인자가 복잡하게 관여하고 있지만 이 장에서는 아드레날린 수용체에 한정하여 설명하겠다. 이를 이해하기 위해서 먼저 α2 아드레날린 수용체는 지질분해 억제를, β아드레날린 수용체는 지질분해를 촉진하는 기능을 갖고 있다는 것을 다시금 상기하자.

복부에서 noradrenalin의 지방분해 효과는 둔부에 비하여 4~5배 더 크게 나타난다. 이러한 부위에 따른 차이는 여성에서 더욱 두드러진다.

β아드레날린 수용체의 밀도(density)는 남녀 모두 둔부에 비하여 복부에 2배 정도 많이 나타난다. 그에 반해 β아드레날린 수용체의 친화도(affinity)는 남성, 여성, 몸의 부위에 따른 차이가 나타나지 않는다. β아드레날린의 지질분해 민감도(lipolytic sensitivity)는 β아드레날린 수용체의 밀도(density) 차이에 의해 남녀 모두에게서 복부 지방세포에서 둔부 지방세포에 비해 10배에서 20배 높다. 이에 비하여 α2 아드레날린 수용체의 밀도(density)는 모든 부위에서 동일하게 나타난다. 다만 여성의 경우에 둔부에 분포하는 α2 아드레날린 수용체 친화도(affinity)가 복부에 비해 10~15배 정도 증가되어 있기 때문에 α2 아드레날린의 항 지질분해 민감도(antilipolytic sensitivity)가 복부 지방세포에 비해 40배 정도 높게 나타난다. 이 때문에 여성에서 둔부와 허벅지에 지방 축적이 상대적으로 많이 나타나는 것이다.

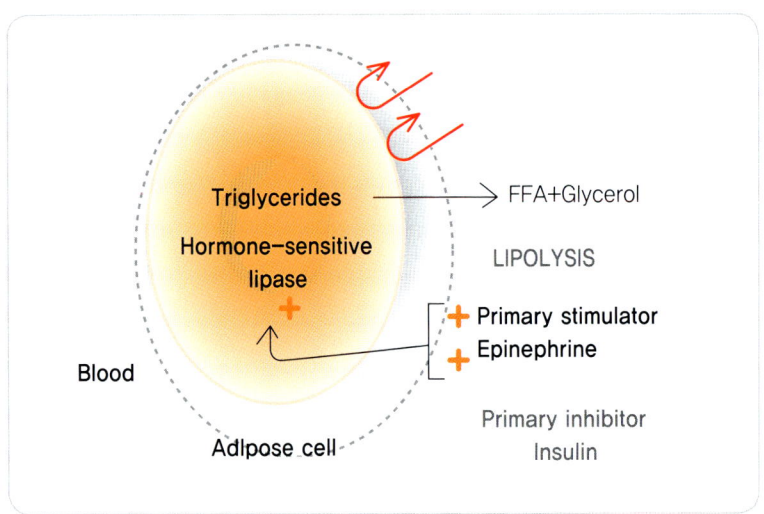

그림 1. 지방세포와 지방분해

아드레날린 수용체에 비하여 adenosin 수용체의 활성은 양쪽 부위에 있어서 차이가 없다. 결론적으로 남녀 모두에서 몸의 부위에 따른 지방 축적의 차이는 catecholamine에 의한 지질분해 능력의 차이라고 할 수 있으며 이는 β아드레날린 수용체의 밀도에 의해서 조절된다. 특히 여성에서는 α2 아드레날린 수용체 친화도(affinity)의 차이 때문에 이러한 차이가 더욱 확실해지는 것이다.

(3) Lipolysis(지질분해)

지질분해는 식이 섭취에 의해 지방세포에 저장된 중성지방(TG)을 글리세롤과 지방산으로 분해하는 것을 의미한다. 이러한 지질분해에 관여하는 조절인자로는 norepinephrine, epinephrine과 같은 catecholamine, Adrenocorticotropic Hormone(ACTH), glucagon, 갑상선 hormone 등이 있다. 그중에서 catecholamine은 가장 신속하고 강력한 지방 동원 작용을 하며 중심적 역할을 수행한다.

이들 지방분해 호르몬(lipolytic hormone)은 지방세포의 세포막에 존재하는 아드레날린 수용체에 결합하여 세포 내에서 adenylate cyclase를 활성화시켜 cyclic AMP의 합성을 증가시킨다. 활성화된 cyclic AMP는 protein kinase를 활성화시키고 활성화된 protein kinase는 Hormone Sensitive Lipase(HSL)를 활성화시킨다.

이때 분해된 monoacylglycerol은 다시 monoacylglycerol lipase에 의해서 Free Fatty Acid(FFA)와 glycerol로 분해된다. 글리세롤은 간으로 운반되어 지질 혹은 글루코스 합성에 사용되고, 지방산은 혈청 알부민과 결합하여 갈색지방세포나 근육과 같은 다른 조직으로 운반되어 미토콘드리아 내의 β-oxidation 과정을 거치며 열 생산에 관여한다[그림 2].

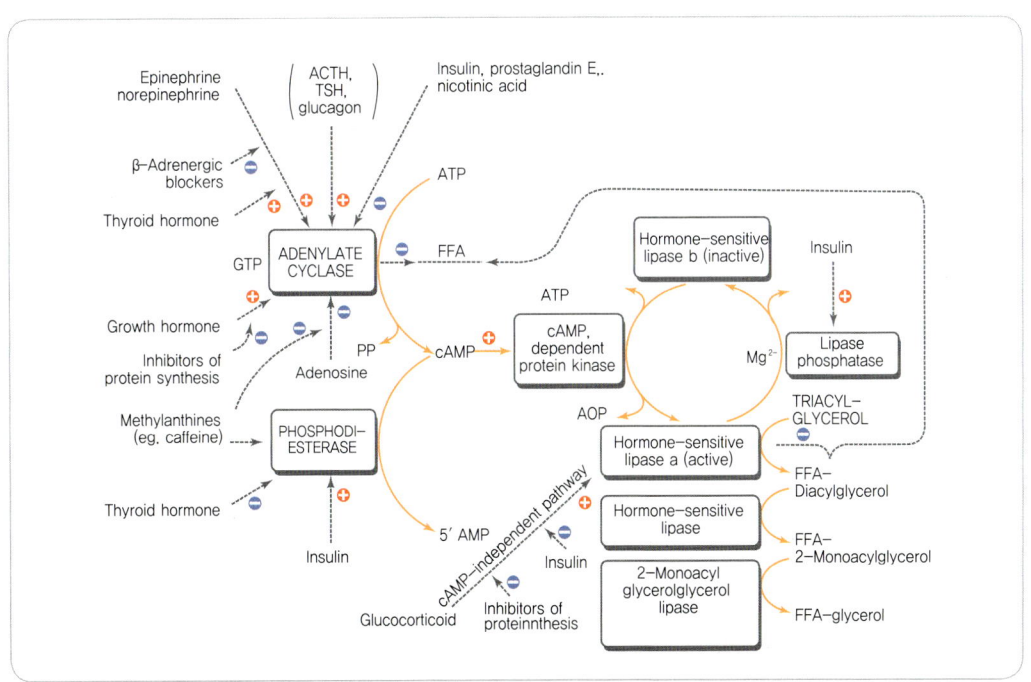

그림 2. 지방분해

(4) Aminophylline / Theophlline

아미노필린은 xanthine 유도체인 theophilline(1, 3-di-methylxanthine)의 용해성 제재로 theophilline의 80%의 역가를 가지고 있다.

1) 여러 가지 종류의 xanthine 유도체

- Theophylline
- Aminophylline(80% theophylline)
- Oxtriphylline(64% theophylline)
- Diphylline(70% theophylline)
- Caffeine
- Proxyphylline

2) Xanthine 유도체가 지방분해를 촉진하는 것은 3가지 경로로 설명되고 있다.

첫째, phosphodiesterase type IIIB를 억제시켜 세포 내 cyclic AMP를 증가시키고 protein kinase 활성화를 유도한다.

둘째, adenosine receptor를 억제하여 지방 분해를 촉진한다.

셋째, 아미노필린은 β2 adrenergic agonist로서 작용하여 지방분해를 촉진하는 작용을 하게 된다.

02 준비

- 0.9% N/S
- 아미노필린 250mg/10mL 몇 병
- 2% 리도카인 20mL
- 1cc, 또는 3cc syringe
- 30G needle
- 알코올 솜

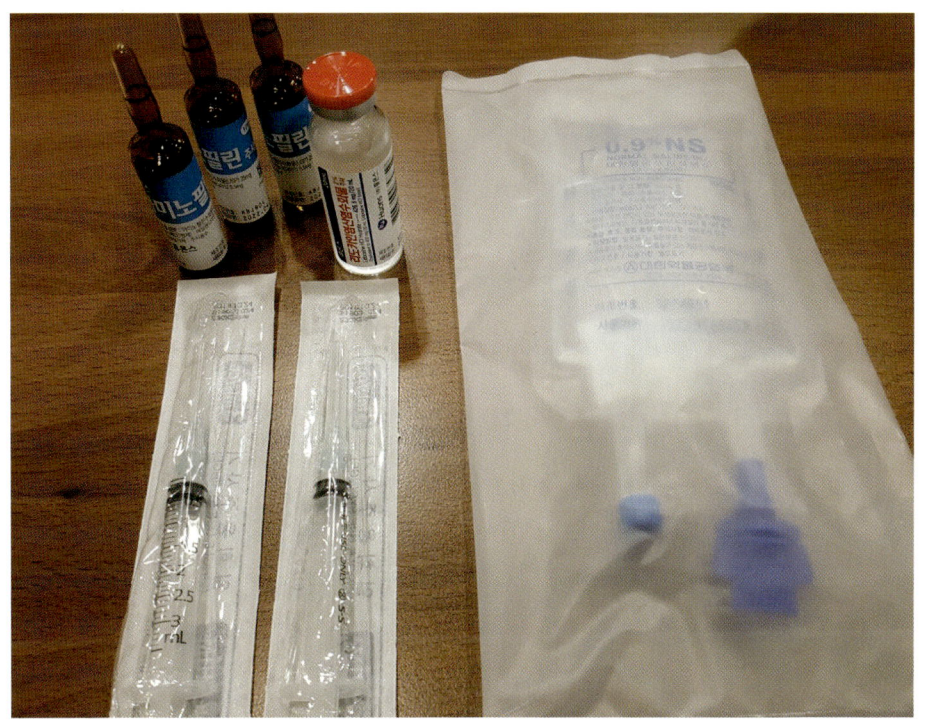

사진 2. 재료

03 방법

1) 먼저 0.9% N/S에 아미노필린과 리도카인을 혼합한다.

비율은 표에 있는 각 클리닉 방법을 참고하여 본인이 만들면 된다.

2) 혼합된 주사액을 주사기에 옮기고 30G. needle로 교체한다.

처음에는 1cc syringe를 사용하다 익숙해지면 3cc를 사용해도 문제없다.

3) 주사할 부위를 잘 소독한 후에 피부를 살짝 들어올린 상태로 피하층에 주사한다.

04 주사 부위

- 팔: 상완부 안쪽이나 바깥 부위에 2~3부위
- 허벅지: 바깥쪽 승마 라인 부분이나 안쪽에 2~4부위
- 복부: 배꼽을 기준으로 한 쪽당 3~5부위
  옆구리나 러브핸들 부분도 2~3부위 등이다.

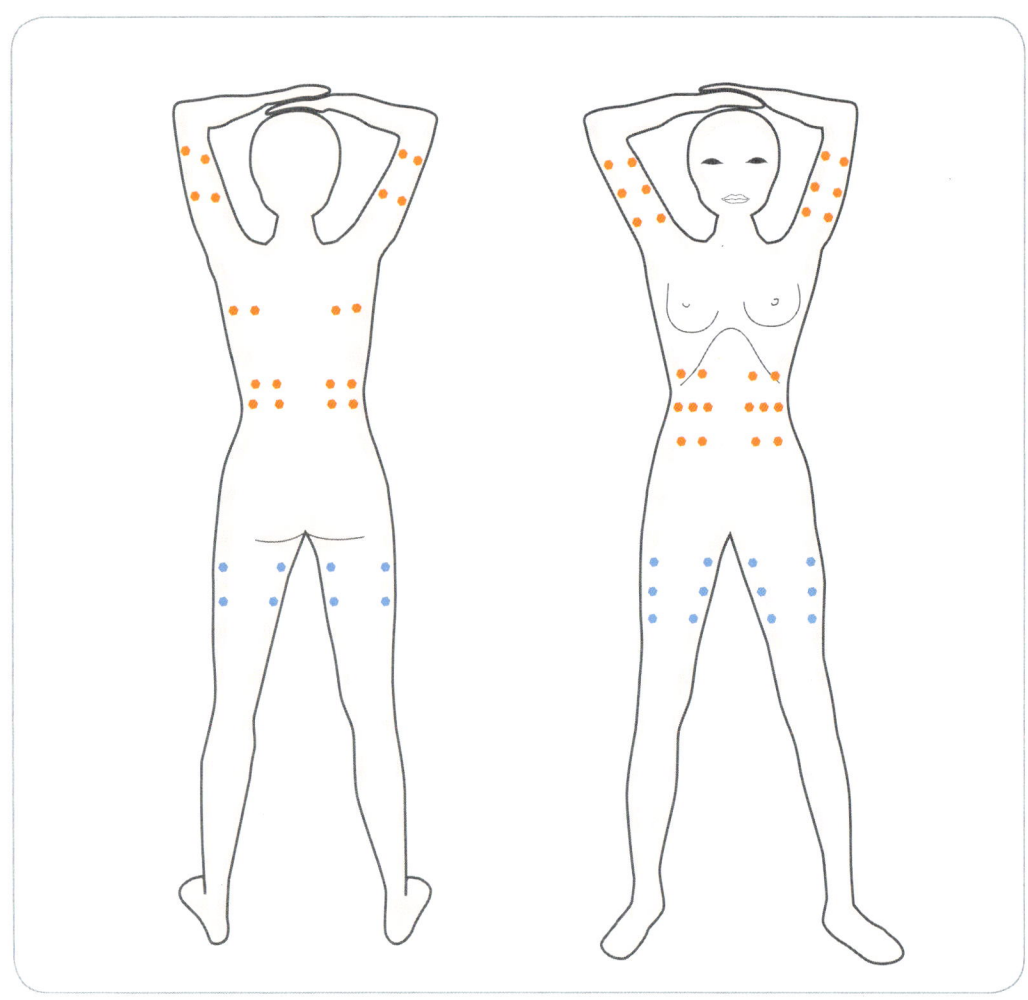

그림 3. 부위별 주사 부위

05 부작용

- 멍
- 출혈
- 통증
- 감염
- 가려움
- 열감, 발적

증상의 강도에 따라서 양을 줄이거나 중단해야 한다. 부작용을 줄일 수 있는 방법으로는 알코올로 시술 부위를 잘 소독하고, 혈관을 피해서 주사하며, 주사 후 솜으로 압박해서 멍이나 출혈을 막는다.

실제 임상 예

임상 1 센트럴클리닉(필자 본원 예)

Normal saline	100cc
Lidocaine 1%	5cc
Aminophylline	3 ample(30cc)

mix.한 약물에서 16cc~20cc를 1cc나 3cc syringe에 뽑아서 복부에 6~8 부위 1cc씩 주사 팔이나 허벅지에 각각 한 쪽당 2~4 부위에 0.5~1cc 주사한다.

임상 2 A 클리닉

Normal saline	4cc
Lidocaine 1%	3cc
Aminophylline	3cc(75mg)
전체 희석 양	10cc

1cc syringe로 5개를 1~2set 기본으로 한다. 30G needle 사용하여 지방층이 두꺼운 경우에는 1cc 피하주사, 지방층이 상대적으로 얇은 부위에는 0.5cc 피하주사하게 된다. 주사 부위가 넓고 환자가 잘 견딜 수 있다면 1set 또는 주사 몇 개를 추가할 수 있다. 일주일에 1회 시술을 기본으로 한다.

임상 3 B 클리닉

Normal saline   3cc
Lidocaine 2%   2cc
Aminophylline   5cc(125mg)
전체 희석 양   10cc

1cc syringe로 5개를 1set 기본으로 한다.

27G needle 사용하여 지방층이 두꺼운 경우에는 1cc 피하주사, 지방층이 상대적으로 얇은 부위에는 0.5cc 피하주사하게 된다. 주사 부위가 넓고 환자가 견딜 수 있다면 1set 추가할 수 있다. 일주일 1회 시술을 기본으로 한다.

06 아미노필린주사 실제

① 재료 준비

아미노필린 주사제, 리도카인, 생리식염수, 주사기 등의 재료를 사용하여 적절한 비율로 주사 용액을 만든다.

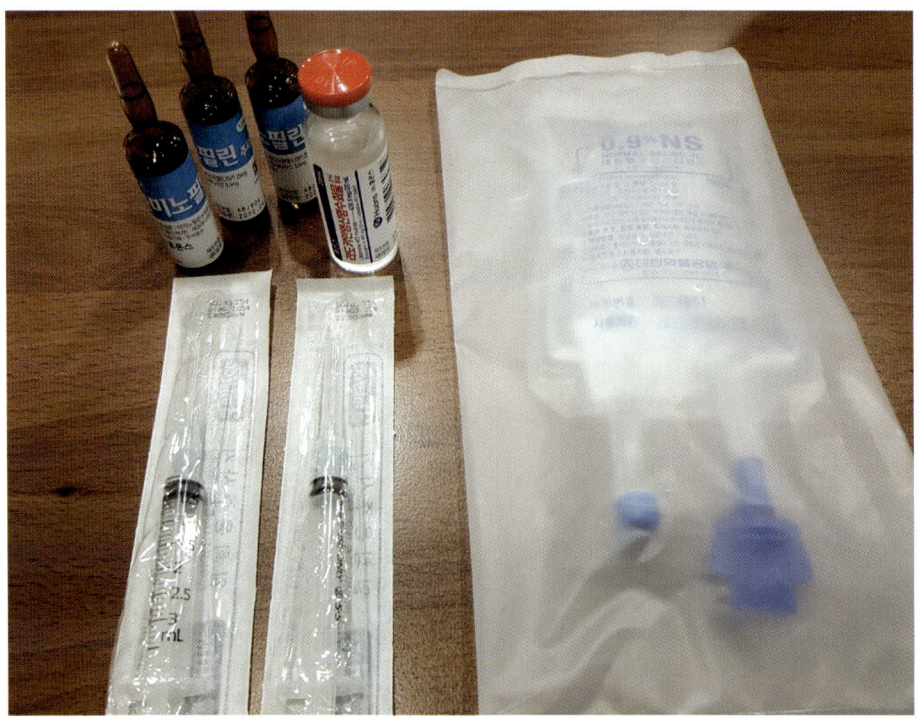

② 환자 소독
알코올 솜을 이용하여 시술 부위를 소독한다.

③ 주사 부위 선정
주사할 부위를 선정하여 피하지방층을 잡아 모은다.

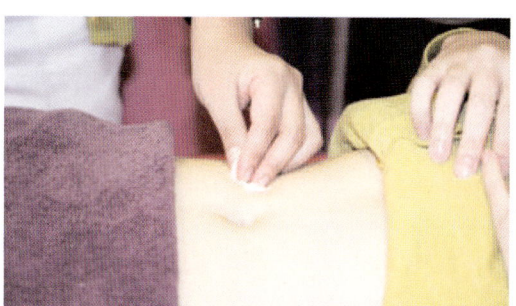
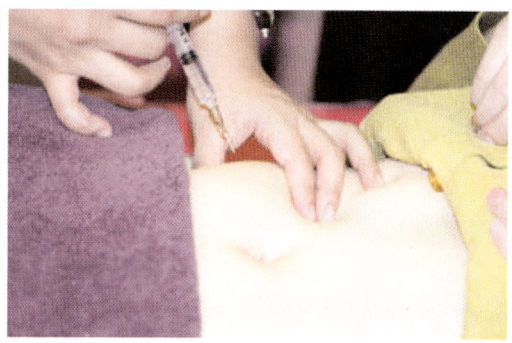

④ 주사
45°에서 60° 정도의 각도로 혈관을 피해 피하지방층에 주사한다.

⑤ 주사 후 관리
주사 후 주사 부위를 눌러 지혈하고고 테이프 등을 붙인준다.

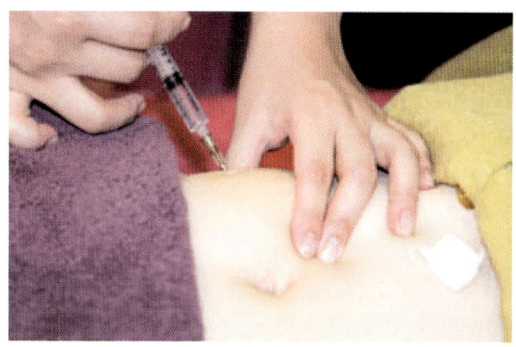
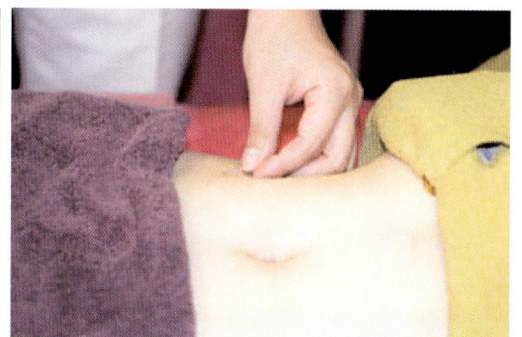

2. Hyaluronic acid 주사(H.A 주사)

한우하 센트럴의원

01 하이알루론산(H.A)과 아미노필린 혼합 방법

아미노필린주사의 응용된 방법으로 H.A는 물분자를 저장하는 성질이 있으며, hyaluronidase에 의해서 분해된다. 이 방법은 H.A.와 아미노필린을 혼합하여 주사하면 H.A.가 아미노필린의 배출 속도를 조절해 주어 주사 부위의 약효를 좀더 오래 지속되게 만들어 준다는 이론으로 국소적인 지방분해효과를 증가시킨다고 한다. 다만 지금은 H.A 공급 문제로 사용량이 많이 줄어들었다.

1) 준비

H.A 2.5cc 1Ⓥ + Aminophylline 2cc + 2% Lido. 0.5cc

1.cc나 3cc syringe

2) 방법

- 숙련도에 따라 30G나 27G needle를 사용하여 복부는 부위당 1cc 5군데, 팔이나 허벅지는 부위당 0.5cc씩 주사한다.
- 필요 시에는 5cc를 더 추가할 수 있다.
- 주사 방법은 아미노필린주사 방법과 동일하다.
- 부작용도 비슷하다고 생각하면 되겠다.

참고문헌

- 김대현. 약물역동조절을 통한 아미노필린의 국소지방세포 감소효과 증가에 관한 논문. 대한가정의학회 추계학술 대회 연제발표, 2005.
- 김범수, 임완수, 김민석. 비침습적 치료를 이용한 허벅지 둘레의 감소에 관한 연구. 대한비만체형의학회지, 제1권, 제1호. 2004.
- 김흥규, 김양우, 김한중. 아미노필린 피하주사가 체지방 감소에 영향을 미치는지에 대한 연구. 대한미용성형외과 학회지, 제9권, 제1호, 2003.

- 박용우. 신인류 다이어트. 김영사. 1996.
- 유재욱, 김대현, 윤세진, 양동훈, 김범수. 하이알우론산과 아미노필린 주사를 사용한 주사요법이 체중감량에 있어서 복부 둘레에 작용한 효과에 관한 논문.
- 윤명숙, 고희정, 박혜순. 아미노필린 피하 주사의 체중 감량 효과. 대한비만학회지, 제 10권, 제 4호, 314-324, 2001.
- 윤지연, 정연주, 이흥수, 이상화, 심경원. 아미노필린 피하주사가 체지방에 미치는 영향, 대한일차의료학회지;49-58. 2003.
- 이백권, 최종필, 허진. 아미노필린이 지방세포의 지방분해 및 세포독성에 미치는 영향. 대한성형외과학회지, 제30권, 제6호 789-794, 2003.
- 이종주, 심경원, 서가원, 김필숙, 조영신, 이상화, 이흥수.아미노필린 피하지방주사에 의한 국소지방부위 감소. 대 한가정의학회지, Nov; 21(11): 972~972, 2000.
- 최윤선. 약물 및 식이요법을 병행한 아미노필린 주사와 생리식염수주사가 비만여성의 체지방량에 미치는 효과. 박사학위논문, 동덕여대 비만과학대학원, 2004.
- Boivin A, Brochu G, Marceau S, Marceau P, Hould FS, Tchernof A. Regional differences in adipose tissue metabolism in obese men. Apr;56(4):533-40. Metabolism. 2007.
- Caruso MK, Pekarovic S, Raum WJ, Greenway F. Topical fat reduction from the waist. Diabetes Obes Metab. May;9(3):300-3. 2007.
- Collis N, Elliot LA, Sharpe C, Sharpe DT. Cellulite treatment : a myth or reality :a prospective randomized, controlled trial of two therapies, endermologie and aminophylline cream. Plast Reconstr Surg 104: 1110, 1999.
- Dickinson Bl, Gora-Harper ML. Aminophylline for cellulite removal. Ann Pharmacother Mar ; 30(3) : 292-3, 1996.
- Goldrick ,RB, Mcloughlin GM. lipolysis and lipogenesis from glucose in human fat cells of different size. effect of insulin, epinephrine and theophylline. J clin Invest 49:1213, 1970.
- Greenway FL, Bray GA, Heber D. Topical fat reduction. Nov;3 Suppl :561S-568S .Obes Res. 1995. Greenway FL, Bray GA, Heber D. Topical fat reduction. Obes Res. Nov;3 Suppl 4:561S-568S, 1995.
- Greenway FL, Bray GA. Regional fat loss from the thigh in obese women after adrenergic modulation. clin Ther 9:663, 1987.
- Michael F. Roizen, Mehmet C. Oz. 저, 박용우 역. 내몸 다이어트 설명서. 김영사. 2008.
- Micheli H. Some characteristics of lipolysis in rabbit adipose tissue. effects of noradrenaline, ACTH, theophylline and prostaglandin E1. Acta Physiol Scand 79:289, 1970.
- Monzon JR, Basile R, Heneghan S, Udupi V, Green A . Lipolysis in adipocytes isolated from deep and superficial subcutaneous adipose tissue. Bassett Research Institute, Bassett Healthcare, Cooperstown, New York 13326-1394, USA.
- Sharron Dalton. Overweight and weight management. An aspen publication.
- Slotkin TA, Seidler FJ. antimitotic and cytotoxic effects of theophylline in MDA-MB-231 human breast cancer cells. Breast Cancer Res Treat, 64:259, 2000.
- Tchernof A, B langer C, Morisset AS, Richard C, Mailloux J, Laberge P, Dupont P. Regional differences in adipose tissue metabolism in women: minor effect of obesity and body fat distribution. May;55(5):1353-60. Diabetes. 2006.
- Thomas A. Wadden , Albert J.Stunkard , Handbook of obesity treatment.
- Wahrenberg H, Lonnqvist F, Arner P. Mechanisms underlying regional differences in lipolysis in human adipose tissue. J Clin Invest 84: 458, 1989.
- Yoshio Kozai 저, 김영설 역. 비만학 완전정복. 군자출판사.

II. HPL and hydrolipoclasia

한우하 센트럴의원

01 HPL

HPL(Hypotonic Pharmacologic Lipo-dissolution)은 '저장성 약물 지방용해술'이라고 말할 수 있다. HPL은 1997년 미국 UCLA 성형외과 교수인 Dr. Hoefflin에 의해 개발되어 2002년 Aesthetic Surgery에 소개된 시술이다.

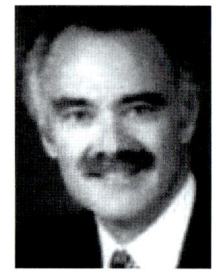

Steven M. Hoefflin

(1) 원리

지방융해를 위하여 특수하게 개발된 용액을 지방층에 직접 주입하고 그 위에 초음파나 저준위 레이저(low level laser)를 병행하여 피하지방의 직접적인 감소를 나타내는 시술이다. 다시 말해서 HPL에 사용하는 저장성 용액 및 지방분해를 촉진하는 약물을 피하지방층으로 주입하고, 주입된 약물은 삼투압에 의해 지방세포가 부풀려지면서 격리되고 각 약물들의 상호작용에 의해서 지방융해가 촉진되며, 융해된 지방은 림프관을 통해 흡수되고 소변을 통하여 노폐물로 배출된다고 한다. 이때 초음파나 저준위 레이저를 병용하면 융해가 더욱 강력해진다. 저준위 레이저에 의한 세포막 파괴와 초음파의 thermal effect, cavitation 등으로 synergic effect를 바랄 수 있다.

HPL이 도입된 초반에는 HPL + low level laser, hydrolipoclasia + ultrasound(3M) 등으로 구분되는 듯했지만, 지금은 이 두 방법에 사용되는 약물이나 시술 방법이 합쳐지고 modify되어 두 방법을 뚜렷이 구분지어 설명하기는 힘들어졌다.

필자는 이 시술의 논문이나 뚜렷한 교과서가 없는 것에 따라 Hoefflin의 논문과 hydrolipoclasia의 초반 manual을 참고하고 그 이후의 다양한 modified method를 공부하시는 선생님들의 경험과 노력에 맡기고 싶다.

여기서 사용되는 저준위 레이저(low level laser)란 처음에는 수술 후 통증 완화나 상처 치유용으로 개발하였으나 특정 주파수에서 지방이 융해되는 것을 발견하면서 지방분해에 이용되고 있다.

1) 635nm, 10mW
2) Adipose tissue에 4분 이상 조사하면 adipocyte membrane의 80% 정도가 파괴되고, 6분 이상 조사하면 membrane의 90% 이상이 파괴된다.
3) 많은 양의 피하지방을 융해시키면서 피부 복원력이 좋아지고 회복 시간과 시술 시간이 단축되며 부종, 혈종, 통증이 감소된다.

(2) Formula

HPL 용액을 피하에 주입하면, 지방세포가 깨지기 쉬운 상태로 되며 레이저 조사로 세포막의 융해를 유도하여 지방이 배출되도록 도와준다. HPL 용액은 약물이 지방세포에 잘 흡수되고 지방을 녹이며 녹인 지방이 다시 뭉치지 않도록 하고 염증 반응을 억제하는 약물들로 구성되어 있다.

필자는 필요할 때마다 200~300cc 등을 만들고 mix한 약물은 그날 모두 쓰는 것을 원칙으로 하고 있다.

표 2. Hoefflin의 formula

Ingredient	Function
400mL of normal saline solution	
600mL sterile water	
0.25mL 1:1000 epinephrine	With epinephrine, this agent stimulates catecholamine Intracellualar lipolysis and the subsequent Cellular osmotic gradient
1mL dehydrated alcohol	Inhibits cellular lipid interface and lipid
2mL potassium chloride	Assists in elevating sodium potassium osmotic gradient
0.5mL verapamil	Inhibits the cell wall caicium-dependent fluid transport Homeostasis mechanism
0.5mL triamcinolone 40mg/mL	Assists in secondary resolution of edema

주의) triamcinolone은 10mg/dl이 아닌 국내에서 구입하는 40mg/dl로 용량을 변경하였다.

(3) Modified method

	Formula 1		Formula 2
500mL	Half saline	100mL	Half saline
0.5mL	1:1000 epinephrine	0.1mL	1:1000 epinephrine
0.5mL	Dehydrated alcohol	0.1mL	Dehydrated alcohol
1mL	KCl	0.2mL	KCl
0.25mL	Verapamil	0.05mL	Verapamil
0.25mL	Triamcinolone 40mg/mL	0.05mL	Triamcinolone 40mg/mL
10mL	2% Lidocaine 400mg/20mL	2mL	2% lidocaine 400mg/mL
10mL	Aminophylline 250mg/10mL	2mL	Aminophylline 250mg/mL

(4) 시술 전 준비

1. Formula에 나열되어 있는 약물
2. 주사기(약물 혼합용 1cc, 3cc, 주입용 20cc, 50cc)
3. Spinal needle(21G)
4. Cannula
5. 베타딘, H_2O_2 용액
6. 소독포
7. Glove
8. 반창고
9. 3way

필자는 20cc 주사기를 사용하여 200~300cc 정도 주입한다. 바늘로 찌르는 통증이나 공포는 크지 않은 편이고, 주입하는 부위와 면적을 조절할 수 있어서 20cc 주사기를 많이 사용한다.

각자의 편리한 방법에 따라서 spinal needle로 주사기만 바꿔 가며 주입할 수도 있고 3way를 사용하는 방법, 500mL이나 1000mL fluid pack을 사용하는 방법도 있다.

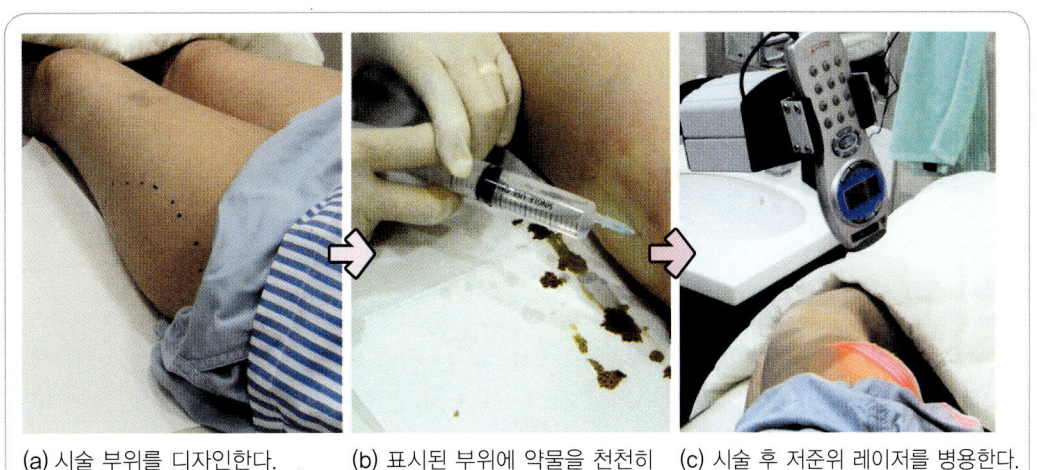

(a) 시술 부위를 디자인한다. (b) 표시된 부위에 약물을 천천히 주입한다. (c) 시술 후 저준위 레이저를 병용한다.

사진 3. 시술 방법 예

(5) 시술 방법

1) 시술할 부위를 design하고 소독한다[사진 3(a)].
2) 소독된 시술 부위를 소독포로 덮는다.
3) 표시된 시술 부위(손바닥 넓이 정도)에 약물을 천천히 주입한다[사진 3(b)].
4) Spinal needle(21G)을 사용할 때에는 주사기 몸통만 바꾸면서 전후진, 좌우 부채꼴 모양으로 용액을 주입하는 방법이 있다.
5) 500mL나 1000mL fluid pack을 사용하여 한 부위에 여러 needle을 꽂고 페달을 이용하여 주입하는 방법이 있다.
6) 필자는 20cc 주사기 10~15개를 사용하여 주입한다. 20cc 주사기에 있는 용액을 주입하고 주입된 경계선에 다시 용액을 주입하는 방법으로 면적을 넓혀 가면서 확산시키는 방법을 사용한다.

첫 번째 주사 삽입 시 약간의 통증은 있지만 두 번째 주사부터는 주입된 약물의 반응으로 통증은 거의 없어지고 몇 번의 needling에 의한 infection은 경험하지 못했다.

이 방법은 필자가 잘 쓰는 방법으로 소개했지만 cannula나 spinal needle, fluid pack 등도 많이 사용한다. 간혹 용액 주입 후 dissector cannula로 tunneling(전진과 후진 반복)을 해 주는 방법도 있지만, 그 결과에 대해서는 시술 부위에 fibrosis 생성 여부 등으로 의견이 분분하다. 주입 후에는 초음파나 일반 고주파, 또는 저준위 레이저를 병용한다[사진 3(c)].

만약 위의 기기들이 준비되지 않았다면 약물 주입 후 손으로 마사지를 하고 가벼운 운동을 권장하는 것도 좋은 결과를 얻을 수 있는 방법이다.

(6) 필자의 HPL 시술 관리 방법

1) HPL 시술 후 바로 low level laser를 조사한다.
2) 3일 후 방문했을 때 리포 레이저나 carboxytherapy를 시술하고, 경우에 따라서는 LPG endomologie나 mesotherapy를 한다.
3) 병원 방문 때마다 딜딜이라고 하는 기구나 트래드밀 같은 기기를 사용하게 한다.
4) 일주일 간격으로 3~5회 실시하지만, 시술과 시술 사이에 위에 언급한 방법을 반복적으로 실시하고 치료 기간에는 약물 처방도 병행한다.
5) 환자가 배와 허벅지 등과 같이 두 부위 이상을 원할 때에는 한 부위 시술 후 3일 후에 다른 부위를 시술하고 일주일 간격으로 반복한다.

(7) 시술 부위

1. 복부　　　　　　200~300cc
2. 옆구리　　　　　200~300cc
3. 허벅지 안쪽　　　100~200cc, 바깥쪽 100~200cc
4. 팔뚝 안쪽　　　　100~200cc, 바깥쪽 100~200cc
5. Brassiere line　100~200cc
6. Back　　　　　　200~300cc

어느 부위든지 가능하나 다만 위에 나열한 부위의 용량을 감안하여 적용시킬 부위의 용량을 가늠하면 되겠다.

(8) Side effect

1. Bruise(멍)
2. Pain
3. Swelling
4. Mass(hematoma, lipoma, abscess, cyst)
5. Infection
6. Vaginal spotting

1. 시술 시 needle이 움직이는 부위가 많거나 주입 속도가 빠르면 멍이 드는 확률이 높아진다.
2. Pain은 hydrolipoclasia로 주입 시에 volume 증가에 의한 pain이 대부분이고 HPL 용량에서의 pain은 거의 없다고 생각한다.
3, 4. 시술 며칠 후에 mass가 만져진다면 거의 대부분은 약물 주입 후 녹은 지방의 뭉침 아니면 hematoma가 대부분이다. 고주파나 endomologie 등으로 대부분 호전되지만, mass양상을 지속적으로 지켜보아서 infetion이 의심된다면 처음부터 공격적인 치료를 시작하는 것이 좋다. Case에 따라서 초음파로 mass size를 F/U하는 방법도 있다.
5. Infection 예방의 가장 좋은 방법은 철저한 시술 부위 소독과 aseptic한 준비 과정이 중요하다.
6. 뚜렷한 mechanism이 나오지는 않았지만, triamcinolone의 과용량이나 경우에 따라서는 약간의 용량으로도 증상이 나타난다. 이 경우는 증상 발현 즉시 triamcinolone을 빼고 나면 다시 정상으로 돌아온다.

02　Hydrolipoclasia

Hydrolipoclasia의 어원에 대해 지금은 HPL이나 hydrolipoclasia나 구분하지 않고 HPL로 쓰고 있는 경우가 많다. 그래도 약간의 차이가 있기에 언급하기로 한다.

Hydrolipoclasia는 'hydro(물)', 'lipo(지방)', 'clasia(부수다)'의 합성어로 '물로 지방을 부수다.'라는 의미로 HPL과는 약간 다르다. 시술은 1990년 이탈리아 의사인 Maurizio Ceccarelli에 의해 시작되었다.

(1) 정의

Hydrolipoclasia는 특수한 용액을 지방조직에 주입한 후 특정 파장의 외부 초음파를 가하여 수압에 의해서 지방세포를 파괴하여 림프관을 통해 배설시키는 비수술적 국소 비만 치료요법이다.

(2) 원리

지방 분해 원리는 다음과 같다.
1) Hydraulic pressure: 수압에 의해 지방층을 분리
2) Lipolytic effects of drugs: 지방분해 약물의 효과
3) Ultrasound 효과

(3) Formula

N/S 1000mL
2% lidocaine 600mg
$NaHCO_3$ 10mL
1:1000000 Epi 1mL
Aminophylline, buflomedil
Tranexamic acid 등을 섞어서 주입한다.

(4) Ultrasound effect

1) Thermal effect(온열 효과)
① 심부조직 온도 상승
② 혈관 확장 및 혈류량 증가
③ 조직의 대사량 증가
④ 섬유소 분해 활성화

2) Non thermal effect(비온열 효과)
① Cavitation(공동화) : 매질 내에 기포가 형성되어 진동하거나 부서진다.
② 물질의 이동, 세포의 변형 및 기능의 변화
③ Media motion(매질 운동) : 음파가 매질을 통과할때 생기는 압력의 비대칭으로 일어나는 물질의 움직임

 Thermal effects는 초음파에 의한 심부의 조직 온도 상승으로 실제 4~5℃의 온도 상승은 8cm 깊이에서 발생하게 된다. 이로 인해 혈관이 확장되고 혈류량이 증가하며 히스타민류 물질이 동맥 및 모세혈관을 확장시킴으로써 부종과 림프 순환을 개선하게 되며 이에 따른 조직의 대사가 증가한다. 실제로 조직 온도가 10℃ 상승하면 대사는 2~3배 증가한다. 이외에 염증 반응, 섬유소 분해 활성화 등도 영향을 미치게 된다. 이는 셀룰라이트의 섬유화나 그 외 연조직 등의 섬유화 감소도 포함된다.
 초음파로 인한 non-thermal effect로는 공동화(cavitation)가 있는데, 매질 내 기포가 형성되어 진동하거나 부서진다는 의미로 물질의 이동, 세포의 변형 및 기능의 변화에 영향을 미치게 된다. 또한 매질 운동(media motion)은 음파가 매질을 통과할 때 생기는 압력의 비대칭으로 인해 일어나는 물질의 움직임으로 세포막의 손상과 대사 작용을 촉진하게 된다.

(5) 준비 기구

1) Microcannula
2) Spinal needle
3) 20cc syringe
4) Hydro. Set

(6) 방법

1) Sterilization
2) 가로 세로 10×10 부위에 mix한 용액 100~200cc 주입
3) 초음파 15~20분간(1~3MHz. 3W/cm²)
4) 주 1회 6~8번 시술
5) 시술 2~3일 후 Meso. Carboxy. RF. Endomology 병행

참고문헌

- 오명진 Injection Lipolisis 비만연구의사회 비만정보박람회 2006.
- Alihoud GP, Grimadi P, Nigeri. A molecular view of adipose tissue. Int J Obes 1998;16:S17-S21.
- Amer P. Differences in lipolysis between human subcutaneous and omental adipose tissues. Ann Med 1995;27:435-438.
- Barnett SB, Rott H, TerHaar BR, Ziskin MC, Maeda K, The sensitivity of biological tissue to ultrasound Med Biol 1997;23:805-812.
- Burg MB. Molecular basis of osmoregulation. Am J Physiol 1995;268:983-996.
- DeMaetino GN. Croall DE. calcium-dependentproteases:a prevalent protolytic system of uncertain function. N PhysiolSci 1987;2:82.
- Guyton AC, Schmitt Hall JE, eds. Blood cells, immunity, and blood clot-ting In: Schmitt W, editor. Human Physiology: Mechanisms of Disease, Part VI/26. 6th ed. Philadelphia: WB Saunders; 1996.P. 297-293.
- Hetter GP. Blood and fluid replacement for lipoplasty procedures. ClinPlastSurg 1989;16:245.
- Hetter GP. The use of low concentration epinephrine. In: HetterGP,e어-tor. Lipoplasty: The Theory and Practice of Blunt Suction Lipectomy, 2nd ed. Boston: Little Brown; 1990. p.143-145.
- Hirsh J, Fried SK, Edens NK, Leibel RL. The fat cell. Med Clin North Am 1989;73:83-96.
- Hoefflin SM. Hypotonic Pharmacological Lipo-Dissolution. PerspectPlastSurg 1999;13:85-98.
- Hoefflin SM. Kenalog injection formula. Letter. PlastReconstrSurg 1997;36:1516-1517.
- Hoefflin SM. KenalogwamingPlastReconsterSurg 1996;97:1516-1517.
- Hoffmann, EK. Volume regulation in cultured cells. In: Gilles R, Kleinceller A, Bolis L, ed. Cell Volume Control: Fundamental and Comparative Aspects in Animal Cells Vol. 30. Orlando: Academic perss;1987:125-180.
- Hunsted J. Large volume tumescent liposuction. Aesthetic Surg Q 1995;12-14.
- Klein J. The tumescent technique for liposuction surgery. Am. J CosmetSurg 1987;4:263.
- Partridge CJ. Evaluation of the efficacy of ultrasound.Archphys Med Rehabil 1997;31:438-440.
- Physicians'Desk Reference. 52nd. ed. Montvale, NJ: Medical Economics; 1998.
- Ramsay TG. Fat cells.EndocrinolMetabClin North Am 1996;25:847-870.
- Rohrich RJ, Beran SJ, Fodor PB. The role of subcutaneous infiltration in suction-assisted lipoplasty: a review. PlastReconstrSurg 1997;99:514-519; discussion 520-526.
- RozyckiSG.Surgeon-performed ultrasound: it's use in clinical practice. Ann Surg 1998;228;16-28.
- Silberg BN. The technique of external ultrasound-assisted lipoplasty. PlastReconstrSurg 1998;101:552.
- Strange K. Cellular and moleculer physiology of cell volume regulation. Boca Raton, FL: CRC press;1994.
- Wilson JD. Foster D, KronendergH,et al. Williams textbook of endocrinology. 9th ed. Philadelphia: WB Saunders; 1998:1397-1477.
- Wong SME, Chase HS Jr. Role of intracellular calcium in cellular volume regulation Am J Physiol 1986;250:C841-C852.
- Zocchi M. New perspective in lipoplasty: the ultrasonic-assisted lipec-tomy(UAL). Presented at the congress of the French Society of Aesthetic Surgery; Paris; May 1988.

Ⅲ. LLD(Lipolytic Lymph Drainage)

복부비만을 줄이는 데 필요한 부분 중 하나인 림프 순환과 림프 부종을 치료. 림프 부종은 림프계에 과다한 체액이 존재하거나 림프계의 손상으로 인하여 발생하게 되며 이로 인하여 정체가 일어나면서 간질액이 고이게 되어 생기는 조직의 팽창을 의미한다.

'Larsen'은 복부비만으로 인하여 피하지방층이 두꺼워질수록 혈액 이동량이 감소하고 지방 합성이 증가하면서 지방 축적이 더 심해진다. 시간이 갈수록 피하에 림프 부종이 발생하면서 이어지는 섬유화 변화로 인해 지방 축적이 심해진다.

섬유 변화가 오면 림프 부종이 심하게 되고 림프 부종이 온 곳의 간질액에는 hyaluronic acid의 농도가 다른 정상인 부위보다 높았다.

01 Hyaluronidase

피부조직 내에서 물질을 가수분해시켜 용해시키는 특징이 있다.

결합조직 용해 작용을 이용하여 이를 피하 내로 주사함으로써 복부 내 결합조직의 loosening을 만들어 조직 내 부종을 감소시키고 이로 인하여 혈액 및 림프 순환을 도와주게 되고 이를 통하여 복부 내 지방세포의 분해 및 대사가 원활하도록 도와주는 것으로 나타난다.

02 준비

Hyaluronidase 15000U   4~5병

2% 리도카인

0.9% normal saline

3cc syringe 30gage needle

03 방법

많은 방법 중에 하나의 예일 뿐이다.

H.lase 15000U + N/S 1.5cc × 4병 = 6cc

H.lase 15000U + N/S 1.5cc + 2%Lido 0.5cc × 4병 = 8cc

부위당 0.5~1cc 주사

복식 호흡과 복부 마사지

04 부작용

- Redness
- Swelling
- Itching
- Allergic reaction

05 결론

부작용에서도 약간의 발적과 소양감 외에 특이한 부작용이 없었다.

그 원인도 표피 근처에 투여된 약물이 표피하층의 결합조직을 loosening시킴으로써 표피하층조직으로 조직액의 충만이었을 것으로 추측이되어 좀더 심부에 주사하게 되면 충분히 부작용을 피할 수가 있겠다.

LLD 치료법은 hyluronidase를 이용하여 복부지방의 감소에 있어서 특별한 부작용이 없는 효과적인 방법으로 보인다. 타약물에 비해 크게 효과가 떨어지지도 않고 부작용도 미미하여 다른 약물과의 혼합 투여를 통하여 복부비만 치료의 효과를 극대화할 수 있을 것으로도 보인다.

끝으로 이부분의 원고에 많은 도움을 주신 양동훈 원장님께 감사 인사를 드린다.

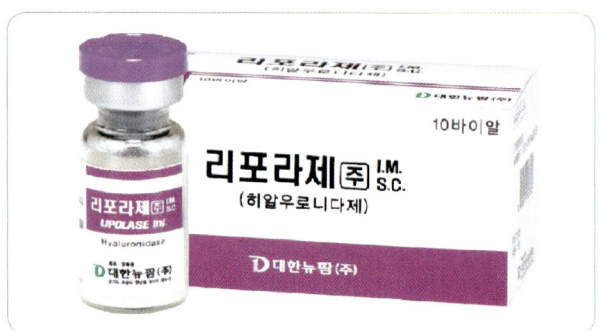

사진 4. Hyaluronidase

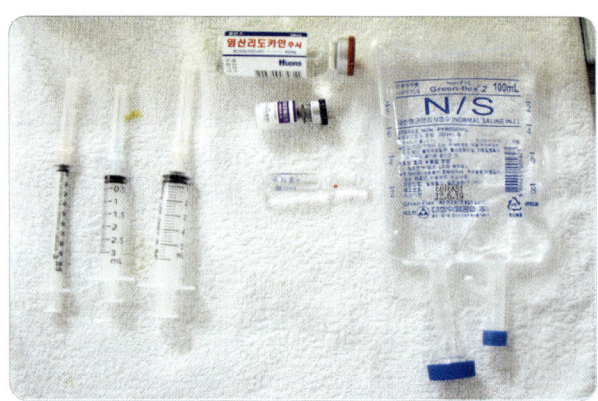

사진 5. LLD kit

참고문헌

- 강재헌, 김남순. 한국의 비만 추이. 대한비만학회지 2002;11(4):329-336.
- 대한비만학회; 임상비만학, 제2판, 서울, 고려의학, 2001. p75-84. p113-162.
- 박혜순, 오상우, 강재헌, 박용우, 최중명, 김용성 등. 한국인에서 대사증후군의 유병률 및 관련 요인. 대한비만학회지. 2003;12(1):1-14.
- 배성진, 이문규. 대사증후군의 정의 대한의사협회지 2005;12:1157-1164.
- 보건복지부. 2005년 국민건강영양조사. 영양조사편. 2006.
- 서정환, 이루지, 박성희, 나승용, 고명환. 어깨 유착성 관절낭염 환자에서 히알루론산분해효소 주사의 효과. 대한임상통증학회지 2006;5(2):122-127.
- 염창환, 정규철. 임파부종 환자에서 부분 감압술을 통해 효과를 본 사례. 한국 호스피스 완화의료학회지 2003;6(2):177-179.
- 염창환, 홍영선, 최윤선. 림프부종. 한국 호스피스·완화의료학회지. 2000;3(2):118-125.
- 이경진, 한상건, 윤석환, 김진수, 이영석. Failed Back Surgery Syndrome (FBSS) 환자에서 Hyaluronidase를 사용한 신경근차단술의 효과. 대한통증학회지 1999;12(2);191-194.
- 이영미, 박혜순, 천병철, 김현수. 복부비만의 지표로서 부위별 허리둘레 측정값의 신뢰도. 대한비만학회지. 2002;11(2):123-130.
- 이영호, 허시영, 이혜경, 장주경, 이정은, 홍지영. 비만의 개념과 평가. 생물치료정신의학. 2002;8(2):207-217.
- 한정미, 유선미, 정유석, 박일환. 복부 비만 측정도구로서 허리둘레의 유용성. 대한가정의학회지. 2001;22:212-220.
- Alberti K, Zimmet P. Definition, diagnosis and classification of diabetes mellitus and itscomplications. Part 1 : Diagnosis and classification of diabetes mellitus, provisional report of a WHO consultation. Diabet Med 1998;15(7):539-553.
- Executive Summary of the Third Report of the National Cholesterol Education Program (NCEP) Expert Panel on Detection, Evaluation, and Treatment of High Blood Cholesterol in Adults(Adult Treatment Panel III) JAMA 2001;285(19):2486-2497.
- Harold Shinaus, John E. Christian and Glen J. Sperandio. The Effect of Topically Applied Hyaluronidase on Cutaneous Permeability to Certain Substances. Journal of the American Pharmaceutical Association 1955;44(8);483-486.
- Inoue S, Zimmet P, Caterson I, Chunming C, Ikeda Y, Khalid AP et al. The Asia-pacific perspective: redefining obesity and its treatment, 2000.
- Larsen OA, Lassen NA, Quaade F. Blood flow through human adipose tissue determined with radioactive xenon. Acta Physiol Scand 1966;66:337-345.
- Liu NF, Zhang LR. Changes of tissue fluid hyaluronan(hyaluronic acid) in peripheral lymphedema. Lymphology 1998;31:173-179.
- Menzel EJ, Farr C. Hyaluronidase and its substrate hyaluronan: biochemistry, biological acitivites and therapeutic uses. Cancer Letters 1998;131:3-11.
- Mortimer PS, Regnard CF. Lymphostatic disorders. BMJ 1986;293:347-348.
- Reaven GM. Role of insulin resistance in human disease. Diabetes 1988;37:1595-1607.
- Robert H. Eckel. Obesity Mechanisms and Clinical Management. 2003.3-30.
- Shignori F, Yuji M, Katsuto T and Seiichiro T. Contribution of Intra-abdominal Fat Accumulation to the Impairment of Glucose and Lipid Metabolism in Human Obesity. Metabolism 1987;36(1):54-59.
- Sweetman SC, ed. Martindale: The complete drug reference. 34th ed. London: Pharmaceutical Press;2007. p. 1698.
- Watson. D. Hyaluronidase. Br J Anaesth 1993;71:422-425. 23. Cecilia J, Roger H, Gunnar T. Hyaluronidase can be used to reduced interstitial edema in the presence of heparin. J Cardiovasc Pharmacol Therapeut 2000;5(3):229-236.

Ⅳ. 카복시테라피

01 카복시테라피란

카복시테라피를 통한 비만 치료는 1990년대부터 유럽에서 이용되기 시작했다. 카복시테라피란 지방이 많은 신체 부위에 인체에 무해한 이산화탄소 가스를 주입하여 이산화탄소가 지방세포 내로 유입되면서 피하에 있는 지방세포를 파괴하여 피부의 탄력과 국소 혈류를 개선하는 치료이다. 필자는 지금도 가성비 좋은 카복시를 비만 치료와 튼살 부위에 적용하고 있고, 치료에 큰 불만이 없는 상태이다.

02 카복시테라피의 치료 원리

바늘을 통해 조직에 들어간 이산화탄소는 다음과 같은 원리로 체지방 감소, 부분 비만 치료 및 피부 질환을 치료한다.

(1) 지방세포의 산화

지방세포는 산소를 만나면 9kcal의 에너지와 이산화탄소와 물로 분해된다. 지방세포가 분해될 만큼 충분히 산소를 공급하려면 폐에서 평소 호흡보다 많은 산소를 받아들여야 하는데 폐에 과잉 산소가 공급되면 산소유리기에 의해 폐의 섬유화를 일으킬 수 있다. 산소가 아닌 이산화탄소를 세포 내로 주입하여 몇 단계의 물질 대사를 거쳐 산소를 발생하게 하는 방법을 이용한 것이 카복시테라피의 기본 원리이다.

조직 내에 이산화탄소를 공급하면 수분과 만나 조직의 산도(pH)를 낮추는 탄산(H_2CO_3)을 만들게 된다($CO_2 + H_2O \rightarrow H_2CO_3$). 약산성으로 변한 조직에서 탄산은 수소이온을 유리시킨다($H_2CO_3 \rightarrow H^+ + HCO_3^-$). 그리고 유리된 수소이온은 헤모글로빈과 결합하면서 산소를 유리시키며 ($HbO_2 + H^+ \rightarrow HHb^+ + O_2$), 유리된 산소가 지방세포를 분해시킨다(Fat + O_2 → $CO_2 + H_2O$ + energy).

또한 HCO_3^-가 Ca^{2+}와 만나 calcium bicarbonate($Ca(HCO_3)_2$)를 형성함으로써 Ca^{2+}가 감소해 근육 이완이 일어나 혈관 확장과 모세혈관으로의 혈류 순환이 빠르게 증가한다(HCO_3^- + Ca^{2+} → $Ca(HCO_3)_2$).

지방세포의 산화가 일어나고 새로운 혈관을 재생산하는 대사 작용이 신속하게 일어날 수 있다. 그로 인해 일시적으로 피부가 붉어지거나 간지러움이 동반될 수 있다.

(2) 이산화탄소에 의한 팽창

기계적 압력을 통한 이산화탄소 가스 주입으로 지방층의 셀룰라이트에 물리적 자극 효과를 줄 수 있다. 그리고 이산화탄소의 팽창 압력으로 피하지방층의 섬유성 유착이 파괴되어 셀룰라이트가 감소된다. 이산화탄소 가스를 주입하면 뭉쳐 있는 지방세포 내로 가스가 유입되고, 가스압에 의해 지방세포가 과팽창하면서 각각의 단위 조직으로 분해된다.

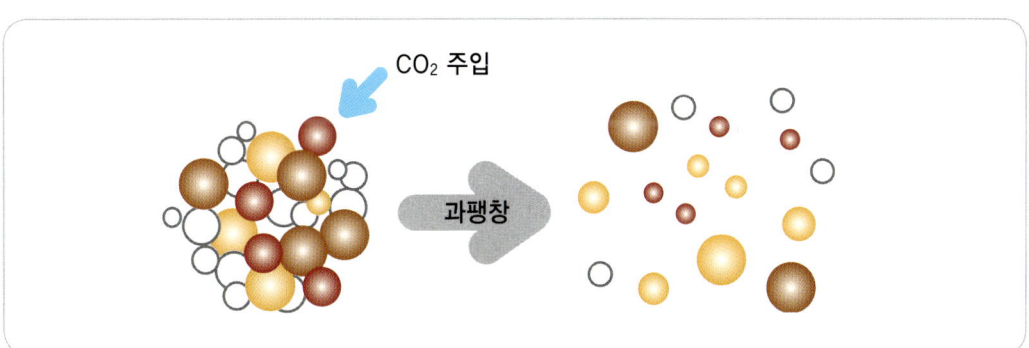

(3) 모세혈관 확장에 따른 혈류량 증가

이산화탄소 가스를 주입하면 산소 부족에 의한 혈관 수축이 있은 후 반사적으로 혈관 확장이 일어나 국소 혈류량이 증가하게 된다. 이로 인해 지방, 국소 노폐물, 수분의 배출이 증가하게 된다. 미세혈액순환이 개선되어 셀룰라이트가 감소되고, 림프액 배출이 증가한다.

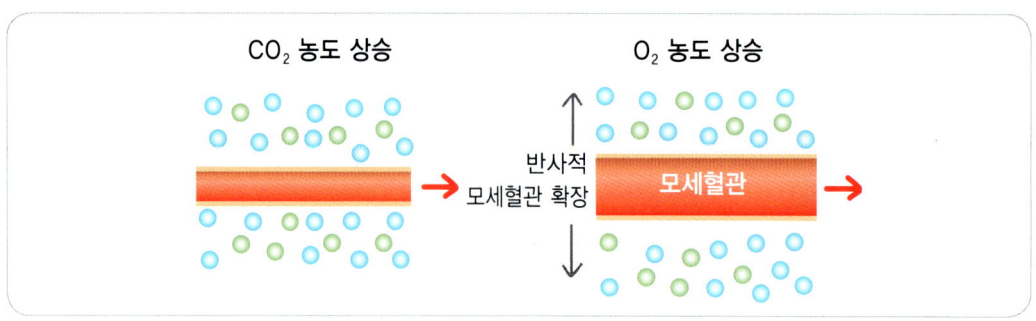

(4) Bohr effect에 의한 산소해리곡선 이동

헤모글로빈은 산소 분압이 높은 곳에서는 산소와 잘 결합하여 산소헤모글로빈이 되지만, 산소 분압이 낮은 곳에서는 산소와 쉽게 해리되는 것을 Bohr effect라고 한다[그림 4].

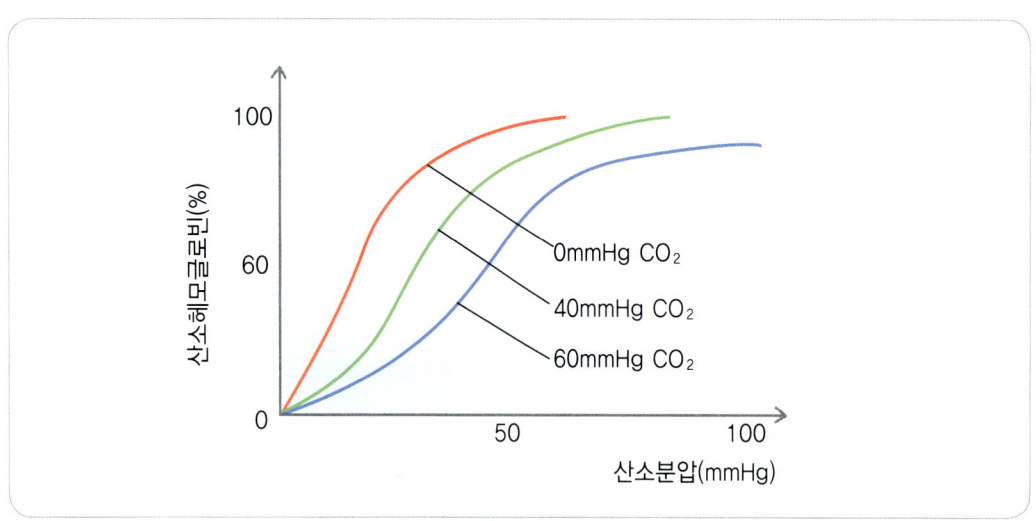

그림 4. CO_2 분압에 따른 산소해리곡선
이산화탄소를 주입하면 이산화탄소 분압이 증가하고, 산소 부족에 의해 헤모글로빈이 산소와 해리되어 더 많은 산소를 조직에 내놓게 된다. 이러한 과정은 Bohr effect에 기초하며 헤모글로빈의 산소와의 결합력을 떨어뜨려 산소를 분리하는 데 큰 역할을 한다.

이산화탄소 공급으로 산소의 농도가 줄어들면 Bohr effect에 의한 헤모글로빈에서의 산소해리 증가(right shift)로 지방세포에 산소 공급이 늘어 지방대사가 활성화돼 지방분해가 증가한다. 산소 분압의 증가로 피부 진피층이 활성화되어 두꺼워짐으로써 피부 주름 감소, 흉터 완화의 효과가 있고, 피부 탄력과 피부톤이 좋아진다.

03 주입된 이산화탄소의 안전성

인간 몸은 70~80%의 질소와 20%의 산소, 나머지는 소량의 이산화탄소와 물 등으로 이루어져 있다. 호흡이나 대사 산물로 체내에 이산화탄소가 생성되면 7%는 혈액에 용해되고, 23%는 헤모글로빈과 결합하여 $HbCO_2$의 형태로 변해 폐로 이동하여 호흡을 통해서 산소와 교체되어 배출되고, 나머지 70%는 Bicarbonate ion(HCO^-)의 형태로 생리적으로 배출된다. 피하지방층에 주입된 이산화탄소도 생리적 활성을 유발한 뒤, 침착되지 않고 조직 외로 배출되므로 안전하다.

만일 시술 시 혈관으로 이산화탄소가 직접 들어가더라도 혈액에 잘 용해되어 색전증을 잘 일으키지 않으므로 문제없다. 혈관으로 들어간 이산화탄소는 혈관을 돌아 결국 피부나 호흡을 통해 배출된다.

카복시테라피 기계는 여과 장치로 무균 상태의 이산화탄소 주입이 가능하며, 이산화탄소 가스의 주입량과 주입 속도(cc/min)를 정량적으로 제어할 수 있기에 안전하게 사용할 수 있다. 기기는 식품의약품안전청에서 의료용 기기로 품목 허가를 받아야 사용할 수 있다.

04 카복시테라피의 치료 효과

(1) 2001년 Cesare Brandi 등은 이탈리아의 비만 여성 48명에게 다른 치료 없이 주 2회씩 3주간 카복시테라피를 시행하였다. 분당 50cc로 허벅지는 각각 150cc, 복부는 150cc를 주입하였고 시술 전, 시술 30분 후에 laser doppler로 Perfusion Unit(PU) 및 PO2를 확인하였고, 조직 검사를 시행하였으며, 시술 후 3개월 뒤 사이즈 변화를 측정하였다. Laser doppler 측정을 보면 perfusion unit이 증가하였고 PO2는 의미 있게 증가하였다. 허벅지와 무릎, 복부 사이즈도 의미 있게 감소하였고 시술과 관련된 부작용으로 시술이 방해받지는 않았다[표 4].

지방세포 분해 슬라이드를 보면 지방세포에서는 파괴된 membrane이 보이며 세포 사이에 triglycerides가 방출되어 있어 지방세포가 분해되었음을 알 수 있다. 중요한 점은 membrane 파괴가 혈관들이 위치한 결합조직에는 보이지 않는다는 것이다[사진 6].

피부 진피는 콜라겐 섬유들이 재배열되고 두꺼워지는 효과가 있다[사진 7].

(2) 2004년 Cesare Brandi는 비만 환자의 셀룰라이트에 의한 피부 요철(skin irregularity) 치료를 위해 카복시테라피를 이용하였다. 허벅지에 분당 100cc 의 속도로 300cc씩 주입하는 것을 주 2회씩 10주간 연속으로 시행하였다. 치료 결과 피부 요철과 피부의 탄력(elasticity)이 의미 있게 개선되었다.

(3) 2008년 김주연은 카복시테라피 후의 혈액 성분 중 LDL, total cholesterol, triglyceride의 변화를 측정하였다. 32명의 비만 여성에게 주 2회로 8주간, 분당 100cc 이상으로 2000cc 이상의 이산화탄소를 주입하였는데 복부는 평균 86cm에서 76cm로 감소하였고, LDL은 평균 125mg/dL에서 103mg/dL로, total cholesterol은 215mg/dL에서 185mg/dL로, triglyceride는 170mg/dL에서 100mg/dL로 모두 의미 있게 감소하였다(P value<0.01). 카복시테라피는 복부의 피하지방을 감소시키고 혈액 내 지방 성분에도 유익한 효과를 보인다고 주장하였다.

표 4. Values before and after CO_2 treatment: comparison by student's test for paired data

	Mean	SD	MSE	P
PU				
Before	12.29	9.46	2.02	$P = 0.012$
After	20.65	11.58	2.47	
PO_2				
Before	61.17	11.76	2.31	$P < 0.01$
After	80.30	17.40	3.41	
Thigh				
Before	56.1	4.3	0.6	$P < 0.01$
After	54.2	3.9	0.6	
Knee				
Before	37.8	3.0	0.5	$P < 0.01$
After	36.7	2.7	0.4	
Abdomen				
Before	78.4	8.9	2.4	$P < 0.01$
After	75.7	7.5	2.0	

- PU: Laser Doppler로 확인된 perfusion unit
- PU와 PO_2는 30분 뒤 check
- SD: standard error
- PO2: Laser Doppler로 확인, 단위는 mmHg
- Thigh, knee, Abdomen은 3개월 뒤 확인, 단위는 cm

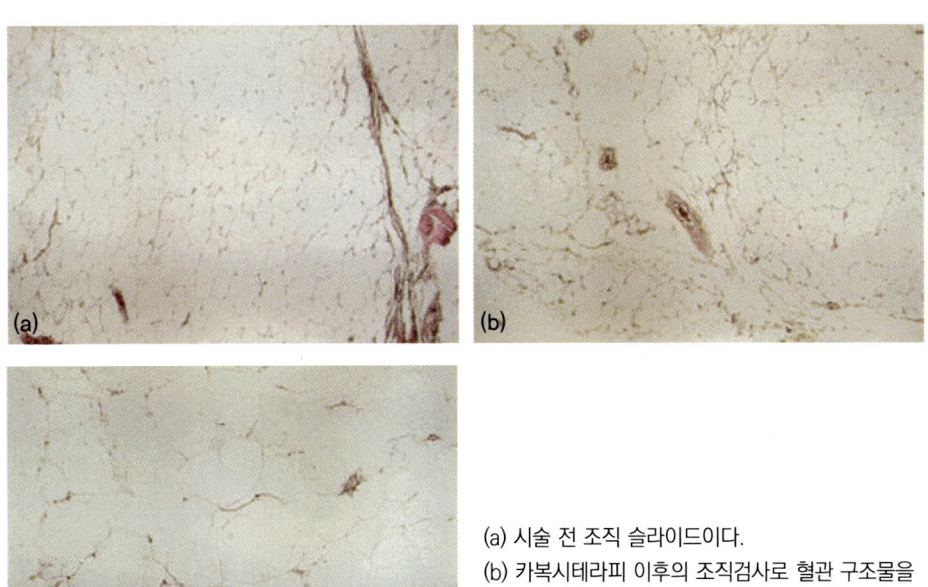

(a) 시술 전 조직 슬라이드이다.
(b) 카복시테라피 이후의 조직검사로 혈관 구조물을 침범하지 않은 채 지방세포만 분해되었음을 알 수 있다.
(c) 지방세포의 분해를 좀 더 고배율로 확대하였다.

사진 6. 카복시테라피 조직검사

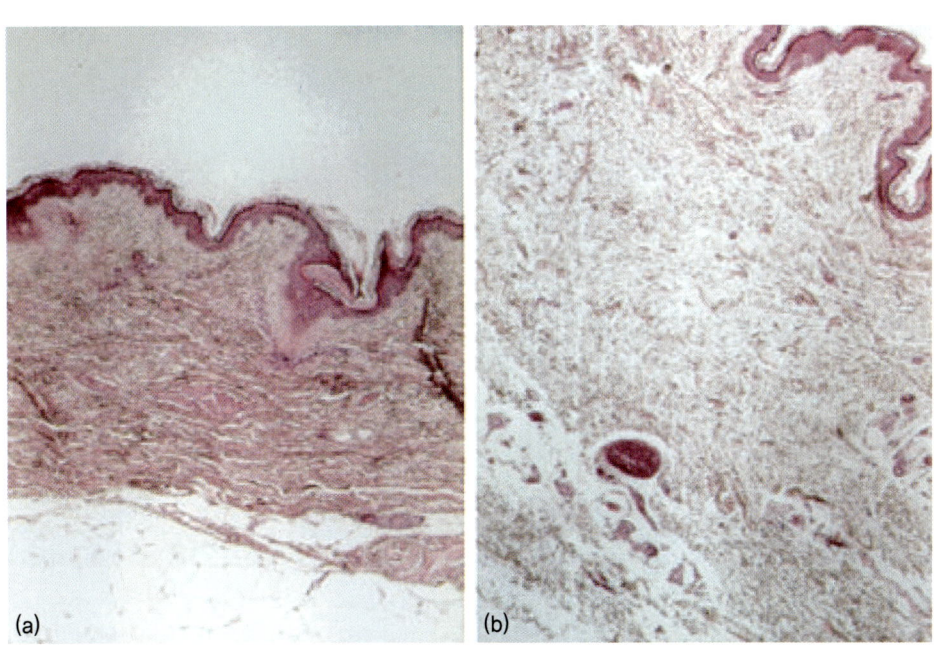

사진 7. 카복시테라피(Brandi et al)

(a) 카복시테라피 전의 진피 조직이다.
(b) 카복시테라피 후로 진피가 두꺼워져 있고 콜라겐 섬유의 재배열이 보인다.

(4) 2009년 신용로는 대한민국 수도권에 거주하는 17~64세의 비만도가 20% 이상이지만 다른 특별 질환이 없는 성인 여성 100명을 대상으로 실험을 하였다. 얼굴은 70~80cc, 복부는 1000~3000cc, 팔은 1000~1500cc, 허벅지는 1000~2500cc를 주입하는 치료를 평균 7.8개월을 시행하였다. 또한 식욕 억제제인 sibutramin 10mg을 복용한 그룹을 두어 약물에 의한 평가를 하였다. 카복시테라피 후 체성분 분석에서 세포내액, 세포외액, 단백질, 무기질, 체지방, 체수분, 체지방량, 체중이 유의적으로 감소하였다. 또한 체지방량, 체지방율, 복부지방율이 크게 감소하였고 복부, 허벅지의 사이즈도 의미 있게 감소하였다. 특히 sibutramin을 복용한 그룹에서는 체중이 더 많이 감소하였고 사이즈 변화도 더 많았다[표 5].

표 5. 약물 복용 유무에 따른 변화량 차이 검사

참고 사항	약물 미복용	약물 복용	t (p)
체중 변화(kg)	2.82:35	9.99;.23	-5.027 (0.000)
복부 변화(cm)	4.30".44	9.04\.31	-1.835 (0.073)
허벅지 변화 - 오른쪽(cm)	3.70.54	4.49:66	-0.920 (0.370)
허벅지 변화 - 왼쪽(cm)	3.42.33	4.29:48	-1.137 (0.272)

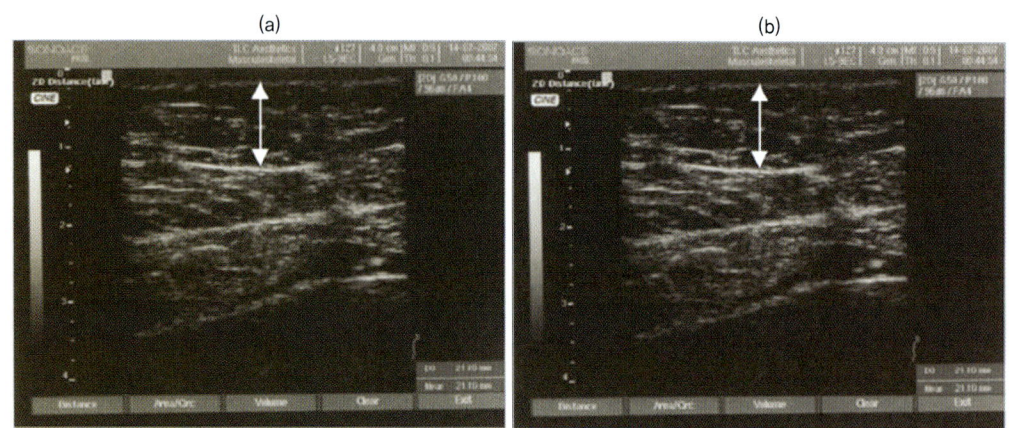

사진 8. 카복시테라피 전후의 피하지방층 감소를 초음파로 확인하였다.
 (a)는 시술 전, (b)는 시술 후이다.

(5) 2010년 싱가포르의 Georgia S. K. Lee는 101명의 여성과 10명의 남성에 대한 4년간의 카복시테라피 치료 결과를 발표하였다. 1~2주 간격으로 최소 5회 이상 분당 50~100cc로 복부는 500~1000cc를, 허벅지는 800~1000cc를 주입하였고 다른 약물요법, 운동 처방, 기타 체형 치료 없이 오직 카복시테라피만 시행하였다. 치료 결과 여성뿐만 아니라 남성에게서도 체중 및 복부, 허벅지의 사이즈 감소가 의미 있게 나타났고 초음파로도 피하지방의 감소를 확인하였다[사진 8].

05 카복시테라피 방법

대표적 시술 부위는 복부, 허벅지, 팔이다. 바늘은 30G 바늘을 주로 사용한다.

(1) 사선으로 피하에 주기

주삿바늘의 절삭면을 위로 향하게 하고, 치료 부위와 15~30°로 주입하기에 굵은 혈관을 피할 수 있다. 특징으로는 피부 밑의 지방분해, 피부 병변 개선 효과가 있으나, 시술 시 갈라지고 찢어지는 듯한 통증이 있다. 하지만 시술 후에는 통증이 없고 편안하다.

(2) 직각으로 피하에 주기(deep method)

치료 부위에 직각으로 주입하는 방법으로, 주로 깊은 층의 피하지방 분해 효과가 있으나 피하 출혈의 가능성이 더 많아 멍이 들 수 있고, 시술 후에도 묵직한 통증을 느낄 수 있다.

(3) 피부에 주기(shallow method)

주삿바늘의 절삭면을 치료 부위와 수평하게 놓고, 단시간에 소량을 피부 병변 부위에 주입하는 방법으로 주름, 색소 질환, 탈모, 흉터 등의 완화에 효과가 있다. 카복시테라피는 피하지방이 있는 곳은 어디든 치료할 수 있으며 주로 [그림 5]과 같은 부위에서 시술한다.

필자는 튼살에 카복시테라피 적용을 자주 하는데, 튼살 부위에 바늘을 주입하고 그 부위가 어느 정도 부풀어 오를 정도까지 주입한다. 몇 주 정도 되면 피부색부터 호전이 되는 것을 볼 수 있다.

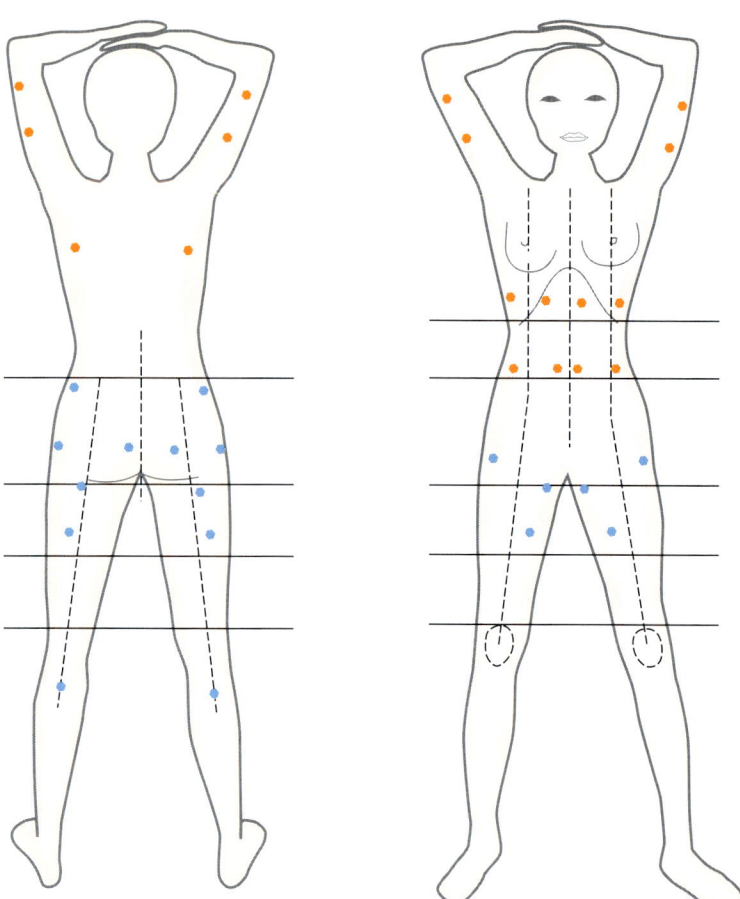

그림 5. 부위별 주입 방법

(4) 턱 라인 살리기

턱 라인을 살리는 방법은 조금 주의가 필요하다. 표시된 부위에 30G needle을 사선으로 해서 10~15/min으로 양쪽 100~150cc 정도 주입한다. 주입하는 동안 그림의 ①, ②번 부위를 손바닥이나 손날 부위로 살짝 눌러 주어 gas가 눈 주위로 올라가는 것을 예방해야 한다. Gas가 눈 주위로 올라가면 순간적으로 시력 저하나 통증이 올 수 있다.

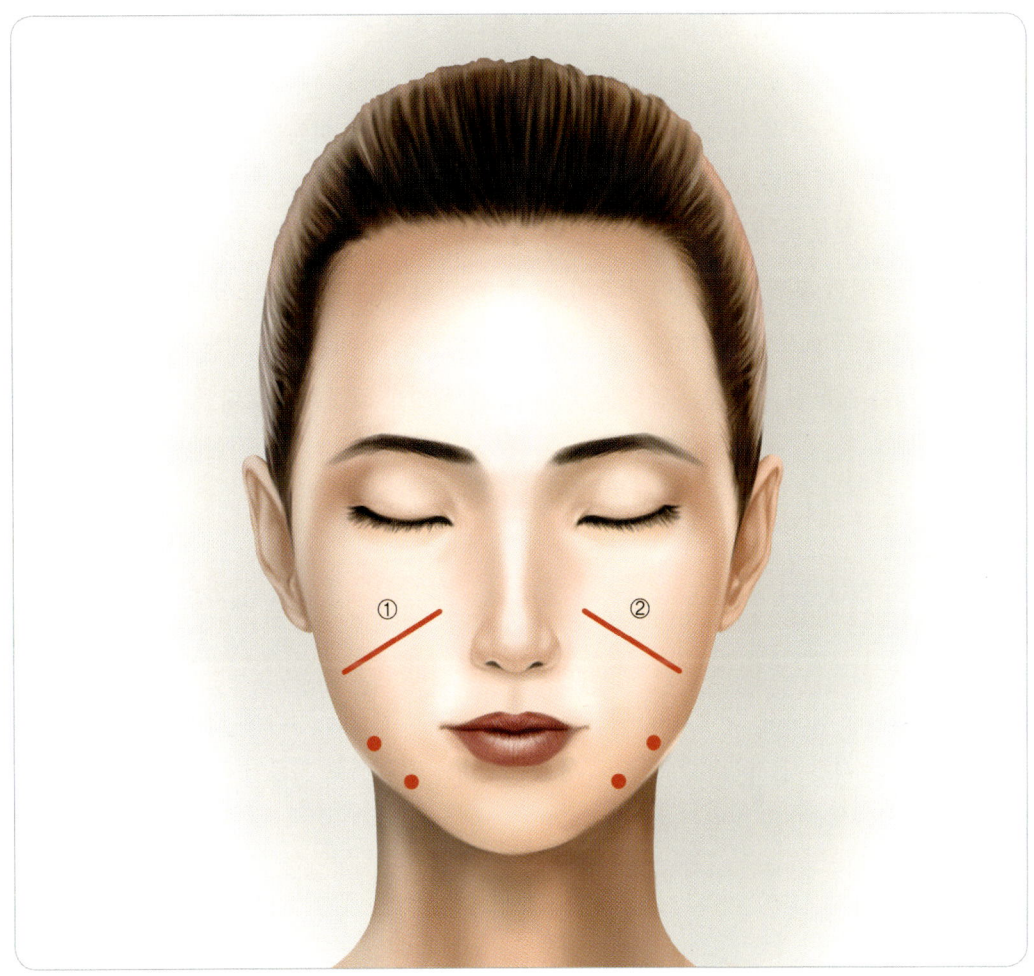

그림 6. 턱 라인 주입 방법

06 치료 시 환자의 느낌

(1) 통증

환자는 통증 외에는 특별한 불편함을 호소하지는 않는다. 대략 70%의 환자에서 주사 부위에 가스 주입 시 통증을 호소하지만 가스 주입을 못할 정도의 통증은 아니다. 대부분의 환자는 주입 후의 통증보다는 주입 시 통증을 호소하므로 최초 주입 시 통증을 감소시키는 것이 중요하다. 주입 시 통증을 감소시키기 위해서는 치료 전 온열자극(hot pack)으로 긴장을 완화시키면 좋다. 최초 주입 시에는 최소의 속도와 압력으로 환자 상태를 보면서 주입하고 단계적으로 주입의 용량과 속도를 증가시키면 통증을 덜 호소한다. 그리고 가스 주입 시 시술 부위를 가볍게 두드리면 통증을 덜 느끼고 가스의 확산을 더 원활하게 도와줄 수 있다. 또한 골막, 관절낭 인접 부위, 겨드랑이나 사타구니를 통과할 때 통증을 호소할 수 있으므로 주입 방향에 주의하고, 밴드로 압박하여 이산화탄소가 그 부위로 확산되지 않도록 하면 더 좋다. 바늘이 신경을 건드린 경우에는 통증을 호소하므로 위치를 교정하면 좋다.

(2) Crackling sensation

시술 후 1시간 내외로 피하에 emphysema가 형성되어 피부를 만지면 뽀글거리는 느낌(crackling sensation)이 든다. 복강경 수술의 경우 복강 내에 이산화탄소를 주입해야 하지만 실수로 피하에 주입되는 경우가 있다. 많은 가스가 들어간 경우 환자는 가스로 인한 중압감을 호소하기도 하지만 시간이 지나면 사라지고 통증 호소 시 진통제로 치료가 된다. 카복시테라피 후에도 약간의 불편함을 호소할 수 있다.

07 카복시테라피의 적응증

카복시테라피는 미세혈액순환의 증가, 지방분해, 산소 분압의 증가 효과가 있어 다양한 질환에 이용되고 있다.

- Dermatology: 건선(psoriasis), 당뇨병으로 인한 궤양
- Angiology: arteriopathies, phlebopathies
- Orthopedics: rheumatism, phlegosis
- Aesthetic: skin laxity(튼살 치료, 흉터 감소, 피부 탄력)
- Obesity therapy: adipose tissue(cellulite), 지방흡입수술 후처치

현재는 피하지방 분해, 체형 관리 및 부분 비만 치료, 지방흡입술 후 skin irregularity의 완화, 급격한 체중 감량 후 발생하는 피부 탄력 저하의 완화, 튼살, 흉터, 잔주름, 색조 변화의 완화 등의 치료에 주로 사용되고 있다.

표 6. 부위별 주입 방법

	주입 속도(cc/분)	총 주입량(cc)	시술 포인트	시술 횟수(회)
얼굴	10~15	40~100	4~6	3~6
복부	50~100	500~4000	6~8	8~10
팔	30~80	120~800	2~6	6~10
가슴	20~80	200~500	2~6	6~10
등	40~100	320~3000	4~6	6~10
엉덩이	20~70	120~700	2~4	6~10
허벅지	50~100	500~1500	4~6	6~10
종아리	20~50	40~300	2~6	4~10

* 주입 중 분당 10cc 정도로 증가시키면 별로 불편함을 호소하지 않는다.
  얼굴은 분당 2cc 정도로 증가시키면 된다.

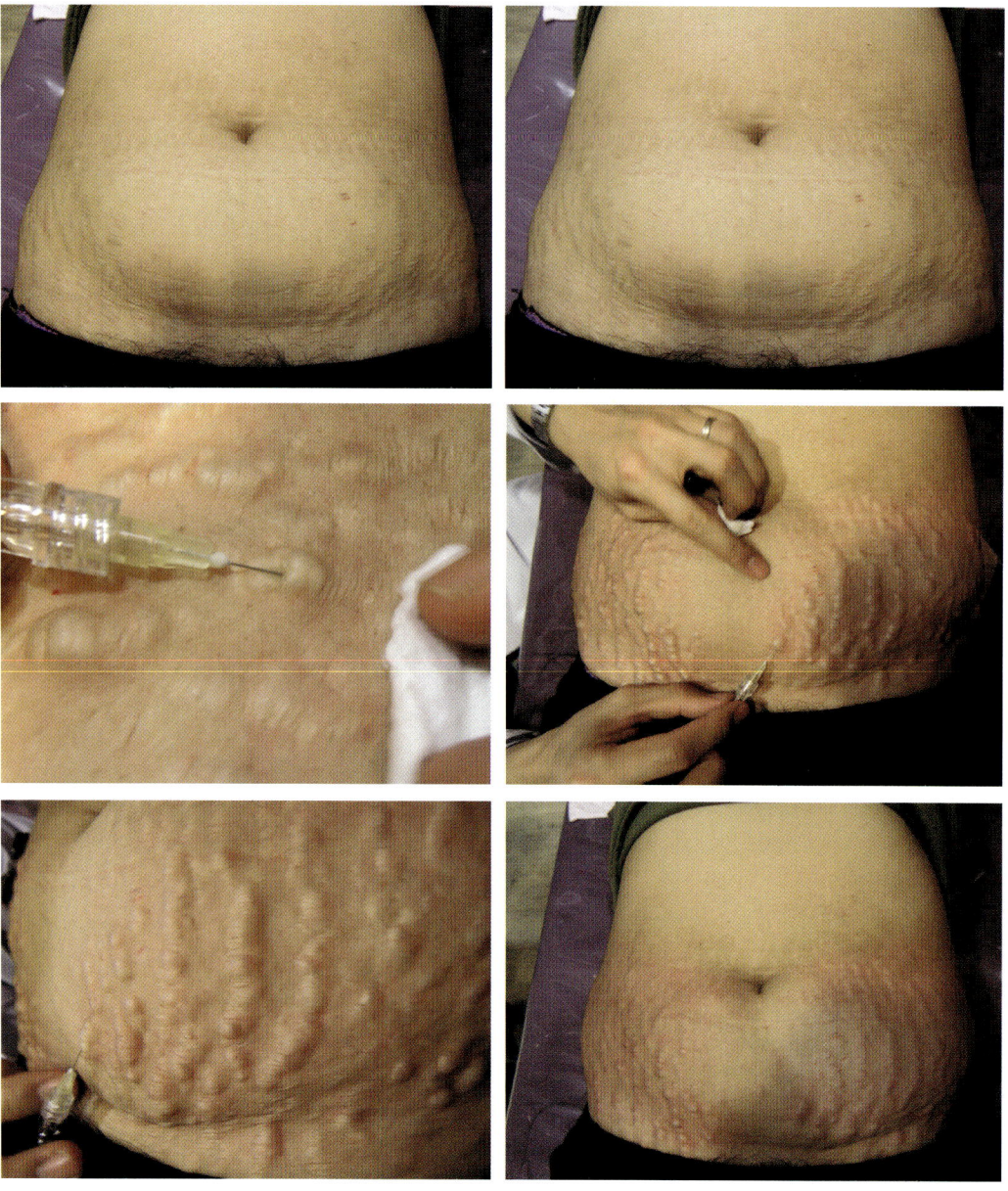

사진 9. 임상 적용 예

08 카복시테라피의 장점

- 복강경 시술에 사용하는 의료용 가스로 안전하다.
- 남녀노소 누구에게나 시술이 가능하다.
- 시술 후 일상생활에 바로 복귀가 가능하다.
- 시술 시간이 짧고 간편해 직장인은 점심시간을 이용하여 시술받을 수 있다.
- 국소 비만, 체형 관리, 피부 관리 등 동시에 다양한 치료가 가능하다.
- 통증이 적고 침습적 방법임에도 출혈이 적다.
- 다양한 부위에 시술이 가능하며 지방 흡입이 어려운 부위에도 시술이 가능하다.
- 직접적인 약물 투여가 아니므로 약물 부작용에 대한 염려가 없다.
- 운동 및 엔더몰로지, 저주파, 고주파 등의 장비와 병행하여 치료하여 효과를 더 증가시킬 수 있다(고주파+카복시테라피, 엔더몰로지+카복시테라피).
- 분만 후 산후조리 기간에도 시술을 할 수 있으며 분만 후 처진 뱃살의 탄력 증가에도 좋다.

09 카복시테라피의 부작용

근본적으로 이산화탄소로 인한 독성은 없다. 반상 출혈(ecchymosis)이 10% 정도에서 나타나며 1~2시간 정도 무기력함, 나른함을 호소하기도 한다. 바늘이 혈관을 건드리면 혈종(hematoma)이 생길 수 있으나 10일 이내에 사라지고 미용적인 문제를 일으키지는 않는다. 일시적인 가려움증을 호소하기도 한다.

이산화탄소에 의한 색전증이 보고된 적은 없다. 이산화탄소 가스는 특성상 혈액에 잘 녹기 때문에 가스 색전의 발생이 적고 인화성도 적다. 만일 다량의 이산화탄소가 혈액 내로 흡수되면 빈맥, 서맥, 부정맥과 이산화탄소 색전증이 일어날 수 있다. 만일 환자에서 저혈압, 부정맥, 청색증 등의 증상이 보여 이산화탄소 색전증이 의심되면 가스 주입을 중단하고 머리를 낮게 하며, 좌측와위로 자세를 교정하고 중심정맥도관을 설치하여 심장 내의 가스를 제거해야 한다. 하지만 카복시테라피 후 색전증이 보고된 적은 아직 없다. 색전증을 일으킬 정도로 혈관을 바늘로 찌르게 되면 혈압으로 인해 혈액이 주삿바늘로 나오므로 가스 주입 전에 알 수 있다. 그러므로 바늘을 꽂고 가스 주입을 하면 더 안전한 시술을 할 수 있다. 복부, 팔, 허벅지 등 카복시테라피를 주로 하는 곳은 혈관 분포가 적은 곳이므로 안심해도 된다. 그럼에도 불구하고 만일 혈관 주입을 발견하고 가스를 주입한 경우에는 가능한 빨리 바늘을 빼고 이산화탄소 색전증의 증상을 호소하는지 확인해야 한다.

10 카복시테라피 시의 주의점 및 금기증

(1) 주의점

시술을 밝은 곳에서 시행하면 주입 시 피부의 변화 양상 및 혈관 내 주입 여부를 잘 관찰할 수 있다. 시술 부위는 알코올로 깨끗이 소독해 감염의 가능성을 줄여야 한다. 주삿바늘을 찌를 때부터 통증을 호소하는 부위는 이산화탄소를 주입하면 통증이 악화되는 경향이 있으므로 다른 부위에 시술하는 것이 더 좋다. 팔을 카복시테라피로 치료하다가 이산화탄소가 겨드랑이를 통과하게 되면 가슴 크기가 감소될 수 있으므로 밴드로 묶고 가스 주입 방향을 손가락 쪽으로 해야 한다. 다른 비만 치료와 병행 시에는 비교적 침습적인 카복시테라피를 나중에 하는 것이 좋다. 젤을 바르고 반복적인 접촉이 있는 고주파 치료, 초음파 치료 등을 먼저 해야 카복시테라피로 인한 감염 위험을 줄일 수 있다. 시술 후 일상생활이 가능하며 특별한 주의 사항은 없다.

(2) 금기증

심혈관 질환, 신부전, 심부전, 중증 고혈압, 혈전성 정맥염 등이 있는 경우 치료를 금해야 한다.

11 카복시테라피의 치료 횟수

매일 시행하는 것도 가능하나, 주 2~3회를 많이 시행한다. 8~10회를 한 사이클로 시행한다. 4~5회 정도 시행하면 외형의 변화를 느낄 수 있다. 셀룰라이트에 변화를 많이 주기 위해서는 15~20회 정도는 시행해야 한다. 효과는 이산화탄소의 주입량이 많을수록 더 좋아진다(volume dependent).

12 맺음말

카복시테라피는 체내 산소 해리도를 높여 지방분해를 증가시키고, 혈액순환을 개선하여 신진대사가 활발해지면서 지방의 분해와 배출이 촉진된다.

가스압에 의해 모세혈관이 반사적 확장 작용을 하면 지방세포에서 방출된 지방산이 혈관을 통해 쉽게 배출된다. 부분 비만은 물론 전체적인 체형 관리 및 피부 관리(튼살, 피부 탄력, 피부 요철 개선)에도 도움을 준다. 지방 흡입과 다르게 비수술적 요법이라 부담 없이 시술을 받을 수 있고 시술 시간도 20분 내외로 간편하다. 또한 주입되는 이산화탄소가 안전할 뿐만 아니라 직접적인 약물 투여가 아니기 때문에 부담이 없으며 시술에 따른 특별한 부작용이 없다.

현재 많은 비만 클리닉에서 체형 관리 및 튼살, 비만 관리에 이용하고 있으며 앞으로도 그 활용 영역은 확대될 것이다.

끝으로 초판에 열심히 자료를 모으고 글을 써 주었던 후배가 이번 개정판에서 필자가 많은 인용을 할 수 있도록 배려를 해주었다. 지금은 캐나다에 있는 이금정 원장에게 고맙다는 말을 하고 싶다.

참고문헌

- 김주연. Carboxytherapy. 제12차 대한비만체형학회학술대회. P140-145.
- 유재욱. Carboxytherapy. 제10차 대한비만체형학회학술대회. P131-140.
- 정종영. 의사와 피부관리사를 위한 아틀라스 피부관리학. 2006. P405-410.
- Carlo D'Aniello(2003), Carbon dioxide therapy clinical reports, University Hospital of Siena, Unit of Plastic Surgery.
- Cesare Brandi,M.D. et al. Carbon dioxide therapy in the treatment of localized adiposities: Clinical study and histopathological correlations. Aesth Plast Surg. 2001;25:170-174.
- Cesare Brandi,M.D. et al. Carbon Dioxide Therapy: Effects on Skin Irregularity and Its Use as a Complement to Liposuction. Aesth. Plast. Surg. 2004;28:222~225.
- Dott. N. Frasco (2002), Carbossiterapia , Applicazoni cliniche in dermatologia Roma, 22-23-24 Morzo 2002 Spec. in Dermatology.
- Ferreira JC, Haddad A, Tavares SA. Increase in collagen turnover induced by intradermal injection of carbon dioxide in rats. J Drugs Dermatol. 2008 Mar;7(3):201-6.
- Georgia S. K. Lee. Carbon Dioxide Therapy in the Treatment of Cellulite: An Audit of Clinical Practice. Aesth Plast Surg (2010) 34:239~243.
- Guyton AC, Hall JE. Textbook of Medical Physiology. 10th edition. Philadelphia: W. B. Saunders Co. 2000:467-72.
- Hartmann BR, Bassenge E, Hartmann M. Effects of serial percutaneous application of carbon dioxide in intermittent claudication: Results of a controlled trial. Angiology. 1997;48:957.
- Hartmann BR, Bassenge E, Pittler M. Effect of carbon dioxide-enriched water and fresh water on the cutaneous microcirculation and oxygen tension in the skin of the foot. Angiology. 1997; 48:337.
- Ito T, Moore JI, Koss MC. Topical application of CO_2 increases skin blood flow. J Invest Dermatol. 1989;93:259.
- Leibaschoff G. Carboxytherapy. Basic and Clinical Dermatology. 2006;37:197-210.
- Savin E, Bailliart O, Bonnin P, Bedu M, Cheynel J, Coudert J, Jean-Paul Martine JP. Vasomotor effects of transcutaneous CO_2 stage II periphearal occlusive arterial disease. Angiology. 1995;46:785.
- Scheffler A, Rieger H. Clinical information content of transcutaneous oxymetry(tcpO2) in peripheral arterial occlusive disease: A review of the methodological and clinical literature with a special reference to critical limb ischaemia. VASA. 1992;21:111.
- Woo-Jin Shim, O.M.D. et al. Review of Literature on Chi Acupunture (Carboxytherapy), Journal of Korean Oriental Association for Study of Obesity 2006;7(1):43-49.

4 콜린알포세레이트(GPC)
Chapter

고정아 고정아클리닉

비만 클리닉에 대한 관심이 높아지면서 과거 메조테라피와 다양한 장비를 결합한 치료법이 소개되면서 여러 주사요법들이 소개되어 왔다. 최근 인기가 있는 윤곽주사 또는 바디주사는 한 가지 성분보다는 다양한 성분의 믹스 형태로 사용되곤 하는데, 각 병원마다 서로 다른 프로토콜로 사용되고 있어 그 효과에 일관성이 없고, 믹스하는 각 성분에 대해 이론적인 뒷받침이 부족하다. 스테로이드 성분 또는 hyaluronidase 성분을 믹스할 때 발생하는 알레르기 또는 부작용에 대해 우려가 되는 것도 사실이다.

Choline alfoscerate 성분은 Glycerolphosphorylcholine(GPC)로 신경세포막 인지질의 주요 성분인 choline계 전구 물질이며, 세포막을 만드는 역할을 하고, acetylcholine의 전구 물질로서 신경 전달에 역할을 한다. Choline은 많은 양이 투여될 경우 지방 대사를 활성화시키는 것으로 되어 있지만 미국 FDA나 우리나라 식약청에서는 정맥주사나 경구요법으로는 허가되었지만 아직 피하주사하여 지방을 파괴시키는 치료에 대해서는 허가 외 사항이다.

01 이론적 배경 및 작용기전

콜린알포세레이트는 혈관 뇌 장벽을 통과하여 뇌 내로 유입되어 콜린과 인산글리세릴탈수소효소라는 물질로 분리된다. 콜린은 기억과 학습의 중추적 역할을 하는 뇌신경 전달 물질인 아세틸콜린(Acetylcholine, ACh)의 앞 단계 물질로, 뇌 기능 장애 환자에서 부족한 아세틸콜린을 보충한다. 아세틸콜린은 뇌신경 손상으로 저하된 신경 전달 기능을 정상화시킨다. 또한 인산글리세릴탈수소효소는 세포막의 구성 성분인 인지질로 대사되어 손상된 신경세포 기능을 정상화시킨다.

인지질(Phospholipid)은 4가지 요소로 구성되는데, 다리 부분에 두 개의 지방산, 가운데의 글리세롤과 인산기 그리고 머리 부분에 콜린기가 위치한다. 지방산은 소수성으로 세포의 안쪽에 위치하고, 콜린기는 친수성으로 세포막의 바깥에 위치한다. 이 인지질에서 지방산 부분이 떨어져 나가고 그 자리에 수소가 결합된 형태가 GPC이다[그림1].

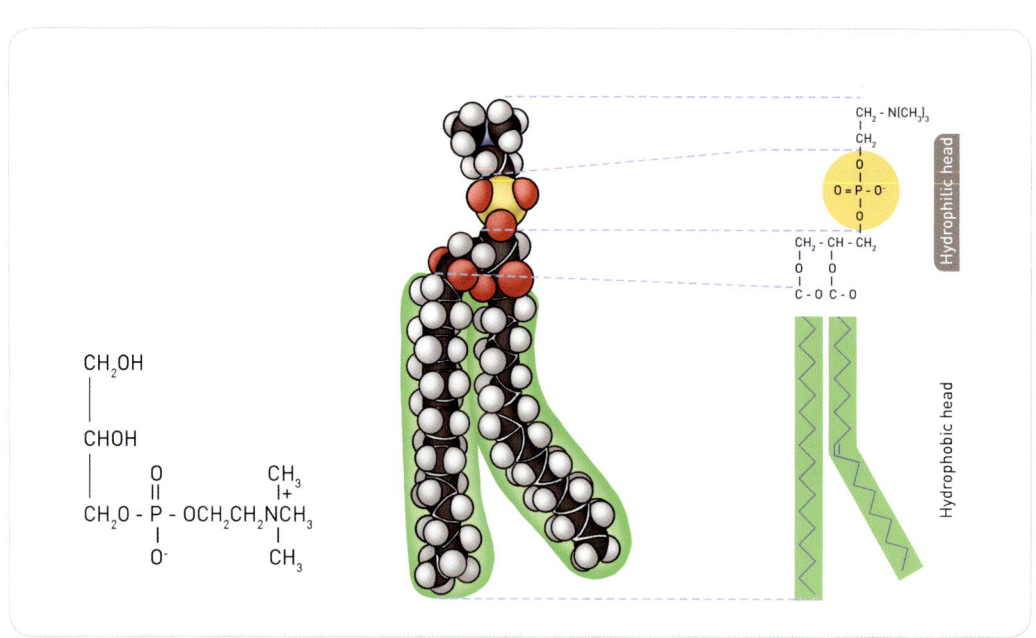

그림 1. 인지질(phospholipid)의 구조

콜린과 그 유도체에는 아세틸콜린, 베타인, 글리세로포스포콜린(GPC), 포스파티딜콜린(PPC) 등이 있다[그림 2].

콜린은 정상 대사, 지질의 운반, 메칠레이션(methylation), 신경 전달 물질 합성 등 많은 생리적 과정에 관여한다. 콜린이 결핍되면 근육 손상, 간의 비정상적인 지방 축적 등을 일으켜 비알코올성 지방간 등의 질환이 발생한다. 이 중 PPC와 GPC가 지방대사에 작용하여 지방 축적을 역전시킬 수 있다는 원리로 지방분해 등에 이용되어 왔다. GPC가 아세틸콜린 자극에 의한 카테콜아민 활동을 자극하여 성장호르몬 분비를 촉진하고 간의 지방 산화 촉진을 증가시킨다는 연구 결과도 있다. Kawamura T 등의 이 연구에 따르면 GPC 투여 후 1시간에서 2시간 사이에 혈장의 콜린이 증가하였고, 1시간 후 대조군에 비해 GPC 투여한 군에서는 성장호르몬 농도가 뚜렷하게 증가하였으며, 2시간 후 혈청의 유리지방산 농도가 증가하였다. 또한 간의 지방 산화 과정의 척도가 되는 혈청 acetoacetate와 3-hydroxybutyrate가 증가하였다 [그림 3].

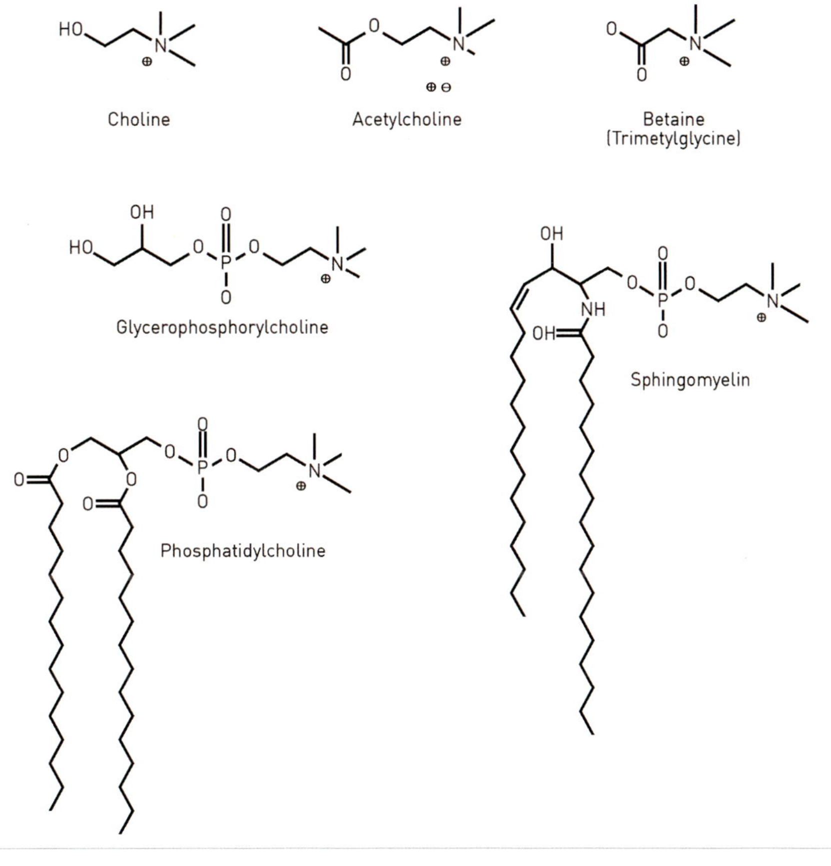

그림 2. 콜린 및 유도체의 화학 구조

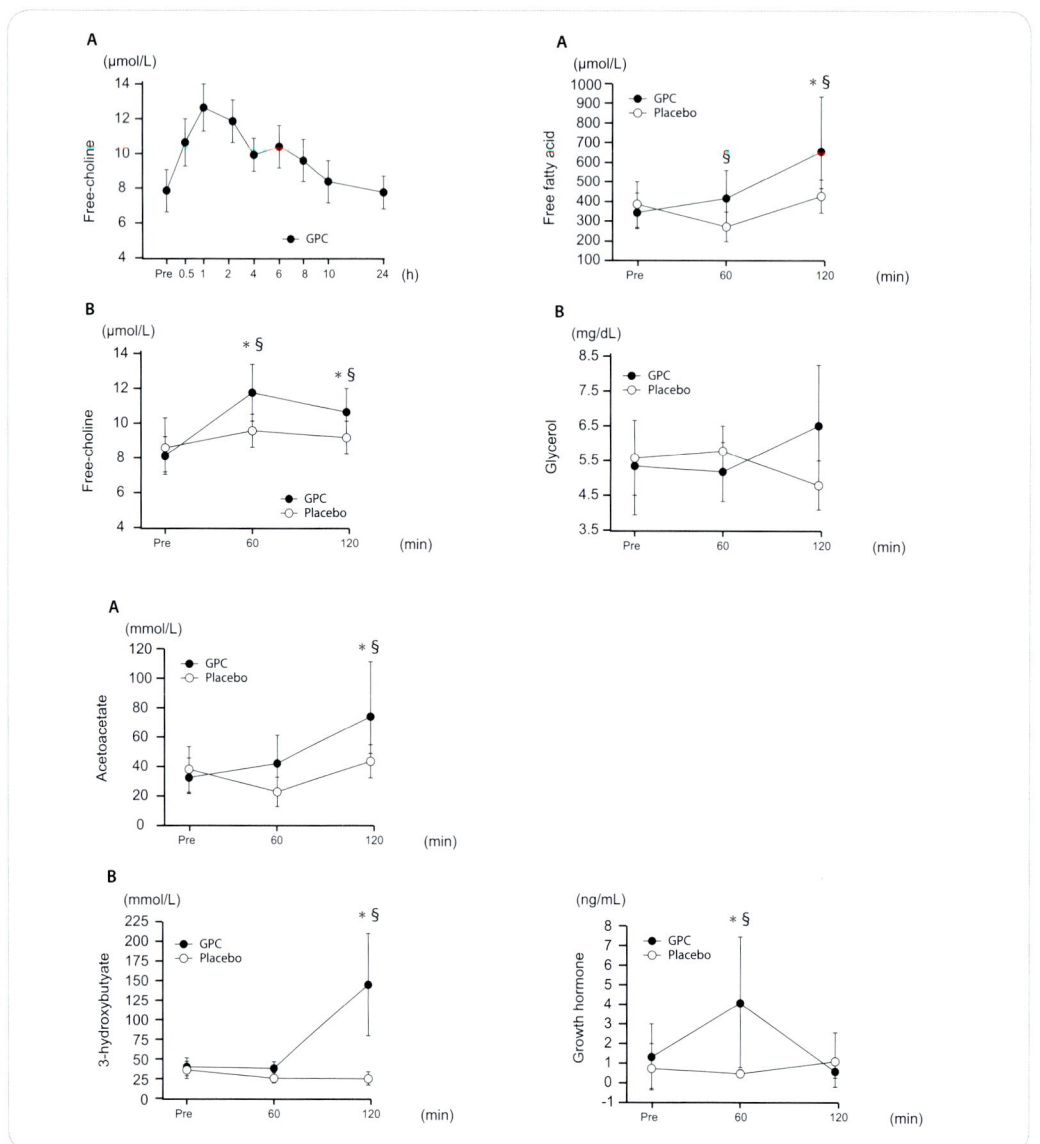

그림 3. Glycerophosphocholine enhances growth hormone secretion and fat oxidation

Hanae Izu 등은 GPC를 투여한 쥐에서 혈당 및 지질대사가 개선되고, 렙틴과 인슐린 저항성이 감소했다는 결과도 발표된 바 있다[그림 4].

최근 진행되고 있는 국내 연구에서는 GPC를 주사한 부위의 지방조직 무게가 감소와 함께 GPC의 지방세포 크기 감소 및 지방분해 효과를 발표했는데, 아래 지방세포 조직 변화 사진에서 확인할 수 있다[그림 5].

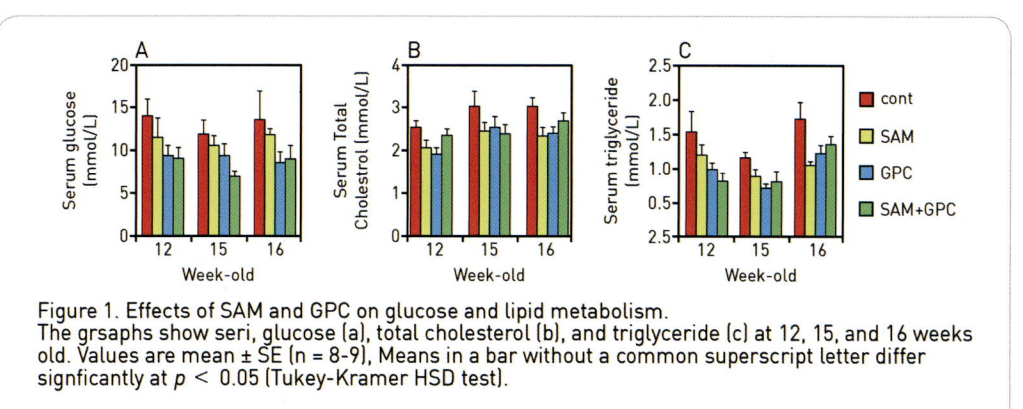

Figure 1. Effects of SAM and GPC on glucose and lipid metabolism.
The grsaphs show seri, glucose (a), total cholesterol (b), and triglyceride (c) at 12, 15, and 16 weeks old. Values are mean ± SE (n = 8-9), Means in a bar without a common superscript letter differ signficantly at $p < 0.05$ (Tukey-Kramer HSD test).

그림 4. α-glycerophosphocholine(GPC)과 S-adenosylmethionine(SAM)의 혈당과 지질대사에의 영향

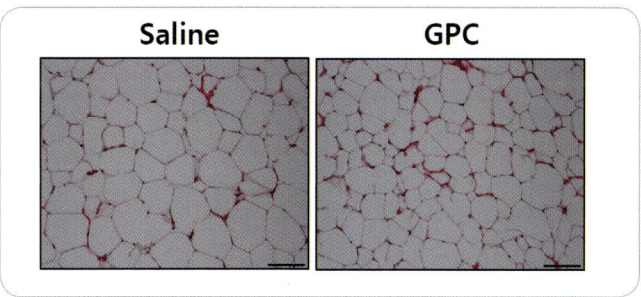

그림 5. GPC 투여 후 지방세포 조직 변화 관찰

02 적응증과 금기

지방 파괴 및 지방분해를 위해 주사제로 사용되어 온 대표적인 콜린 유도체에는 포스파티딜콜린(PPC)과 Glycerolphosphorylcholine(GPC)가 있는데, 아직 피하주사하여 지방을 파괴시키는 치료에 대해서는 허가 외 사항이다. GPC와 PPC를 비교해 보면[표 1] 주 원료는 soy lecithin으로 같지만, 구조식 등의 차이로 알포콜린은 뇌혈관 결손에 의한 2차 증상 및 변성 또는 퇴행성 뇌 기질성 정신 증후군, 감성 및 행동 변화, 노인성 가성우울증으로 적응증을 받았고, PPC는 간경변에 의한 간성혼수 보조제로 적응증을 받았다. PPC는 지방을 파괴, 융해시켜 소변, 땀 등으로 배출시켜 주는 주사 시술의 성분으로 수년 전에 각광을 받았으나, 원

래 간성혼수 등 간장 질환으로 승인을 받았다가 재심사 요건을 충족하지 못해 허가가 취소되면서 오프 라벨로 비만 체형 관리의 적용까지 불가능하게 되었다.

표 1. 알포콜린과 리포빈(GPC와 PPC)

	알포콜린주	리포빈주
주성분	GPC(Glycerophosphorylcholine) 1,000mg / 4mL	PPC(Phosphatidylcholine) 250mg / 5mL
주원료	Soy Lecithin	Soy Lecithin
구조식	(CHOLINE-PHOSPHATE-GLYCEROL polar hydrophilic head group)	(CHOLINE-PHOSPHATE-GLYCEROL polar head group, FATTY ACID nonpolar hydrophobic tails)
적응증	뇌혈관 결손에 의한 2차 증상 및 변성 또는 퇴행성 뇌기질성 정신증후군 감성 및 행동 변화 노인성 가성우울증	간경변에 의한 간성혼수 보조제
투여 경로	근육주사, 정맥주사	정맥주사
저장 방법	상온(30°C 이하)	냉장(2-8°C)
유효 기간	36개월	18개월
보험 여부	비급여	비급여
부작용	멍, 두통, 메스꺼움	부종, 멍, 작열감, 색소 침착, 근육통, 두통, 메스꺼움
BBB 투과	투과 O	투과 X

03 약물 설명 및 제조 방법

콜린알포세레이트 원료 의약품은 천연인 대두 레시틴으로부터 추출하여 가수분해 및 정제 과정을 거치는 제조 방법과 화학 물질(글리시돌 또는 클로로프로판디올)로부터 유기 합성을 통해 제조될 수 있다. 이 성분은 BBB(Blood Brain Barrier)를 통과해 손상된 뇌세포에 직접 작용하며 체내에서 콜린과 글리세로포스페이트로 분리되어 신경 전달 개선뿐만 아니라 손상된 세포막 구조 회복을 돕는 물질이며 장기 투여를 하는 물질로 안전성이 매우 중요하므로 천연의 대두 레시틴으로부터 추출, 가수분해, 정제 과정을 거쳐 제조된 천연 콜린알포세레이트 제품을 주로 이용하고 있다.

주로 사용되고 있는 천연 추출의 콜린알포세레이트는 알포콜린(주)이 있는데 1앰플(4mL) 중 콜린알포세레이트 1g이 포함되어 있다.

콜린알포세레이트를 얼굴 또는 몸의 국소 지방 감소를 위해 사용할 때는 아래 [표 2], [표 3] 과 같이 혼합하여 사용할 수 있다.

표 2. 바디 시술

Choline Alfoscerate(알포콜린(주))	Choline Alfoscerate(알포콜린(주))의 HPL 응용
생리식염수 0.9% 100mL + 알포콜린(choline alfoscerate) 3~4앰플 + 2% lidocaine 적정량 총 120mL 에서 40, 60mL 정도를 한 환자에게 사용	생리식염수 0.45% 1000mL + 알포콜린(choline alfoscerate) 2앰플 + 엘 카르니틴 1g 2앰플 + 아미노필린 2앰플 + 2% lidocaine 적정량 + Epinephrine 1A + Dexamethasone 2A + Sodium bicarbonate 1A

표 3. 얼굴 윤곽 시술

Choline Alfoscerate(알포콜린(주))	Choline Alfoscerate(알포콜린(주)) 외 혼합
알포콜린(choline alfoscerate) 1앰플 + 2% lidocaine 1mL	알포콜린(Choline Alfoscerate) 1앰플 + 엘 카르니틴 2mL + 생리식염수 0.9% 4mL + 2% lidocaine 2mL

04 시술 방법

(1) 바디 시술

- 3cc, 5cc, 10cc 주사기, 25~27G 캐뉼러, 니들 준비
- 복부, 허벅지 등 해당 부위 피하지방층에 1cm 간격으로 주사
- HPL 응용 시에는 캐뉼러로 주입
- 1~2주 간격으로 평균 4회 내외로 주사

(2) 얼굴 시술

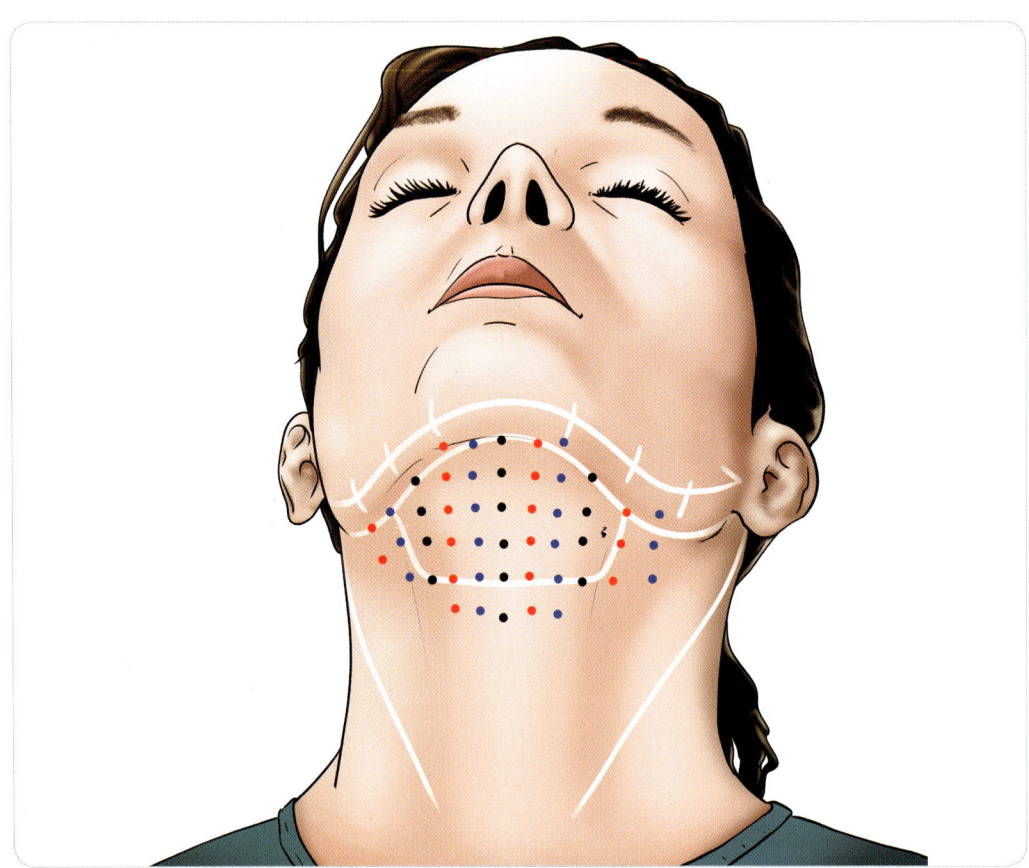

그림 6. 얼굴 주사 시술 방법

- 메조니들 또는 인슐린 30G 시린지 또는 30G 니들 준비
- 피하지방층을 잡고 1cm 간격으로 주사
- 1~2주 간격으로 4회 내외

콜린알포세레이트의 용량은 하루 알포콜린㈜ 1~1.5앰플이 적당하며 2앰플을 넘기지 않도록 한다.

- The tolerable UL for adults: 3,500mg/d
- Excessive consumption of choline ≥ 7500mg
- The LD50 of orally ingested α-GPC > 10000mg/kg in rats and mice

05 장점 및 단점

주사에 다른 성분을 혼합하지 않아도 효과가 좋은 편이며, 부기가 발생하더라도 수시간 내로 감소하여 PPC 주입 때와 같은 장기간의 붓기는 발생하지 않으므로 얼굴과 몸에 모두 사용 가능하다. 특히 얼굴의 윤곽을 위해 주사할 때는 효과가 빨리 나타나고 부작용은 적어야 한다. 콜린알포세레이트 주사는 부기, 멍, 알레르기 반응 등이 비교적 적고 회복 기간이 빠르므로 시술 시 환자 선택을 잘 하고 주의를 기울인다면 효과적으로 사용할 수 있다. 뇌혈관 장벽을 통과하여 신경계에도 효과를 보이는 성분이므로 안전성을 위해 가급적 천연 성분에서 추출한 제재를 사용할 것을 추천한다.

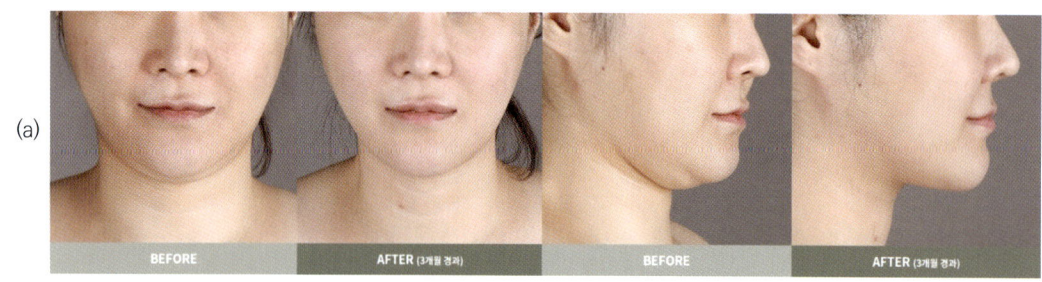

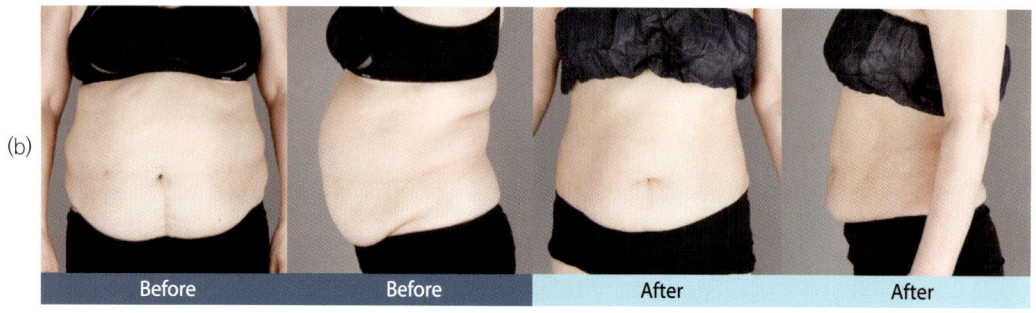

사진 1. 알포콜린 주사 시술 전후 – (a)얼굴 주사 시술, (b)복부 주사 시술(고정아의원)

06 부작용 및 대처법, 금기

    과량의 약물을 주사할 경우 삼투압에 의한 혈관 손상으로 멍이 올라오므로 적정량을 지키는 것이 중요하며 주사 시에는 통증이 있으나 주사 후에도 남아 있지는 않다. 콜린알포세레이트 성분이 뇌혈관 장벽을 통과하여 중추신경계에도 작용하므로 시술 후 1~2시간 정도는 타액 및 눈물 증가, 메스꺼움, 초점이 맞지 않고 어지러움 등이 발생할 수 있다.

- 통증
- 멍
- 부기
- 중추신경계 증상: 어지러움, 메스꺼움
- 알레르기 반응

07 금기 사항

- 파킨슨병
- 부교감신경 항진 환자
- 이 약 및 이 약의 구성 성분에 과민 반응 환자
- 임부 또는 임신하고 있을 가능성이 있는 여성

참고문헌

- 유재욱. 대한필러추계학술대회 2016. 5. 29.
- 정성현, 김고운. 알포콜린지방분해 경희대 약물학실 실험요약 2018.
- Collis N, Elliot LA, Sharpe C, Sharpe DT. Cellulite treatment: a myth or reality: a prospective randomized, controlled trial of two therapies, endermologie and aminophylline cream.PlastReconstr Surg. 1999 104(4):1110-4.
- Won TJ, Nam Y, Lee HS, Chung S, Lee JH, Chung YH, Park ES, Hwang KW, Jeong JH. Injection of phosphatidylcholine and deoxycholic acid regulates gene expression of lipolysis-related factors, pro-inflammatory cytokines, and hormones on mouse fat tissue. Food and Chemical Toxicology. 2013;60:263-8.
- Kawamura T, Okubo T, Sato K, Fujita S, Goto K, Hamaoka T, Iemitsu M. Glycerophosphocholine enhances growth hormone secretion and fat oxidation in young adults.Nutrition. 2012 28:1122-6.
- Ueland PM. Choline and betaine in health and disease.J Inherit Metab Dis. 201134(1):3-15.
- David Bellar,Nina R. LeBlanc, Brian CampbellThe effect of 6 days of alpha glycerylphosphorylcholine on isometric strength. Journal of the International Society of Sports Nutrition. 201512:42.
- Hanae Izu, Mayumi Okuda, Sachi Shibata, Tsutomu Fujii & Kiminori. Anti-diabetic effect of S-adenosylmethionine and αα-glycerophosphocholine in KK-Ay mice. Bioscience, Biotechnology, and Biochemistry. 2018; 83:747-750.
- Maria De Jesus Moreno Moreno, MD. Cognitive improvement in mild to moderate Alzheimer's dementia after treatment with the acetylcholine precursor choline alfoscerate: A multicenter, double-blind, randomized, placebo-controlled trial. Clinical Therapeutics 200325(1):178-93.
- Traini E, Bramanti V, Amenta F1.Choline alphoscerate (alpha-glyceryl-phosphoryl-choline) an old choline- containing phospholipid with a still interesting profile as cognition enhancing agent.Curr Alzheimer Res. 201310(10):1070-9.
- DawsonRM.The role of glycerylphosphorylcholine and glycerylphosphorylethanolamine in liver phospholipid metabolism.Biochem J. 195559(1):5-8.
- Hatef DA, Koshy JC, Sandoval SE, Echo AP, Izaddoost SA, Hollier LH.The submental fat compartment of the neck.Semin Plast Surg. 200923(4):288-91.

# 5 포스파티딜콜린(PPC)

Chapter

강태도 강재활의학과의원

01 이론적 배경 및 작용기전

포스파티딜콜린(Phosphatydilcholine, PPC)은 과거 30~40년 동안 심장 질환인 죽상동맥경화증의 치료제로 유럽, 남아프리카, 남아메리카와 미국에서 사용되었다. 포스파티딜콜린은 혈중 지방 성분을 감소시키는 목적으로 정맥주사로 사용되었으며, 주로 지방색전증 및 콜레스테롤을 용해시켜 죽상동맥경화증을 예방 및 치료하는 데 사용하였으며 고지혈증, 동맥경화, 당뇨병성 혈관병, 협심증, 지방색전증 등의 치료에도 사용되었다.

그 밖에 조직에서 콜레스테롤을 제거하여 혈중 레벨을 낮추고 혈소판 응집을 억제시키기도 한다. 또한 간세포를 보호하는 기능을 가지고 있어 A, B, C형 간염, 간경화, 지방간, 독성 간손상 등의 간질환 치료에 오랫동안 사용되었으며 정맥주사나 경구로 투여한다. 그 외에도 알츠하이머 질환이나 양극성 장애의 치료, 폐와 위장관의 계면활성제의 중요한 성분으로 폐포를 안정화시키기 위해 사용해 오기도 했다.

포스파티딜콜린은 콩에서 추출한 인지질 성분으로 세포막에 풍부하며 주로 세포의 구조와 세포 간 이동에 관여하는 것으로 알려져 있다. 작용기전은 아직 정확하게 설명되고 있지 않지만 이론적으로 가능한 작용기전으로 포스파티딜콜린이 유화제(emulsifier)로서 지방세포 안(intracellular)에 있는 중성지방(TG)을 용해시켜서 이동시키고 에너지로 대사시킨다는 것이다. 포스파티딜콜린은 구조상 양전하와 음전하를 동시에 가지며 하나의 친수성 머리와 2개의 친유성 꼬리를 가지고 있어 물과 기름에 잘 결합하여 유화제 기능을 한다. 포스파티딜콜린의 친유성 꼬리는 지방과 연결하여 세포의 안과 밖으로 전달이 가능하다[그림 1].

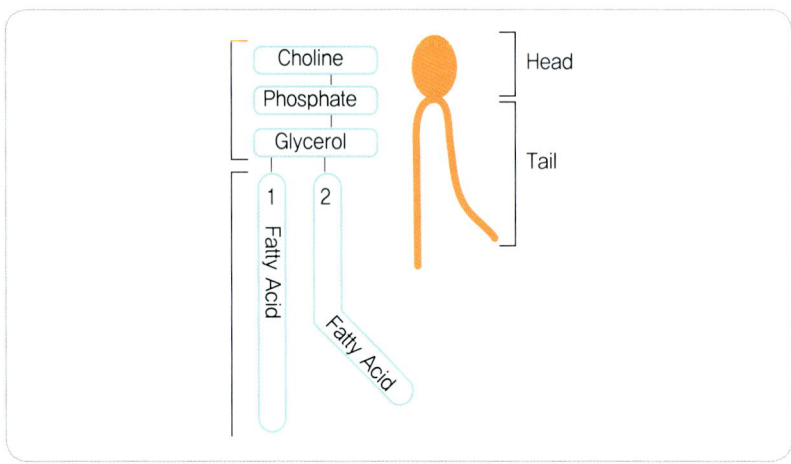

그림 1. 포스파티딜콜린의 구조

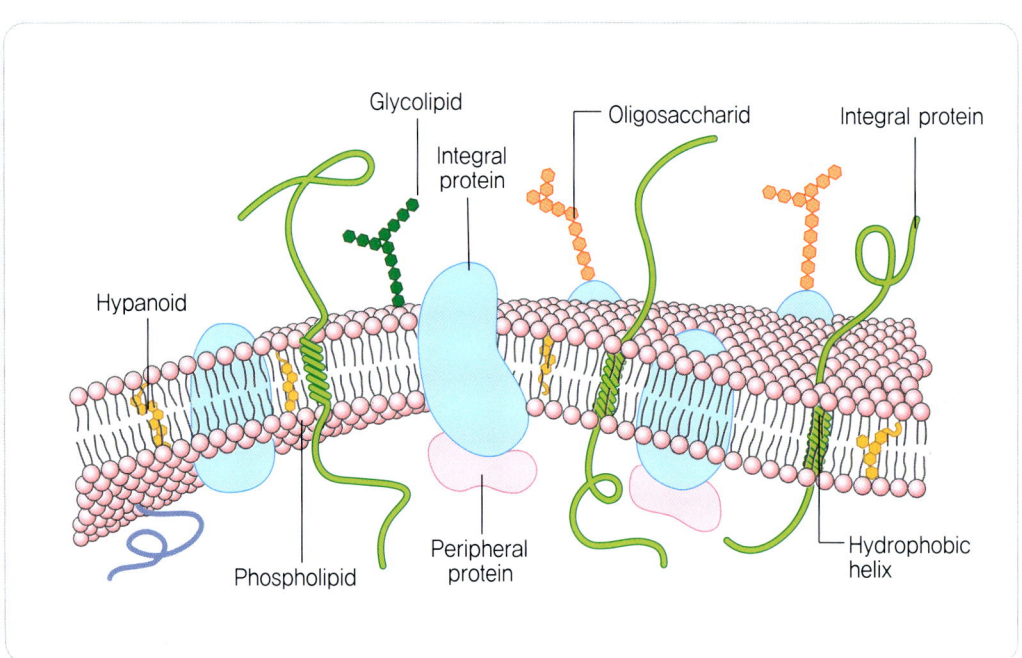

그림 2. 세포막 구조

또 다른 가능한 메커니즘은 포스파티딜콜린이 리파아제의 분비를 자극해서 중성지방을 지방산으로 분해시켜 대사시키는 작용과 관련 있다. 리파아제는 리피드를 분해하거나 지방 세포막과 세포 안의 지방을 용해하여 지방 파괴 작용을 한다. 포스파티딜콜린을 주사한 부위를 생검하여 전자현미경으로 관찰하면 세포막과 세포 내 구조상의 변화를 관찰할 수 있다. 포스파티딜콜린은 하나의 인산염(phosphate) 그룹과 2개의 지방산 그룹으로 구성되어 있어 혈중 지방과 결합을 잘할 수 있다. 세포막의 40~50%는 인지질인 포스파티딜콜린으로 구성되어 있으며 세포막의 구조를 지지하는 역할과 세포막의 유동성 외에 세포 안팎으로 신호를 전달하고 있다[그림 2].

지단백(lipoprotein)은 대부분의 혈장 지질성분인 콜레스테롤, 인지질, 중성지방과 단순단백질이 결합하여 형성되어 초저밀도, 저밀도, 고밀도로 구성된다. 포스파티딜콜린은 이러한 지단백과 결합하여 분포되어 콜린과 지방산, 글리세롤로 대사된다. 지방산과 글리세롤은 에너지로 산화되거나 지방 형성에 관여하고 콜린은 지방과 탄수화물 대사에 이용된다.

포스파티딜콜린을 주사한 부위의 현미경적 소견을 보면 지방과 주변 조직이 파괴되는 과정을 이해할 수 있다. 세포막이 파괴되고 주변 지방세포의 수축이 일어나고 국소적으로 호중구(neutrophil)와 대식세포(macrophage)가 모이는 염증과 괴사 반응으로 조직이 섬유화된다. 지방세포를 둘러싸는 격막이 섬유화로 두꺼워지고 새로운 혈관과 콜라겐과 콜라겐 형성이 관찰된다[사진 1].

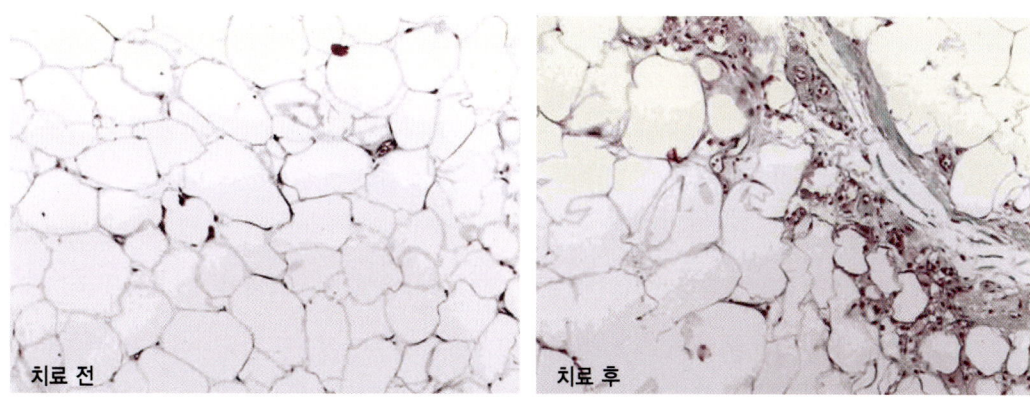

사진 1. 치료 전후 조직 소견(trichrome stain, 한 달 후)

또 치료한 부위를 초음파로 관찰해 보면 초기에는 염증과 부종으로 인하여 지방층이 일시적으로 두꺼워지지만 시간이 지남에 따라 지방층의 뚜렷한 감소가 관찰된다[사진 2].

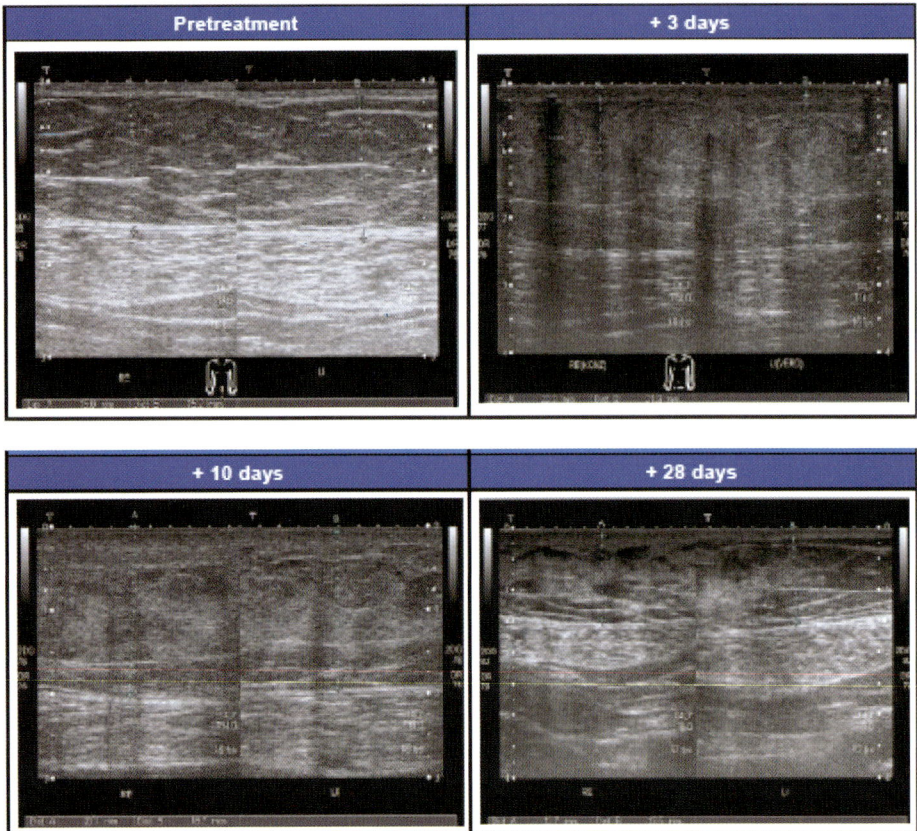

사진 2. 치료 후 지방층 두께 변화(초음파 소견)

주사 후 염증은 치료의 정상적인 반응이기 때문에 소염제 등을 복용하는 것은 피하는 것이 좋다. 피부 변화는 주로 지방상층부(dermal-fat junction)에서 발생하며 염증 반응과 함께 새로운 혈관과 콜라겐이 형성되어 피부가 수축되고 탄력이 생긴다.

포스파티딜콜린이 미용적으로 사용되기 시작한 것은 1988년 이탈리아의 Sergio Maggiori가 국제메조테라피학회에서 안검황색종의 치료에 포스파티딜콜린이 효과가 있다는 것은 발표하였고, 2001년 브라질의 피부과 의사인 Patricia Guedes Rittes가 하안검의 지방을 제거하기 위해 포스파티딜콜린을 주사한 후 그 결과를 보고하여 알려지기 시작하였다. 눈밑으로 처진 하안검 지방을 가진 30명에게 0.4mL의 포스파티딜콜린을 15일 간격으로 1~5회까지 주사하였다[사진 3].

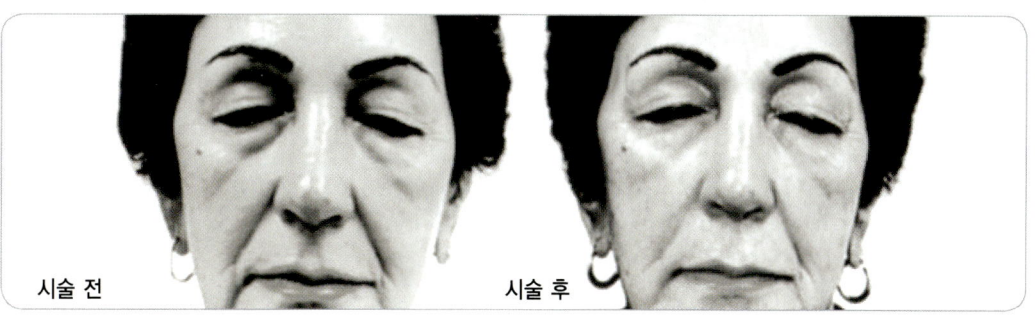

사진 3. 하안검 치료 전후(6주 후)
출처: The use of phosphatydilcholine for correction of lower lid bulging due to prominent fat pads. Dermatol Surg 27:391, 2001.

주사 후 약간 따가운 증세가 있고 발적과 부종이 3일 정도 있는 것 외에 특별한 부작용은 발견되지 않았으며 30명 모두에게서 뚜렷한 개선 효과가 있었고 추적 조사한 2년간 재발하지 않았다.

치료된 사람들은 눈밑 지방이 피부 밑으로 탈출된 사람들로, 광대 부위 주름이나 눈밑의 늘어진 피부, 부종과는 구분하여 치료하여야 한다. 눈밑 외에 턱밑, 복부, 옆구리, 팔, 허벅지 등의 원하지 않는 지방이 축적된 곳에도 치료할 수 있다. 치료 과정은 1~5회 정도, 치료 간격은 2~4주 간격이지만 환자 상태에 따라 1~2달 간격으로 치료하기도 한다.

02 약물 설명 및 제조 방법

시판되는 포스파티딜콜린 제품은 포화지방산이 포함되어 있지 않으며 보통 리놀레산(linoleic acid)과 올레산(oleic acid), 리놀렌산(linolenic acid)이 포함된 제품이다.

포스파티딜콜린은 해바라기씨나 유채씨에서도 추출할 수 있지만 의학적으로 사용되는 것은 거의 콩의 레시틴에서 추출한 인지질 성분으로 세포의 구조와 세포 간 전달에 관여한다. 달걀도 많은 양의 포스파티딜콜린을 함유하고 있지만 포화지방산이므로 의학적 용도로 사용할 수 없다.

포스파티딜콜린의 주사 용액은 보통 원액과 같은 양의 생리식염수를 혼합하여 주사하지만 주사 부위의 면적이나 지방의 밀도에 따라 조절할 수 있다. 또 주사 시 통증을 약화시키기 위해 프로카인 등의 마취제를 소량 혼합하거나, 치료 효과를 증가 시키기 위해 혈관확장제나 혈액순환 촉진제를 같이 섞어서 주사하고, 주사 후 부종을 감소시키고 셀룰라이트를 호전시킬 목적으로 히알루로니다아제를 혼합하여 주사하기도 한다. 그러나 다른 약물을 혼합하는 것은 부작용만 증가시킬 수 있고 치료 효과에는 부정적이라는 견해들이 있다.

주사 용액은 포스파티딜콜린과 데옥시콜레이트가 주성분이다. 과거에는 포스파티딜콜린이 지방을 파괴시키는 주된 역할을 하는 것으로 알려졌었지만 최근에는 포스파티딜콜린은 지방파괴 작용이 크지 않고 데옥시콜레이트와 결합하여 반응의 강도를 조절하고 조직에 잘 퍼지도록 해서 누락(skip) 부위를 최소화시키는 역할을 한다고 밝혀졌다. 또 pH 7.0으로 중화 작용을 하여 통증을 감소시키고 약물의 조직에 생리적인 효과를 도와준다. 데옥시콜레이트는 지방세포의 파괴에 주된 역할을 하는 것으로 알려져 데옥시콜레이트는 pH 8.08로 단독 주사 시에 극심한 통증과 심한 염증 반응이 발생하고 칼슘과 반응하여 칼슘염을 형성하기도 한다. 따라서 포스파티딜콜린과 데옥시콜레이트의 적절한 조합이 치료의 효과에 영향을 준다고 할 수 있다[사진 4].

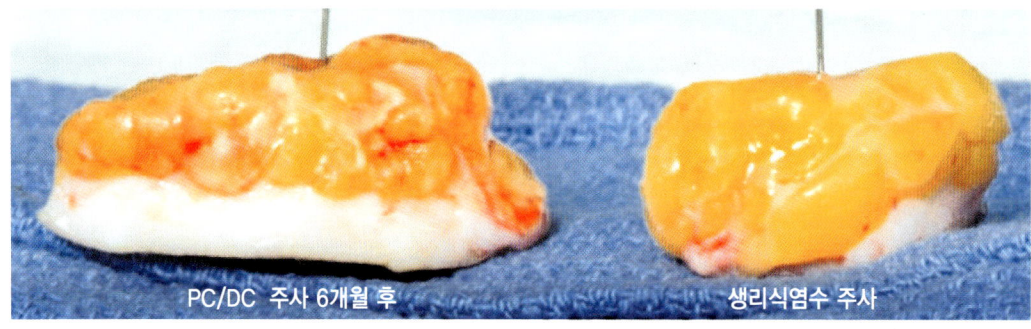

사진 4. 치료 후 지방의 육안 소견

03 시술 방법

포스파티딜콜린의 사용은 지금까지 독성이나 기형, 돌연변이 등의 문제가 발생하지 않았으며 최대 하루에 18g까지 사용 가능한 것으로 알려져 있지만 2500mg 이내로 사용하는 것을 권한다.

원액을 주사하거나 0.9% 생리식염수를 희석하여 주사하는데 1.5~2cm 간격으로, 깊이는 1~2cm 정도가 적당하다. 만일 피부의 탄력이 목적이라면 깊이를 조절하여 지방상층부(dermal-fat junction)에 주사하지만 너무 피부 쪽에 가깝게 주사하는 것은 피해야 한다.

한 번 주사 시에 주입되는 용량은 얼굴을 제외한 부분은 0.4~0.6cc가 적당하다. 얼굴이나 턱밑 부위 치료는 1cm 간격으로 0.2~0.4cc 정도가 적당하다. 주사 간격이 너무 넓으면 누락(skip) 부위가 생기고 너무 촘촘하게 주사하면 부작용이 나타날 수 있다.

버팔로험프 같은 지방종의 경우에도 2×2cm 크기에 4cc의 포스파티딜콜린을 2~3주 간격으로 5회 주사한 후에 지방종이 완전히 없어지지는 않았지만 눈에 띄게 감소한 것을 볼 수 있었다.

04 장단점

포스파티딜콜린의 부분 지방에 대한 다양한 치료는 비록 허가외 사항이지만 여러 나라에서 많이 사용되었고, 기존의 수술적인 방법에 비하여 최소 침습적인 효과적인 치료법이다.

포스파티딜콜린 치료에 잘 반응하는 경우로는 정상적인 BMI, 식사와 운동으로 변화가 없는 지방이나, 피부는 두껍지 않으면서 적당한 탄력이 있고 지방이 너무 많지 않은 부드러운 지방이면 치료 결과가 좋다.

05 부작용 및 대처법

비록 미용적인 목적으로 사용했을 경우에 연구된 독성은 아니라 할지라도 오랫동안 주사 및 경구요법으로 사용되어 특이할 만한 독성이나 심각한 부작용이 발견되지는 않았다. 보고되고 있는 피부 괴사 등의 부작용 사례들은 의사가 직접 시술하지 않고 비전문가들(미용실이나 뷰티샵)이 시술하거나 비위생적인 환경이나 주사 시의 부주의 등에 의해 발생한 경우였다.

　발생할 수 있는 부작용으로는 부종과 멍이 예상보다 심하거나 오래 갈 수 있고 오심, 설사, 감기와 유사한 증상, 피하 결절, 흔들거리는 느낌 등이 올 수 있으나 시간이 해결해 줄 문제라고 보면 된다. 치료받은 부위에 색소 침착이 생길 수 있는데 대부분 3개월이 지나면 없어지지만 남아 있는 경우는 적절한 치료가 필요하다. 피하 결절이나 불규칙한 피부는 초음파나 고주파 또는 히알루로니다아제 등이 도움이 된다. 주사 후에는 부종이나 흔들거리는 증상을 감소시키기 위해 적절하게 압박하는 것이 좋고, 감기 증상 등의 증상은 소염제 외의 진통제를 투여한다. 또 치료 효과를 좋게 하기 위해서는 부종이나 멍이 어느 정도 가라앉은 4~7일 후부터 초음파나 고주파 치료를 하면 치료 효과를 증가시키고 다른 부작용을 예방할 수도 있다.

06　금기 사항

　임산부나 수유 중, 성장기 학생, 콩에 대해 과민 반응이 있는 경우, 면역 억제제 치료 중, 비만의 정도가 심한 경우 등은 피하는 것이 좋다. 또 다른 만성병을 앓고 있지는 않은지 환자의 조건을 잘 관찰하여 치료를 판단하여야 할 것이다.

참고문헌

- Almazov VA, Freidlin IS, Krasil'nikova . Use of lipostabil to correct lipid metabolism disorder with ischemic heart disease. Kardiologiia 1986; 26:39-42.
- Budavari S. Maryadele JO, Smith A, et al. The Merck Index. 12th ed. Merck Research Laboratories Division of Merck N Co. Inc. Whitehouse Station. NJ, 1996.
- Hasegschwandtner F. Treatment with phosphatidylcholine with special reference to Lipodissolve for localized fat disslove injection. Presented at Lipodisslove Seminar; 2004 Oct 30, New York.
- Kidd PM. Phosphatydilcholine, a superior protectant against liver damage. Altern Med Rev 1996;1:258-274.
- Marthur SN, Born E, Murthy S, Field FJ. Phosphatydilcholine increase the secretion of triacylglycerol-rich lipoproteins by CaCo-2 cells Biochem J 1996 March 1;314:569-75.
- Melchinskaya EN, Gromnatasky NI, Kirichenko LL. Hyperlipidemic effects of Alisat and Lipostabil in patients with diabetes millitus. Ter arkh 2000;72:57-58.
- Parnham MJ, Wendel A. Phospholipids and liposomes safety for cosmetic and pharmaceutical use. Natterman Phospholipid GMBH Scientific Publication #1995432003, 2. Cologne, West Germany: Natterman International GMBH.
- Rittes P: The use of phosphatydilcholine for correction of localized fat deposits. Aesth. Plast. Surg. 27:315-318, 2003.
- Rittes P: The use of phosphatydilcholine for correction of lower lid bulging due to prominent fat pads. Dermatol Surg 27:391, 2001.
- Rosenberg GS, Davis KL. The use of cholinergic precursors in neuropsychiatric diseases. Am J Clin Nutr 1982;36:709-20.
- Rotunda AM, Suzuki H, Moy RL, Kolodney MS. Detergent effects of sodium deoxycholate are a major feature of an injectable phosphatidylcholine formulation used for localized fat dissolution. Dermatol surg 2004 july;30:1001-8.
- Strayer L. Estrutura e Dinamica das Membranas. Bioquimica, Third Edition. Guanabara Koogan, Rio de Janeiro,1996;246-247.
- V. Leroy Young. The Effect of Phosphatydilcholine on Subcutaneous Fat. Aesthetic Surg J 2003;23:413-417.

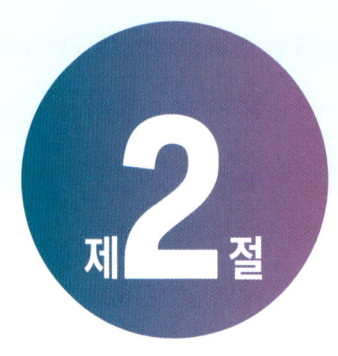

제2절

체형 치료의 비수술적 방법

기계요법

1. 고주파의 원리와 기초
2. 다양한 고주파의 실제 및 활용
3. 초음파의 활용
4. 냉동지방분해술
5. 체외충격파
6. 엔더몰로지, 저준위 레이저,
   최근 유행하는 복합기기의 원리와 종류

1 고주파의 원리와 기초

Chapter

김지수 닥터유스의원 / 김유수 재활의학과 전문의

나이가 들면서 피부에는 처짐, 셀룰라이트, 광 손상, 흉터 등 원치 않는 미용적인 문제들이 발생하는데, 이의 교정을 위해 예전에는 수술적 방법이 많이 이용되었으나 점점 안전하고 효과적인 치료 방법들에 대한 요구가 증가하였다.

1980년대부터는 레이저로 표피를 박피하는 소위 침습적 레이저 박피술(ablative laser resurficing)이 성행하였고 열 손상(thermal injury)을 통해 이차적으로 진피의 콜라겐 재생이 증가하여 피부가 팽팽해지는(tightening) 현상이 관찰되었다. 하지만 색소 침착, 흉터, 상처 관리의 어려움 등 부작용으로 인해 표피를 박피하지 않는 이른바 비침습적(non-ablative)인 방법들이 개발되었다.

그중의 하나로 수백 KHz 이상의 진동수(frequency)를 가지는 전자기파인 고주파(radiofrequency)를 이용하여 피부를 타이트닝(tightening)시키는 방법이 2000년대부터 사용되기 시작하였다. 그 첫 기기가 써마지社(Thermage; 지금은 프락셀로 유명한 릴라이언트(Reliant)사와 합병하여 2008년 솔타社(SOLTA Medical)로 바뀜)에서 개발하여 2002년에 얼굴 주름 감소 치료로 미국 FDA의 승인을 받은 써마쿨(ThermaCool)이다. 그 이후 벨라스무스(VelaSmooth; Syneron社), 악센트(Accent; Alma社), 리젠(Regen; Pollogen社) 등 많은 기기들이 개발되었다. 써마쿨은 2006년에는 얼굴 이외의 피부 즉 배, 허벅지, 엉덩이의 치료에 대해서도 2006년 FDA의 승인을 받았으며, 벨라스무스는 고주파기기로는 유일하게 셀룰라이트의 치료에 대한 FDA의 허가를 받았다.

이번 장에서는 고주파 치료의 원리와 치료 효과 그리고 여러 가지 고주파기기들에 대해서 알아보기로 하겠다.

01 고주파란

고주파(high frequency)와 빛(가시광선)은 파장이 다를 뿐 본질적으로는 둘 다 전자기파(방사선)라 불리는 같은 것이다. 전자기파는 주파수에 따라 여러 종류로 구분이 가능하다. 400~800nm 정도의 파장을 가지는 가시광선이나 800nm 이상의 파장을 가지는 적외선과는 달리 0.1mm 이상의 긴 파장을 가지는 고주파는 퍼지면서 진행하고 거리의 구석구석까지 다다르기 쉬워서 통신이나 방송에 잘 이용된다. 무선주파수(radiofrequency; 라디오주파수라고도 함)란 말도 여기에서 비롯되었으며 수백에서 10기가헤르츠(GHz)의 진동수를 가지는 비이온화방사(non-ionizing radiation) 영역의 전자기파로 엑스선, 감마선처럼 화학 결합(chemical bond)의 파괴를 일으킬 정도로 에너지가 높지는 않다.

고주파는 다시 장파(long waves), 중파(medium waves), 단파(HF: High Frequency waves), 초단파(VHF: Very High Frequency waves), 극초단파(UHF: Ultra High Frequency waves), 마이크로파(microwave) 등으로 구분된다. 극초단파(300MHz-3GHz)는 Wi-Fi(Wireless-Fidelity, 2.4GHz), 휴대전화, 텔레비전, 전자레인지 등에 쓰이고 초단파(30-300MHz)는 FM 라디오, 단파(3-30MHz)는 단파 라디오 등에 쓰인다. 대표적인 고주파기기인 써마쿨은 6MHz, 폴라리스는 1MHz, 테너는 40MHz를 이용한다.

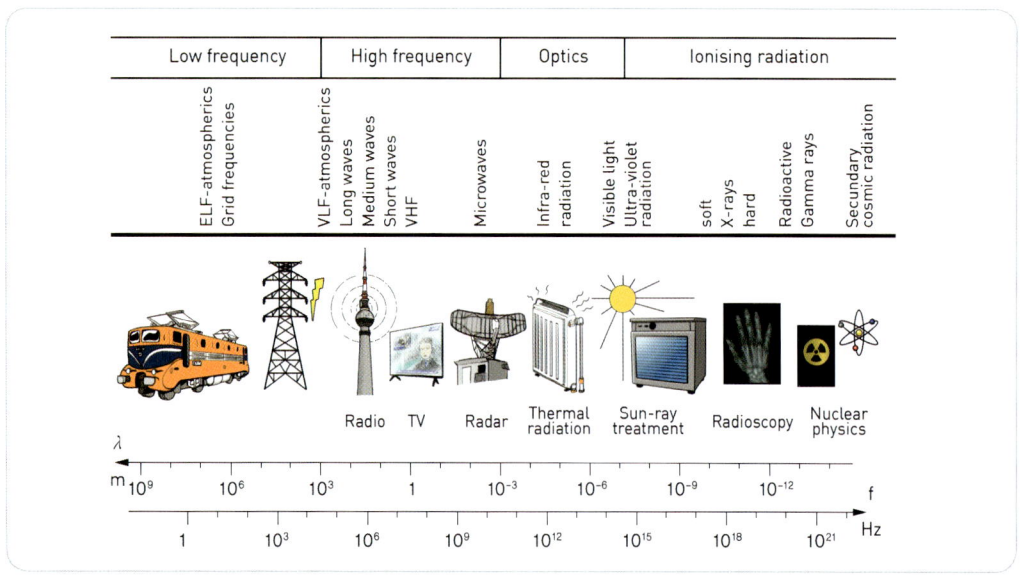

그림 1. 전자기파(electromagnetic wave) 스펙트럼

02 고주파의 기전

고주파는 표피와 진피에 균일하게 분포하는 3차원적 열 발생을 통해 효과를 나타낸다. 이를 volumetric bulk heating이라고 한다. 열은 전류의 흐름에 대한 조직의 저항에 의해 발생된다. 발색단의 분포에 따라 달라지는 레이저와는 달리 고주파 치료는 목표 조직의 전기적 특성에 따라 좌우된다. 대부분의 고주파기기들은 표피를 보호하기 위해 컨택트쿨링(contact cooling)과 에어쿨링 장치가 있으며, 이로 인해 표피를 박피하지 않는 비침습적인 치료가 가능하다.

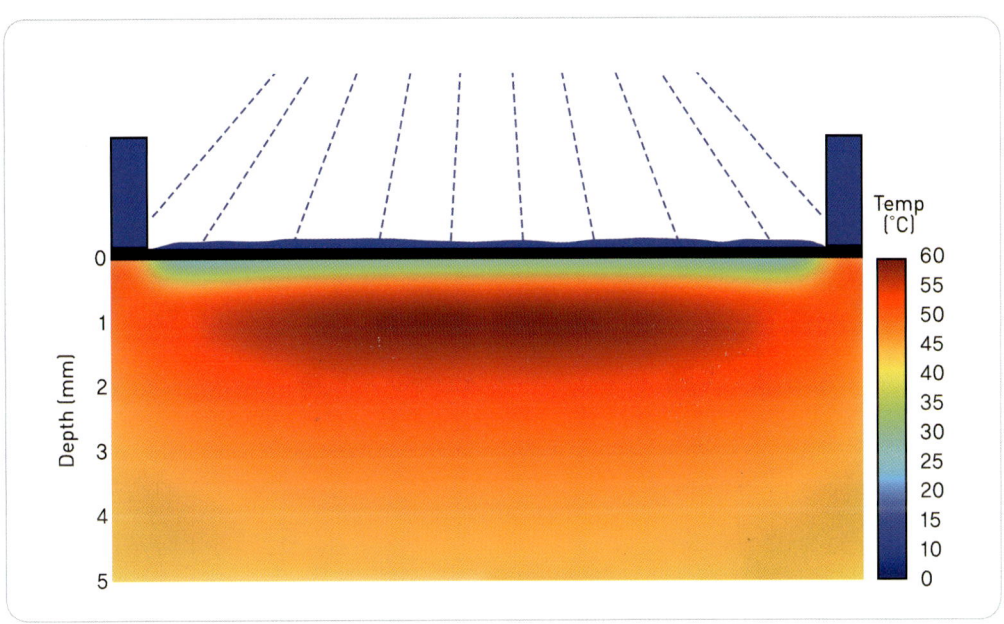

그림 2. **써마쿨 시술 직후 조직의 실제 온도 변화**
피부 표면(표피)은 컨택트쿨링을 통해 온도가 낮게 유지되어 화상을 피하고 진피에는 고주파로 인한 열 효과로 인해 온도가 올라간다.

고주파는 모노폴라(monopolar; 단극성), 바이폴라(bipolar; 양극성), 트리폴라(TriPollar), 유니폴라(unipolar)와 같이 다양한 방식으로 전달될 수 있다. 모노폴라와 바이폴라 시스템은 2개의 전극(electrodes)에서 전류를 만든다. 모노폴라의 경우 전달전극(delivery electrode)은 목표 부위에 대고 복귀전극(return electrode; 접지전극)은 먼 곳에 붙인다. 반대로 바이폴라 시스템에서는 하나의 핸드피스에 두 개의 전극을 만든다. 일반적으로 모노폴라 시스템이 더 깊이 투과하며 더 아프고, 바이폴라는 상대적으로 깊이가 얕고 덜 아프다. 최근에 모노폴라는 낮은 에너지로 여러 번 치료하여 통증을 줄인 방법으로 시행한다. 그 이후에 소위 트리폴라 시스템이 도입되었는데 1개의 양전극과 2개의 음전극 등 3개의 전극으로 구성되어 있어 좀더 집약적인 전류를 만들어서 높은 파워밀도(power density)와 낮은 파워소모(power consumption)가 가능하게 되었다.

유니폴라 시스템은 접지전극(grounding plate) 없이 작동해 전류가 발생되지 않는다. 대신 매우 빠르게 극성이 바뀌는 **electromagnetic radiation**(EMR)이 물분자의 진동(high frequency rotationary oscillation)을 발생시켜 열을 만들어 낸다. 이 방법은 조직 내의 물 함량이 높을수록 열 발생이 증가하며 15~20mm 정도 도달하는 것으로 생각된다.

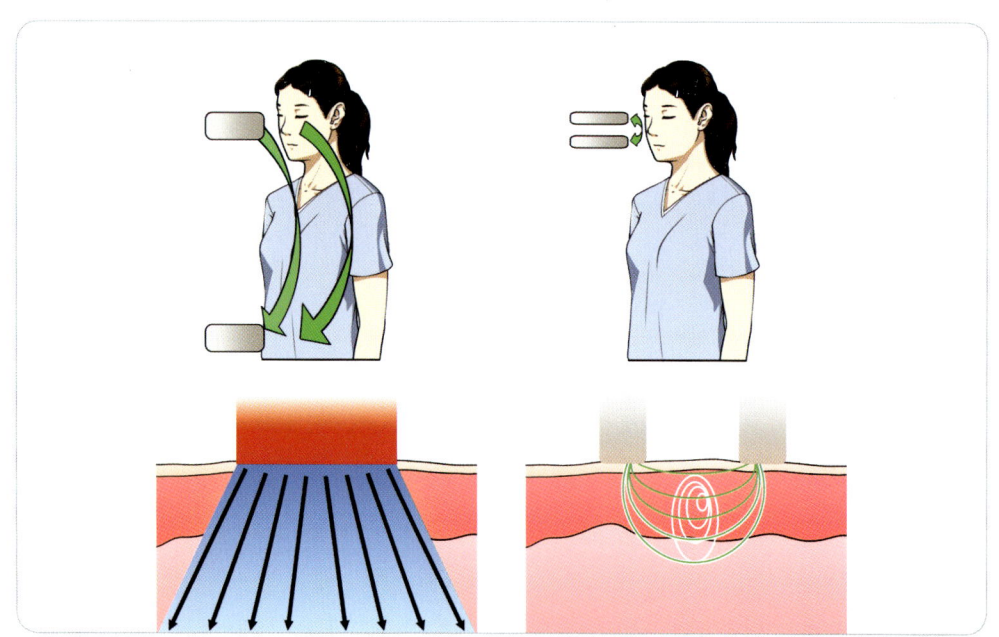

그림 3. 모노폴라와 바이폴라의 비교
모노폴라의 경우 전류가 인체를 통과해 접지 방향으로 통과하여 침투 깊이가 깊다. 바이폴라의 경우 인접한 전류가 두 전극 사이를 흐르며 두 전극 사이 거리의 1/2 정도의 깊이로 침투한다.

제조사에 따라 특정 진동수(frequency)를 가지는 고주파기기가 출시되고 있는데 써마쿨의 경우 6MHz, 벨라스무스는 1MHz, 릴랙스F의 업그레이드 버전인 테너(Tenor) 등 Alma사의 제품들은 40.68MHz를 사용한다. 최근에 목표 조직의 저항에 따라 진동수가 변하는 제품도 개발되고 있다.

섬유모세포(fibroblast)는 3개의 폴리펩타이드 체인을 합성하고 이들은 서로를 둘러싸 3중 나선의 콜라겐 분자를 만든다. Volumetric heating이 되면 즉각적인 반응과 지연 반응이 일어나는데 맨 처음으로 콜라겐 원섬유(fibril)가 약간의 변성이 초래되며 회복되면서 길이가 짧아진다. 뒤이어 열에 대한 반응으로 염증 반응이 이어진다. 콜라겐의 열 수축(thermal shrinkage)은 3중 나선 콜라겐 분자의 변성(denaturation)으로 시작된다. 콜라겐이 가열되면 열에 취약한 분자 내의 수소 결합(cross-link)이 파괴되고 단백질은 매우 잘 조직된 크리스탈과 같은 구조물(crystalline structure)에서 무작위의 젤 같은 상태(gel-like state)로 변한다(변성). 콜라겐 수축은 열에 취약한 교차결합의 파괴와 열에 안정적인 교차결합의 residual tension 때문에 3중 나선의 풀림(unwinding)이 누적되어 나타난다. 또한 가열된 섬유모세포는 새로운 콜라겐을 형성하고 뒤이어 조직의 리모델링을 일으킴으로써 최종적 미용 효과를 나타낸다. 조직 수축의 정도는 여러 요인에 의해 좌우되는데 이러한 요인에는 최대 온도, 열 노출 시간(exposure time), 조직 수화(tissue hydration), 조직 나이 등이 있다. 조직학적으로 보면 표피와 유두 진피의 두께 증가와 피지선의 위축이 관찰된다.

특정 기기의 에너지 출력은 전류, 저항 시간에 연관되는데 이것은 옴의 법칙(Ohm's law)으로 표현된다.

$J = I^2 \times z \times t$이고, 여기서 J는 에너지, I는 전류, z는 조직의 저항, t는 적용 시간(초)이다.

저항은 해부학적 위치에 따라 달라지는데 Lack 등은 고주파로 4명의 환자를 치료하면서 팔의 뒷편, 이마, 내외측볼, 마지막으로 등의 순서로 저항이 높다고 하였다. 저항은 구성에 의해서도 달라지는데 뼈와 지방은 근육과 진피에 비해서 높다. 따라서 진피가 두꺼운 등과 같은 곳은 저항이 낮음을 알아야 한다. 저항은 조직의 수화 상태(tissue hydration)와 적외선과 같은 다른 형태의 에너지를 동시에 사용하거나 전처치하는 경우에도 달라질 수 있다.

03 여러 고주파기기 소개

(1) 모노폴라 고주파기기

모노폴라 기기는 2개의 전극을 가지는데 한 전극에서 고주파가 나오고 다른 전극은 접지 패드(grounding pad)로 사용한다. 대표적인 기기로 써마쿨이 있으며 4가지 주요 구성 요소가 있으며 옴의 법칙에 의해 작동한다.

1) 모노폴라 고주파 발생 장치(generator): 6MHz의 교류전류(Alternating current) 고주파를 발생
2) 핸드피스(handpiece): 피부에 고주파 에너지를 전달, 표피 화상의 막기 위해 네 모서리가 닿지 않으면 에너지가 나오지 않는다.
3) 일회용 팁(disposable tip): 핸드피스 끝에 장착하여 피부에 고주파 에너지를 전달
4) 쿨링 모듈(cooling module): 핸드피스에 있는 조절 밸브(controlled valve)를 통해 **cryogen**(저온을 만들기 위해 쓰이는 액체)을 팁의 접촉냉각막(contact cooling membrane)에 공급하여 이른바 **reverse thermal gradient**를 만들어 치료 전, 치료 중, 치료 후에 진피의 과열과 표피의 화상을 막는다.

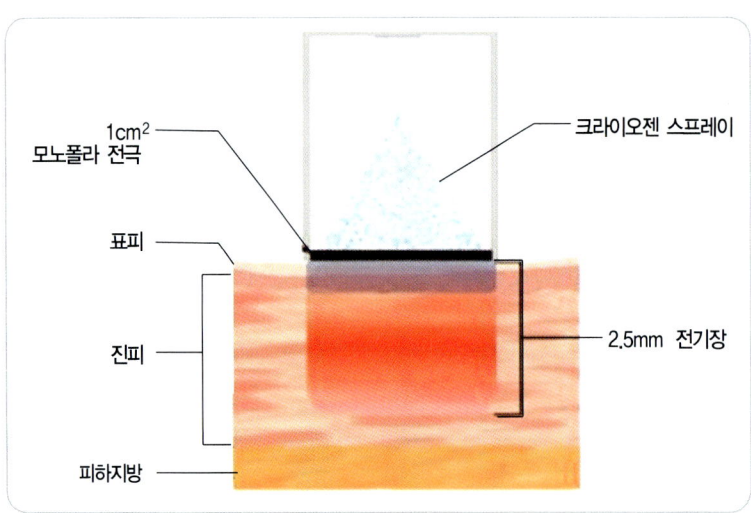

그림 4. 써마쿨의 쿨링 시스템
핸드피스를 도식화한 그림으로 고주파에 의한 피부 표피의 화상을 방지하기 위해 크라이오젠 가스로 피부를 쿨링(pre-cooling)시키고 고주파가 나가면서 쿨링되고 나간 후 다시 쿨링(post-cooling)시킨다.

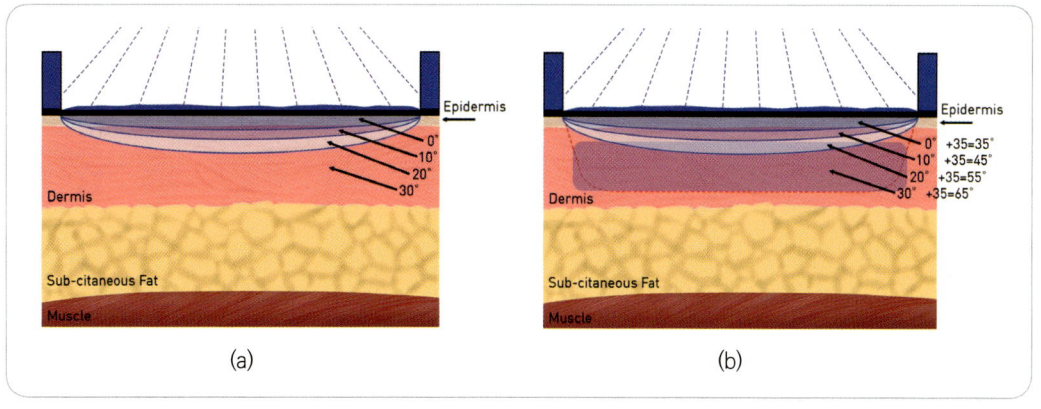

그림 5. Reverse thermal gradient
(a) 치료 전 냉각, (b) 치료 중 냉각을 나타낸 도식도. 표피냉각 후 고주파에 의해 열이 발생하면 표면은 35°로 화상을 입지 않고 진피 깊은 곳은 65° 상승하여 콜라겐을 리모델링시킨다.

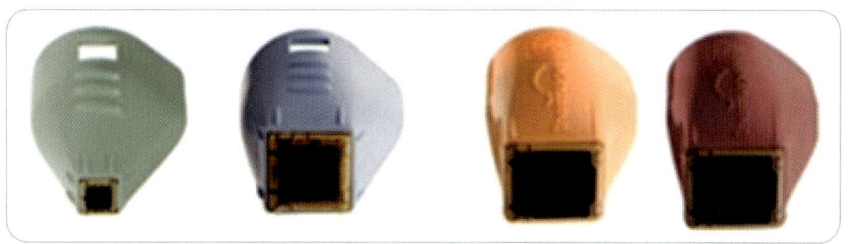

사진 1. 부위별로 0.25㎠부터 3㎠까지 다양한 크기의 팁을 사용한다. 팁의 디자인은 진피를 균일하게 히팅(heating)할 수 있도록 지속적으로 개선되고 있다.

Fitzpatrick 등은 써마쿨의 임상적 효능을 입증하기 위해 대규모 연구를 시행하였다. 86명이 이마와 관자놀이 부근에 치료를 1차례 받았으며 83.2%가 눈 주위의 fitzpatrick 주름 점수가 적어도 1점 이상 상승하였고 단지 2.5%만이 악화되었다. 사진 분석에서도 61.5%가 눈썹이 0.5mm 상승하였고 전체적으로 약 50%의 환자가 결과에 만족하였다. 치료 직후 홍반(36%), 부종(14%)이 유일한 부작용이었으며 부종은 한 달 내 없어졌고 홍반은 4%가 그보다 더 지속되었다. 화상 위험은 0.4%였다. 저자들은 써마쿨이 눈 주위 주름을 감소시키고 눈썹 상승을 지속시켰으며 안검의 미용적 향상을 가져왔다고 결론지었다. 같은 해에 시행한 다른 연구에서 Hsu 등은 16명의 환자를 치료하여 높은 fluence, 넓은 면적을 치료할수록 더 좋은 효과가 있다고 보고하였다. FDA에서는 2002년 눈 주위 주름에 대한 비침습적(non-invasive) 치료에 대해 승인하였고 2004년에는 얼굴 전체 치료에 승인하였다.

국내에는 2003년부터 도입되어 약 8년간 리프팅/타이트닝의 대명사로 자리 잡아 왔다. 초창기 써마쿨 TC는 팁이 1cm²로 작았고 샷 수가 적어 높은 에너지로 시술했으며 통증도 심했다. 2008년 2세대인 써마쿨 NXT(next generation Thermage)가 나와 시술 속도가 20% 정도 빨라졌다. 이어 2010년 출시된 3세대인 써마쿨 CPT(Comfort Pulse Technology)는 통증이 줄고 열에너지를 더 많은 조직에 더 오래 남길 수 있어 효과를 높인 것이 장점이다. 2018년에는 피부에 닿는 팁의 면적이 조금 더 넓어지고 각각의 샷마다 자동으로 에너지가 조절되는 자동 조절 알고리즘 기술과 진동 기능이 추가된 4세대 써마지 FLX(Faster aLgorithm eXperience)가 출시되었다. 대부분 얼굴의 리프팅과 탄력 개선을 위해 사용되지만 바디에 사용할 수 있는 팁도 나와 있는데, 써마쿨로 바디 치료 시 셀룰라이트를 개선시키고 둘레를 줄이지만 지방세포 자체가 파괴되는 것은 아니다.

(2) 바이폴라 고주파기기

바이폴라 기기는 하나의 핸드피스에 위치한 두 개의 인접한 전극 사이에서 전류가 흐른다 [그림 3]. 따라서 접지패드를 불필요하면 몸의 다른 곳으로 전류가 흐르지 않는다. 바이폴라 시스템의 주된 장점은 고주파 전류의 분포가 두 전극 사이의 조직으로 한정시된다는 점이다. 바이폴라의 효과는 모노폴라와 비슷하게 콜라겐의 구조와 길이에 형태학적 변화를 주며 섬유모세포 반응을 유도해 장기적인 콜라겐 리모델링을 일으킨다.

바이폴라 고주파기기는 흔히 다른 빛 기반의 기기들과 결합되어 바이폴라 기기 자체의 정확한 치료 결과의 평가를 어렵게 한다. FACES(Functional Aspiration Controlled Electro-thermal Stimulation)는 바이폴라 고주파와 진공(vaccum)을 결합한 것으로 진공을 이용해 피부를 잡아당김으로써 피부 위에 전극이 위치하여 진피와 고주파 에너지 사이에 상당한 차이가 존재하는 기존의 바이폴라나 모노폴라 방법과는 달리 고주파 에너지가 미리 정해진 진피 깊이와 가까운 곳에 위치한다. 게다가 치료받을 조직의 볼륨을 2개의 전극 사이로 제한함으로써 적은 에너지로 얕든 깊든 간에 선택한 피부층에 필요한 에너지를 닿게 할 수 있다. 이로 인해 안전하고 통증이 적어 국소 마취 없이도 매우 효과적인 치료가 가능하며 효과적이고 결과가 예측 가능하다.

(3) 고주파와 광학에너지(optical energy)가 결합된 형태

이스라엘 시네론(Syneron)사에 바이폴라 고주파와 광학 에너지 사이의 시너지 효과를 기대하고 만든 것이 ELOS(Electro-Optical Synergy) 기술이다. 전통적인 빛 기반 시스템의 대안으로 ELOS는 특정 진피 부분을 타겟팅할 수 있고 회복 시간을 준다. 레이저 기반 시스템에서는 조직에서의 분산과 멜라닌 흡수로 인해 피부 투과가 크게 줄어드는 데 반해, 주변 조직의 온도 변화를 위해 진피 구조를 미리 가열(preheating)시키는 것은 적은 에너지 방출로도 가능하다. 선택적 광열분해(selective photothermolysis) 이론에 기반해 목표 조직에 미리 열을 주면 저항이 변하고 뒤이은 고주파 펄스에 대한 감수성(susceptibility)이 증가한다. 진피 구조물의 온도 증가는 저항을 줄여 고주파 에너지가 진피에 더 쉽게 들어갈 수 있으며 25J/cm²의 에너지가 4mm 깊이의 진피에까지 투과할 수 있다. 따라서 적은 광학 및 고주파 에너지를 이용하게 됨으로써 부작용을 줄일 수 있다.

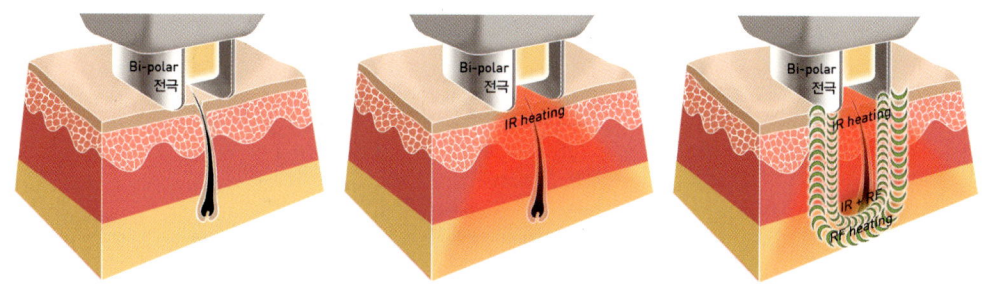

그림 6. ELOS 기술의 원리: 접촉냉각
적외선 가열 – 고주파 가열 3단계로 구성된다. 적외선을 통해 타겟 조직을 미리 가열시키면(IR heating) 저항이 줄여 고주파 에너지가 더 깊이 들어갈 수 있다.

오로라(Aurora; 시네론사)는 피부의 주름을 감소시키고 피붓결(texture)과 톤을 호전시킴으로써 피부의 회춘(rejevenation)에 대해 FDA 승인을 받았다. 그 외에도 여드름, 제모, 혈관, 색소 등의 치료가 가능하며 3~4주 간격으로 3~4회 치료한다. 폴라리스(Polaris WR; 시네론사)는 900nm 파장의 다이오드 레이저와 고주파기기를 결합한 형태로서 바이폴라 전극 팁을 통해 광학에너지(optical energy)가 10에서 50J/cm²까지, 고주파 에너지는 10~100J/cm²까지 전달 가능하다. 에너지가 조직에 전달되면서 고주파 에너지는 깊이 투과하여 콜라겐 생성을 시작하고 얕은 주름, 색소, 혈관 등을 개선한다. 게다가 900nm 파장의 다이오드 레이저는 혈관 내 헤모글로빈이나 진피색소를 타겟으로 하고 동시에 고주파 에너지는 혈관이나 모낭에 영향을 끼친다.

폴라리스는 매트릭스 IR(Matrix IR)로 진화하는데 기존의 900nm 파장 다이오드 레이저 대신 915nm 다이오드 레이저를 이용하였고 프렉셔널 기법(fractional technology)을 도입하여 조금 더 높은 광학에너지(70J/cm² cf) 기존의 폴라리스는 50J/cm²)를 6개의 기둥으로 다이오드 레이저를 통해 나가게 함으로써 healing reservoir(중간 중간에 레이저를 받지 않는 부분)을 통해 빨리 회복되도록 한 것이 특징이다. 이로 인해 잔주름, 피부톤 등의 치료 효과를 높이고 통증을 줄였으나 리프팅 효과가 거의 없기 때문에 물 흡수도가 높아 주로 진피에 주로 작용(3mm까지)하는 타이탄 레이저(Cutera社)의 파장(1100~1800nm)을 도입하여 2006년에 리펌 ST(Refirm ST)가 나오게 된다. 리펌 ST는 700~2000nm 파장의 적외선이 나간 후(1~2mm 침투) 뒤이어 바이폴라 고주파 에너지가 나가 1~4mm까지 침투하여 콜라겐 재생을 촉진하도록 만든 시스템이다. 통증이 거의 없고 탄력 증가, 리프팅 효과가 있으며 핸드피스를 이맥스(eMax)라는 장치에 연결하여 사용한다.

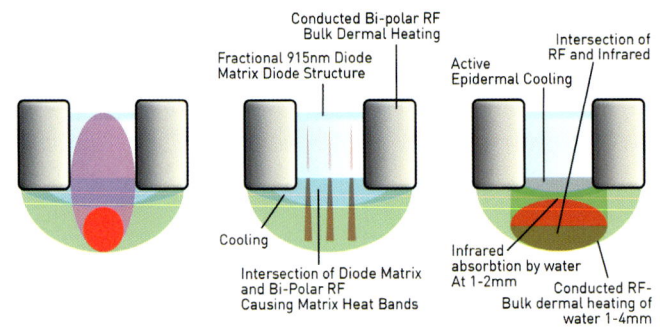

그림 7. 폴라리스, 매트릭스 IR, 리펌 ST의 작용 원리 비교
최초의 형태인 폴라리스는 900nm focused heating시키는 데 히팅되는 조직 부피가 적고 얕다. 매트릭스 IR은 915nm 적외선과 고주파가 6개의 기둥으로 나가서 fractional dermal heating시킨다. 리펌 ST는 700~2000nm 적외선이 나간 후 고주파로 인해 bulk heating된다.

셀룰라이트에는 벨라스무스(VelaSmooth; Syneron社)와 트리액티브(TriActive; Cynosure社)가 많이 쓰이고 있는데 셀룰라이트 형성에 기여하는 지방과 결체조직 격막(septae)에 모두 영향을 주는 것이 목적이다. 트리액티브는 저에너지 다이오드 레이저, 접촉냉각(contact cooling), 석션, 마사지를 결합한 형태(고주파는 없음)이고, 벨라스무스는 적외선(700~2000nm)과 바이폴라 고주파, 석션과 마사지를 결합한 형태이다. 주름의 치료로 FDA 승인을 받았지만 모노폴라와 바이폴라를 결합한 형태인 알마社의 액센트 RF와 모노폴라기기인 써마쿨도 셀룰라이트의 치료에 유용할 가능성이 있다.

저준위 레이저는 내피세포, 적혈구와 콜라겐에 영향을 주어 상처를 회복시키기 때문에 셀룰라이트의 원인 중의 하나로 생각되는 국소적 만성 염증을 치유하는 데 도움이 된다. 따라서 고주파와 레이저를 결합하면 메조테라피에서와 유사한 국소 지방대사가 증가할 수 있다.

(4) 트리폴라(tri-polar) 고주파기기

최근 3세대 고주파기기인 리젠(Regen; Pollogen社)이 개발되었는데 이전의 고주파기기와는 완전히 다르게 3개 이상 다수의 전극을 이용해 집중적인 고주파 전류를 전달하여 피부 얕은 곳과 깊은 곳을 동시에 히팅(heating)하는 것이 특징이다. 열투과깊이는 전극 간의 평균 거리와 비슷하며 쿨링(active cooling)이 필요하지 않다. 리젠은 1MHz를 이용하며 최대 파워는 30W이고 바디와 얼굴에 이용할 수 있는 두 개의 어플리케이터가 있다.

몇몇 연구들이 효과와 안정성을 평가하였는데 Kaplan 등은 12명의 환자를 대상으로 얼굴, 목, 팔, 손, 배에 일주일 간격으로 평균 7번의 치료를 시행하였다. 조직병리 검사상 치료받은 부위와 받지 않은 복부 부위에서 괄목한 변화를 보였는데 콜라겐 신생(neocollagen regeneration), 국소 비후(focal thickening), 콜라겐섬유의 리모델링과 국소적 지방세포의 위축으로 인해 진피의 두께가 49% 증가하였고 환자의 만족도도 증가하였다.

Kim 등은 18~65세의 건강한 여성 한국인을 대상으로 매주 치료를 시행하여 피부 늘어짐(skin laxity)과 둘레 감소 효과를 확인하였으며 환자의 만족도도 좋았다. 치료 기간 중 특별한 부작용이 없었고 특별히 downtime이 필요하지도 않았다.

Manuskiatti 등은 23~60세 39명의 환자를 대상으로 8주간 매주 팔, 복주, 허벅지, 엉덩이의 셀룰라이트에 대한 치료를 시행하였다. 치료 전과 마지막 치료 4주 후 둘레를 측정하였고 초음파를 이용해 표피에서 캠퍼 근막까지의 길이를 측정하였다. 총 37명의 환자가 치료를 완료하였으며 배 둘레와 허벅지 둘레는 평균 3.5cm와 1.7cm 감소하였고 허벅지와 팔에서는 변화가 없었다. 초음파 검사상 허벅지에서 10.5%의 감소를 보였고 셀룰라이트 스코어는 약 50% 호전된 소견을 보였다.

(5) 비접촉식 고주파

BTL社의 뱅퀴쉬(Vanquish)는 27.12MHz Focused field 고주파 에너지를 비접촉식으로 조직에 전달하는 방식의 비접촉식 고주파로 BMI 지수 25kg/m² 이상 35kg/m² 이하 비만 환자의 허리둘레 감소로 미국 FDA와 한국 식약처의 허가를 받은 바 있다. 복부 어플리케이터의 크기는 68cm×19cm로 한 번에 넓은 부위에 고주파 에너지를 전달할 수 있다. 어플리케이터 변경 시 복부뿐 아니라 허벅지에도 사용 가능하다.

Kateřina Fajkošová 등은 40명의 환자를 대상으로 4주 동안 일주일 간격으로 4회 복부에 30

분 동안 시술한 후 복부 둘레를 측정하였다. 총 35명의 환자가 치료를 완료하였으며 평균 4.93cm의 복부 둘레감소를 보였다. 같은 원리의 디바이스로 국내에서는 루트로닉社의 엔커브(enCurve)가 출시되었다.

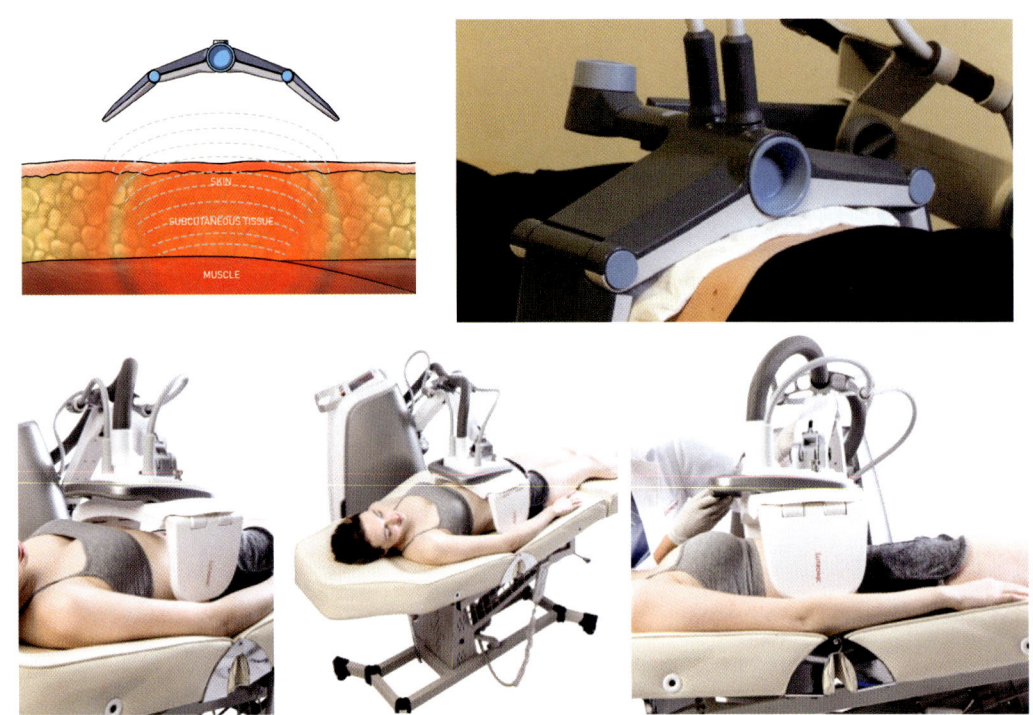

사진 2. 뱅퀴쉬, 엔커브 치료 사진(출처: BTS社, 루트로닉社 홈페이지)

(6) 인터스티셜(Interstitial) 고주파

고주파의 전극이 표피를 뚫고 들어가 하부진피나 피하지방층에 고주파 에너지를 전달하는 원리이다. 1~3mm 내외의 작은 피부 절개로 끝이 무딘 직경이 가는 캐뉼러(흡입관)를 진입하여 에너지를 치료 부위에 직접 전달하게 된다.

기존의 지방 흡입으로 느슨해진 피부의 개선을 위해 콜라겐과 엘라스틴 합성을 유도하는 인터스티셜 고주파가 유용하게 사용될 수 있다. 현재까지 이런 장비로 바디 타이트(Body Tite), 아포렉스(APOLEX) 등이 있다. 이러한 고주파 치료와 지방 흡입이 동시에 순차적으로 이루어지는 방식을 고주파 지방흡입술(Radiofrequency-Assisted Liposuction, RFAL)이라고 부른다. 고주파 에너지를 피하지방에 전달하여 부드럽게 변화된 지방조직을 흡입함과 동시에 고주파에 의한 타이트닝을 함께 유도하게 된다.

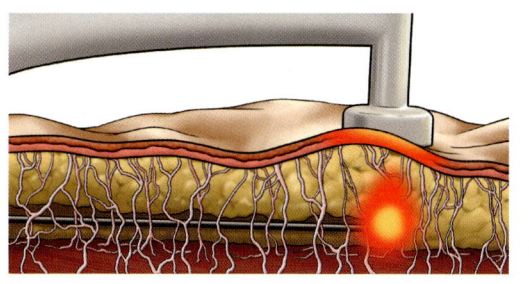
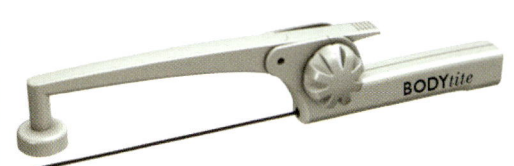

그림 8. 바디 타이트와 작용(출처: INMODE社 홈페이지)

04 체형에 대한 고주파의 효과

Sadick과 Mulholland 등은 35명의 환자를 대상으로 8회에서 16회의 벨라스무스 치료를 시행한 결과 평균적으로 40% 정도의 호전이 있었다고 하였다. 더 최근의 연구에서는 4주째 허벅지 둘레가 통계적으로 유의하게 감소하였으나 8주 후에는 지속되지 않았으며 대부분의 환자에서 50% 이하의 시각적 향상이 관찰되었다.

Goldman 등은 트리액티브와 벨라스무스의 치료 효과를 비교하였다. 환자는 둘 중 하나를 주 2회 6주간 치료받았으며 상부 허벅지 둘레의 호전율은 28% 대 30%였으나 하부 허벅지의 경우 56% 대 37%로 통계적으로 유의한 차이를 보였다(P>0.05). 멍의 발생률과 정도는 벨라스무스가 더 높았다.

Alvarea 등은 동물 모델을 이용하여 진피세포 충실도(cellularity)와 콜라겐 형성에 대한 고주파의 효과에 관한 흥미로운 결과를 발표하였다. 기니아피그의 등에 주 1회씩 총 6회의 고주파 치료를 실시하면서 각각의 치료 세션 후와 마지막 치료 2개월 후에 생검을 시행하였다. 그 결과 유두진피가 부종, 혈관 울혈과 관련되어 확장되어 있었고 진피세포 충실도와 세포간 기질의 축척이 증가된 소견을 보였다. 이후에 콜라겐, 엘라스틴과 점액 다당질의 증가가 관찰되었다. 이러한 변화는 진피의 두께와 콜라겐의 증가를 가져왔다.

Goldberg 등은 악센트(Accent)를 이용하여 셀룰라이트를 치료하였다. 상부 허벅지의 셀룰라이트에 대해 격주로 총 6회의 치료를 받았다. 마지막 치료 6개월 후 부작용은 거의 없이 허벅지 둘레가 평균적으로 2.45cm 감소한 소견을 보였다. 치료 후 MRI상 특별한 변화가 관찰되지 않았으며 혈중지질 이상도 관찰되지 않았다. 유두, 망상진피의 잠재적인 흉터 형성(subclinical scarring)과 진피와 캠퍼(camper) 근막 사이의 수축 증가가 동반된 진피 섬유화(dermal fibrosis)로 인해 긴 지속 효과를 볼 수 있었다. 두꺼워진 진피 섬유밴드(fibrous band)가 일시적으로 셀룰라이트의 모양을 호전시켰을 가능성이 있으나 장기적인 효능에 대해서는 여전히 추가적인 조사가 필요할 것이라고 하였다.

Emili del Pino 등은 실시간 초음파로 관찰하면서 셀룰라이트와 피하조직의 두께에 대한 고주파 치료의 효과를 평가하였다. 18~50세 26명의 환자의 허벅지와 엉덩이 셀룰라이트를 악센트로 치료하였으며 각각의 치료는 91J/cm²로 3패스 시행하였으며 환자가 참을 수 없거나 39~41℃ 정도로 오를 때까지 시행하였다. 환자는 15일 간격으로 2차례 치료하였고 초음파 이미지는 첫 치료 전과 두 번째 치료 15일 후 시행하여 각질층과 캠퍼 근막, 각질층과 근육층 사이의 거리를 측정한 결과 68%의 환자들이 약 20% 정도의 부피 감소가 관찰되었다.

Kaplan과 Gat는 리젠(Regen; 폴로겐사)의 스킨타이트닝 효과를 평가하였다. 12명의 환자가 7주간 치료받았으며 치료 전후 사진을 찍었다. 팔과 복부를 치료한 환자는 매우 만족하였으나 손을 치료한 환자는 만족도가 낮았다. 배의 조직검사 소견상 치료받은 곳(왼쪽)의 진피 두께는 5.5mm였으나 치료받지 않은 우측은 3.7mm였다. 진피의 두께가 49% 증가하였는데 이는 섬유모세포와 엘라스틴 섬유의 숫자가 늘어나면서 콜라겐 섬유가 두꺼워지는 것에 기인한다. 반대로 피하층의 경우에는 비록 치료받은 일부 부위가 얇아져 있고 불규칙한 모양의 지방세포가 일부 세포막이 파괴된 소견이 관찰되었으나 두께의 차이가 없었다.

05 프렉셔널 고주파(fractional RF)기기

아직까지는 얼굴에만 사용하고 있는 방법이지만 향후 체형에도 응용될 가능성이 있으므로 간단히 언급하겠다. 서론에서 언급했듯 레이저 박피술은 초창기에 주로 많이 사용되었는데 효과는 좋았으나 해당 부위를 전부 박피함으로 인해서 표피의 치유(healing)가 느리고 색소침착 등 부작용이 많았다. 그래서 fractional이라는 말 뜻 그대로 일부분(전체 면적의 20% 이내)만 박피하는 방식이 개발되었는데 주변의 정상 조직으로부터 재상피화(reepithelialization)가 일어나 회복이 빠르고 전체적인 치료 효과도 비슷하다는 점이 알려지면서 2004년 프락셀(Fraxel; 릴라이언트社)를 필두로 많은 프렉셔널 레이저 기기들이 개발되었다.

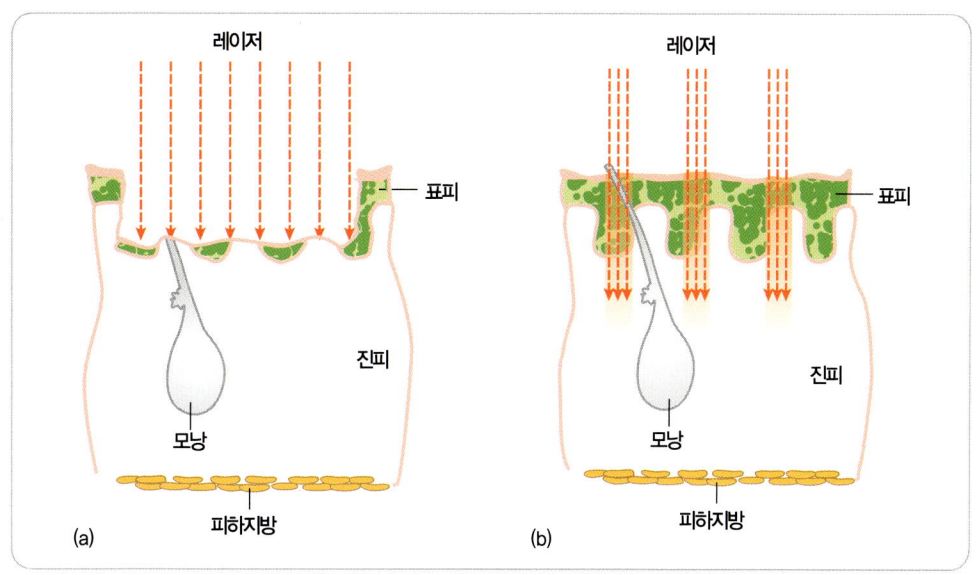

그림 9. 침습적 박피(ablative resurfacing)와 프렉셔널 방식의 비교

이후 이런 장점들을 고주파에도 응용한 프렉셔널 고주파기기들이 개발되었다. Matrix RF(시네론社)는 어븀글래스(1550nm) 매질을 사용하는 프락셀 레이저와는 달리 고주파를 이용해 프렉셔널 방식으로 피부를 박피하는 기기이다. Hruza 등은 7명의 환자를 대상으로 3~4주 간격으로 3회의 얼굴 치료를 시행한 결과 통증이 적으면서도 80% 이상의 참가자들이 만족하였다고 보고하였다. 특히 눈가 주름이 개선되었다고 하였다. 한편 진피층이 우리 몸의 다른 부위와 유사하게 70%의 수분을 갖고 있는 데 반해, 표피는 30% 정도에 불과하므로 고주파 역시 피부 저항으로 인해 진피까지 에너지를 충분히 도달시키기가 어렵다. 하지만 출력을 높일 경우 화상의 우려가 있기 때문에 그 대안으로 나온 것이 미세한 바늘을 이용해 고주파 에너지를 진피에 전달할 수 있는 기기로서 소위 MTS(Microneedle Therapy System; 미세침 치료)와 고주파를 결합한 형태이다. 대표적인 INTRAcel(제이시스社), Infini(루트로닉社), Secret(이루다社), SCARLET(비올社)이 있으며 흉터나 피부 늘어짐(laxity) 등에 효과가 있을 것으로 보인다.

최근에는 고주파 에너지를 연속적 조사가 아닌 pulsed type 방식으로 짧게 끊어 조사하여 피부 진피층의 탄력을 유도하는 실펌(Sylfirm, 비올社) 등 기존 고주파의 원리에서 발전된 원리의 장비들이 최근 출시되고 있다. 침습형 프락셔널 고주파와 기존 체형 시술들의 병합 시술로 다층(multi-layer) 치료가 가능할 것으로 예상된다.

06 고주파 치료의 부작용

일반적으로 부작용의 빈도는 낮지만 일시적인 치료 후 홍반과 부종이 관찰된다. 표재성 화상이나 지속적인 홍반성 구진은 대개 피부와 핸드피스의 전극의 접촉이 확실하지 않아서 발생하며 흔치 않지만 특히 모노폴라 전달 시 조심해야 한다. 과잉 치료는 피부의 함몰을 야기할 수 있으며 심한 경우 조직 괴사(necrosis)가 발생하기도 한다. 바이폴라와 다이오드 조합기기에서 치료 중 표피 쿨링이 부적절하여 수포가 생기는 경우가 있으나 일반적으로 색소 문제나 피부 결 문제 없이 회복된다. 큰귓바퀴신경(greater auricular nerve) 분포 부위에 멍함(numbness)을 호소할 수 있으나 신경 손상이 없기 때문에 시간이 지나면서 회복된다. 목에 고에너지를 가한 경우 platysma 근육의 염증으로 인해 울퉁불퉁해질 수 있다. 다른 흔하지 않은 부작용으로 두통, 반흔, 지방 위축, 접지패드 부위의 화상 등이 있을 수 있다.

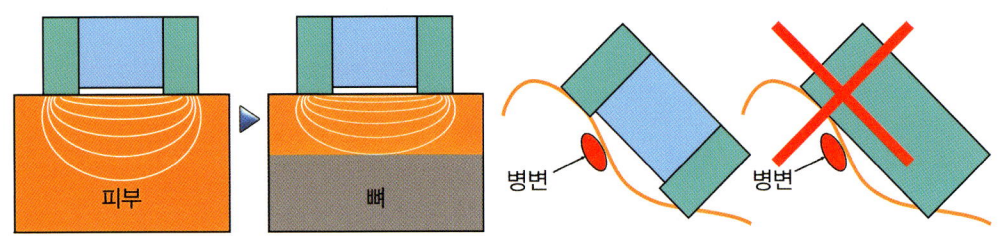

그림 10. 고주파 에너지는 뼈를 통과하지 못하므로 얇은 피부층에 에너지가 집중되어 화상을 입을 수 있다. 따라서 광대뼈 부위 같은 곳은 에너지를 낮추어 시술해야 한다. 또한 굴곡이 심해 완전 접촉이 불가능한 부위도 에너지를 낮추어야 한다. 특히 모노폴라에서 더욱 주의해야 한다.

전자기파가 생체에 들어오면 피부의 온도를 올리는 열 작용(thermal effect) 외에도 비열 작용(non-thermal effect)을 일으키는데 이러한 작용에 의해 나트륨, 칼륨 등 세포 간 이온의 흐름을 교란시켜 인체에 유해한 작용을 일으킬 것이라는 우려가 끊임없이 제기되어 왔다. 특히 휴대전화에서 발생하는 900MHz의 고주파에 지속적으로 노출될 경우 뇌종양의 발생을 증가시킨다는 보고가 있었으며 이로 인해 세계보건기구(WHO)는 휴대전화의 전자파를 제한하기 위해 전자파 흡수율(SAR; Specific Absorption of Radiofrequency)을 인체 10g당 평균치가 2W/kg 이하로 권고하고 있으며 미국 연방통신위원회(FCC)의 기준은 머리 1g당 평균값이 1.6W/kg 이하로 좀 더 엄격하게 규제하고 있다. 아직 의료용 비침습적 고주파에 대한 연구는 없는 실정이지만 점차 강화되고 있는 전자파 규제와 관련지어 생각해 볼 때 머리 부위에 필요 이상의 과다한 사용은 피하는 것이 좋을 것으로 판단된다.

참고문헌

- 이상주, 이승헌. 메디칼스킨케어. 여문각. 2006.
- Khan MH, Victor F, Rao B, Sadick NS. Treatment of cellulite: Part II. Advances and controversies. J Am Acad Dermatol. 2010;6:.373-84.
- Khan MH, Victor F, Rao B, Sadick NS. Treatment of cellulite: Part I. Pathophysiology. J Am Acad Dermatol. 2010;62.361-70.
- Lach E. Reduction of subcutaneous fat and improvement in cellulite appearance by dual-wavelength, low-level laser energy combined with vacuum and massage. J Cosmet Laser Ther. 2008;10:202-209.
- Doshi SN, Alster TS. Combination radiofrequency and diode laser for treatment of facial rhytides and skin laxity. J Cosmet Laser Ther. 2005;7:11-15.
- Blugerman G, Schavelzon D, Paul MD. A safety and feasibility study of a novel radiofrequency-assisted liposuction technique. Plast Reconstr Surg. 2010;125:998-1006.
- Fritz M, Counter JT, Zelickson BD. Radiofrequency Treatment for middle and lower face laxity. Arch Facial Plast Surg. 2004;6:370-373.
- Van Vilet M, Ortiz A, Avram MM, Yamauchi PS. An assessment of traditional and novel therapies for cellulite. J Cosmet Laser Ther. 2005 Mar;7:7-10.
- Alexiades-Armenakas M, Dover JS, Arndt KA. Unipolar versus bipolar radiofrequency treatment of rhytides and laxity using a mobile painless delivery method. Lasers Surg Med. 2008;40:446-53.
- Alexiades-Armenakas M, Dover JS, Arndt KA. Unipolar radiofrequency treatment to improve the appearance of cellulite. J Cosmet Laser Ther. 2008;10:148-53.
- Kim KH, Geronemus RG. Laser lipolysis using a novel 1064nm Nd:YAG laser. Dermatolo Surg. 2006;32:241-8.
- Brightman L, Weiss E, Chapas AM, et al. Improvement in arm and post-partum abdominal and flank subcutaneous fat deposits and skin laxity using a bipolar radiofrequency, infrared, vacuum and mechanical massage device. Lasers Surg Med. 2009;41:791-8.
- Franco W, Kothare A, Goldberg. Controlled volumetric heating of subcutaneous adipose tissue using a

- novel radiofrequency technology. Lasers Surg Med. 2009;41:745-50.
- Elsaie ML, Choudhary S, Leiva A, Nouri K. Nonablative radiofrequency for skin rejuvenation. Dermatol Surg. 2010;36:577-89.
- Grema H, Greve B, Raulin C. Racial rhytides-subsurfacing or resurfactin? A review. Lasers Surg Med. 2003;32:405-12.
- Alster TS, Lupton JR. Nonablative cutaneous remodeling using radiofrequency devices. Clin Dermatol. 2007;25:487-91.
- Dierickx CC. The role of deep heating for noninvasive skin rejuvenation. Lasers Surg Med. 2006;38:799-807.
- Anolik R, Chapas AM, Brightman LA, Geronemus RG. Radiofrequency devices for body shaping: a review and study of 12 patients. Semin Cutan Med surg. 2009;28:236-43.
- Habash RW, Elwood JM, Krewski D, et al. Recent advances in research on radiofrequency fields and health: 2004-2007. J Toxicol Environ Health B Crit Rev. 2009;12:250-88.
- Krewski D, Glickman Bw, Habash RW, et al. Recent advances in research on radiofrequency fields and health: 2001-2003. J Toxicol Environ Health B Crit Rev. 2007;10:287-318.
- Hardell L, Sage C. Biological effects from electromagnetic field exposure and public exposure standards. Biomed Pharmacother. 2008;62:104-9.
- Hantash BM, Mahmood MB. Fractional Photothermolysis: A Novel Aesthetic Laser Surgery Modality. Dermatol Surg. 2007;33:525-34.
- Kate?ina Fajko?ov? et al. Selective Radiofrequency Therapy as a Non-Invasive Approach for Contactless Body Contouring and Circumferential Reduction. Journal of drugs in dermatology. 2014; 13(3):291-296.

2 다양한 고주파의 실제 및 활용

Chapter

강지형 예너지클리닉

고주파(Radiofrequency, RF)는 광노화를 치료하는 데 사용되는 새로운 비침습적 기술로 대두된 이후 최근에는 비침습적·효율적 치료로 더욱 각광을 받고 있다. 고주파는 빛(light source)을 사용하기보다 전류(electric current)를 이용한다는 점에서 레이저와는 구별된다.

고주파는 미용 영역에서 피부 처짐, 피부 주름, 여드름, 흉터, 셀룰라이트 등을 치료하는 데 자주 이용되어 왔다. 고주파(RF)의 프리퀀시, 강도, 커플링, 임피던스 매칭을 포함한 다양한 고주파(RF)의 파라미터를 이해함으로써 고주파와 조직의 상호 작용에 영향을 줄 수 있으며 다양한 적응증에 고주파(RF)의 적용을 최적화시킬 수 있다.

현재 시장에는 여러 가지 고주파(RF) 장치가 존재한다. 대부분의 고주파(RF) 장비는 다음의 세 가지 중 한 가지 형태로 고주파를 전달한다. 즉 고주파를 전달하는 방식에 따라 단극성(monopolar), 양극성(bipolar), 단극성(unipolar)으로 분류해 볼 수 있으며, 양극성(bipolar)의 변형된 형태인 다극성(multipolar) 고주파로 발전될 수 있다. 최초의 비침습적(nonablative) 얼굴 주름 개선(facial wrinkle reductions)을 위한 장비로 FDA(US Food and Drug Administration) 승인을 얻은 고주파는 단극성(monopolar) 장비로, 2002년 써마쿨(ThermaCool, Thermage사)이 그 기원이다. 이후 양극성(bipolar) 고주파가 연이어 개발되었고 단극성(unipolar)과 다극성(multipolar) 장비까지 다양한 형태로 개발되었다. 최근에는 프렉셔널 고주파(fractional RF)와 마이크로 니들(micro needle) 고주파까지 다양한 형태의 고주파 장비가 존재하고 있다.

장비 제조사들은 기계는 물론 핸드피스에도 TM를 붙임으로써 그 고유성과 기능을 강조하는데 어떤 인기 있는 장비들은 그 이름이 방식(method)을 요약하는 식이다. 예를 들어 써마지 CPT™는 Comfort Pulse Technology를 약칭하고, 써마지 FLX™는 더 빠르고 알고리즘화된 시술 경험(Faster, aLgorithm, eXperience)을 제공한다는 의미이다. 악센트 프라임(Accent Prime™)은 이것의 핸드피스인 튠페이스(Tune Face™)에 TM을 붙여 그 고유성을 강조하고 있다. 또 다른 방식(method)의 예로 전기광학적 시너지(ELectro Optical Synergy) 방식을 나타내는 엘로스(ELOS)는 고주파와 빛 에너지를 같이 사용하고 있음을 나타내고, 베큠과 쿨링의 스위칭을 나타내는(switching, vacuum, and cooling) 에스브이씨(SVC)에도 그 방법이 내포되어 있다. 따라서 시술자는 그 기계의 의미와 방식을 알고 시술에 접근할 필요가 있다.

본 장에서는 다양한 고주파(RF) 방식의 대표적인 장비를 살펴보고 이러한 장비들이 갖는 효용성과 이를 실전에서 어떻게 응용하는지, 그 치료 결과는 어떠한지 관련 문헌을 살펴보고 정리하는 시간을 갖도록 하겠다.

표 1. 여러 가지 고주파 방식과 장비들

고주파의 방식(RF technology)	장치(Device)	주파수(MHz)
단극성 고주파 (monopolar radiofrequency)	써마지(Thermage, Solta Medical)	6.78MHz
	트루스컬프(TruSculpt, Cutera)	1MHz 16cm² 2MHz 40cm²
	엑실리스(Exilis ELITE™, BTL)	3.4MHz
단극성 고주파, 니들 방식 (monopolar radiofrequency, needle)	포텐자(Potenza, Jeisys)	1~2MHz
단극성 및 양극성 고주파 (monopolar & bipolar radiofrequency)	펠레베(Pelleve, Cynosure)	단극성 4MHz 양극성 1.7MHz
양극성 고주파, 빛 결합 (bipolar radiofrequency, light)	이플러스(ElosPlus, Syneron-Candela)	1MHz 이하
양극성 고주파, 흡입 방식 (bipolar radiofrequency, vacuum)	알루마(Aluma™, Lumenis)	0.5MHz
양극성 고주파, 니들방식, 절연 (bipolar radiofrequency, microneedle, Insulated)	인피니(INFINI, Lutronic)	1MHz
양극성 및 다극성 고주파 (bipolar & multipolar radiofrequency)	3Max Plus™(은성글로벌) Triple Body(스킨렉스코리아) SKIN AURA(Wellcomet)	1~2MHz 0.97MHz 0.5~5MHz
단극성 고주파 (unipolar radiofrequency)	악센트 프라임(Accent Prime™, ALMA)	40.68MHz

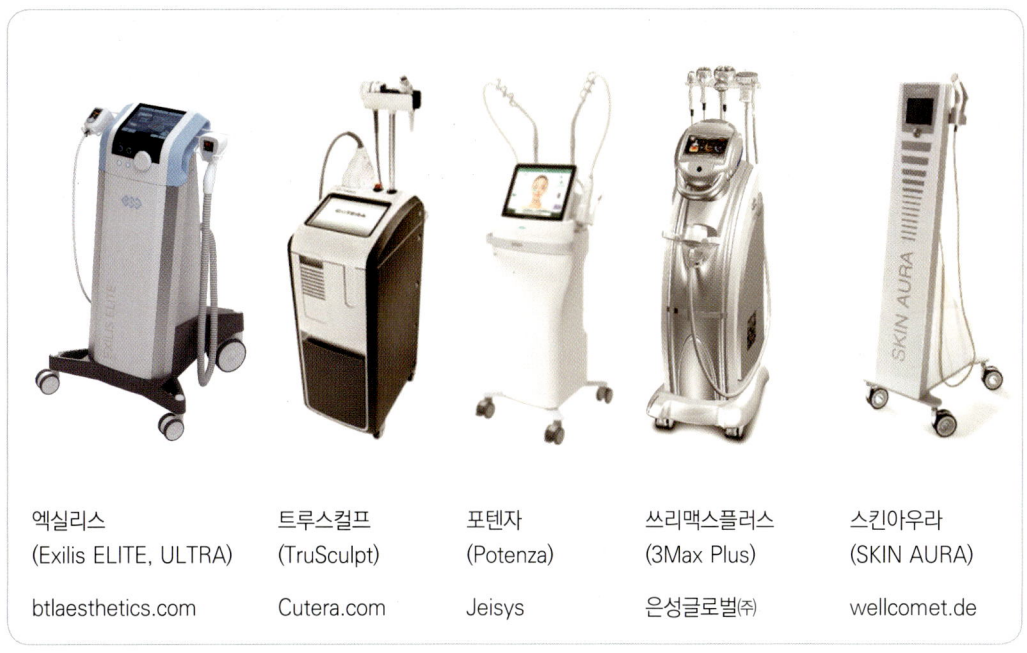

사진 1. 여러 가지 고주파 장비들

01 단극성 고주파(monopolar radiofrequency)

최초의 FDA 승인을 받은 단극성 고주파 장치인 써마쿨 시스템(Thermacool, Thermage사)은 일회성 팁(disposable electrode)을 통해 피부에 6MHz의 고주파(RF) 에너지를 방출한다. 이 타입의 장치들은 피부 표면 쿨링을 위해 냉각제(cryogen)가 사용된다. 써마쿨은 2002년 얼굴 상부(upper face) 주름에 대해, 2004년 얼굴 전체 주름에 대해 US FDA 승인을 받았다.

단극성 고주파(monopolar RF)의 치료기전은 두 가지 다른 방법으로 콜라겐에 영향을 미치는 열을 발생시키는 것이다. 첫째는, 열이 삼중 나선 구조(triple helix structures)를 변형시키기 위해 수소 결합을 파괴함으로써 그 결과 콜라겐이 수축된다. 둘째, 상처 재생 과정에 따른 점진적인 수축은 콜라겐을 재생시키는 원인이 된다. 이러한 변화들은 2개월에서 6개월 정도 진행되며 그 결과 재생된 진피층이 두꺼워지는 결과를 낳는다.

SUH(2013) 등에 의한 단극성 고주파(monopolar RF)의 장기간 치료 연구에 따르면 8명의 환자가 다른 재생 치료 없이 6~7년의 기간 동안 4세션의 치료를 받은 결과 주름 평가 시스템

(Glogau's wrinkle classification)에 기반한 심한 주름이 악화됨 없이 향상되었다. 75%의 환자들은 결과에 만족하였으며, 25%의 환자들은 매우 만족하였다. 선행된 연구에서 환자군 중 30대, 40대가 최상의 효과를 유지했고, 나이가 들수록 유지되는 효과는 줄어들었다. 그러나 장기간 연구에서 60대를 포함한 모든 나이대 환자들에 대한 치료 효과가 바람직하게 유지되었다.

02 써마지(Thermage™, Solta Medical)

써마지(Thermage™)는 2003년 써마쿨(ThermaCool®TC) 시스템을 선보인 후 2008년 Thermage NXT® 시스템, 2011년 Thermage CPT® 시스템을 거쳐, 2018년 Thermage FLX™ 시스템으로 진화했다[사진 2].

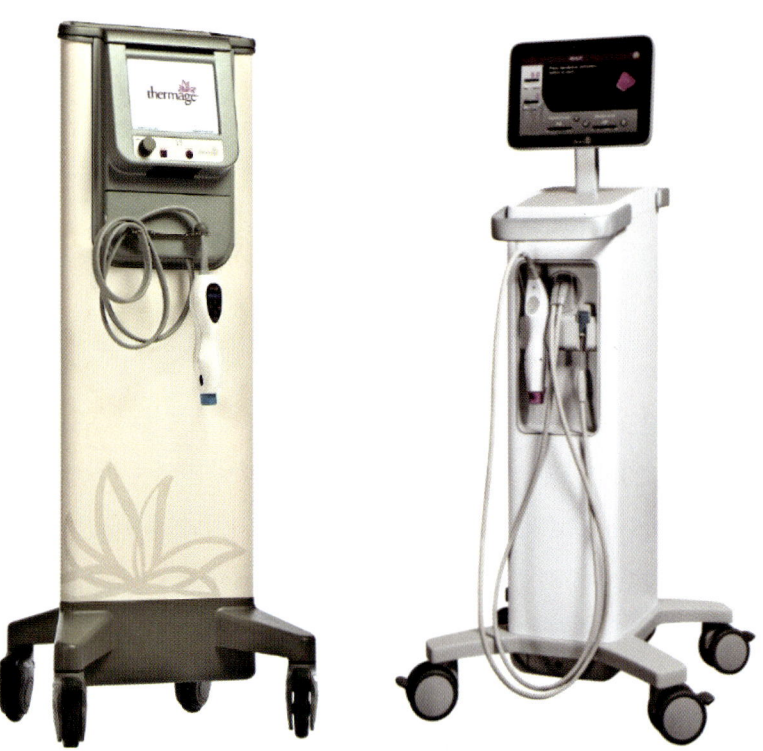

사진 2. Thermage CPT™와 FLX™(soltamedical.com)

써마지(Thermage FLX™) 시스템은 고주파 전류를 이용하여 조직의 응고로 눈가 및 안면상 주름의 치료에 사용하는 기구이다. 써마지(Thermage™)는 역열 증감률(Reverse thermal gradient)의 원리를 이용하여 표피를 냉각시키고 진피조직에 열을 발생시키는 고주파 에너지를 전달함으로써 콜라겐 섬유의 변성 및 수축을 일으켜 콜라겐 재생 및 주름 개선 효과를 나타낸다.

써마지(Thermage CPT, Comfort Pulse Technology™)에서 프레임 팁은 써마지(Thermage FLX™)의 토탈 팁으로 발전했는데 크기가 3.0cm²에서 4.0cm²으로 커짐으로써 시술 시간이 25% 단축되었다. Thermage FLX™의 AccuREP™ Technology는 각각의 REP(샷)마다 튜닝펄스가 적용이 되는데, 이러한 튜닝펄스는 자동적으로 로컬 임피던스 값을 측정하고 에너지 방출 파라미터를 조절하는 기술이다. 그로 인해 치료 부위마다 동일하고 일정한 에너지를 조사할 수 있게 된 것이다[그림 1].

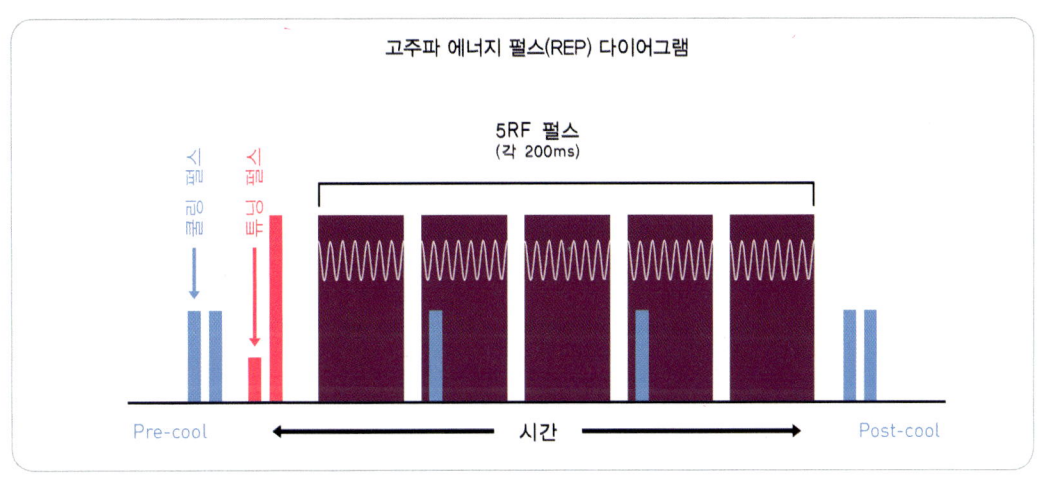

그림 1. 고주파 에너지 펄스 다이어그램(Soltamedical 제공)

Comfort Pulse Technology™는 pulse RF, cooling burst, 진동 기능으로 뇌에 보내는 통증 시그널을 교란시키는 기술이다. 관문 통제 이론(gate control theory of pain)에 따르면 열감(heat sensation)에 작용하는 신경섬유에 경피적 전기 신경 자극(TENS, transcutaneous electrical nerve stimulation)과 진동이 작동함으로써 통증을 교란시키는 자극으로서 작용한다.

써마지(Thermage FLX™)의 아이 팁은 눈가 주위 및 눈꺼풀 자체를 시술할 수 있으며 토탈 팁을 이용하여 얼굴 전체 또는 시술이 필요한 특정 얼굴 및 신체 부위를 시술할 수 있다.

Anolik(2009) 등은 써마쿨 TC를 이용해서 12명의 환자에게 다중 맹검 검사를 시행하였다. 이 연구는 경중등도의 복부 피부 처짐 치료를 위해 써마지 멀티 팁이 사용되었다.

평균적인 허리둘레 감소는 1, 2, 4, 6개월 후 각각 1.4cm, 1.7cm, 0.2cm, 그리고 0.9cm의 감소를 보였다. 환자 만족도는 2, 4, 6개월 후 매우 만족과 다소 만족이 각각 89%, 80%, 78%의 비율로 나타났다. 보고된 컴플리케이션으로는 일시적인 부종과 홍조 등이 있었으나 오래 지속되지 않았으며 다른 장기적 부작용은 나타나지 않았다. 75%의 환자들만이 팔로업을 위해 6개월 후 방문한 반면, 다른 몇 명의 환자들은 방문하지 않았다.

저자들은 환자 선정이 성공적인 치료를 결정짓는 데 있어 다른 무엇보다 중요하다고 결론지었다. 저자들은 써마지를 사용하는 데 있어 약간의 피부 처짐과 마일드하게 지방이 있을 것을 추천했다. 상당한 피부 처짐이 있는 뚱뚱한 환자는 이 치료로 이익을 얻을 수 없을 것으로 보인다.

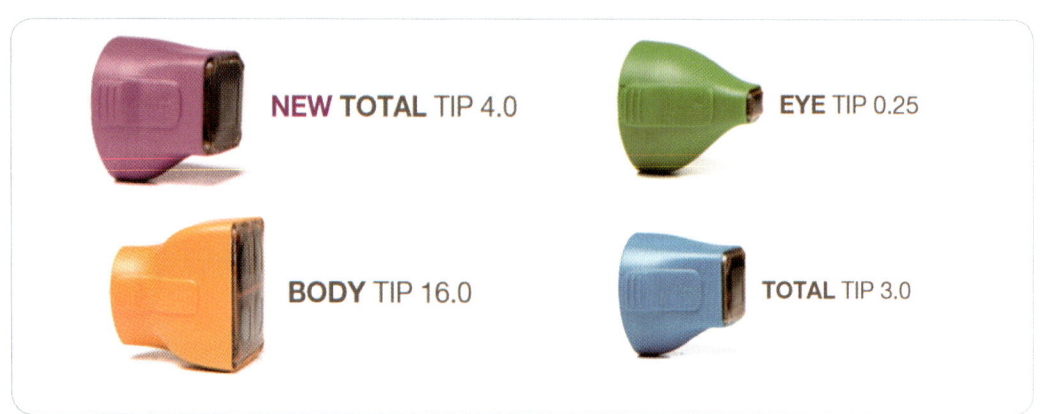

사진 3. 써마지의 트리트먼트 팁 옵션(soltamedical.com)

SUH 외 4인(2017)은, 82명의 한국인 피부과 의사들에게 모노폴라 고주파(Thermage®) 치료에 대한 설문조사를 진행하였는데, 이들은 모두 눈가 팁(eye tip 0.25 cm²)과 얼굴 팁(face tip) 그리고 토탈 팁(total tip)에 대해 인지하고 있었고 86.3%의 대부분의 응답자는 35세에서 65세까지 얼굴 타이트닝에 900샷이 적절하다는 데 동의하였으며 66.2%의 참여자는 그동안 얼굴 이외 부위에 모노폴라 고주파를 사용하였다고 보고했다. 토탈 팁(total tip)이 모든 신체 부위에 가장 많이 사용되었으며 복부, 허벅지, 엉덩이에 있어서는 빅 팁(big tip)이 선호되었다[사진 3].

써마지(Thermage FLX™) 시스템의 금지 대상자는 인공 심박 조율기, 이식형 제세동기 또는 기타 이식 가능한 전기 장치를 이식받은 환자로 고주파 또는 전류에 악영향을 끼칠 수 있으므로 사용을 금지한다. 또한 전기적인 충격이나 부상을 방지하기 위해 가연성 마취제, 가연성 가스, 가연성 용액, 가연성 물체 또는 산화제 근처에서 사용하지 말아야 한다.

03 양극성 고주파(Bipolar Radiofrequency)

양극성 방식과 단극성 방식의 가장 큰 차이점은 '배열(configuration)'에 있다. 단극성 방식이 피부 위에 하나의 전극(one electrode)과 다른 편에 그라운딩 전극(a grounding electrode)을 두는 반면, 양극성 방식은 피부를 접촉하는 두 개의 전극(two elctrodes)이 요구되며 전류는 하나에서 다른 하나로 흐른다.

이러한 배열 방식의 주된 제한점은 침투 깊이이다. 단극 방식은 방출된 전류의 높은 침투를 보이는데, 이는 장점이기도 한 동시에 통증(pain)과 연관해서는 주된 결점이 된다. 양극성 방식은 깊이 침투하지는 못하나 에너지를 잘 조절하여 배포하므로 통증이 적다. 양극성 고주파의 장점을 극대화하기 위해 빛과 레이저를 동시에 적용하는 ELOS(Electro-Optical Synergy) 기술과 베큠(vacuum) 기술을 이용해 침투 깊이를 극대화하기 위한 FACES(Functional Aspiration Controlled Electrothermal Stimulation) 기술이 사용되었다.

양극성 방식의 기본적인 치료 기전은 방출된 에너지가 염증기(inflammatory process)에서 콜라겐과 섬유막(fibrous septa)의 수축을 일으킨다는 점에서 단극 방식과 같다.

04 엘로스(ELOS system, syneron medical)

엘로스(ELOS)는 이스라엘 시네론 사에서 개발한 시스템으로 IPL, 다이오드 레이저 또는 다른 빛에너지가 광적 열 융해(photothermolysis)를 통해 목표 조직을 미리 히팅시키고 조직의 저항을 낮추는 데 이용된다. 그 결과 고주파가 조직을 쉽게 통과할 수 있도록 만들어 준다. 여기에 광학적인 요소는 표피의 섬유아세포(fibroblast), 혈관, 색소에 즉각적인 반응을 얻는 데 이용될 수 있다.

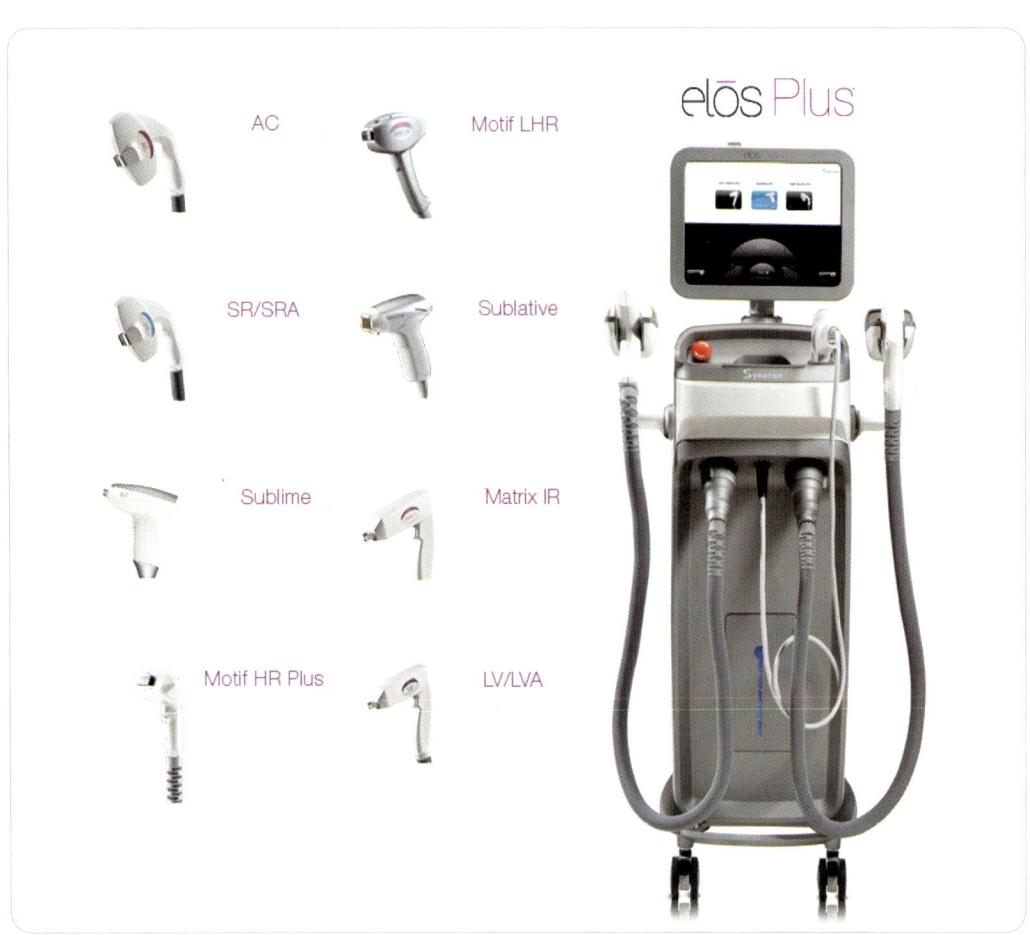

사진 4. 이플러스(ELOS plus)와 여러 가지 어플리케이터(candelamedical.com)

    엘로스(ELOS) 기술의 잘 알려진 예로는 RF와 IPL 기술을 같이 사용하는 오로라(Aurora SR)와 RF와 90nm 다이오드 레이저를 결합한 폴라리스(Polaris WR), 고주파와 석션 시스템과 더불어 700~2000nm의 적외선 빛을 사용하는 벨라스무스(VelaSmooth)가 있다. 더 나아가 하나의 고주파 장비를 가진 기본 플랫폼에 치료자의 선택에 따른 다른 핸드피스가 선택되어 결합될 수 있다. 이러한 핸드피스들을 순차적으로 사용해서 KIM(2012) 등은 한 번의 치료로 표피성 색채 이상(dyschromia), 홍조(erythema), 주름(wrinkles) 등의 향상을 가져왔다고 한다.

    엘로스(ELOS) 기술은 국내에 이플러스(ELOS plus)라는 이름으로 업그레이드되어 과거, 폴라리스, 리펌(Refirme ST), 이맥스(Matrix IR) 등의 이름으로 알려져 있으며 이플러스(ELOS plus)는 서브라임, 서블레이티브, 모티프IR, AC 등의 핸드피스를 장착할 수 있다[사진 4].

서브라임(sublime)은 근적외선(InfraRed, 700~2000nm)과 고주파를 같이 사용하며 서블레이티브 핸드피스와 같이 이투(E two)로 불린다. 모티브 IR도 버전이 업그레이드되면서 명칭의 변화가 생긴 것으로, 900nm 대 다이오드 레이저와 고주파가 같이 사용된다.

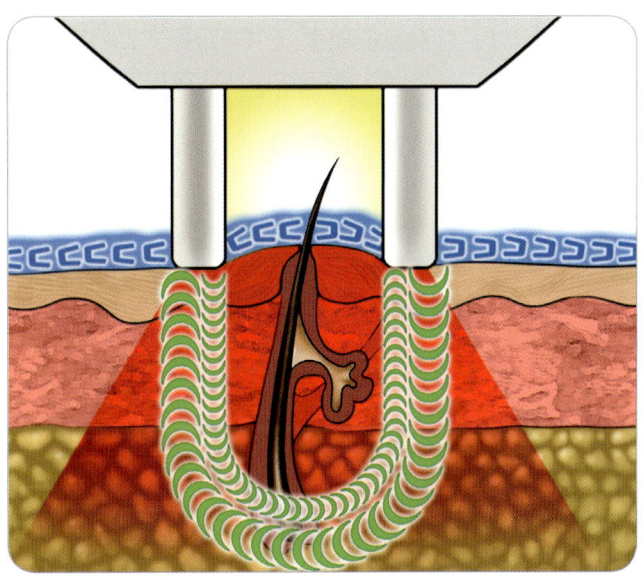

그림 2. Electro-optical synergy 기술(Syneron-candela.com)

엘로스(ELOS) 기술은 [그림 2]와 같이 프렉셔널다이오드 레이저와 고주파가 교차하는 구간에서 가장 높은 반응을 일으켜 910nm 대 흡수도가 높은 헤모글로빈에 주로 반응하여 고주파가 진피층에 열을 가함으로써 효율적인 치료가 가능하게 된다. 엘로스(ELOS) 기술은 바이폴라 고주파 방식으로 통증은 거의 없기 때문에 연고마취 정도로 시술이 가능하며 회복 기간 또한 특별히 필요하지 않다.

05 단극성 고주파(unipolar radiofrequency)

단극성 고주파(unipolar RF)는 단일 전극이 적용된다는 점에서 하나의 활성 전극과 하나의 리턴 전극이 사용되는 단극성 고주파(monopolar RF)와는 구분된다. 미용적 접근에서 볼 때 단극성 고주파(unipolar RF)는 조직의 가열(tissue heating)에 기반한다.

06 악센트프라임(Accent Prime™, Alma Lasers)

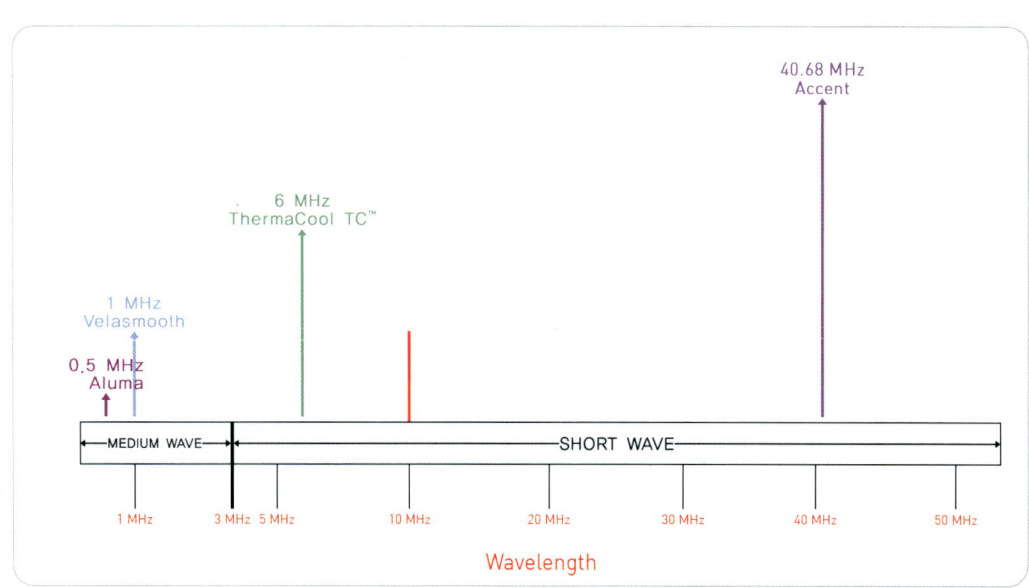

그림 3. 고주파 장비의 발전(Alma Korea 제공)

악센트 프라임(Accent Prime™)은 40.68MHz를 채택한 새로운 형태의 고주파 장비로 흡입(vacuum) 방식의 프렉셔널 유니폴라 핸드피스를 사용한 장비이다. 국내에는 튠페이스와 튠바디로 알려져 있으며 스킨 타이트닝과 바디 컨투어링에 있어 발전된 형태의 장비이다. 이 플랫폼은 초음파(US)와 고주파(RF)를 조합하여 효율적으로 고객 맞춤화된 치료 기술을 적용하여 자연스럽고 오래가는 결과를 제공한다.

초음파 에너지는 치료 부위로 일정하게 배포되어 고질적인 지방세포를 효율적으로 파괴한다. 고주파 에너지는

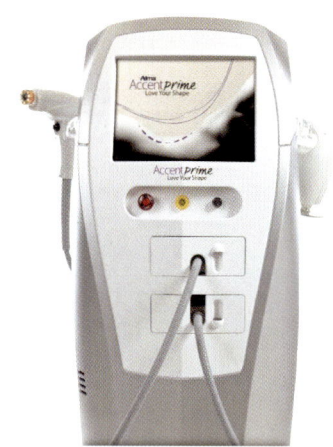

사진 5. 악센트 프라임(Accent Prime)
(www.almalasers.com)

조직으로 심부열을 생산하여 더욱 집중된 에너지 치료를 만든다. 이러한 두 가지 기술의 조합은 더욱 파워풀한 결과를 양산하는 반면 치료 시간과 시술 횟수는 줄어든다.

새로운 RF 기술은 전류(current)보다는 전자기장의 방출(EMR; Emission of electro Magnetic Radiation)을 포함한다. 고주파가 EMR로서 전달되면 접지패드가 필요하지 않다. 최근의 방식은 핀 방식의 프렉셔널 고주파와 마이크로 니들 형태의 프렉셔널 고주파로 나뉜다.

튠페이스는 냉각 가능한 배큠 방식의 유니폴라 핸드피스(a cooled, vacuum-ssisted unipolar hand piece)로 6핀의 프렉셔널 고주파(fractional RF applicator) 방식이다.

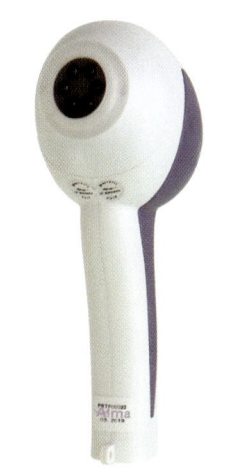

사진 6. Accent Prime의 unipolar RF hand piece
(www.almalasers.com)

Kapoor(2017) 등은 지방융해(lipolysis), 둘레 감소, 피부 처짐 그리고 셀룰라이트 치료에 대한 새로운 고주파와 초음파 장비의 효용성과 안정성을 평가하였다. 235명의 여성과 40명의 남성이 본 스터디에 참여하였으며 각각의 환자는 2주 간격으로 3회의 치료 세션을 받았다.

각각의 세션은 고주파와 초음파로 이루어졌으며 치료 부위는 복부 또는 허벅지 또는 두 부위 다 받은 환자로 나누어진다. 각각의 효용성은 복부 둘레, 허벅지 둘레, 그리고 셀룰라이트의 모양으로 측정되어 평가되었다.

베이스 라인 측정과 3번째 세션이 끝난 4주 후 측정한 대응 표본에서 대부분의 환자들은 복부 둘레와 허벅지 둘레에서 향상을 보이며 그룹 간 차이는 명백하게 나타났다. 이 연구를 통해 고주파와 초음파의 복합 치료는 지방융해와 피부 처짐 그리고 셀룰라이트를 치료하는 데 있어 더 안전하고 효율적인 치료 방법으로 추천될 수 있다. 치료 과정에서 어떠한 부작용은 없었다.

07 고주파의 바디 컨투어링 효과

고주파 치료는 효율적으로 셀룰라이트를 제거하고 지방을 줄이는 효율적인 바디 컨투어링에 사용되어 왔다. 피부 밑 지방세포에 깊고 잘 조절된 열로 인한 티슈 타이트닝 효과와 증가된 혈액순환 효과는 지방의 축적이 셀룰라이트의 발현을 줄이는 림프 시스템을 통해 제거된다는 것을 의미한다.

대부분의 사람들은 셀룰라이트 제거와 지방 감소에 따라 피부색에 약간의 개선을 보이게 된다. 고주파는 통증과 다운타임 없이 최고의 바디 컨투어링을 위해 다른 지방 감소 치료(lipocavitation 또는 lipolaser)들과 복합적으로 사용될 수 있다. 매주마다 적어도 6회에서 10회의 치료가 최적의 결과를 위해 시행할 것이 권유된다.

고주파의 바디 컨투어링에 대한 기본적인 매커니즘은 피부 그리고 지방조직에 단위면적당 균일하게 열을 발생시키는 용적열(volumetric heating)에 의한다. 벨라스무스(Velasmooth)와 벨라쉐이프(Velashape) 등의 양극성(bipolar) 장치는 일반적으로 더 잦은 시술이 요구되며, 셀룰라이트와 지방 감소에 있어서 짧은 기간 개선을 보였다. 써마지(Thermage)와 엑실리스(Exilis) 등의 단극성(monopolar) 장치들은 상대적으로 적은 치료 세션을 요하며 대상자의 약 60~80%에서 둘레와 지방 감소 효과를 보였다. 더욱 최신의 고주파 장치로는 뱅퀴쉬(Vanquish)가 있으며 Venus Freeze와 3Max Plus는 다극성 고주파(Multipoar RF)를 사용하는데 결과적으로 피부 타이트닝과 주름 및 셀룰라이트 감소를 나타내는 열을 발생시키는 맥동 자기장(pulsed magnetic fields)을 이용한다.

08 쓰리맥스 플러스(3Max plus, 은성글로벌)

쓰리맥스 플러스(3Max plus)는 고주파와 베큠이 결합된 형태의 핸드피스를 제공한다. 베큠 기능은 지방 흡입 시술 후 또는 비만 치료 시 반드시 필요한 탄력 관리와 바디 쉐이핑에 도움을 주며, 고주파 에너지는 체내 심부열을 발생시켜 지방을 액화시킨다. 더불어 다양한 사이즈의 핸드피스를 제공하여 얼굴, 종아리, 팔뚝 등 국소 부위에도 고주파 시술이 가능하다. 쓰리맥스 플러스(3MAX Plus)는 RF, vacuum, cavitation 기능을 결합하여 지방용해와 림프 배출 및 탄력 관리를 동시에 시술할 수 있는 강점을 가지고 있다[사진 7].

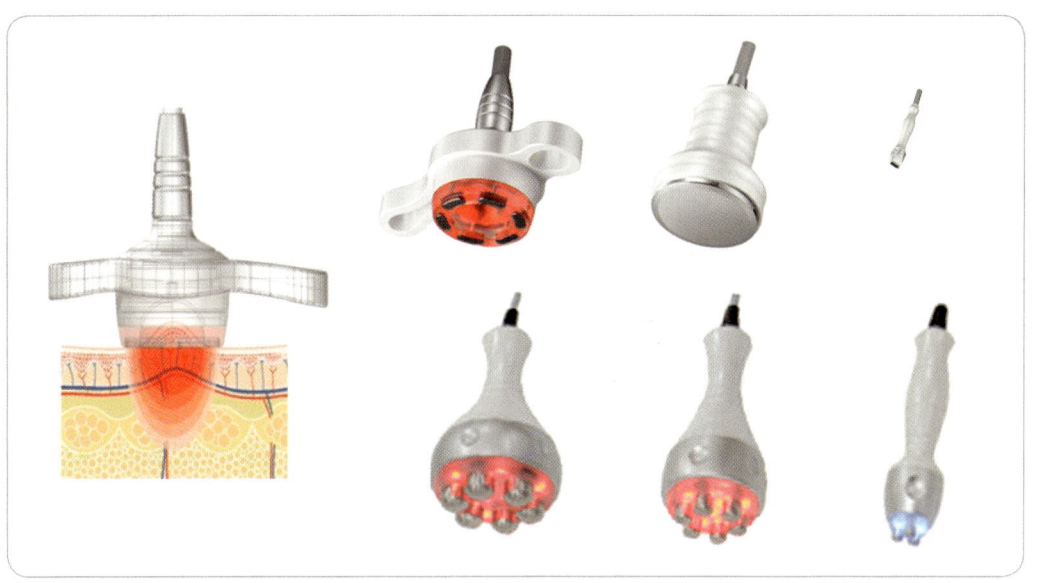

사진 7. 쓰리맥스 플러스(3Max plus)의 베큠 방식 고주파의 원리 및 다양한 핸드피스

09 뱅퀴쉬(Vanquish, BTL)

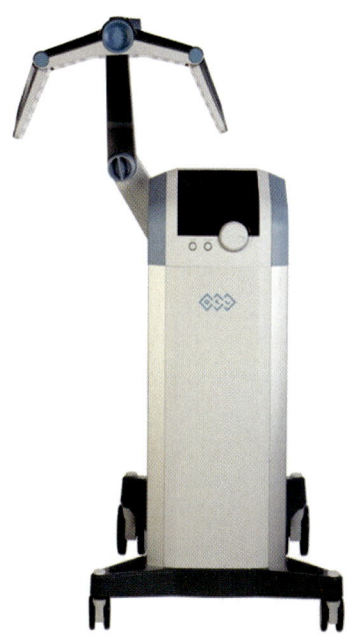

뱅퀴쉬(Vanquish)는 접촉 없이(contactless) 고주파 장(EMR)의 고주파를 사용하는 장치이다. 이 기기는 대략 피부보다 1CM 위에 위치한다. 이 시스템은 에너지를 지방층에만 전달하는 반면 피부와 더 깊은 조직이 과열되는 것을 최소화한다. Weiss(2013) 등은 이 기술을 동물 모델(porcine model)에 적용하여 4회의 세션 후 초음파를 이용하여 측정한 결과 70%의 지방층 감소를 보였다. 표피층, 진피층, 그 외 피부 부속기 등이 이 치료에 의해 영향받지 않았음을 보여주는 조직학적 소견이 이 장치의 안전성을 확인시켜 준다.

Fajkosova(2014) 등은 뱅키쉬(Vanquish) 장비의 평가를 위해 40명(36명 여성, 4명 남성)의 복부 둘레 감소에 대한 전향적 케이스 시리즈를 수행했다. 대상자들에게는 4주의 기간

사진 8. 뱅퀴쉬(Vanquish, BTL)

동안 매주 30분씩 치료가 시행되었다. 복부지방과 결합조직(connective tissue layer)에 열(heat)을 유발하는 최고 파워는 200W였으며, 균일한 열 전달을 위해 피부 표면 온도가 조절되었다. 복부 둘레의 측정은 처음(baseline)과 4주의 마지막 세션 후 수행되었다. 이 연구를 마친 35명의 환자는 평균적으로 4.93cm의 복부 둘레 감소를 보였고 3명의 환자는 어떠한 유의미한 감소도 나타나지 않았다(0~1cm). 실패한 환자의 경우는 이 스터디에서 가장 마른 체구였으며, 매우 얇은 복부지방층은 반응 부족의 원인이었다. 남성과 여성 간 특별한 차이는 나타나지 않았다. 이 치료로 인해 피부가 일시적으로 붉어지는 증상 외에는 어떠한 치료 관련 부작용도 나타나지 않았다.

10 후처치(aftercare)

환자들은 고주파(RF) 치료 후 다운타임을 겪지 않는다. 고주파 치료 후 환자들은 즉각적인 열감을 경험하며, 이 느낌은 1~2시간 지속된다. 거의 모든 환자들이 몇 시간 동안 홍조(erythema)와 부종(edema)을 경험한다.

고주파 치료 후에는 쿨링 겔이나 아이스 패드 등을 이용할 수 있으나 일반적으로는 권유되지 않는다. 때로는 코티코스테로이드(corticosteroid) 크림이 적용될 수 있으나 고주파 치료 직후 홍조가 있을 경우에만 일회성으로 사용하기를 권유한다. 치료 후에는 환자들에게 물을 많이 마실 것과 선크림과 수분크림 등을 충분히 바를 것을 권한다.

11 고주파(RF) 치료의 효과와 부작용

고주파(RF) 치료의 효과와 부작용 측면에 있어 단 한 번의 세션으로 높은 에너지를 가할지, 몇 번의 세션으로 더 낮은 에너지를 가할지가 고주파 치료 초기부터 논란의 대상이었다. 초기에는 한번에 많은 양의 에너지를 이용한 집중 치료가 더 인기가 있었다. 이 방법의 가장 큰 문제는 통증(pain)이었다. 그러나 이후의 연구에서 몇 번의 세션에서 더 낮은 양의 에너지를 적용하는 것이 콜라겐 변성(collagen denaturation)과 피부 탄력(skin elasticity) 개선에 더 도움이 된다는 것이 밝혀졌다. 따라서 낮은 에너지로 여러 차례의 치료 플랜을 세우는 것이 적합하며 치료 간격에 따라 각 세션마다 더 많은 패스를 시행할 것이 추천된다.

마이너한 컴플리케이션으로는 홍조(erythema), 부종(edema), 바램(blanching), 긁힘(abration), 진물(oozing), 자반(purpura), 멍(bruising) 등이 나타날 수 있는데, 이것은 이제 부작용이라기보다는 치료 직후 나타날 수 있는 징후(manifestation)로 받아들여질 수 있다.

시술자는 다양한 고주파기기의 특성을 잘 알고 적절한 주파수와 충분한 파워로 치료적 용량(therapeutic dose)의 에너지를 가하는 것이 중요하다. 이를 위해 시술 부위의 피부 두께나 어떠한 병변이 있는지를 감안하며 치료해야 하며, 컴플리케이션 레벨에 도달하지 않도록 주의하여 최적의 치료적 결과를 이끌 수 있도록 해야 한다.

참고문헌

- Anolik R, Chapas AM, Brightman LA, Geronemus RG. Radiofrequency devices for body shaping: a review and study of 12 patients. *Semin Cutan Med Surg*. 2009 Dec;28(4):236-43.
- Darryl J Hódgkinson. Clin Plast Surg. 2009 Apr;36(2):261-8, viii. doi: 10.1016/j.cps.2008.11.006. Clinical applications of radiofrequency: nonsurgical skin tightening (thermage).
- Fajkosova K Machovcova A Onder M et al. Selective Radiofrequency therapy as a non-invasive approach for contactless body contouring and circumferential reduction. J Drugs Dermatol. 2014;13:291-296.
- Jae Min Shin, Jeong Eun Kim, Radiofrequency in Clinical Dermatology, *Medical Lasers; Engineering, Basic Research, and Clinical Application 2013*; 2(2):49-57.
- Jocob, CI, and Kaminer, MS (2005). Skin tightening with radiofrequency. Procedures in Cosmetic Dermatology Series: Laser and Lights, Goldberg, DJ, ed. Philadelphia: Elservier Saunders, *pp*. 43-60.
- Kim, JE, Chang, S, Won, CH, Kim CH, Park, KH, and Choi, JH(2012). Combination treatment using bipolar radiofrequency-based intense pulsed light, infrared light and diode laser enhanced clinical effectiveness and histological dermal remodeling in Asian photoaged ski. *Dermatol Surg. 38*, 68-76.
- Lapidoth M, Halachmi S (eds): Radiofrequency in Cosmetic Dermatology. *Aesthet Dermatol. Basel*, Karger, 2015, vol 2, pp 33–42.
- Metin Görgü, Ali Gökkaya, Jehat Kizilkan, Ertugrul Karanfil, Ali Dogan. Radiofrequency: Review of Literature, TurkJPlastSurg, December 5, 2019.
- Reze Nassab, The evidence behind noninvasive body contouring devices. *Aesthetic Surgery Journal*, Volume 35, Issue 3, March/April 2015, 279-293.
- Rinky Kapoor, Debraj Shome, and Anima Ranjan. Use of a novel combined radiofrequency and ultrasound device for lipolysis, skin tightening and cellulite treatment. *Journal of Cosmetic and Laser Therapy.*. 2017.
- Suh DH, Byun EJ, Lee SJ, Song KY, Kim HS. Clinical efficacy and safety evaluation of a novel fractionalunipolar radiofrequency device on facial tightening: A preliminary report. Journal of Cosmetic Dermatology. 2017;00:1-6.
- SUH DH, Lee SJ, Ryou JH, Son HC, KIM HJ, KIM HS. Monopolar radiofrequency treatment in Asian skin do multipolar RF treatment over time have beneficial effects? An observational report with long-term follow-up in eight patients. *Dermatol Surg*. 2013;*39*, 670-2.
- Suh DH1, Hong ES2, Kim HJ1, Lee SJ1, Kim HS2. A survey on monopolar radiofrequency treatment.. *Dermatol Ther*. 2017 Sep;30(5).
- Weiss R Weoss M Beasley K et al. Operator independent focused high frequency ISM band for fat reduction:Porcine medel. *Laser Surg Med*. 2013;45:235-239.
- Zelickson, BD, Kist, D, Bernstein, E, Brown, DB, Ksenzenko, S and Burns, J(2004). Histological and ultrastructural evaluation of the effects of radiofrequency-based nonablative dermal remodeling device: a pilot study. *Arch Dermatol*. 140. 204-9.

3 초음파의 활용
Chapter

김상혁 그랑메디의원

01 이론적 배경 및 작용기전

초음파는 사람의 가청 영역 이상인 20kHz에서부터 수 MHz까지 이르는 주파수 범위를 갖는 횡파의 특성을 갖는다. 이는 기계적 진동을 통하여 에너지를 전달하는데, 생체조직을 매질로 진행하는 초음파는 감쇠 현상을 통해 에너지가 손실된다.

이 손실된 에너지는 체내에 누적되어 열 효과와 캐비테이션 효과를 유도하며 이를 통해 여러 초음파 치료가 수행될 근간이 되어 준다. 또한 Miwa 등은 에피네프린, 노르에피네프린과 같은 카테콜아민이 지방세포의 지방분해를 촉진시키는데, 초음파 자극이 조사 부위의 카테콜아민을 자극하여 지방분해에 도움이 되는 것을 쥐 실험을 통해서 입증하였다. 초음파 조사는 백색지방조직 내에 있는 교감신경으로부터 노르에피네프린의 분비를 증가시킴으로써 지방 동원을 일으킨다는 것을 알 수 있었다.

1980년대에 internal ultrasound assistance liposuction 방법이 처음 도입되었는데 체내에 삽입된 prove를 통해서 ultrasonic wave를 피하지방층에 적용하여 지방을 유화시킨 후에 제거하는 방법에 사용되었다. 초음파로 인해 발생된 열에 의해 융해된 지방을 제거하기 때문에 고르게 지방이 제거되며 피부의 탄력이 증가하는 장점이 있지만 장비의 가격이 매우 비싸고 주기적으로 cannula를 교체해야 하였으며 직경이 상대적으로 굵고 열이 한 곳에 집중되면 화상의 위험도가 증가되기 때문에 숙달되기 위한 learning curve가 길며 시술 시간이 길어지는 단점 등으로 인해 사용 빈도가 점차 줄어들었다.

체내에 cannula를 삽입할 필요가 없는 완전한 external ultrasound liposuction 방식의 장비가 개발되기 시작하면서 초음파를 이용한 치료법이 다시 각광을 받기 시작하였다.

외부에서 초음파 에너지를 통해 지방층의 triglyceride를 분해하고 이는 혈액을 통해 간으로 전달되어 지방대사 과정을 거쳐 체외로 배출되는 원리이다. 이러한 방식은 비침습적이고, 출혈 및 감염의 위험이 없고, 환자의 수술에 대한 거부감을 최소화하며, 입원 없이 내원을 통해 체중 감량의 효과를 얻을 수 있는 장점이 있다. 하지만 지방산의 일일 대사량이 한정되어 있어 많은 양을 분해할 경우 간에 무리를 주게 된다.

최근에 비만 및 리프팅에 적용되고 있는 HIFU(High Intensity Focused Ultrasound)는 충격파 쇄석술, 자궁 섬유종 및 고형 장기 종양을 포함하여 다양한 장애를 치료하기 위해 사용되고 있던 비침습적 조직 가열 및 절제 방법이다.

비침습적 절제에 대한 HIFU의 첫 번째 조사는 1940년대 초 일리노이 대학교의 William Fry와 Francis Fry에 의해 1950년대와 1960년대에 광범위한 중요한 초기 연구가 수행되었다.

피부에 고에너지 초음파를 낮은 강도로 전달하여 피하지방 조직 깊이에서 급격하게 초점을 맞추어서 초점 부위의 지방을 감소시킨다. 피부 표면에서 파동의 강도는 조직 손상을 피하기에 충분히 낮지만 피하지방 조직 수준에서 파동은 국소 응고 괴사를 유도하기에 충분한 강도로 집중된다.

높은 주파수는 감소된 침투 깊이와 관련이 있는 반면, 낮은 주파수는 캐비테이션과 관련이 있다. 비열 초음파(non-thermal US 예를 들어, 저강도, 저주파 비열 초음파)는 최소한의 열을 발생시키면서 기계적 응력을 통해 캐비테이션을 유도하기 위해 저강도($17.5W/cm^2$) 및 저주파(200kHz)에서 작동한다. 열 초음파(예: 고강도 집중 초음파(HIFU)) 및 강렬(intense) 초음파는 지방조직을 제거하고 콜라겐을 변형시키는 주요 메커니즘으로 열을 사용한다. 1000W를 초과하는 강도와 2MHz의 주파수에서 작동하여 $100J/cm^2$의 에너지를 전달하는 HIFU와 달리, 강렬 초음파는 각 부위에 밀리초 영역 내에 짧은 펄스를 중첩하여 저에너지($0.5~10J/cm^2$)를 전달하기 때문에 캐비테이션을 피하는 경향이 있다. 따라서 강렬 초음파는 피부 강화에 이상적이며, HIFU 및 저강도, 저주파 비열 초음파는 지방분해에 이상적이다.

자궁 근종 치료는 2004년 10월 미국 식품 의약국(FDA)에 의해 승인된 HIFU의 첫 번째 적용이었다. Sonablate 200이라고 하는 최초의 상용 HIFU 기계는 미국 회사 Focus Surgery, Inc.(캘리포니아 밀리타스)에 의해 개발되었으며 CE 승인을 받은 후 1994년 유럽에서 출시되어 양성 전립선 비대증(BPH)에 대한 치료에 대해 최초의 의료 검증을 받았다.

02　Non thermal focused ultrasound

　이 기전에 적용되는 초음파의 작용은 공동화(cavitation) 효과이다. 유체 또는 조직이 큰 음압을 가지는 초음파에 노출되면 파열하게 된다. 유체의 파열은 유체 내에 기포를 형성하고, 조직의 파열은 조직 내에 공동을 형성한다. 발생된 기포는 지속적으로 초음파와 상호 반응하면서 성장하다가 어느 시점에서 관성적으로 파열하면서 조직에 대한 강력한 파괴 활동을 일으킨다.

　Apfel은 최초로 acoustic cavitaion을 ultrasonic wave에 의해 생성된 증기 공동이나 버블의 형성이라고 제안하였다. 그러나 형성이라는 개념에서, 액체 내 버블의 씨앗이 심어져 있는 경우(예를 들면 용존산소 등)를 포함할 수 없기 때문에 Apfel은 또한 ultrasonic wave에 의하여 기계적으로 자극되는 버블이나 버블의 군집 또한 포함시켰다.

　초음파에 의하여 비롯되는 cavitation은 주로 세포의 용해, 투과도 변화, 폐 손상과 같은 현상을 유도한다. Cavitation을 일으키는 역치는 주로 초음파 펄스의 negative pressure의 최고치를 의미하는 rarefactional peak pressure와 주파수, 펄스 구동 조건과 점성, 가스 농도, 표면장력, 온도 등과 같은 매질의 특성과도 연관이 있다. 특히 순수한 액체에서 cavitation을 발생시키기 위한 이론적인 압력의 정도는 100MPa 수준이다. 그러나 액체 내 불순물과 같이 cavitation을 촉진시키는 물질이 섞여 있는 오염된 액체의 경우 그 역치가 낮아져 100KPa 정도가 된다.

　일반적으로 의료용 초음파 분야에서 cavitation이란 크게 stable cavitation과 transient cavitation으로 나눌 수 있다. Stable cavitation은 비교적 작은 음압을 가했을 때 나타나는데, 매질 내의 버블의 크기가 주기적으로 확장, 축소하는 것을 의미한다.

　반면 버블의 폭발과 같은 급작스러운 움직임을 의미하는 transient cavitation은 초음파에 의하여 버블의 직경이 초기 상태보다 약 2.3배 이상 커졌을 때 발생하며 그 표면의 온도는 5000K 이상으로 알려져 있다. 또한 버블의 초기 직경이 정해져 있을 때, 조사하는 초음파의 주파수가 증가함에 따라 버블의 transient cavitation의 음압 강도의 역치는 상승한다.

03 Thermal focused ultrasound

초음파의 주요 작용기전 중에 하나인 열 작용을 이용한 방법이다. 초음파는 조직 내를 전파하면서 역학적 에너지를 상실하면서 열에너지로 조직의 온도를 상승하게 한다. 조사되는 부위에 따라 열전도율과 투과 깊이가 달라지지만 피하의 미세순환을 개선시키고 대사를 증진시키는 효과가 있다. 작은 조직인 경우 초당 10°C까지 상승한다.

초음파 파라미터를 결정할 때에는 조직에서의 감쇠, 빔 프로파일 그리고 조직의 온도 특성을 고려하여야 한다.

초음파를 조사하는 동안의 온도 상승에 대한 TI는 다음과 같이 정의된다.

$TI = W0/Wdeg$

W0: 초음파 트랜스 듀서로부터 발생되는 평균 파워

Wdeg: 조직의 온도를 1C° 올리는 데 필요한 파워

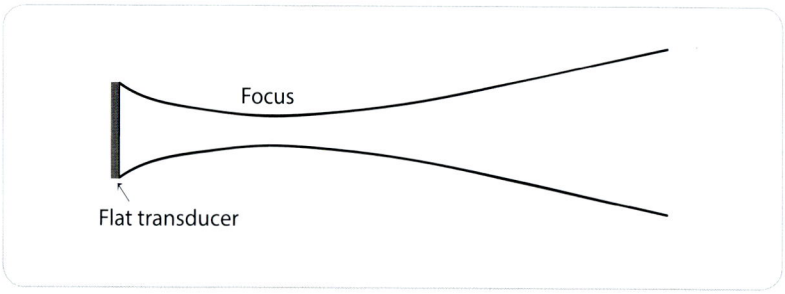

그림 1. Flat transducer의 빔 특성

빔의 진행 방향에서 평행한 단면을 기준으로, 초음파 빔은 [그림 1]과 같은 형태를 따른다. 특정 영역에서 초음파가 집중되는 것을 볼 수 있다. 이를 초점이라고 하며 최대 압력치의 −6dB 지점까지를 일컫는다. 초음파 트랜스 듀서의 aperture의 곡률이 클수록 초점의 크기는 더욱 작아진다.

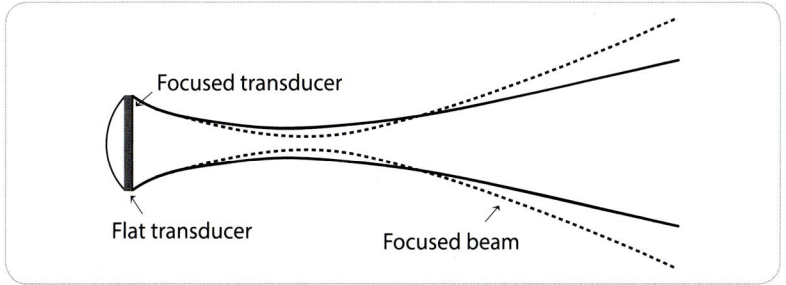

그림 2. Flat transducer와 focused transducer의 빔 특성 비교

여기서 점선은 focused transducer의 빔 특성이며, flat transducer의 빔보다 좁은 초점 영역을 갖는다. 이러한 초음파의 특성을 이용해서 55°C 이상으로 가열하는 주파수와 곡면을 결정하면 피부 표면에는 손상을 주지 않으면서 목표 위치를 선정할 수 있다.

HIFU를 이용한 치료는 지방세포의 파괴뿐만 아니라 얼굴의 피부조직과 근막층에 조사하여 피부조직 및 콜라겐의 재생을 유도하여 탄력을 증가시켜 주는 리프팅에도 더욱 광범위하게 사용되고 있다.

(1) 적응증

1) BMI 30 이하
2) 시술 부위의 지방층 두께 2.5cm 이상
3) 시술 결과에 대해 지나치게 과도한 기대를 하지 않는 경우
4) 동반한 큰 질환이 없는 경우

(2) 금기

1) 절대적인 금기증

① 자아에 대한 정신 질환이 있는 환자
② 결합조직 질환이 있는 환자
③ 지방층에 연관된 질환이 있는 환자
④ 임신, 수유 중인 경우
⑤ 복부나 옆구리 부위의 지방층 두께 2.5cm 이하

⑥ 시술 부위에 hernia가 있는 경우

2) 상대적인 금기증

① 수술 시행 후 3개월 이내: 흉터 조직의 안정화와 부종 감소가 완전하게 이루어진 후에 시행하는 것이 결과 예측에 오류를 피할 수 있다.

② 지방이식 후 3개월 이내: HIFU 에너지가 지방층에 도달할 수 있어서 지방의 생착률에 영향을 미칠 수 있기 때문에 지방이식 시술 후 3개월 이상 경과된 후에 시행하는 것이 좋다. 지방이식 1차와 2차 시술 사이에 시행한 경우 HIFU 시술로 인해 지방층이나 피하 조직이 섬유화 변화가 발생되어 시술 시에 어려움이 생길 수 있고 이식된 지방조직의 생착률이 감소될 수 있다.

③ 필러의 경우는 주입되는 위치에 따라 영향 정도가 다르기는 하지만 대체적으로 크게 무리는 없다.

④ 얼굴에 시행하는 경우 틀니나 임플란트 시술 부위 통증이 심해질 수 있어서 틀니를 제거하고 시술하거나 거즈를 씌우는 것이 통증을 줄여 줄 수 있다.

(3) 기기 종류 및 설명

비침습성 신체 윤곽을 위해 개발된 장비 중에는 미국식품의약국(FDA)에 의해 승인된 LipoSonix(medicis technologies corporation, Washington Bothell) 외에도 아직 승인받지 못한 Proslimelt(medical care consulting, Murten, Switzerland), Medcontour(general project Florence, Italy), Ultracontour(medixsysteme, Nimes, France), Novashape(ultraMed, Milton, ON, Canada), Accent Ultra Alma, Buffalo Grove, IL, USA 및 Vaser-Shape(sound surgical technology, Louisville. Co. USA) 등과 같은 다른 초음파 장치도 있다.

바디 컨투어링에 사용되는 두 가지 주요 HIFU 장치, 즉 UltraShape(Syneron Candela) 및 Liposonix(Solta Medical)가 있다. UltraShape 장치는 지방조직을 공동화하는 집중된 비열 기계이다. Liposonix 장치는 매우 집중적인 에너지를 사용하여 특정 초점 영역에 매우 높은 강도의 에너지를 집중적으로 전달할 수 있다.

04 Ultrashape

UltraShape는 비침습성 선택적 지방세포 파괴에 사용되는 초음파 장치로, 이 장치는 제어된 깊이에서 비열 펄스 초음파를 생성하는데 집중된 초음파는 피부 표면 아래 1.5cm 깊이의 한정된 초점 볼륨으로 수렴되는 초음파 에너지(200KHz 주파수)의 음파를 방출하여 피하지방을 목표로 한다. Ultrashape power라는 후속 장비가 FDA 2016년 승인받았다.

Brown et al.은 동물 모델에서 비열 집중 초음파의 안전성을 입증했다. 이 장치는 지방세포 용해를 유발하지만 신경, 피부 및 혈관과 같은 주변 구조에 손상을 유발하지는 않는 것으로 나타났다.

(1) 울트라쉐이프(체외충격파 지방세포 파괴술)의 시술 방법

1) 전용 매트에 눕는다(피부가 민감할 경우 30~40분간 마취연고를 바르기도 한다).
2) 지방세포를 제거하고자 하는 시술 부위를 표시한다.
3) 전용 특수 천으로 시술 부위를 덮는다.
4) 대상 부위에 젤을 바르고 복부 주위에 특수 벨트를 놓는다.
5) 치료 영역 위에 변환기를 놓는다.
6) 시술은 45~60분 정도 소요된다.
7) 시술받는 동안 환자는 단지 따뜻해지는 느낌만을 받게 되고 통증이 없다.
8) 시술 후 별도의 관리가 필요 없다.

첫 번째 치료 후 2주 이내에 결과를 확인할 수 있으며, 최적의 결과를 얻으려면 2주 간격으로 3번의 치료를 받는 것이 좋다.

(2) 시술 효과

모레노-모라 등은 30명에 대한 연구를 실시했다. 모든 환자는 1개월 간격으로 3회의 치료 세션을 가졌다. 지방 두께가 2.28cm(표준편차, 0.80) 감소하고 평균 원주가 3.95cm(표준편차, 1.99) 감소했다고 보고했다. 가장 큰 감소는 외부 허벅지와 복부에서 보이고 안쪽 허벅지가 가장 작은 감소를 보였다. 치료에 대한 심각한 부작용은 관찰되지 않았다. 트리글리세리드 수치는 약간 상승했지만 여전히 정상 수치 내에 있고 콜레스테롤 수치는 증가하지 않았다.

Teitelbaum은 UltraShape의 안전성과 효능을 평가하기 위해 전향적인 다기관 비교 시험을 수행하였는데 단일 치료 12주 후에 환자를 평가하였다.

허벅지 둘레에 대한 치료 효과를 조사한 결과 실험군의 82%가 1.9cm의 평균 원주 감소를 보인 반면 대조군은 평균 원주에서 통계적으로 유의미한 감소를 보이지 않았다. 또한 28일 경과 후 평균 지방 두께가 2.9mm 감소한 것을 발견했다. 합병증에는 경미한 홍반(3명), 물집(2명), 일시적 감각 변화(1명)가 있었다. 간 기능의 현저한 증가는 관찰되지 않았으며, 간 초음파는 간 지방 함량의 증가를 보이지 않았다.

Ascher은 UltraShape 장치로 2주 간격으로 3회의 치료를 받은 25명의 환자에 대한 연구를 수행했다. 이 시리즈에서 최종 치료 세션 12주 후 평균 3.58cm의 현저한 복부 둘레 감소가 있었다. 연구 참가자의 63%가 신체 윤곽의 긍정적인 변화를 보고했다.

Shek et al는 복부와 옆구리를 치료하기 위해 53명의 아시아 환자에서 월간 간격으로 최대 3회의 치료 세션을 가졌다. 탈락률이 높았으며 많은 환자들이 추적 관찰을 잃었다. 저자들은 캘리퍼와 초음파 이미징을 사용하여 피험자의 복부 둘레와 지방 두께를 측정했는데 첫 번째 치료 후 복부 둘레에 약간의 감소가 있었지만, 후속 치료 후에는 증가가 관찰되었다. 캘리퍼 측정은 처리 3개월 후 지방 두께에서 0.13cm의 평균 증가를 보여 주었다. 지방층 두께의 초음파 평가는 기준선 2.25cm에서 3개월 후에는 2.39cm로 증가를 보여 주었다. 저자는 이전에 발표된 결과와의 이러한 차이가 아시아인 인구의 체형에 따라 인종적 차이가 있을 수 있다고 결론지었다.

05 Liposonix

2011년 고집적 초음파로 피하지방 파괴를 유도하여 복부 둘레의 감소 효과에 대해 FDA 허가를 받은 장비로 HIFU 에너지를 생성하는 트랜스 듀서의 주파수는 2MHz로 고정되어 있어 피부 밑 1.3cm 부위에 작용한다.

주변 조직에 부수적인 손상 없이 피하조직 내에서 집중된 열에너지의 전달에 의존한다. 작용기전은 지방세포의 파열을 일으키는 초음파로 주로 트리글리세리드인 이들 파열된 지방세포의 함량은 간질조직으로 분산된 다음 림프계에 의해 운반된다. 초음파 에너지는 또한 공동 현상을 일으키는 것으로 생각된다. 초점에서 최대 56°C의 온도를 달성할 수 있어 표적 부위 내에서 응고 괴사 및 apoptosis가 발생된다. 파괴된 지방세포는 처리 후 8주 내지 12주에 재흡수되고, 95%는 18주 후에 재흡수된다. HIFU의 열 효과는 콜라겐 섬유의 파괴 및 변성을 포함하여, 새로운 콜라겐 생성을 초래한다.

(1) Setting 적정 parameter 및 시술 방법

1) 전용 매트에 눕는다(피부가 민감할 경우 30~40분간 마취연고를 바르기도 한다).
2) 지방세포를 제거하고자 하는 시술 부위를 표시한다.
3) 시술 부위에 물을 뿌린다.
4) 시술 부위에 트랜스 듀서를 놓는다.
5) 46mm×46mm 크기의 트랜스 듀서는 한 번에 24샷을 시술할 수 있고, 한 개의 카트리지는 525샷을 사용할 수 있다.
6) 시술은 45~60분 정도 소요된다. 복부나 옆구리의 경우 1시간 정도 소요된다.
7) 시술받는 동안 환자는 참을 수 있을 정도의 통증이 있다.
8) 시술 후 별도의 관리가 필요 없다.

(2) 시술 효과

Jewell 등은 돼지조직을 이용한 연구에서, 주변 조직의 온도는 손상되지 않은 수준으로 유지되고 피부 표면 온도는 변하지 않은 채로 초점 영역에서 짧은 기간 동안 최대 70°C의 온도에 도달하며 병리학 표본에서 열 병변의 분해가 치료 후 8주에 거의 완료되었다고 언급했다. 대식세포가 국소 지방세포 파괴로부터 부스러기를 삼켜 림프계를 통해 옮겨진다는 증거를 찾았고, 치료 후 고형 장기에 대한 손상 및 혈청지질 수치의 변화가 없음을 확인했다.

Gadsden 등은 152명의 자원 봉사자에서 HIFU 치료 후 부분적으로 복막 성형술을 받은 환자들을 대상으로 초기 안전성 연구를 수행하였다. HIFU 처리 후 다양한 기간에 복부 성형술을 수행하였다.

HIFU 치료 2시간 이내에 복부 성형술을 한 환자에서 파괴된 지방세포가 발견되었고 1주 후, 치료된 부위에 정상적인 치유 과정이 진행되었으며 주변의 피부나 근막 손상의 확장 증거는 없었다. HIFU 후 14주 이내에 복부 성형술을 받은 환자에서도 대식세포에 지질 방울이 보였다. HIFU 처리의 열 효과의 결과로서 콜라겐이 두꺼워졌다는 증거도 있었다.

치료 후 통증(76%), 부종(72%), 발진(68%), 치료 중 통증(64%), 감각 이상증(59%) 및 홍반(45%)을 포함한 다수의 부작용이 관찰되었지만 이것들은 모두 일시적이며 자연적으로 해결되어 HIFU가 국소 영역 외부의 조직에 손상을 일으키지 않고 자체 제한 부작용을 갖는 안전한 치료제인 것으로 결론 내렸다.

Fatemi와 Kane는 85명에게 복부와 옆구리에 2패스를 포함하는 단일 치료 세션 프로토콜을 사용하였다. 허리둘레의 평균 감소는 치료 3개월 후 4.6cm(표준편차, 2.4)였다. 3개월 후 환자의 70%가 치료에 만족한다고 보고했다. 보고된 합병증은 지속적인 압통, 멍, 피부 뭉침 및 부종이었다. 연구자들은 또한 치료 전후에 일정한 간격으로 콜레스테롤, 트리글리세리드, 고밀도 지단백질, 저밀도 지단백질 및 간 효소 수준의 혈청 분석을 수행하였는데 정상 범위 내에서 유지되었다.

06 Ulthera

 탄력이 떨어진 목과 피부조직의 비침습적 리프팅에 대해 FDA 승인을 받았다. 집중되어 조사되는 강한 에너지의 초음파는 조직을 진동시키고 분자들 사이에 마찰을 일으켜 2차적으로 열을 발생시켜 응고를 유도한다. Ulthera의 초음파는 섬유 근층의 중간에서 깊은 망상진피까지 도달하는 SMAS를 표적으로 약 1mm의 응고 영역을 생성하여 작용한다. SMAS는 얼굴의 표정을 만드는 근육들을 연결하는 연속적인 섬유 근육층이다. 얼굴 피부 밑 4~5mm 깊이에 20~50ms 시간 동안 부분적으로 강력한 초음파를 집중시키는데 0.5~5.0mm 간격으로 25mm 길이를 불연속적으로 조사한다. 열 손상은 콜라겐 수축, 조직 응고 및 새로운 콜라겐 생성을 유도한다.

(1) Setting 적정 parameter 및 시술 방법

1) 전용 매트에 눕는다(피부가 민감할 경우 30~40분간 마취연고를 바르기도 한다).
2) 시술 부위를 표시한다.
3) 시술 부위에 젤을 바른다.
4) 시술 부위에 트랜스 듀서를 놓는다.
5) 1.5mm, 3.0mm, 4.5mm 카트리지를 피부 두께에 따라 적절하게 선택하여 시술하는데, 얼굴의 경우 300~600샷 정도를 1회에 시술한다. 한 개의 카트리지는 2400샷을 사용할 수 있다.
6) 시술은 45~60분 정도 소요된다.
7) 시술받는 동안 환자는 참을 수 있을 정도의 통증이 있다.
8) 시술 후 별도의 관리가 필요 없다.

시술 6개월 이후까지 호전되는 양상을 보이기 때문에 1년 간격으로 반복하는 것을 권장한다.

(2) 시술 효과

White 등은 Ulthera 장치가 SMAS에서 집중적이며 불연속적이며 재현 가능한 열 콜라겐 변성 영역을 유도하는 능력을 최초로 보고한 사람으로 돼지 피부를 사용하여 점차 에너지가 증가하면 조직 표면 쪽으로 자라면서 TIZ(Thermal Injury Zone)가 커지는 것을 발견했다.

Gliklich 등은 Ulthera 장치가 살아 있는 인간의 얼굴과 목에 미치는 조직학적 영향을 평가했다. 치료 후 4~12주 후에는 유의미한 변화가 없었으며, 이는 조직이 회복할 시간이 있음을 시사한다.

Alam 등은 피부가 절제되지 않은 살아 있는 환자의 피부 강화를 평가할 때 Ulthera 초음파 장치의 효능을 조사한 첫 번째 사례이다. 35명의 피험자들의 전체 얼굴은 각각의 조직의 두께에 따라 선택된 상이한 주파수 및 초점 깊이(7MHz, 3mm; 7MHz, 4.5mm 및 4MHz, 4.5mm)의 프로브로 단일 초음파 치료를 받았다. 해부학적 랜드마크. 치료 후 90일 눈썹 높이의 평균 상승(사진으로 객관적으로 측정)은 1.7~1.9mm였다. 이러한 통계적으로 유의미한 결과는 미미한 것처럼 보이지만, 중앙 동공선과 눈썹 모발의 상단 가장자리 사이의 일반적인 거리 2.5cm와 비교하여 1.9mm는 최대 7%의 변화를 의미한다.

수 등은 22명의 한국인의 단일 치료의 효능을 분석했다. 특정 프로브 선택(7.5MHz, 3mm 또는 4.4MHz, 4.5mm)은 각 해부학적 랜드마크에서 조직의 두께를 기준으로 했다. 2개월 후 두 명의 임상의는 수술 전 및 수술 후 사진으로 평가된 모든 대상의 비강 주름 및 턱선이 개선되었다고 언급했고, 대상의 70% 이상이 자신의 비강 주름과 턱선에서 많은 개선을 나타냈다고 평가했다. 조직 검사상 망상진피에서 피부 콜라겐 섬유의 증가를 보였다.

FDA 승인 부위 외에도 연구가 진행 중인데 Alster and Tanzi 등에 따르면 팔과 무릎이 허벅지보다 더 많은 피부 리프팅과 조임을 나타낸다. 통증 수준은 경증 내지 중등도로 보고되며 홍반, 열감 및 압통의 부작용은 경미하고 일시적으로 나타났고 2명의 환자의 팔뚝에 국소 멍이 들었다. 탄성섬유와 비례하여 피부 두께가 증가했다(치료 전 1.32±0.18mm 대 치료 후 1.63±0.31mm).

그들은 4MHz, 4.5mm 깊이 단일 패스로 상부 팔, 중간 허벅지 및 무릎의 한쪽을 치료하고 7MHz, 3mm 추가 패스로 반대쪽을 치료하여 표준화된 사진을 사용하여 비교하였는데 모든 치료 지역에서 상당한 개선을 보였으며 치료 후 3~6개월 동안 지속적으로 개선된 것으로 나타났다.

두 측면 모두 피부 윤곽이 상당히 개선되었지만 두 번 노출된 측면은 더 나은 임상 결과를 보여 주었다. 저자들은 6개월에 약간의 지속적인 개선과 비교하여 3개월에 현저한 개선이 있었을 때 결과를 유지하기 위해 3~6개월마다 치료를 반복할 것을 권장했다.

울세라의 부작용으로는 모든 대상체는 즉각적인 홍반 및 부종을 경험하는데 일부 연구자들은 2시간 이내에 홍반이 완전히 해결되는 것을 관찰했지만 다른 사람들은 치료 1주 후 홍반 및 부종이 90~100% 해결된 것으로 보고했다.

진통제를 사용하더라도 경미하거나 중간 정도의 불편함이 종종 유발된다. 증가된 파워 및 초점 깊이 설정이 더 많은 통증과 관련이 있는 것으로 보인다.

국소 멍이 치료 세션의 25%를 동반했다는 보고가 있지만 자주 생기지는 않는다. 심한 통증은 치료 세션의 54%와 관련이 있었다. 치료 중 대다수의 환자는 4/10 이하의 통증을 보고했지만 5명의 환자는 7/10보다 큰 통증을 보고했다.

7MHz, 3mm 프로브로 치료된 2명의 대상체는 목에 상승된 백색 선형 줄무늬의 발생을 경험했으며, 이는 국소 스테로이드를 사용하여 일주일 이내에 해결되었다. 7MHz, 4.5mm 프로브는 발생하지 않았다. 백색 줄무늬는 피부 접촉면이 밀착되지 않거나 시술 깊이가 얕게 들어가는 경우 발생되며 일주일 이내에 자연적으로 사라진다.

하악 마비, 압통 및 국소 타박상이 여러 건 보고되었으며 1~3주 내에 해결되었다. 아시아 피부 이마에 염증성 색소 과다 색소 침착(PIH) 2건이 7MHz, 4.5mm로 치료한 지 1개월 후에 보고되었다. 4.5mm 트랜스 듀서(펄스 에너지, 1.05J/cm²) 초음파 에너지는 멜라닌에 흡수되지 않기 때문에 PIH는 근본적인 염증의 결과일 가능성이 있으며 초음파의 직접적인 영향은 아닌 것으로 추정된다. 보다 표면적인 7MHz, 3mm 트랜스 듀서로 교체한 후 더 이상 PIH 사례가 관찰되지 않았다.

Ulthera와 유사한 방식으로 구동되는 국산 장비로는 Doublo(하이로닉), Shurink(클래시스), 뉴테라(코러스트), 스마트소닉(로보맥스), E-clip(아이티씨), Ultraskin(원택), Smartsonic(로보맥스) 등이 있다.

Ko EJ 등이 한국인 32명을 대상으로 shurink로 뺨, 하복부 및 대퇴부에 치료하였다. 치료 전 및 치료 후(4주 및 12주) 사진을 GAIS(Global Aesthetic Improvement Scale)에 따라 평가했다. 대상체는 치료 후 즉시, 7일, 4주 및 12주에 수치 등급 척도(NRS)로 통증을 평가하였다. Cutometer를 통해 측정된 피부 탄력은 모든 처리된 부위에서 처리 12주 후에 현저하게 개선되었으며(P<.05), IGAIS와 SGAIS는 치료 12주 후 크게 개선되었다. 치료 직후 평균 NRS 점수는 3.00±1.586이지만, 치료 후 4주 및 12주에 통증이 보고되지 않았다. 후속 기간 동안 심각한 부작용은 관찰되지 않았다.

07 Ulfit

대부분의 HIFU 레이저는 얼굴 부위의 탄력 개선, 리프팅 등으로 사용되는 울세라를 기초로 개발되어 얼굴의 피부 두께인 1.5mm, 근육층에 해당되는 3.0mm, 4.5mm 깊이의 팁 위주로 사용되다가 추후에 바디용으로 6.0mm 팁이 추가되었다.

Ulfit은 유일한 바디 전용 HIFU 장비로 6.0mm, 9.0mm 깊이의 팁을 이용하여 시술하며 응고점 사이 거리 4.0mm, 조사 길이 67mm로 0.1~0.3J의 강도로 시술하는데 G모드(응고점을 원형으로 맺으며 지나가 속도는 느리지만 1point에 에너지를 집중)와 P모드(응고점을 선으로 긋듯이 지나가는 방식으로 속도가 빠르고 여러 개의 지방세포에 동시에 작용)라는 독특한 방식을 채택하여 통증을 줄이면서 지방 파괴 효과를 얻는다.

Pinch test를 통해서 1.2cm 이상인 경우에는 6mm, 1.8cm 이상인 경우에는 9mm 카트리지를 선택하고 두께와 체형에 따라 400~500샷을 적용한다.

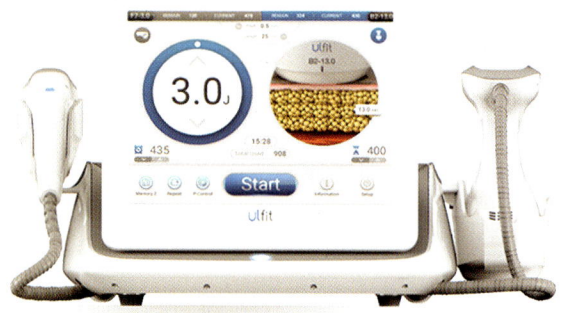

사진 1. Ulfit

08 맺음말

지방분해 및 리프팅을 위한 초음파는 지방흡입술을 위한 대체물이 아니며, 절개 및 리프팅 수술을 위한 대체물이 아님에 주목해야 한다. 최소한의 회복 기간으로 몸 윤곽과 최소한의 피부 리프트를 추구하는 BMI가 30kg/m² 미만인 특정 고객을 대상으로 하는 것을 추천한다.

정확한 장비의 효능을 판단하기 위해서는 진단 초음파 또는 CT 영상을 사용하여 지방 감소에 대한보다 정확한 측정값을 얻고 또한, 더 긴 후속 기간이 포함되어야 할 것으로 여겨진다. 대부분의 연구는 3개월 이상 환자를 추적 관찰하지 않았다. Ulthera 장치를 사용한 한 연구에서만 6개월 마크에서 지속적으로 개선되는 것으로 나타났다.

초음파 치료의 효과가 얼마나 오래 지속되는지에 대한 연구 결과가 뒷받침되면 후속 치료와 최적의 결과에 대한 권장 사항이 힘을 싣게 될 것으로 여겨진다.

참고문헌

- 고유미 (2011) 고강도 집속 초음파를 활용한 비침습적 지방융해 연세대학교 대학원 의공학과 석사논문.
- Szabo, T. L. 2004.Diagnostic Ultrasound Imaging: Inside Out.: Academic Press.
- Shung, K. K. 2006. Diagnostic Ultrasound: Imaging and Blood Flow Measurements. : CRC.
- Coleman 3rd, WP. 1990. "The history of dermatologic liposuction." .Dermatologic Clinics,8(3): 381.
- Brown, S. 2005. "What happens to the fat after treatment with the UltraShape TM device".
- Ascher, B. 2010. "Safety and efficacy of UltraShape contour I treatments to improve the appearance of body contours" .Aesthetic Surgery Journal, 30(2): 217.
- Triana L, Triana C, Barbato C, Zambrano M (2009) Liposuction: 25 years of experience in 26,259 patients using different devices. Aesthet Surg J 29:509-512.
- Quistgaard JU, Desilets C, Martin P (2010) High-Intensity Focused Ultrasound. Retrieved Medicis Technologies Cor- poration, Bothell, WA. Accessed 18 Dec 2013.
- Jewell ML, Solish NJ, Desilets CS (2011) Noninvasive body sculpting technologies with an emphasis on high-intensity focused ultrasound. Aesthetic Plast Surg 35:901-912.
- Suh DH, Shin MK, Lee SJ, Rho JH, Lee MH, Kim NI et al (2011) Intense focused ultrasound tightening in Asian skin: clinical and pathologic results. Dermatol Surg 37:1595-1602.
- Flynn, T. C., W. P. Coleman III, L. M. Field, J. A. Klein, and C. W. Hanke. 2000. "History of liposuction" .Dermatologic Surgery, 26(6): 515-520.
- Apfel, RE. 1984. "Acoustic cavitation inception". Ultrasonics, 22(4): 167-173.
- American Institute of Ultrasound in Medicine AIUM/National Electrical Manufacturers Association NEMA 1992.
- Kwak, H. Y. and RL Panton. 1985. "Tensile strength of simple liquids predicted by a model of molecular interactions". Journal of Physics D: Applied Physics, 18: 647.
- Trevena, DH. 1984. "Cavitation and the generation of tension in liquids". Journal of Physics D: Applied Physics,17: 2139.
- TG Leighton. 1997. The Acoustic Bubble. Vol. 10.: Academic Pr.
- Apfel, RE. 1981. "7. acoustic cavitation" .Methods in Experimental Physics, 19: 355-411.
- American Institute of Ultrasound in Medicine and National Electrical Manufactureres Association,

- 1992, Standards for real-time display of thermal and mechanical acoustic indices on diagnostic ultrasound equipment.
- Mulholland RS, Paul MD, Chalfoun C. Noninvasive body contouring with radiofrequency, ultrasound, cryolipolysis, and low-level laser therapy 2011; 38 (3) : 503?20. doi : 10.1016.
- Jewell ML, Desilets C, Smoller BR. Evaluation of a novel high-intensity focused ultrasound device: preclinical studies in a porcine model. Aesthet Surg J. 2011; 31 (4):429-34.
- Brown SA Greenbaum L Shtukmaster S et al. Characterization of nonthermal focused ultrasound for noninvasive selective fat cell disruption (lysis): technical and preclinical assessment Plast Reconstr Surg 2009: 124: 92-101.
- Moreno-Moraga J Valero-Altes T Riquelme AM et al. Body contouring by non-invasive transdermal focused ultrasound Lasers Surg Med 2007; 39: 315-323.
- Teitelbaum SA Burns JL Kubota J et al. Noninvasive body contouring by focused ultrasound: Safety and efficacy of the Contour I device in a multicenter, controlled, clinical study. Plast Reconstr Surg . 2007;120:779-789.
- Ascher B . Safety and efficacy of UltraShape Contour I treatments to improve the appearance of body contours: multiple treatments in shorter intervals. Aesthet Surg J 2010; 30:217-224.
- Shek S Yu C Yeung CK et al. The use of focused ultrasound for non-invasive body contouring in Asians. Lasers Surg Med . 2009;41:751-759.
- Jewell ML Solish NJ Desilets CS . Noninvasive body sculpting technologies with an emphasis on high-intensity focused ultrasound. Aesth Plast Surg. 2011;35:901-912.
- Fatemi A Kane MAC. High-intensity focused ultrasound effectively reduces waist circumference by ablating adipose tissue from the abdomen and flanks: A retrospective case series. Aesth Plast Surg . 2010;34:577-582.
- Jewell ML Desilets C Smoller BR . Evaluation of a novel high-intensity focused ultrasound device: Preclinical studies in a porcine model. Aesthet Surg J. 2011;31:429-434.
- Gadsden E Aguilar MT Smoller BR et al. Evaluation of a novel high-intensity focused ultrasound device for ablating subcutaneous adipose tissue for non-invasive body contouring: Safety studies in human volunteers. Aesthet Surg J . 2011;31:401-410.
- Fatemi A Kane MAC . High-intensity focused ultrasound effectively reduces waist circumference by ablating adipose tissue from the abdomen and flanks: A retrospective case series. Aesth Plast Surg . 2010;34:577-582.
- LipoSonix. Retrieved at http://liposonix.com/. Accessed 18 Dec 2013.
- Capla JM, Rubin JP (2011) Discussion: randomized sham-controlled trial to evaluate the safety and effectiveness of a highintensity focused ultrasound device for noninvasive body sculpting. Plast Reconstr Surg 128:263-264.
- Chan NP, Shek SY, Yu CS, Ho SG, Yeung CK, Chan HH (2011) Safety study of transcutaneous focused ultrasound for noninvasive skin tightening in Asians. Lasers Surg Med 43:366-375.
- Alam M, White LE, Martin N, Witherspoon J, Yoo S, West DP (2010) Ultrasound tightening of facial and neck skin: a raterblinded prospective cohort study. J Am Acad Dermatol 62:262-269.
- Garcia-Murray E, Rivas O, Stecco K, Desilets C, Kunz L: The Use and Mechanism of Action of High-Intensity Focused Ultrasound for Adipose Tissue Removal and Noninvasive Body Sculpting. Presented at the annual meeting of the American Society of Plastic Surgeons, Chicago, IL, 2005.
- White WM, Makin IR, Barthe PG, Slayton MH, Gliklich RE (2007) Selective creation of thermal injury

- zones in the superficial musculoaponeurotic system using intense ultrasound therapy: a new target for noninvasive facial rejuvenation. Arch Facial Plast Surg 9:22-29.
- White WM, Makin IR, Slayton MH, Barthe PG, Gliklich R (2008) Selective transcutaneous delivery of energy to porcine soft tissues using intense ultrasound (IUS). Lasers Surg Med 40:67-75.
- Gliklich RE, White WM, Slayton MH, Barthe PG, Makin IR (2007) Clinical pilot study of intense ultrasound therapy to deep dermal facial skin and subcutaneous tissues. Arch Facial Plast Surg 9:88?95
- Alam M, White LE, Martin N, Witherspoon J, Yoo S, West DP (2010) Ultrasound tightening of facial and neck skin: a raterblinded prospective cohort study. J Am Acad Dermatol 62:262-269.
- Suh DH, Shin MK, Lee SJ, Rho JH, Lee MH, Kim NI et al (2011) Intense focused ultrasound tightening in Asian skin: clinical and pathologic results. Dermatol Surg 37:1595-1602.
- Alster TS, Tanzi EL (2012) Noninvasive lifting of arm, thigh, and knee skin with transcutaneous intense focused ultrasound. Dermatol Surg 38:754-759.
- Ko EJ, Hong JY, Kwon TR, Choi EJ, Jang YJ, Choi SY, Yoo KH, Kim SY, Kim BJ. Efficacy and safety of non-invasive body tightening with high-intensity focused ultrasound (HIFU). Skin Res Technol. 2017 Nov;23(4):558-562. doi: 10.1111/srt.12371. Epub 2017 May 22.
- Lindsay R. Sklar Abdel Kader El Tal Leonard Y. Kerwin Use of Transcutaneous Ultrasound for Lipolysis and Skin Tightening: A Review. Aesthetic Plastic Surgery. April 2014, Volume 38, Issue 2, pp 429-441.

4 냉동지방분해술

Chapter

조성균 파크뷰의원 운정점

최근 비만율이 증가 추세를 보이며 경제협력개발기구(OECD)는 우리나라 고도 비만 인구가 2030년이면 지금보다 두 배 늘어날 것이라고 내다봤다. 비만은 당뇨를 포함한 대사 질환, 심혈관 질환, 암 등 다양한 만성 질환의 발병률을 높이는 위험인자로 인식되고 있다. 지방조직의 주요 대사 기능은 지방 저장 장소로서의 역할뿐만 아니라 지방 생성(lipogenesis), 지방분해(lipolysis) 그리고 지방산 산화(free fatty acid ββ-oxidation)를 포함한 지방대사에 특화되어 있다.

출생 후 지방세포의 크기와 양이 증가하며 비대(hypertrophy)해지는 현상은 지방세포 크기가 증가되고 과다 형성(hyperplasia)되는 현상은 지방세포 수가 증가하는 것이다. 지방 질량은 지방세포의 양과 크기에 의해 결정된다. 지방세포의 수는 유년기에 확립되고 체중이 다른 사람들 간에서 적은 차이 보인다. 최근에 비만 환자 및 만성 질환 환자가 계속 증가하는 추세이며 건강을 위해서 비만 치료에 많은 관심이 있다. 비만 관련 치료 분야에서 약물부터 시술, 수술 및 장비까지 다양한 치료 방법이 있다. 현재까지 전 세계적으로 지방 흡입은 유방 확대 수술 다음으로 많이 하는 수술이다. 비 침습적인 시술은 점점 인기가 많아지는 추세이다. 그중에서 냉동지방분해술은 많아지고 있다. 비만은 건강을 위해서 치료를 해야 하지만 사람들이 미용 목적으로 치료를 시작하게 된다. 사회적으로 날씬한 몸을 선호하고 있으며 의사들은 비만 치료 분야에 많은 관심을 갖고 있다. 약물 치료는 빠른 시간 내 비만을 치료할 수 있는 방법이지만 요요현상 및 기타 부작용으로 환자들이 다른 비만 치료 방법을 찾고 있다. 따라서 비침습적인 체형 기기들이 개발되고 있는 상태이다. 그중 2012년 미국 FDA에서 지방 감소 목적으로 승인한 이후 많은 장비들이 개발되어 전 세계 많은 의사들이 냉동지방분해술을 활용하고 있다. 냉동지방분해술은 지방을 제거하면서 다른 조직에는 영향을 주지 않고 지방세포를 비침습적으로 냉각시켜 파괴시키는 방법이다. 즉 지방세포 내의 중성지방이 유리지방산과 글리세롤로 분해되는 현상이다.

하버드 의과대학 Dieter Manstein 교수가 논문 〈Selective Cryolysis: A novel Method of Non-Invasive Fat Removal〉에서 Black Yucatan 돼지 대상으로 냉동지방분해 효과를 확인했다. 연구 결과에서 냉동지방분해 요법은 지속적이고 제어된 국소 피부 냉각은 피부 손상 없이 피하지방을 선택적으로 제거할 수 있다.

시간이 경과함에 따라 지방 파괴, 지방세포로 차 있는 mononuclear 염증세포, fibrous septae에 국한 비후를 볼 수 있다.

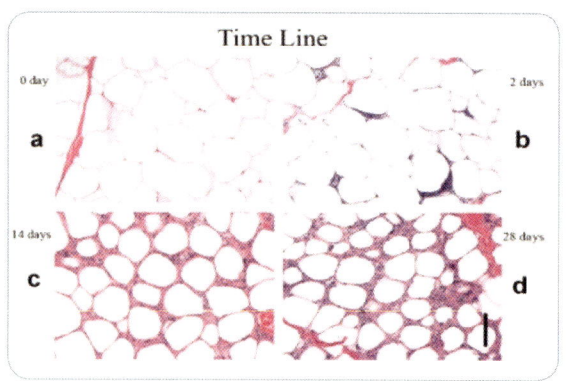

그림 1. 시간에 따라 지방세포 분해되는 time line

01 작용기전

지방세포는 피부와 피하조직 내의 세포 중에서 차가움에 더 민감한 것으로 알려져 있다. 물론 지방세포는 열에 민감하므로 많은 의료진들이 고주파 비만 장비들을 활용하고 있다. 냉동지방분해술은 피부 표피나 진피층에 영향을 미치지 않고 선택적으로 지방세포에만 영향을 준다. 이렇게 할 수 있는 이유는 기계를 통하여 일정 시간 이상 진공 흡입을 하며 차가운 상태를 만들어 주면 혈류가 방해되어 지방조직이 결정화되는 현상이다.

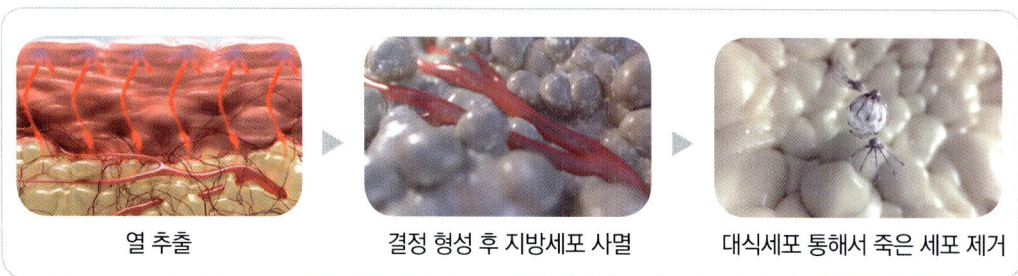

열 추출 → 결정 형성 후 지방세포 사멸 → 대식세포 통해서 죽은 세포 제거

그림 2. 지방세포가 파괴되는 과정

열 추출에 의한 허혈성 손상이 세포 부종, Na-K-ATPase 활성의 감소, adenosine triphosphate의 감소, lactic acid의 증가, mitochondrial free radical 유발 등을 통하여 지방세포 내에서 세포 손상을 촉진한다. 즉 냉동지방용해술은 영하 이하의 온도(subzero temperature)에 노출시켜 피하지방층 감소를 유발한다. 대식세포에 탐식되어 몸에서 제거된다. 시간이 지나면 지방세포의 세포 자멸(apoptosis)로 인한 염증 과정이 시작된다. 지방세포의 부피의 감소와 소엽 사이 중격 두께의 증가가 보이기 시작하면서 지방세포의 크기와 숫자가 감소하는 현상을 본다.

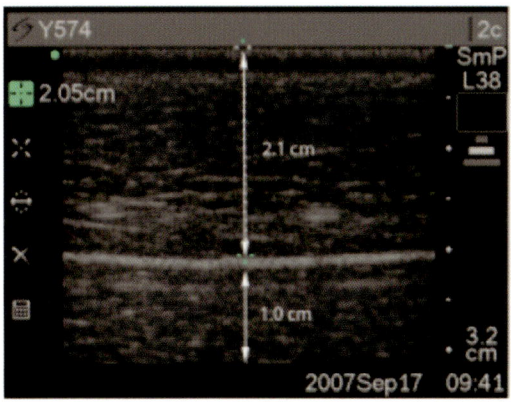 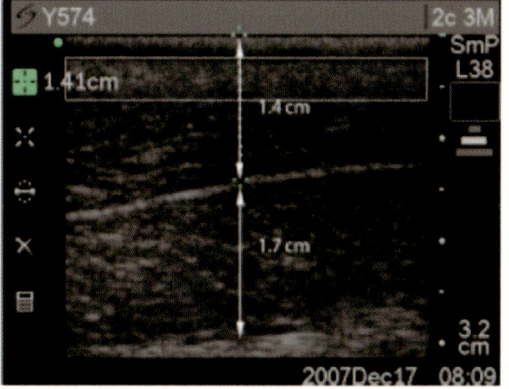

사진 1. Pig Model에서 지방층 감소 연구
초음파상 90일 차에서 33% 지방층 두께 감소가 보인다.

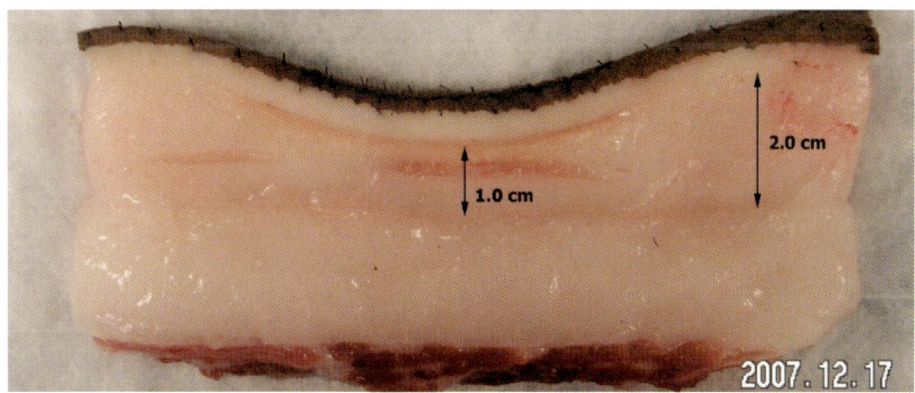

사진 2. 육안 병리학으로 표피지방층 1cm(50%) 감소

표 1. 비침습적 시술의 종류

Energy	Device (Company)
Mechanical suction	Endermologie (LPG Systems)
Mechanical suction and thermal	TriActive (Cynosure)
	SmoothShapes (Cynosure)
Radiofrequency	VelaShape (Syneron Candela)
	VelaSmooth (Syneron Candela)
	Thermage (Solta Medical)
	Accent (Alma Lasers)
	TiteFX (Invasix)
	Vanquish (BTL Industries, Inc)
	Exilis (BTL Industries, Inc)
Ultrasound	Ultrashape (Ultrashape)
	Liposonix (Solta Medical)
	VASERShape (Solta Medical)
Cryolipolysis	Coolsculpting (Zeltiq)
Low-level light laser	Zerona (Erchonia Medical, Inc)

표 2. 냉동지방분해술 지방흡입 수술

	냉동지방분해술	지방흡입 수술
비만 치료 FDA, KFDA 승인	O	X
마취 없음	O	X
일상생활 지장 없음	O	X
통증 없음	O	X
흉터 없음	O	X
효과 지속성	O	O
지방세포 파괴 범위	O(지방세포만 파괴)	(주변조직 함께 파괴)

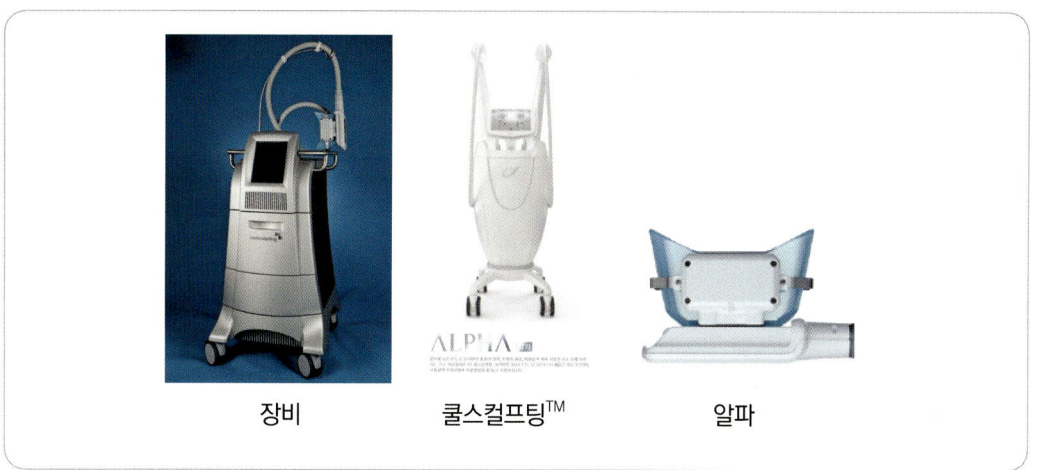

사진 3. 냉동지방분해술 장비

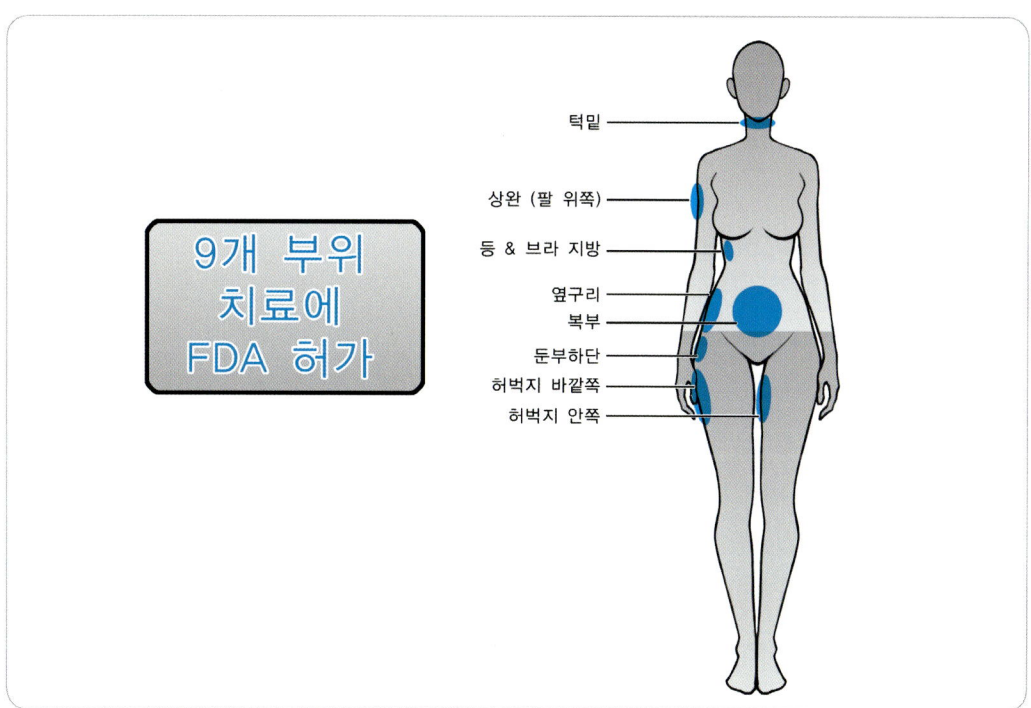

그림 3. 냉동지방분해술 가능한 부위

4. 냉동지방분해술

표 3. 비만 시술의 종류

Technology	Mechanism of action	Pain level	Side effects	Treatments needed(n)
High-intensity focused ultrasound	Necrosis	High	Massive bruising and tederness up to 2 weeks	1~2
Unipolar radiofrequency	Apoptosis	Medium	Redness and tenderness for 1~3 days	2~3
Low-level laser therapy	Apoptosis	None	None	6
Acoustic wave therapy	Apoptosis	None	None	8
Cryolipolysis	Apoptosis	Low	Numbness and bruising for up to 7 days	1~2

02 임상 효과

냉동지방분해술은 부위, 연령, 피하지방 두께, 보조요법, 횟수, 강도 그리고 일상생활에 따라 효과가 좌우된다. 평균적으로 2mm에서 5mm 지방층 감소가 있으며 최소한 3회 이상 치료가 필요하다.

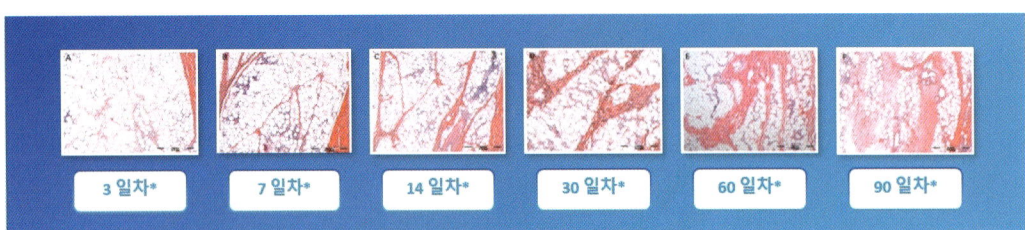

사진 4. 돼지 모델의 지방조직 냉기 노출에 따른 염증 반응의 진행

03 시술 과정

1) 의료진 상담 통해서 시술이 가능한지 확인
2) 시술 부위 위치와 방향 확인
3) 시술 부위 디자인
4) 동상 예방을 위해 보호패드 부착
5) 부위에 어플리케이터 부착 후 강도 및 시간 결정
6) 시술 후 멍 및 발진이 생길 수 있다.

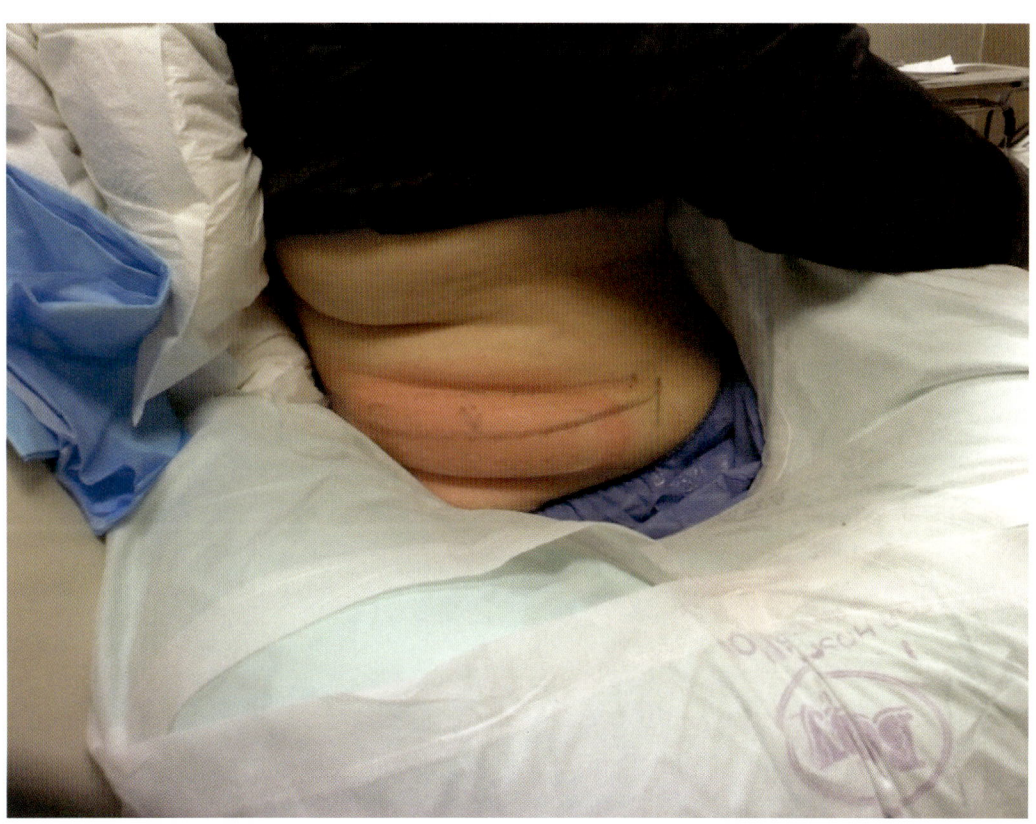

사진 5. 시술 후 발진

04 금기 대상자

1) 한랭글로불린혈증(cryoglobulinemia)
2) 발작성 한랭혈색소뇨증(paroxysmal cold hemoglobinuria)
3) 저온 응집병(cold agglutinin test)
4) 임산부
5) 항응고제를 복용하는 환자
6) 감염, 상처 있는 환자

05 주의 사항

1) 한랭 두드러기, 레이노병, 동상
2) 추위에 대한 알려진 과민증
3) 과당, 글리세린, 이소프로필 알코올 또는 프로필렌글리콜에 대한 알려진 과민증 또는 알레르기
4) 시술할 부위의 말초 순환 장애
5) 대상포진 후 신경통 또는 당뇨병성 신경병증 같은 신경 관련 장애
6) 피부 감각 이상
7) 시술할 부위에 최근 수술 또는 반흔 조직
8) 치료할 부위에 생긴 습진, 피부염 또는 발진
9) 심박조율기, 제세동기 등 능동 이식기기를 통해 직접 시술을 수행할 때의 영향은 알려진 바 없음
10) 탈장 또는 복직근 분리

06 냉동지방분해술 후 증상

1) 발진, 홍조, 멍, 부종
2) 압통, 경련, 쑤시는 증상
3) 소양증, 민감함, 저림, 신경통
4) 무감각한 증상(2~4주)
5) 드문 증상
   - 동상 혹은 동창
   - 피부 경화
   - 과다 색소 침착(fitzpatrick type IV부터 주의)
   - 기이성 지방 증식
   - 괴사

표 4. Complications for cryolipolysis from reviewed articles

Author	Patient(n)	Erythema	Bruising	Swelling (infiltrate)	Sensitivity	Pain	Miscellaneous
Sasaki, 2014[20]	112	100% for several days	n/a	n/a	3% reported dysesthesia and hypersensitivity for 2~3wks	n/a	n/a
Garibyan, 2014[19]	11	100% for up to 1week	n/a	100% at 10 min after treatment, 18% at 1wk, 9% at 2 weeks, and 0% at 3wks	73% reported decreased sensation at 3wks and 18% reported at 2mos	55% at 10min after treatment(36% mild pain, 18% moderate pain), 0% at 1wk, 2wks, 3wks, or 2mos n/a	n/a
Jalian, 2014[24]	1	n/a	n/a	n/a	n/a	n/a	3mos after treatment, patient noted gradual, nontender growth of tissue at the site and in the shape of treatment area(stabilized in size by 5mos after treatment)
Boey, 2014[12]	17	n/a	n/a	n/a	One subject reported slight numbness in the massaged side for 8wks	n/a	n/a

Author	Patient(n)	Erythema	Bruising	Swelling (infiltrate)	Sensitivity	Pain	Miscellaneous
Stevens, 2013[32]	528	n/a	n/a	n/a	0.6% reported mild to moderate pain or neuralgia for up to 4days	n/a	n/a
Dierickx, 2013[18]	518	100% immediately	9.8% at 1mo	2.5% for up to 1mo	0.4% reduced recovered at 1mo, 2.5% increased at 1mo, 2.5% increased recovered at 1mo	96% reported minimal to tolerable, 4% reported severe pain(during treatment)	52% reported clay-like feel at site(immediate), 48% reported stiff at site(immediate), one patient had vasovagal reaction
Shek, 2012[13]	1 treatment: 21; 2 treatments: 12	1 treatment: 23.8% at site (immediate)	1 treatment: 9.5% for up to 1wk	n/a	1 treatment: 28.6% reported numbness for up to 3mos	n/a	n/a
Ferraro, 2012[15]	50	n/a	n/a	n/a	n/a	n/a	n/a
Klein, 2009[35]	40	n/a	n/a	n/a	n/a	2.5% reported pain at treatment site at 1wk	n/a
Dover, 2009[34]	32	n/a	n/a	n/a	n/a	n/a	n/a
Riopelle, 2009[17]	10	n/a	n/a	n/a	n/a	n/a	n/a
Lee, 2013[16]	14	n/a	21.40%	n/a	n/a	28.6% reported mild(7.1%), moderate(14.3%), and severe(7.1%) pain at time of procedure	7.1%($n = 1$) noticed bloodtinged stool

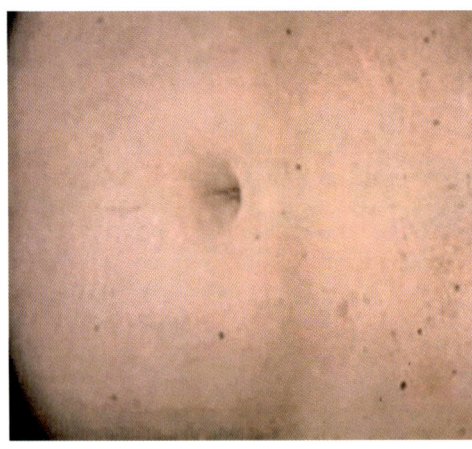

사진 6. 시술 5개월 후

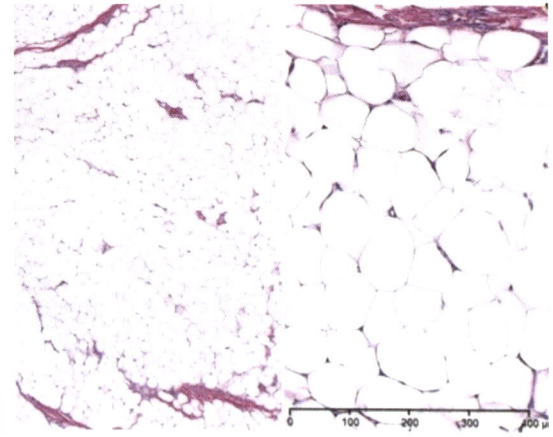

사진 7. 지방세포에 조직검사 및 확대 사진

냉동지방분해술 후 0.0041% 확률로 paradoxical adipose hyperplasia이 생길 수도 있다. 이러

한 드문 부작용이 생길 수 있지만 대부분 문제는 없다. 부작용을 예방하기 위해서 시술 부위를 5~10분 동안 마사지한다. 또한 젤패드 부착을 정확히 시술 부위에 하면 더욱 안전하게 시술할 수 있다.

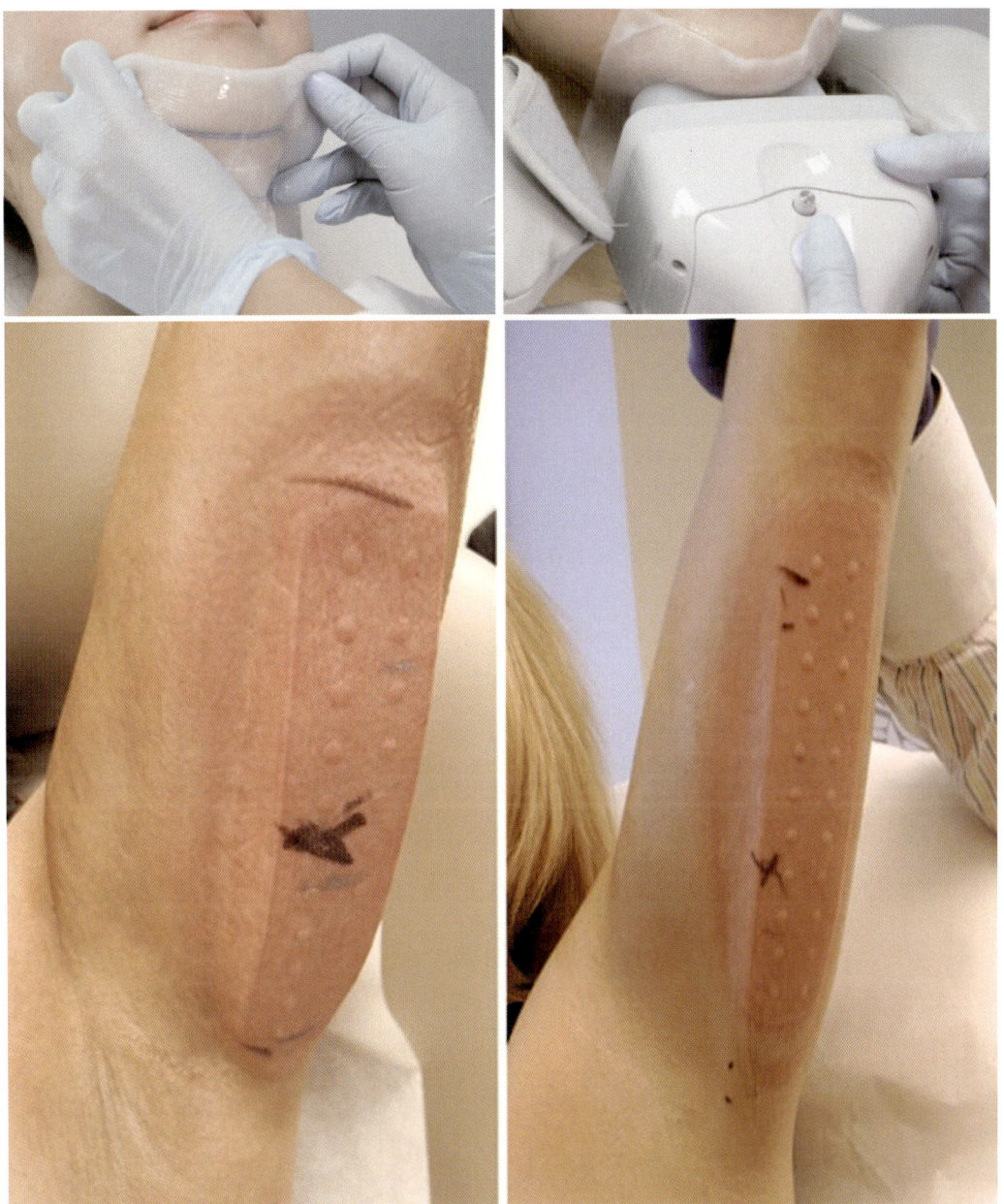

사진 8. 시술 직후 정상적인 현상

시술 후 통증은 있을 수 있지만 일시적이고 통증과 관련 논문 결과는 다음과 같다.

표 5. Summarized pain scores show average pain 1.0 during treatment with full resolution at the 12-week visit

Pain score	During tx	Immediate post-tx	Before discharge	1Week	4Weeks	12Weeks
Mean	1.0	1.6	0.8	0.3	0.1	0.0
SD	1.2	2.1	1.5	0.8	0.6	0.0

Scale: 0(no pain) to 10(worst possible pain)

표 6. 흔한 부작용 및 경과 관련표
Clinical assessment data showing that most side effects resolved by the 12-week visit except numbness

Assessment parameter	Immediate Post-Tx				1 Week		4 Weeks				12 Weeks			
	0	1	2	3	No	Yes	0	1	2	3	0	1	2	3
Bruising	60	0	0	0	60	0	60	0	0	0	60	0	0	0
Erythema/purpura	0	10	50	0	58	2	60	0	0	0	60	0	0	0
Edema/swelling	30	17	13	0	58	2	60	0	0	0	60	0	0	0
Numbness	36	18	5	1	12	48	24	31	5	0	52	6	2	0
Tingling	51	7	2	0	58	2	58	0	2	0	60	0	0	0

Scale: 0 = none, 1 = minor, 2 = moderate, and 3 = severe

미국 FDA에서 공식적으로 복부 및 허벅지 부위 시술을 인정한다.

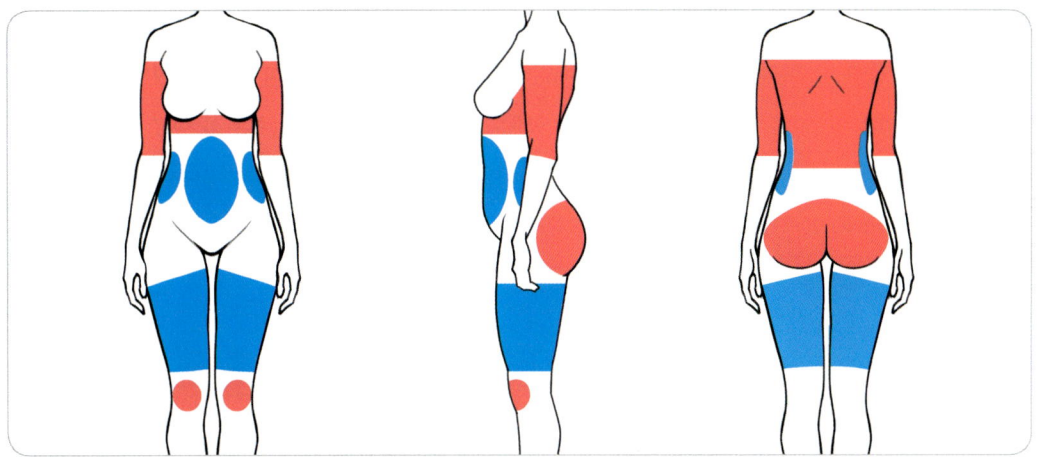

그림 4. 파란색은 인정, 보라색은 off-label

팔은 FDA에서 아직 off-label이지만 미국 의사 Jean Carruthers는 dematologic surgery에서 발표한 논문에서 1회 냉동지방분해술에서 팔에서 평균적으로 3.2mm 감소 효과가 있었다고 한다.

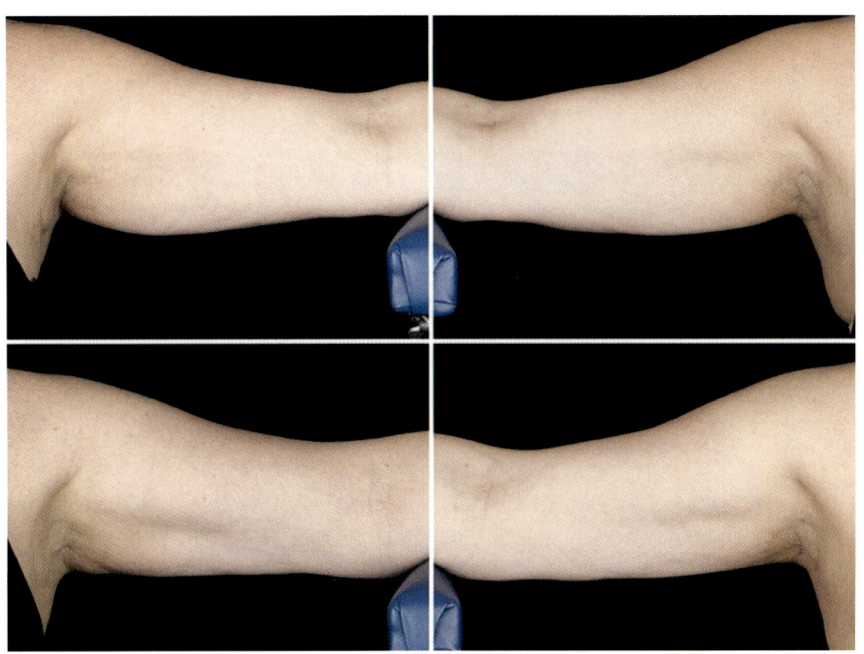

사진 9. 팔 냉동지방분해술 좌우 전후 사진

07 허벅지 비만

비만 시술 중에서 허벅지 시술은 많은 비중을 차지하고 있다. 여성들이 남성에 비해 허벅지 비만 많은데 그 이유는 남성이 비해 지방세포 수가 많고 여성호르몬인 에스트로겐이 지방세포를 하체에 축적시킨다. 해부학적으로 여성들이 골반이 넓어서 지방세포가 축적되는 경우가 많다. 또한 여성은 유전적으로 에너지를 저장하는 백색지방이 복부보다 허벅지에 많이 분포되어 있다.

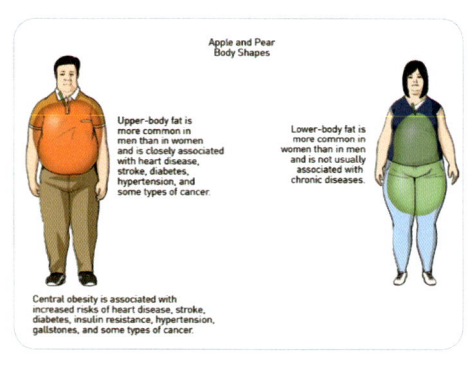

그림 5. 중앙 집중형 비만 대 하체 비만   그림 6. 지방세포와 호르몬 관계

허벅지 적용 부위는 다음과 같다.

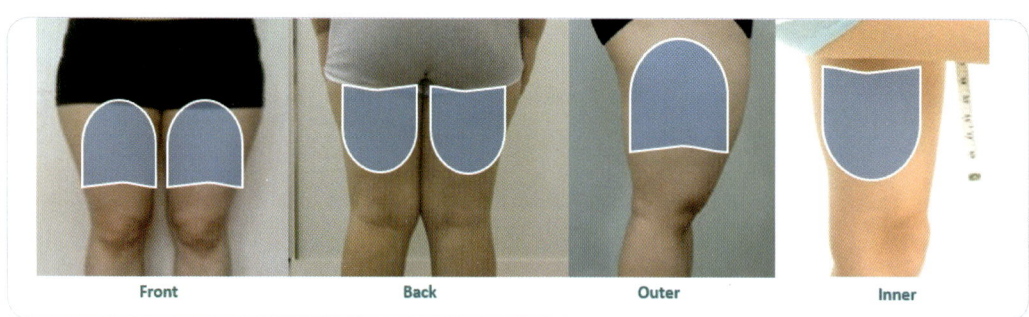

사진 10. 허벅지 디자인 (앞, 뒤, 바깥쪽, 안쪽)

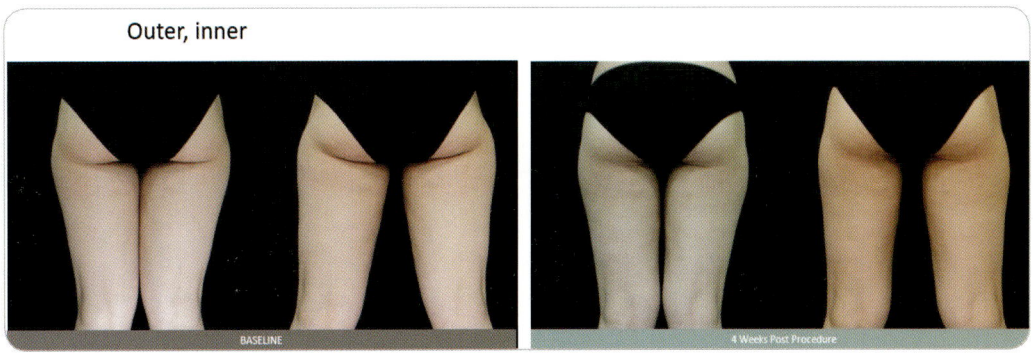

사진 11. 허벅지 냉동지방분해술 4주 후

허벅지 냉동지방분해술을 하면 오금(plantaris)에 주의할 필요가 있다. 신경 손상이 유발될 수 있으며 허벅지 저린 증상 및 감각 이상이 생길 수 있다. 이것을 예방하기 위해 허벅지의 신경 분포를 해부학적으로 알 필요가 있다. 시술 후 마사지를 하면 신경 손상부터 다른 부작용을 줄일 수 있다.

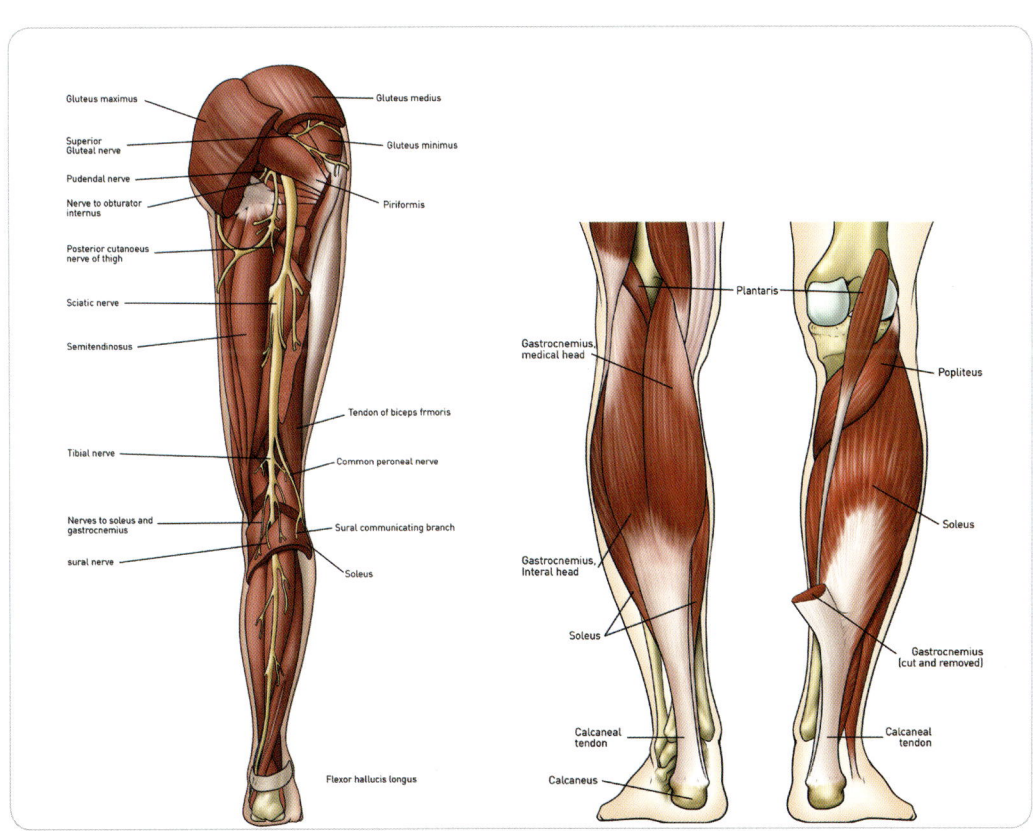

그림 7. 허벅지 해부학

4. 냉동지방분해술　333

08 복부비만

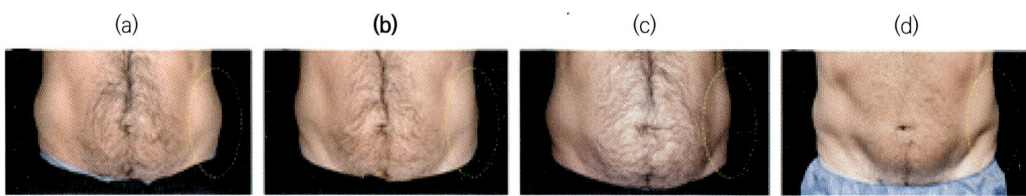

사진 12. 좌측 옆구리에서 2회 냉동지방분해술을 받은 48세 남자
(a) 시작 전, (b) 2개월 후, (c) 2년 후, (d) 6년 후(6년 동안 5kg 감량한 상태)

크라이오테라피(Whole body Cryotherapy)는 냉동지방분해술을 전체 몸의 지방을 감량하고 칼로리를 소모하는 기술이다. 약 3분간 초저온 냉각 사우나 환경에 신체를 노출하면 다음과 같은 효과가 나타난다.

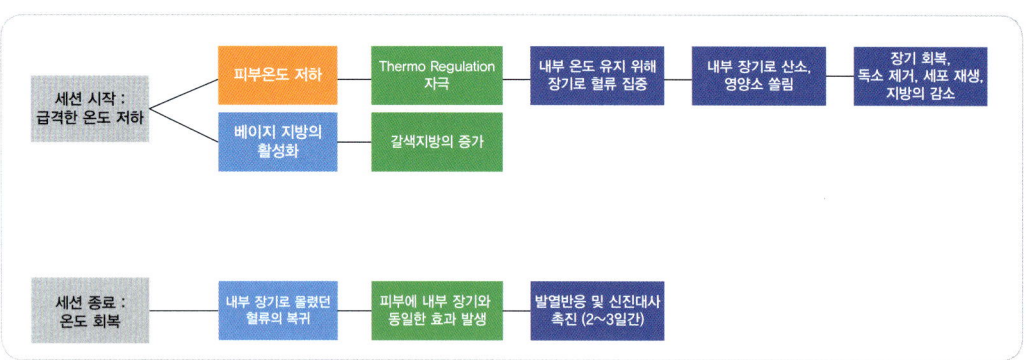

그림 8. Whole body cryotherapy 치료 관리

- 지방세포 감소 및 칼로리 소모 촉진(약 800kcal)
- 피부 탄력
- 셀룰라이트 감소
- 피로 해소 및 근육통 완화
- 면역력 강화

저체온 치료는 17세기부터 회복을 위해서 시작되었다. 1978년 일본 의학소모를 박사 토시로 야마구치가 류머티스 관절염 환자들의 아픔을 냉기로 완화해 준 것이 그 시초이다. 이러

한 치료는 몸에 있는 갈색지방세포를 활성화시켜서 신진대사를 촉진시키고 염증 완화 효과가 있다. 환자의 피부를 2~3분 동안 영하 110℃에 노출시켜서 칼로리 소모를 유도한다. 그렇지만 크라이오테라피가 비만 치료에 도움된다는 논문은 없는 상태이다.

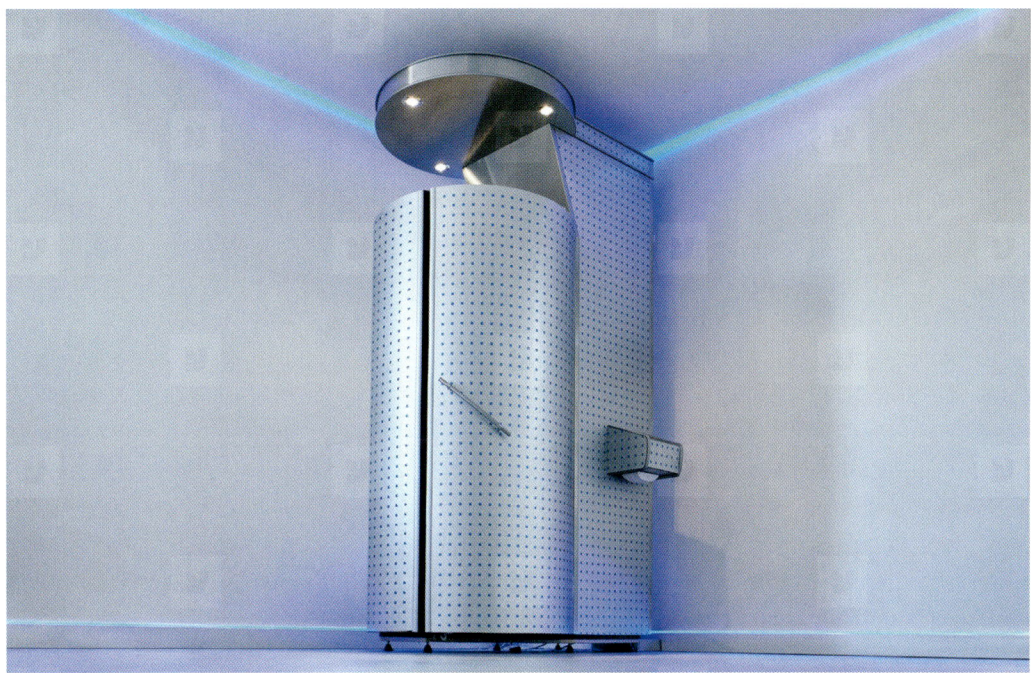

사진 13. 크라이오테라피 기계

참고문헌

- 대한피부과학회지 2016;54(5):325 328.
- Smith J, et al. Clin Sci.(Lond.) 2006;110:1–9; 2. Spalding KL, et al. Nature. 2008;453:783–7.
- Spalding KL, *et al. Nature* 2008;453:783–7; 3. Arner P, Spalding KL. *Biochem Biophys Res Commun* 2010;396:101–4.
- Manstein D, *et al. Lasers Surg Med* 2008;40:595–604.
- Zelickson B, *et al. Dermatol Surg* 2009;35:1462–70.
- Nassab, Reza, et al. Aesthetic Surgery Journal 2015, Vol 35(3) 279–293.
- Mulholland RS, Paul MD, Chalfoun C. Noninvasive body contouring with radiofrequency, ultrasound, cryolipolysis and low-level laser therapy. Clin Plastic Surg. 2011;38: 503-520.
- Plast Reconstr Surg. 2015 Jun; 135(6): 1581–1590.
- JAMA Dermatol. 2014 Mar;150(3):317-9. doi: 10.1001/jamadermatol.2013.8071.
- Clinical, Cosmetic and Investigational Dermatology.26 June 2014 Volume 2014:7 Pages 20-205.
- Dermatologic Surgery43(7):940-949, July 2017.
- Journal of Cosmetic Dermatology, Volume: 15, Issue: 4, Pages: 561-564, First published: 23 June 2016, DOI: (10.1111/jocd.12238).

Chapter 5 체외충격파

고정아 고정아클리닉

 셀룰라이트는 여성의 해부학적 특성에 따라 엉덩이, 허벅지 등에 생기는 문제로 피부 표면이 오렌지 껍질, 매트리스 모양으로 울퉁불퉁하게 보이는 해부학적·형태학적 변화 상태를 의미한다. 여성은 출산, 수유 등을 위해 허벅지, 복부 등에 지방이 붙도록 호르몬 및 호르몬 수용체가 발달하며 피부 및 피하지방층의 구조가 다르므로 특히 하체 비만, 하체 셀룰라이트가 발달하기 쉽다.

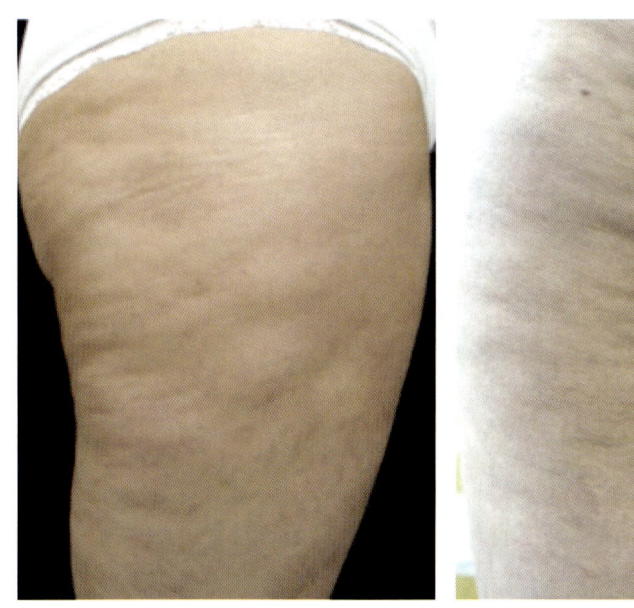

사진 1. 셀룰라이트의 모습

피부가 울퉁불퉁하게 보이지만, 혈액순환, 림프순환 이상으로 생긴 지방조직의 변형과 미세순환 부전으로 피하지방, 주위 조직 그리고 피부에까지 복합적인 변화를 보이는 질환이다. 이전에는 질환으로 생각하지 않았지만, 셀룰라이트로 인해 삶의 질이 떨어진다는 연구 결과들이 나오면서 모양만의 문제가 아니라 순환과 관련된 몸의 이상을 반영하는 질환으로 보기 시작했다.

셀룰라이트는 근막의 기능과도 연관되어 있는데 근막은 위로는 피하지방층, 아래로는 근육과 부착된 구조물이다. 근막의 형태와 기능은 이와 부착된 주위 구조에 직접적으로 영향을 주며, 근막과 연결된 림프계, 혈관계의 기능과도 연결되어 근막의 기능 저하가 곧 림프계의 순환 부전과 셀룰라이트 형성으로 이어지는 것이다.

01 셀룰라이트의 형성 과정

셀룰라이트가 생겨나는 과정은 다음과 같다[그림 1].
(1) 혈관 기능 이상, 혈액순환 이상으로 혈액 속 물질들이 주위로 새어나오고 국소 부종이 발생한다.
(2) 부종 및 새어나온 물질로 인해 피하지방층 주위 조직에 대사 이상, 구조 이상이 발생한다.
(3) 주위 조직의 압력이 올라가고, 국소적인 염증이 발생하며, 지방세포와 지방세포 주위에 결절 등이 생기고 단단해져 간다.
(4) 지방조직 및 주위 결합조직이 섬유화되며 단단하게 피부 위까지 밀어서 울퉁불퉁한 모양이 생긴다.

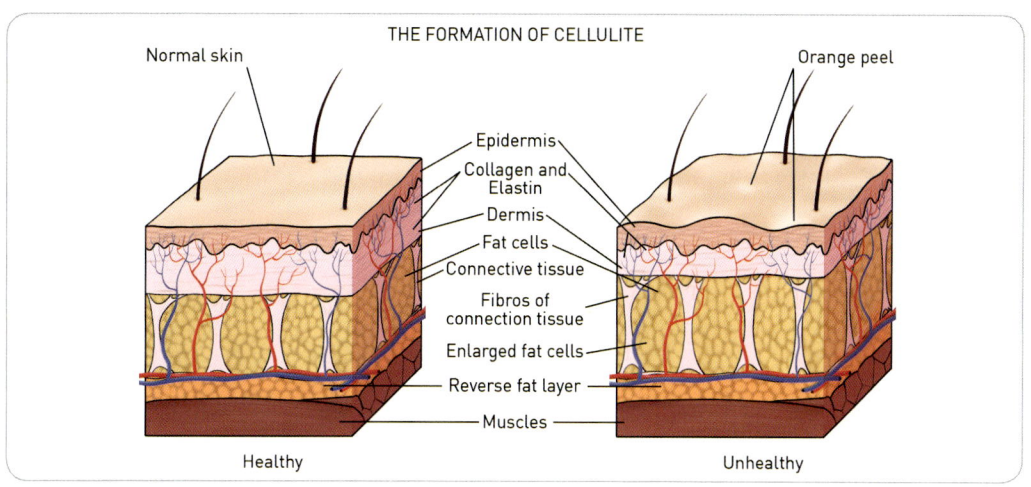

그림 1. 셀룰라이트의 형성

02 여성에게 셀룰라이트가 많은 이유

여성에게 셀룰라이트가 많은 이유는 지방층의 성별 구조 차이 때문이다. 지방세포는 지방층 안에 있고, 지방세포들이 주위 막에 의해 둘러싸여 있다. 여성의 셀룰라이트를 매트리스 같다고도 부르는데, 말 그대로 여성의 경우 매트리스처럼 수직 구조로 지방층이 나누어져 있어 지방세포 주위를 둘러싸는 조직과 막이 딱딱해지면 피부 표면까지 울퉁불퉁하게 밀려 보이게 된다. 남성은 다이아몬드처럼 치밀하게 그물 모양으로 지방층이 나누어져 있어서 지방층이 커지거나 딱딱해져도 표면으로까지 울퉁불퉁하게는 잘 보이지 않는 것이다[그림 2].

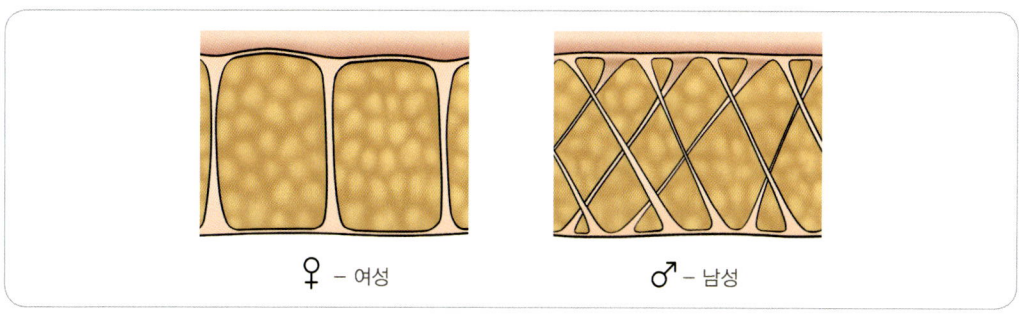

그림 2. 남성과 여성의 지방조직의 구조 차이

03 셀룰라이트가 잘 생기는 요인

셀룰라이트의 형성기전을 이해하면 호발하는 요인들을 이해할 수 있다.
(1) 인종: 백인이 더 많음
(2) 가족력: 내분비대사 이상, 영양 결핍 등과 연관
(3) 체형: 특히 척추 주위, 자세
(4) 호르몬 불균형: 피임약 등 포함, 생리불순 등
(5) 장내 세균층 이상: 장 누수 증후군
(6) 자세 문제: 발의 구조, 신발
(7) 생활 습관: 식이, 수면, 운동 패턴
(8) 외부 압박 조건: 타이트한 옷, 스키니 바지 등이 피하지방층 등의 미세순환을 방해, 대사적 저산소증 상태
(9) 흡연

04 셀룰라이트의 단계

셀룰라이트는 심한 정도에 따라 단계별로 나누는데, 그 내용은 다음과 같다.

0단계: 피부 표면에 이상이 관찰되지 않음
1단계: 가만히 서 있을 때는 관찰되지 않지만, 근육 수축 시 또는 핀치 테스트로 주위 조직을 잡으면 울퉁불퉁함이 보이는 상태
2단계: 단지 서 있기만 해도 오렌지 껍질 모양이 뚜렷하게 관찰되는 상태
3단계: 2단계 상태에 더해서 융기되거나 꺼진 덩어리가 관찰되는 시기

표 1. 셀룰라이트의 단계별 분류(Classification of cellulite)

Classification	Evaluation results
Degree or stage 0	There is no alteration to the skin surface
Degree or stage I	The skin of the affected area is smooth while a subject is standing or lying down, but undulations on the skin surface can be seen on pinching the skin or during muscle contraction
Degree or stage II	The "orange peel" or "mattress" appearance is evident when standing, without the use of any manipulation(skin pinching or gluteus muscle contraction)
Degree or stage III	Presence of alterations described in second degree or stage II, plus presence of raised and depressed areas and nodules

05 이론적 배경 및 작용기전

 셀룰라이트는 크게 지방형 셀룰라이트와 섬유 부종형 셀룰라이트 두 가지가 있다. 지방형 셀룰라이트 개선을 위해서는 순환을 촉진시키고, 지방세포를 감소시키는 시술이 결합되어야 하고, 섬유 부종형 셀룰라이트 개선을 위해서는 섬유화된 조직을 부드럽게 하고, 해당 부위의 부족한 산소와 대사 상태를 개선시키는 시술이 필요하다.

 셀룰라이트는 미세 순환부전 및 그로 인한 지방층의 변성으로 발생하므로 이를 해결하기 위해서 체외충격파의 활용도가 높아진다. 체외충격파는 피부 및 피하지방층과 주위 조직의 혈액 및 림프순환을 촉진하고, 신혈관 혈성을 유도한다. 단단해진 근막 및 섬유조직과 피하지방층을 스무딩시켜 준다[사진 2]. 충격파 에너지는 산화질소 유리를 촉진하여 조직의 저산소증 상태를 개선하고, VEGF, TGF 등의 성장인자 분비를 촉진하여 염증을 완화하고 상처 치유 과정을 돕는다[그림 3]. 그뿐만 아니라 세포를 둘러싸고 있는 세포외기질과 세포 간의 활발한 물질 교환을 일으켜 세포 주기를 정상화하고, 콜라겐 리모델링을 도와 피부 진피층을 탄탄하게 비후시키고 피부 탄력을 높이는 데 도움이 된다[사진 3].

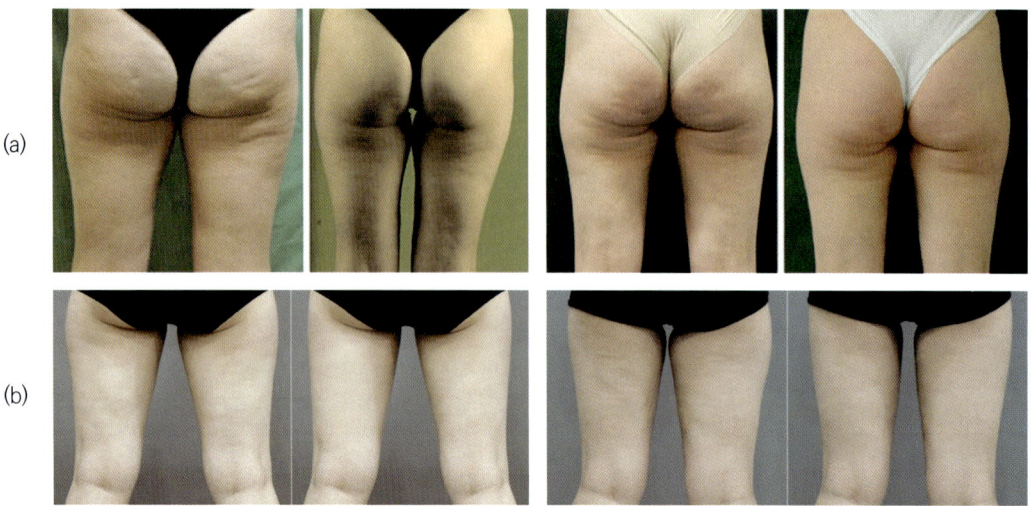

사진 2. (a) 집중형 충격파 전후 셀룰라이트 개선(Knobloch K et. al)
(b) 방사형 압력파 전후 셀룰라이트 개선(고정아의원)

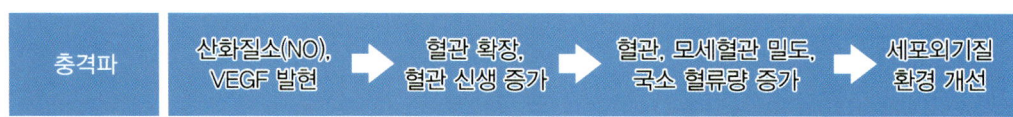

그림 3. 충격파의 산화질소 유리 효과(ESWT in aesthetic medicine, burns & dermatology)

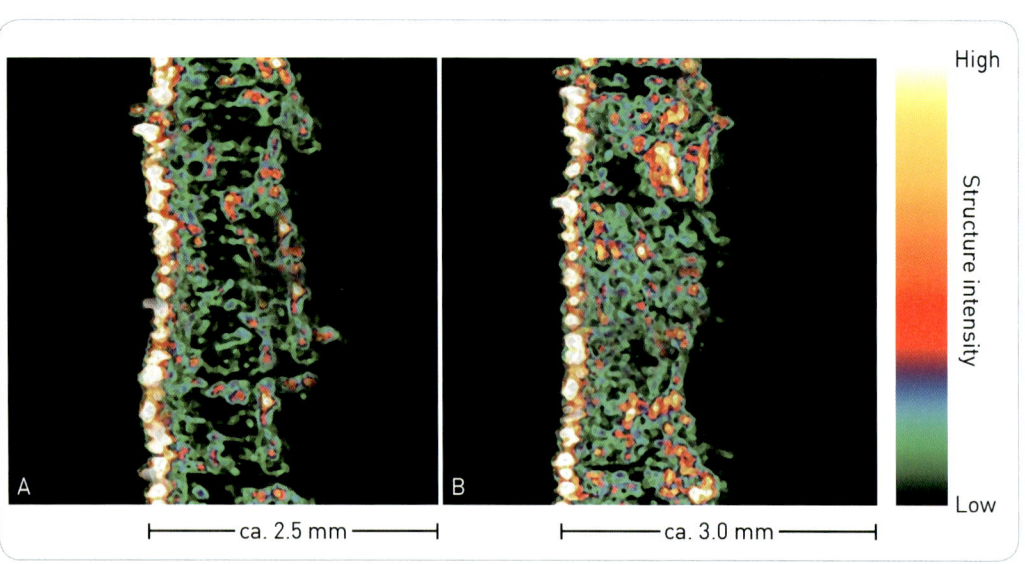

사진 3. 방사형 압력파 전후 dermascan 이미지(christ C, et.al)

06 기기 종류 및 설명

체외충격파는 초음파의 속도로 전달되며 강력한 에너지를 보유하는 음파로, 번개가 치는 동안 비행기가 음속을 돌파하는 경우와 같이 폭발적인 에너지가 발생하는 환경에서 발생한다고 해서 충격파(shock wave)라고 불리었다. 초기에는 고에너지로 비뇨기과 영역에서 요로결석 등을 치료하기 위해 이용되었으며, 이후 에너지 수준을 조절하여 퇴행성 힘줄 질환, 근육 손상 등을 포함한 근골격계 질환의 치료에 응용되어 왔다[그림 4].

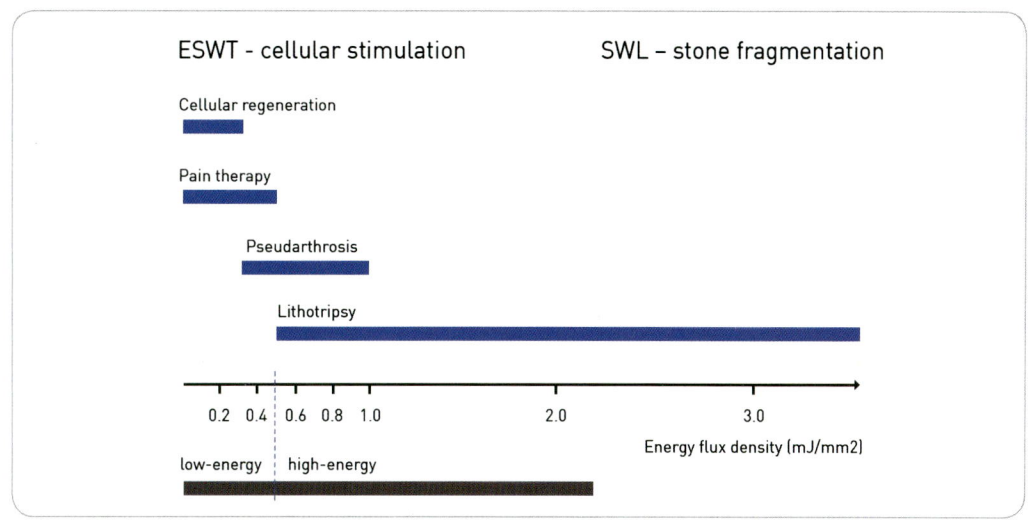

그림 4. 의학에서 사용되는 충격파의 적용과 상대적인 에너지 수준

비뇨기과, 정형외과, 재활의학과에서 주로 이용되어 온 충격파가 미용의학에 사용되기 시작한 것은 우연한 발견이었다. 근육 장애를 가진 환자를 치료하는 동안 치료 부위의 가동성이 좋아지면서 동시에 피부 표면이 매끈해지고 사이즈 감소가 관찰된 것이다. 이후 주로 방사형 충격파가 미용의학에 도입되었다.

방사형 충격파 또는 압력파(pressure wave)로 부르는 **radial wave**는 파동이 운동에너지로 체내에 전달되며 조직에 진동을 일으켜서 미세순환을 개선하고 대사 작용의 증가를 유도하며, 단단하거나 유착되어 있는 울퉁불퉁한 조직을 스무딩시켜 주는 효과가 있다.

집중형 충격파(Focused wave)는 번개가 치는 동안 또는 비행기가 음속을 통과하는 경우와 같이 폭발적인 에너지가 생성되는 환경에서 발생한다. 충격파가 높은 양압(positive pressure)의 진폭(amplitude)를 가지고 있다. 충격파가 조직을 통과하는 동안 발생하는 압력, 인장력, 전단력이 세포와 세포외기질을 자극하고 흥분을 유도한다. 조직의 성장인자 분비를 유도하고 신생혈관 생성을 자극하는 에너지를 전달한다[그림 5].

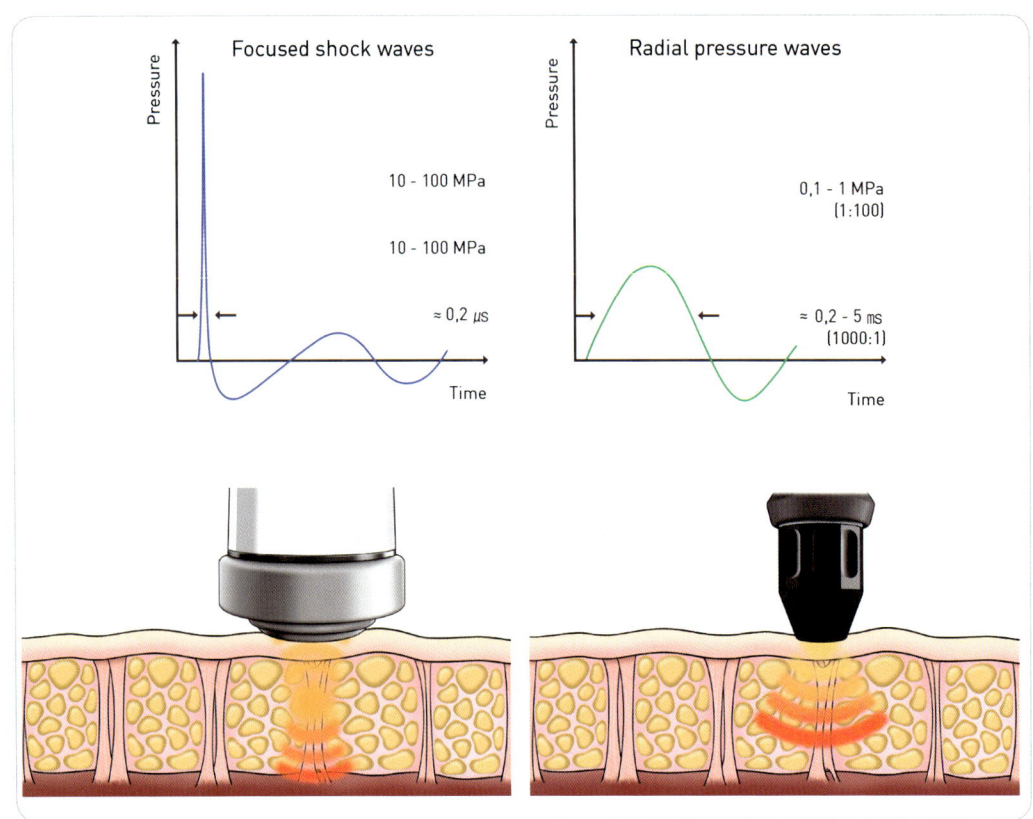

그림 5. 집중형 충격파와 방사형 압력파

두 종류의 충격파를 활용하여 혈액순환을 촉진하고, 림프액의 흐름을 원활하게 하며, 근막과 세포외기질에서 재생인자 분비를 촉진하며 국소 염증을 개선하여 셀룰라이트가 생기는 원인을 치료한다.

07 Setting, 적정 parameter 및 시술 방법

집중형 충격파와 방사형 압력파의 주요한 차이점은 다음과 같다.

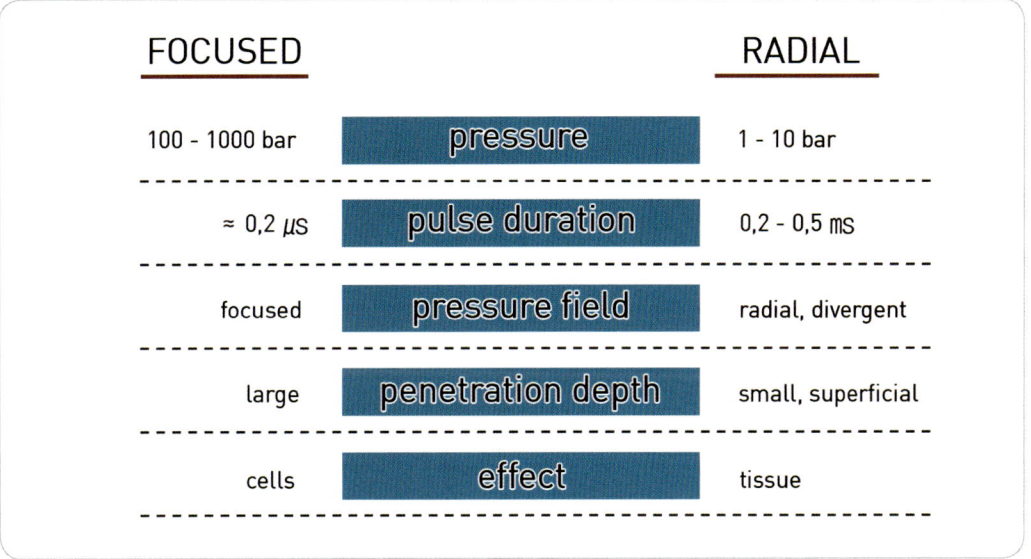

그림 6. 충격파와 압력파의 주요한 차이점

셀룰라이트 치료를 위해서는 일주일에 1~2회 8회 이상 치료를 진행하는데 주로 방사형 압력파가 이용된다.

표 2. 방사형 압력파

치료 목적	셀룰라이트 치료
세션	8~12회
치료 빈도	1~2회 / 일주일
샷/치료 부위당	2000~4000샷
에너지(bar)	1.0~3.0
주파수	8~12Hz

(1) 방사형 압력파

치료 부위에 맞는 트랜스미터를 장착한다. 셀룰라이트가 있는 몸에 적용할 때는 대개 20mm 사이즈의 트랜스미터를 사용한다. 일반적으로 8Hz 정도 내외로 진행하는데, 이보다 더 높게 하여 순환을 높이는 경우도 있다. 치료 후 부위에 발적이 있을 수 있다.

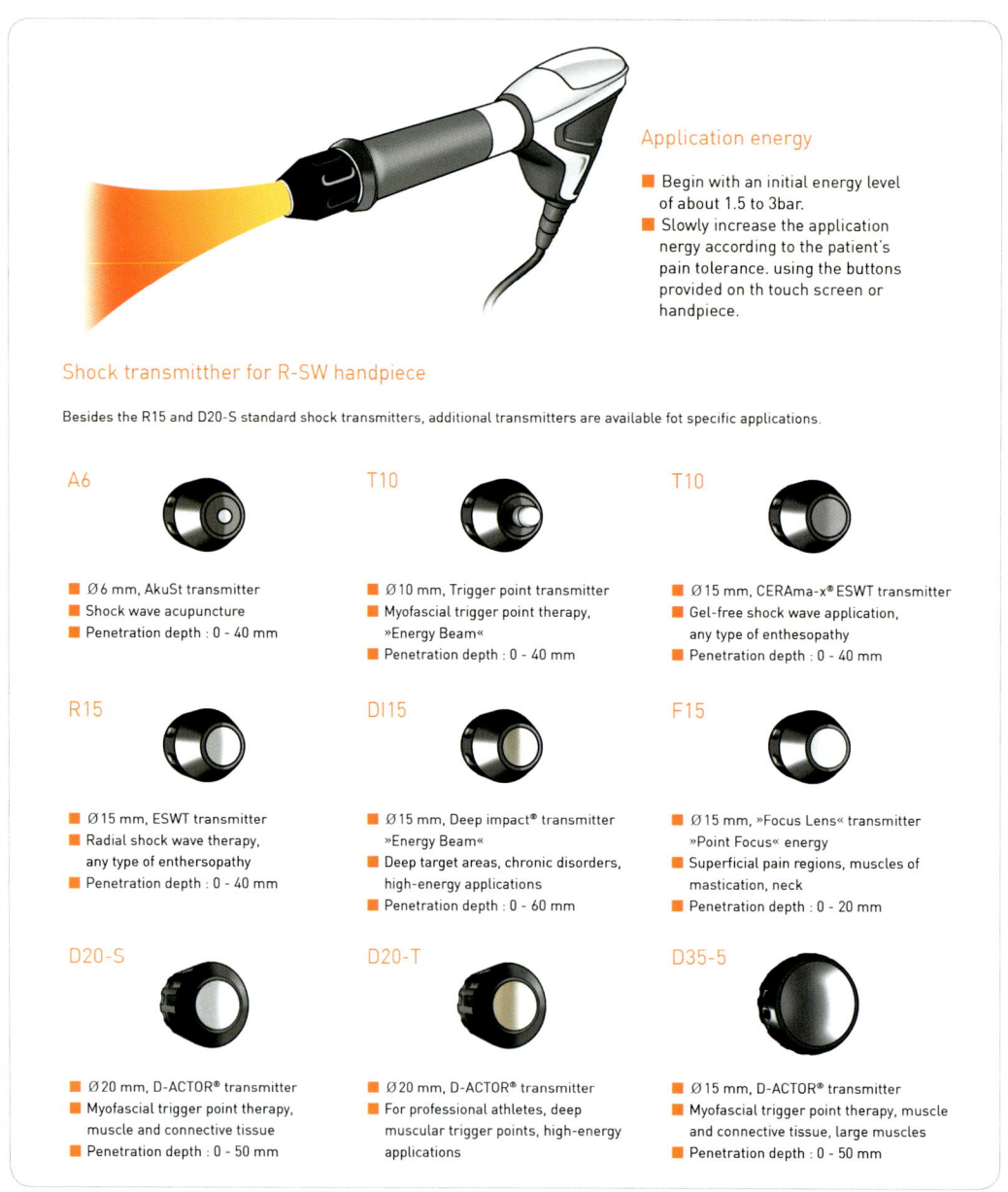

그림 7. 방사형 압력파의 다양한 트랜스미터의 종류(Storz medical)

(2) 집중형 충격파

적용하는 부위에 초음파 겔을 도포하고 피부, 지방층, 병변의 깊이 등을 확인하여 적당한 헤드캡을 장착한다. Hz는 부위와 병변에 따라 다르지만, 초기에는 천천히 진행하다가 점점 Hz를 높이는 방식을 추천한다. 손바닥만한 크기에 2000샷 정도를 적용한다.

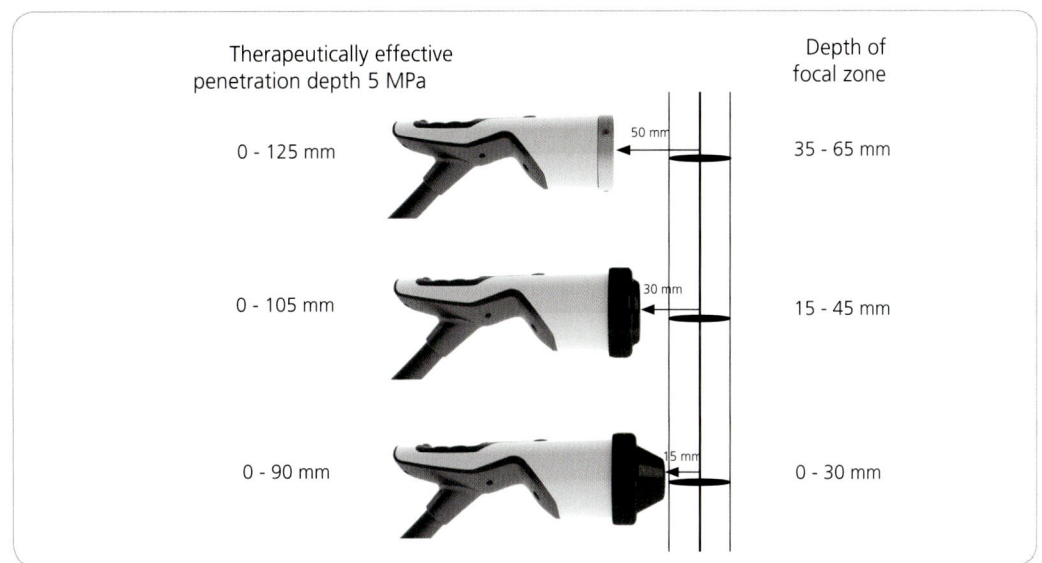

사진 4. 집중형 충격파의 치료 효과 깊이(Storz medical)

(3) 부작용 및 대처법

1) 부작용

① 피부의 붉음증

② 통증

③ 근육통

④ 부종

⑤ 혈종

위와 같은 부작용이 발생할 수 있지만 문제가 될 만큼 자주 나타나지는 않는다. 시술 시 강도 등은 저강도부터 시작하여 점차 늘려나가고, 시술하면서 환자와 지속적으로 소통하는 것이 중요하다.

2) 금기

① 임신
② 혈전증 등의 병력이 있거나 약물 복용 중
③ 혈액 응고 장애 또는 약물 복용 중
④ 심장박동기 착용자
⑤ 폐, 공기가 있는 장기
⑥ 의사소통이 불명확한 소아, 성장 중인 청소년의 성장판
⑦ 진행성 암
⑧ 6주 이내 코티존(cortisone) 치료

이 외 감기 등 바이러스 질환, 전신적 질환, 소모성 질환이 있거나 허약한 환자, 류머티즘 질환자는 의사와 상담 후에 결정해야 한다.

참고문헌

- ABR Rossi, AL Vergnanini.Cellulite: a reviewJEADV200014:251–262.
- Sadick N.Treatment for cellulite.Int J WomensDermatol. 20185(1):68-72.
- Luebberding S, Krueger N, Sadick NS.Cellulite: an evidence-based review.Am J ClinDermatol. 201516(4):243-256.
- Collis N, Elliot LA, Sharpe C, Sharpe DT. Cellulite treatment: a myth or reality: a prospective randomized, controlled trial of two therapies, endermologie and aminophylline cream.PlastReconstr Surg. 1999104(4):1110-4.
- Christ C, Brenke R, Sattler G, Siems W, Novak P, Daser A. Improvement in skin elasticity in the treatment of cellulite and connective tissue weakness by means of extracorporeal pulse activation therapy.AesthetSurg J. 200828(5):538-44.
- Kuhn C, Angehrn F, Sonnabend O, Voss A.Impact of extracorporeal shock waves on the human skin with cellulite: a case study of an unique instance.ClinInterv Aging. 2008;3(1):201-10.
- Siems W, Grune T, Voss P, Brenke R. Anti-fibrosclerotic effects of shock wave therapy in lipedema and cellulite.Biofactors. 2005.24(1-4):275~82.
- Adatto MA, Adatto-Neilson R, Novak P, Krotz A, Haller G.Body shaping with acoustic wave therapy AWT(®)/EPAT(®): randomized, controlled study on 14 subjects.J Cosmet Laser Ther. 2011.13(6):291-6.
- Angehrn F, Kuhn C, Voss A.Can cellulite be treated with low-energy extracorporeal shock wave therapy?ClinInterv Aging. 2007;2(4):623-30.
- Nassar AH, Dorizas AS, Shafai A, Sadick NS.A randomized, controlled clinical study to investigate the safety and efficacy of acoustic wave therapy in body contouring.Dermatol Surg. 2015;41(3):366-70.
- Knobloch K, Joest B, Vogt PM.Cellulite and extracorporeal Shockwave therapy (CelluShock-2009)--a randomized trial.BMC Womens Health. 201010:29.
- Knobloch K, Joest B, Krämer R, Vogt PM.Cellulite and focused extracorporeal shockwave therapy for non-invasive body contouring: a randomized trial.DermatolTher. 20133(2):143-55.
- Hexsel D, Camozzato FO, Silva AF, Siega C.Acoustic wave therapy for cellulite, body shaping and fat reduction. J Cosmet Laser Ther. 201719(3):165-173.
- Knobloch K. ESWT in Aesthetic medicine, Burns & Dermatology. 2018.
- De Lima Morais TM, Meyer PF, deVasconcellos LS, E Silva JC, E Andrade IF, et al. Effects of the extracorporeal shock wave therapy on the skin: an experimental study.Lasers Med Sci. 201934(2):389-396.
- Rohringer S, Holnthoner W, Hackl M, Weihs AM, Rünzler D, et al. Molecular and cellular effects of in vitro shockwave treatment on lymphatic endothelial cells.PLoS One. 20149(12):e114806.

6 엔더몰로지, 저준위 레이저, 최근 유행하는 복합기기의 원리와 종류

Chapter

김지수 닥터유스의원 / 김하진 365mc병원 / 이하니 아이템성형외과의원

비침습적 체형 치료 장비는 다양하게 발전해 가고 있다. 1세대격인 고주파, 초음파, 엔더몰로지, 저준위 레이저에 이어 여러 기전이 작용하는 복합 장비들이 출시되었다. 최근 유행하는 복합기기 중 하나인 트리플바디는 저준위 레이저, 고주파, 중저주파의 시너지 효과로 지방의 융해는 물론 효율적인 배출과 더불어 셀룰라이트 개선에 효과적인 복합 장비이다. 이번 장에서는 앞에서 언급하지 않은 엔더몰로지, 저준위 레이저 그리고 복합 장비인 트리플바디에 대해 다루어 볼 것이다.

01 Endermologie(감압기)

엔더몰로지는 1970년대 후반 프랑스 엔지니어 Loius Paul Guitay(LPG)에 의해 개발되었다. 그는 화상으로 광범위한 피부 손상 및 근육 손상을 입었고 그 결과 조직 유착, 탄성 감소, 혈액과 림프순환의 정체 및 간질액의 정체로 인한 부종 등으로 불편함을 겪고 있었다. 이를 치료하려 수기 마사지를 받았는데, 소모되는 시간과 노력을 줄이기 위해 마사지 기계를 고안하게 된 것이 엔더몰로지의 시초이다. 이처럼 초기에는 화상 환자의 구축 치료 목적으로 사용되다 우연히 셀룰라이트가 개선됨을 발견하게 되었고 1996년 1월 미국에 보급되기 시작하여 1998년 비침습적으로 셀룰라이트를 개선하는 기기로 FDA의 승인을 받게 되었다.

또한 2006년에는 유방 절제 후 발생한 팔의 이차성 림프 부종 개선에 효과가 있다는 FDA 승인을 받은 바 있고, 다양한 원인으로 발생된 부종의 치료로 미용적 측면뿐만 아니라 치료 목적으로도 유럽 등지에서 활발히 사용되고 있다.

(1) 이론적 배경 및 작용기전

엔더몰로지는 마사지사가 조직을 손가락으로 꼬집고 회전하고 압박을 가하는 작용을 재현했다는 데 의의가 있다. 기전은 두 개의 롤러와 흡입기에 의한 작용이며 흡입 강도 및 빈도, 롤러 움직임의 방향과 속도를 조절할 수 있다. 단순히 롤러가 움직인다고 효과가 나타나는 것이 아니라 [그림 1]에서 보는 바와 같이 롤인(roll in), 롤업(roll up), 롤아웃(roll out)이라는 특화된 작용이 있는데, 롤인 단계는 두 개의 롤 사이 위치한 흡입기의 음압이 피부와 지방층을 잡아당기는 과정과 롤러가 같은 방향으로 조직을 밀어올리며, 강한 자극을 통한 지방조직의 분쇄가 일어나는 과정이다. 롤업 단계에서는 각각의 롤러의 속도차에 의해 셀룰라이트가 분해되고 섬유아세포가 자극되어 탄력 개선 효과가 있다. 마지막으로 롤아웃 단계는 당겨졌던 피부를 이완시켜 주는 단계이다.

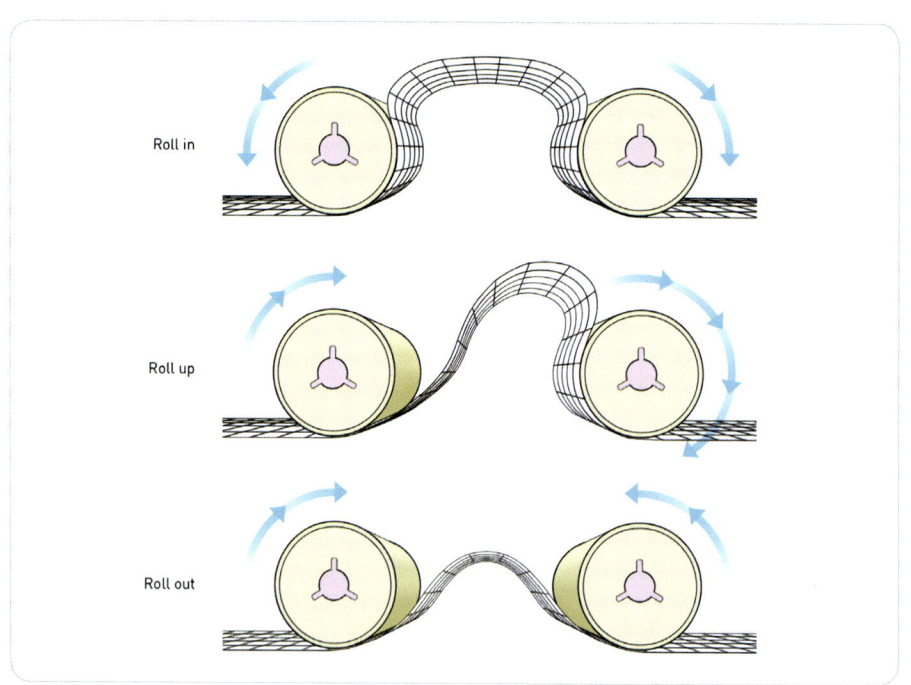

그림 1. 롤러의 순차적 작용(출처: LPG Endo-Systems)

Waston 등은 엔더몰로지의 생리학적 작용기전을 알아보기 위해 5명의 지원자를 대상으로 엔더몰로지 전후의 변화를 관찰하였다. 레이저 도플러 혈류 측정기를 이용하여 피부의 혈액 관류량을, 도플러 초음파로 정맥 환류를 그리고 림프절 조영술을 통해 림프 흐름을 측정하였다. 피부의 혈액 관류량은 엔더몰로지를 마친 후 6~10분이 지날 때 최고조에 이르러 기저치와 비교 시 4~5배 증가했고 시술 6시간이 지나도 유지되었다. 정맥 환류는 엔더몰로지 후 8~10분이 지날 때 2~3배 증가한 것으로 나타났고, 림프 흐름 속도도 3배나 증가한 것이 관찰되었으며 시술 후 30분부터 관찰되어 3시간 넘게 지속되었다.

FDA에서 승인받은 셀룰라이트 개선 효과에 있어서는 Gulec 등이 33명의 여성을 대상으로 도움이 된다는 것을 증명하였지만 실험 대상의 숫자가 적은 한계가 있었다. 2013년 Zekayi 등은 118명의 여성들을 대상으로 엔더몰로지의 안정성, 유효성, 셀룰라이트 개선 정도를 검증하기 위한 연구를 시행하였다. 일주일에 2회 35~40분간 적어도 15차례 이상 시행하였고 체중과 Body Fat Percentage(BFP), 신체 부위 여덟 군데(팔, 허리, 복부, 둔부, 둔부 하부, 허벅지, 무릎, 종아리)의 둘레, 셀룰라이트 변화를 측정하였다. 셀룰라이트 grade는 Nurnberger-Muller scale 4stage를 따랐다.

표 1. LPG 엔더몰로지 후 셀룰라이트 변화

	Pre-treatment No.(%)	Post-treatment No.(%)	
Grade 0	0	0	$X^2 = 51.70$*
Grade 1	4(3.4)	55(46.6)	$P<0.0001$**
Grade 2	95(80.5)	56(47.5)	
Grade 3	19(16.1)	7(5.9)	

*chi-square test, **statistically significant.
An alternative treatment modality for cellulite: LPG endermologie.

그 결과 셀룰라이트 Grade는 [표 1]에서 보는 바와 같이 치료 전에 비해 치료 후에 통계적으로 유의하게 개선되었다.

표 2. LPG 엔더몰로지 후 체중, BFP, 평균 신체 둘레의 변화

	Pre-treatment (mean±SD)	Post-treatment (mean±SD)	Mean loss (mean±SD)	P
Weight(kg)	64.5±6.7	61.8±6.7	2.7±1.9	P<0.0001*
BFP(%)	28.4±2.5	27.3±2.4	1.1±0.7	P<0.0001*
Mean body circumference loss(cm)	67.8±5.4	64.8±5.2	2.9±1.6	P<0.0001*

*t-test, statistically significant.
An alternative treatment modality for cellulite: LPG endermologie

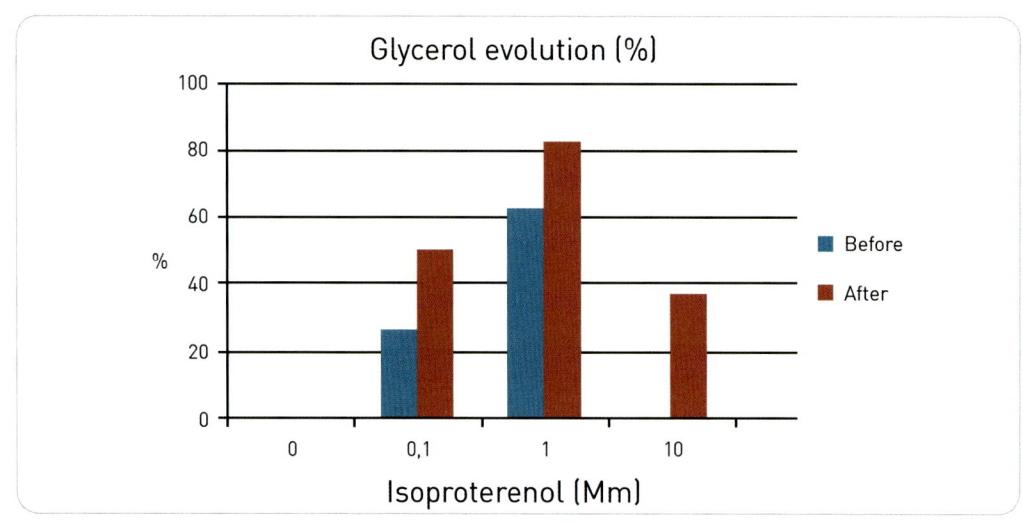

그림 2. 엔더몰로지 시술 전후 isoproterenol 농도에 따른 glycerol 방출 정도
(출처: Use of the microdialysis technique to assess lipolytic responsiveness of femoral adipose tissue after 12sessions of mechanical massage technique)

또한 [표 2]와 같이 99%에 해당되는 117명이 신체 둘레가 평균 2.9cm 감소하였고, 87%인 103명에게 2.71kg의 체중 감소가 관찰되었으며 110명에게 BFP 감소를 보였다. 한편 Monteux 등은 엔더몰로지가 지방세포 대사에 어떤 영향을 미치는지 알아보기 위해서 노르에피네프린과 에피네프린의 자극에도 지방분해가 더딘 허벅지 지방세포의 지방분해 반응성(lipolytic responsiveness)을 미세 투석법을 이용하여 관찰하였다. 엔더몰로지 시술 전후로 비선택적 베타 교감신경 항진제인 isoproterenol의 농도와 그에 따른 지방분해 정도는 glycerol 측정을 통해 분석하였다. 지방분해에 의해 생산된 glycerol은 재사용되지 않고 거의 모두 혈장으로

배출되기 때문에 지방분해 상태를 알아볼 수 있는 가장 좋은 지표로 활용되고 있다.

일주일에 3회 총 12차례의 엔더몰로지 시술 전후 glycerol의 변화를 살펴봤을 때, [그림 2]에서 보는 바와 같이 isoproterenol 농도가 0.1μM에서 27% vs 50%, 1μM에서 63% vs 83%, 10μM에서 0% vs 37.5%로 시술을 마친 후에 훨씬 증가한 것으로 나타나, 엔더몰로지가 허벅지 지방세포의 베타 교감신경 수용체와 관련된 반응성을 향상시킨다는 것을 입증하였다.

(2) 적응증 및 금기

무엇보다도 다양한 유형의 셀룰라이트(edematous cellulite, adipose cellulite, interstitial cellulite, fibrous cellulite) 개선에 효과적이다. 요즘에는 기기 단독 사용보다도 지방흡입 후 관리로 사용하는 경우가 많은데 수술 후 장액종, 부종, 피부의 섬유화, 고르지 못한 표면, 비대칭과 같은 불편함을 호전시킬 수 있다. 뿐만 아니라 자율신경계 활성과 세포 사이 결체조직의 개선 효과가 있기 때문에 정맥과 림프순환이 원활하지 못한 경우 도움이 된다. 섬유아세포의 콜라겐 합성을 자극하여 피부 탄력을 증진시킬 수 있기 때문에 산후 복부비만 치료에도 사용된다.

절대적 금기로는 악성 종양, 부정맥, 시술 부위의 감염 및 염증이 있는 경우, 피부 발진, 혈액 관련 질병이 있는 경우가 있으며 임산부의 경우 다리를 제외한 부위는 시행하지 않는다. 또한 하지정맥류, 욕창, 궤양, 최근에 생긴 흉터나 비후성 반흔, 켈로이드 흉터, 복부의 탈장, 돌출된 점, 지방종, 혈관종이 있는 부위는 제외하고 시술한다. 다른 시술과의 병행 시 혈관 수술을 받은 지 2개월 이후, 보톡스 시술 5일 후, 필러 시술 2주 후면 가능하다.

(3) Setting, 적정 parameter 및 시술 방법

10세대 엔더몰로지인 Cellu M6 Alliance는 2017년 출시된 LPG 사의 가장 최신형 장비로 Cellu는 세포, M은 Massage, 6은 여섯 번째 시도 끝에 만든 장비, Alliance는 불어로 다양한 요소의 결합이라는 의미를 지녔다. 네이밍은 마사지를 통해 세포(섬유아세포, 혈관내피세포, 지방세포)의 생물학적 반응을 촉진시킨다는 'mechanical stimulation'이라는 장비의 기전을 내포하고 있다.

기계의 가장 중요한 부분인 head의 작동 원리는 [그림 3]과 같으며 이전 모델인 integral에 비해 flap이라고 부르는 부분이 추가되어 시술 시 통증은 줄여 주고 roll in, roll out, roll up 단계를 한번에 시행할 수 있기 때문에 시술 속도가 빨라진 것이 장점이며 특징이다.

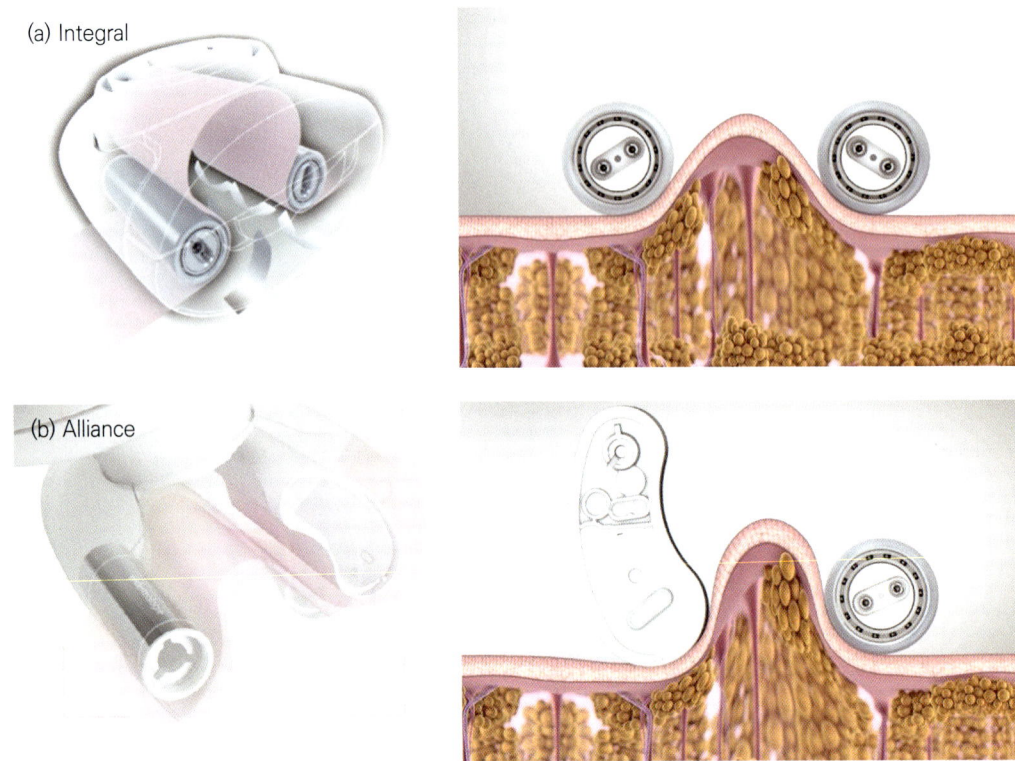

그림 3. 이전 모델인 Integral과 최신 모델인 Alliance의 head 구조 비교(자료 제공: LPG Endo-Systems)

　엔더몰로지는 병원에서 뿐만 아니라 스파나 에스테틱샵에서도 사용하고 있는데 병원용으로 출시된 장비는 헤드의 사이즈가 치료 부위에 따라 다양하게 있다는 것, 내장된 프로토콜도 슬리밍 목적뿐 아니라 치료용 프로토콜이 있기 때문에 화상 흉터나 섬유근육 통증 치료와 같은 재활 분야 등에 충분히 활용할 수도 있다는 차이점이 있다.

　통증으로 인한 불편함이 없도록 시술자는 강한 견인력을 제공해서는 안 되며 시술자 간에 있어 시술 방법 차이가 없어야 한다. 기계와의 마찰을 줄이고 피부 손상을 예방하기 위해 가능하면 시술 전용 의복을 착용시키는 것이 좋겠다. 기계의 위치는 [사진 1]과 같이 피시술자의 왼쪽에 두는 것이 시술자가 양손을 위아래 방향으로 자유롭게 사용함에 있어 편리할 것이다. 정맥과 림프순환이 정체되어 있는 경우 전신의 림프액이 배출되는 부위인 복부부터 치료를 시작한다.

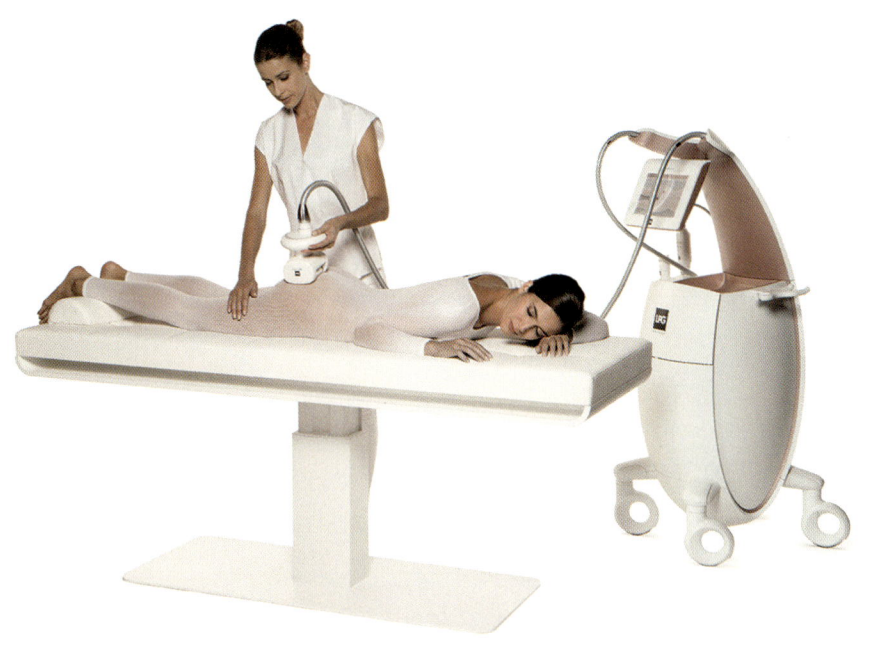

사진 1. 시술 전용 의복과 시술 장면(자료 제공: LPG Endo-Systems)

표 3. 시술 파라미터

	Asp	F	CR	Vf	Vr	Ic	Io
유연한 피부	0.5~4.0	16	40	1.2	80	100	50
촘촘한 피부	0.5~6.0	16	60	1	80	100	100
섬유화된 피부	0.5~6.0	16	60	0.8	10	50	100

Asp: Power of suction, mmHg
F: Frequency, Hz
CR: Cycle ratio(% of grasp)
Vf: Flap velocity per second
Vr: Roll velocity, %
Ic: Power of suction(in %) when flap is closing
Io: Power of suction(in %) when flap is opening

시술 횟수는 지방분해를 위해서는 1년에 24회 정도 추천하며 첫 달은 주 2회부터 시작하여 점차 그 간격을 늘려 주 1회, 격주, 3주 간격으로 시술한다. 시간은 35분 정도가 적당한데 체중이 많이 나가는 경우 시간을 늘릴 수 있도록 한다.

지방흡입술 후 부종을 관리하기 위해서는 수술 후 3주째부터 관리가 가능하며 수술 부위가 유착, 섬유화되어 통증이 있는 경우 2달 이후로 늦추는 것이 좋겠다. 보통 1주에 2회 정도가 효과적이다.

[표 3]은 일반적으로 시행하는 시술의 파라미터로서 피부의 두께나 섬유화된 정도에 따라 다양하게 세팅 가능하다. 특히 섬유화 정도가 심한 피부에 있어 시술 시 통증을 더 느끼기 쉬우므로 주의해야 한다.

(4) 장점 및 단점

엔더몰로지는 셀룰라이트 치료의 기본이라 할 수 있는 마사지를 통한 미세 혈류 개선을 위해 최적화된 장비이다. 또한 시술 시 통증 및 부작용이 거의 없기 때문에 통증에 민감한 경우에 시술이 용이하다.

그러나 단독으로 시술 시 심부열 발생을 통한 지방의 용해 작용이 없으므로 지방분해 효과를 더욱 높이기 위해서라면 고주파나 주사 시술과 병행하여야 하겠다. 또한 시술 시 지속적인 개입이 필요하다는 단점이 있다.

02 LLLT(저준위 레이저)

LLLT(Low Level Laser Therapy)는 저준위 레이저, 저출력 레이저, 재생 레이저, cold laser, soft laser, photo-biomodulation 등으로 다양하게 불리고 있는 치료법이다. 엄밀히 말해 레이저는 아니지만 blue light(415, 420nm)부터 적외선 영역(830nm)까지 다양한 파장을 제공하는 LED(Light Emitting Diode)도 넓게는 저준위 레이저의 카테고리에서 다루고 있다.

1971년 헝가리 Meister는 헬륨-네온 레이저(632.8nm)가 상처 치유를 촉진한다는 것을 발견하였으며 미용 분야에 사용하기 전부터 재활의학 분야에서 손목터널증후군, 섬유근육통, 관절염과 같은 다양한 근골격계 통증 조절, 창상의 치유, 염증과 부종의 완화, 조직 손상의 예방 등에 사용되어 왔다.

(1) 이론적 배경 및 작용기전

저준위 레이저는 고에너지 레이저(hot laser)처럼 온도를 올리는 광열 효과가 아니라 Photo-biomodulation 효과를 통한 콜라겐 리모델링과 신경 재생을 촉진하는 것으로 추정된다. 따라서 레이저 조사 후 즉각적인 온도 상승은 관찰되지 않는다. 대표적인 기전은 피부의 발색단이나 광수용체가 적색 적외선 영역의 빛을 받으면 활성화되어 미토콘드리아 전자 전달계에 영향을 끼쳐 ATP를 증가시킨다는 것이다.

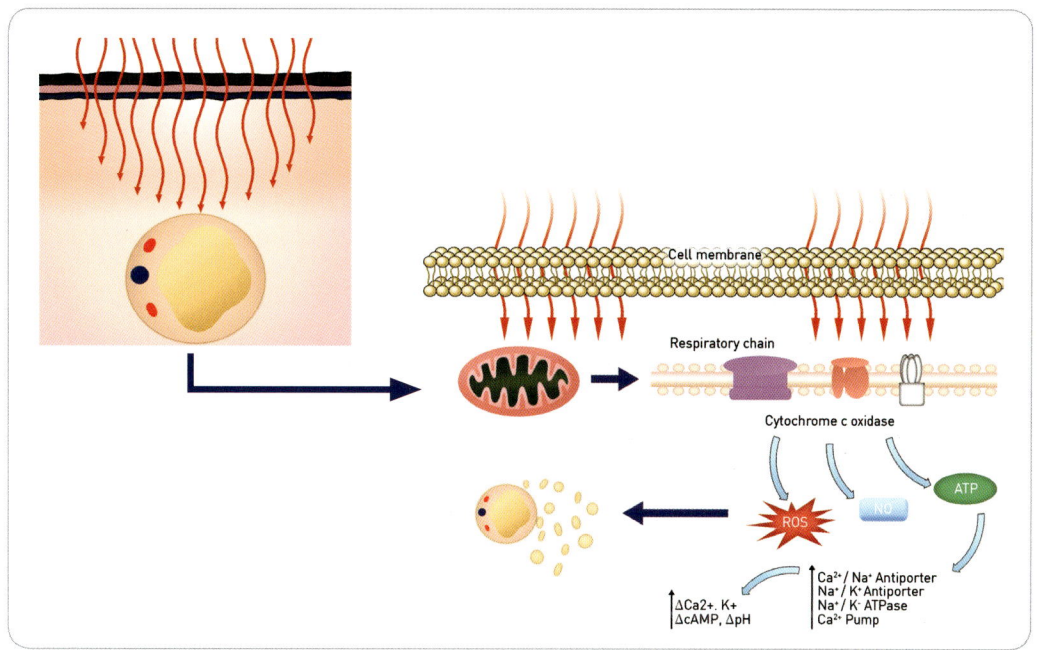

그림 4. 저준위 레이저가 지방세포의 미토콘드리아에 미치는 영향
(출처: Michael R. Hamblin. Low-level laser therapy for fat layer reduction: A comprehensive review)

[그림 4]는 저준위 레이저의 지방 감소 관련 기전을 도식화한 것이다. 지방세포의 미토콘드리아 내 cytochrome C oxidase가 광수용체로 작용하여 ROS의 일시적인 증가, NO의 방출로 이어지고 이후 cAMP의 상향 조절과 함께 ATP 합성 수준을 증가시킨다. 증가된 ATP는 지방세포 내 Ca^{2+}의 농도를 증가시키고 H^+를 생성한다. 이때 Ca^{2+}는 lipase를 자극하게 되어 중성지방을 지방산과 글리세롤로 분해하고 H^+에 의한 세포 내 PH 변화로 세포벽에 구멍을 내어 분해된 지방산과 글리세롤을 배출한다.

저준위 레이저가 지방조직에 어떤 영향이 있는지는 2002년 Neira 등이 성형재건외과학회지에 발표한 바 있다. 이 연구에서 635nm, 10Mw 다이오드 레이저를 지방흡입 전후 각각 0, 2, 4, 6분간 조사하여 투과전자현미경(TEM, Transmission Electron Microscopy)과 주사전자현미경(SEM, Scanning Electron Microscopy)을 이용하여 관찰한 결과 튜메슨트 용액 주입 후 저준위 레이저 조사 전에는 지방세포가 손상되지 않은 채 둥근 모양을 유지하고 있지만, 레이저 조사 4분 후 지방세포막이 부분적으로 붕괴되었고, 지방 입자들이 세포 내에서 세포 외로 나와 소위 세포 헬멧(cell helmet)을 형성하였으며 80% 정도가 본래의 둥근 모양은 사라지고 찌그러지거나 타원 모양을 보였다. 조사 6분 후에는 거의 모든 지방세포막이 붕괴되어 둥근 지방세포는 보이지 않으며 액화된 지방만 관찰되었다.

(A) 레이저 조사 전
포도송이 모양으로 둥글고 규칙적으로 배열된 모습

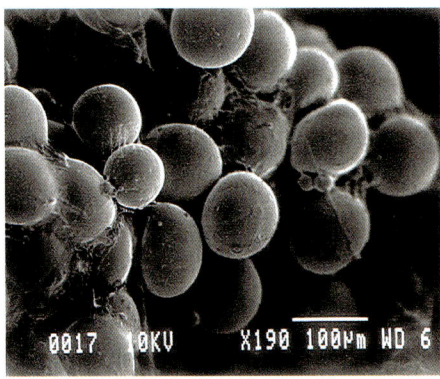

(B) 레이저 조사 4분 후
일부 지방세포가 액화되어 둥근 모습을 잃고 지방이 일부 빠져나오는 모습

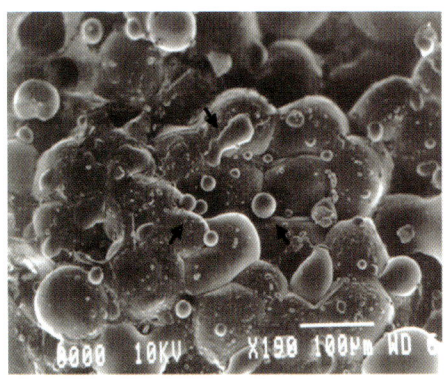

(C) 레이저 조사 6분 후
둥근 모습은 거의 사라지고 대부분 액화된 지방만 남은 모습

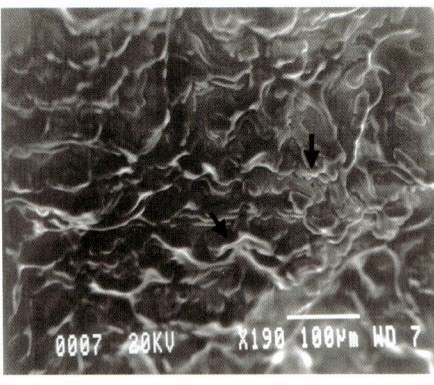

(D) 튜메슨트 없이 레이저만 6분 조사
튜메슨트 용액을 주입하지 않고 레이저만 6분간 조사한 지방세포의 모습, 몇몇은 지방세포의 모습이 남아 있고 일부는 액화되었다.

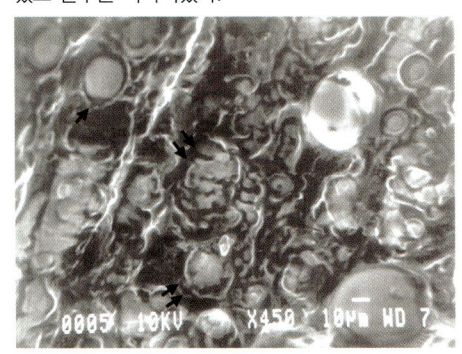

사진 2. 튜메슨트 주입 유무, 저준위 레이저 시술 전후에 따른 지방세포의 변화
(출처: Fat Liquefaction: Effect of Low-Level Laser Energy on Adipose Tissue)

이 기전을 확인하기 위해 [사진 2]에서 보는 바와 같이 지방조직을 채취한 뒤 레이저를 6분간 조사하여 지방세포막 변화를 투과전자현미경으로 관찰하였다. 그 결과 레이저 조사 6분 후 세포막이 일시적으로 붕괴되어 생긴 구멍을 통해 액화된 지방이 간질로 방출되었다. 그러나 모세혈관 등은 보존되었다. 이때 튜메슨트 용액을 보조적으로 같이 사용하면 지방세포막을 불안정화시켜 레이저빔의 투과를 증가시키고 레이저 작용을 보조해 결과적으로 레이저의 작용이 증폭되는 것을 확인하였다. 또한 지방의 추출이 쉬워져 수술로 인한 상처, 멍, 혈종 등이 감소해 환자의 회복이 빨라질 가능성이 높아진다고 하였다. 하지만 Brown 등은 복부지방 흡입술을 시행하기 전에 저준위 레이저를 시행하였으나 지방세포의 붕괴가 관찰되지 않았다고 보고하기도 하였다.

Caruso-Davis 등은 BMI 30kg/m² 미만, 40명의 환자를 대상으로 저준위 레이저가 비침습적 체형 교정에 효과가 있는지를 조사하였다. 실험군은 635~680nm로 4주에 걸쳐 일주일에 두 번 30분간 레이저를 조사하였으며 시술 전후로 허리둘레 측정 및 사진 변화를 비교했는데 평균 2.15cm 감소를 보였으며 통계적, 임상적으로 유의한 결과를 보였다.

또한 in vitro 실험에서 지방세포에 저준위 레이저 10분 조사 뒤 글리세롤이나 지방산의 증가 없이 중성지방만 증가함을 관찰하였는데, 이는 저준위 레이저가 지방세포를 줄이는 기전에 있어 지방세포의 분해(lipolysis)가 아닌 지방세포막의 일시적인 구멍을 통해 중성지방이 빠져나온다는 것을 입증한다.

Jackson 등은 70명의 환자를 대상으로 한 이중 맹검을 토대로 저준위 레이저 조사 후 지방흡입의 용이도와 추출 지방의 유화(emulsification) 정도가 향상되고 회복 과정이 촉진되며 수술 후 불편감, 부종, 통증 조절을 위한 약물 사용이 감소한다고 보고했다. 그리고 689명을 대상으로 시행한 다른 연구에서 2주간 총 6회의 레이저 조사로 허리, 둔부, 허벅지 둘레가 평균 3.27inch 감소함을 관찰하였고 이는 통계적으로 유의하였다.

(2) 적응증

지방흡입 시 튜메슨트 용액 주입 후 레이저를 조사하면 지방용해에 도움이 되며 수술이 용이해져 수술 후 환부의 통증을 줄여 주며 피부 처짐을 방지하고 부종과 멍의 회복을 돕는다는 이점이 있다. 수술을 원하지 않는 환자에게 있어 HPL 주입 후 저준위 레이저를 시행하는 방법을 병행하기도 한다. 또한 에스테틱 분야에서는 고에너지 레이저 후 처치, 재생 관리, 여드름 관리(PDT)에 다양하게 사용되고 있다.

(3) 기기 종류 및 설명

레이저 파장별 흡수계수를 보면 헤모글로빈과 멜라닌은 600nm 이하의 짧은 파장에서 강하게 흡수된다. 따라서 청색이나 황색 빛이 세포의 증식에는 더 효과적일 수 있지만 침투 깊이를 감안하여 대부분의 저준위 레이저는 적색과 적외선(600~950nm)을 주로 사용한다.

대표적인 저준위 레이저인 어코니아(Erchonia)는 635nm의 다이오드 레이저로 2002년 미국 FDA에서 근골격계 질환의 일시적인 통증 완화에 대한 치료 용도로 승인받은 바 있다. 그 외에 최초로 가스를 매질로 이용한 레이저인 헬륨-네온 레이저(632.8nm), LED(Light Emitting Diode)를 기반으로 하는 Smartlux(420, 530, 585, 635, 830, 635+830nm), Healite(830nm) 등이 있다.

03 Triple body(트리플바디)

체형 치료에 있어 고주파 기반의 복합 장비를 사용하였을 때 더욱 효과적이라는 연구들은 많이 있었다. 그 예들로 Marc는 출산 후 최소 9개월이 지난 여성 20명을 대상으로 셀룰라이트, 피부 처짐 개선을 위해 VelaShape로 복부, 허벅지, 엉덩이를 5주 동안 매주 시술한 결과 통증이나 큰 부작용 없이 둘레의 감소는 물론 피부 탄력의 개선 또한 만족할 만할 결과를 얻었다. Rungsima 등은 VelaSmooth로 12명을 일주일에 두 번씩 8~9회 치료 결과, 복부와 허벅지의 둘레가 치료 종료 1년 후까지 감소를 보였으며 셀룰라이트도 개선된다고 하였다. 그러나 이들 장비는 시술 시 시술자의 지속적인 개입이 필요하다는 단점이 있다.

트리플바디는 저준위 레이저, 고주파, 중저주파 복합 장비로 바쁜 현대인들에 있어 통증 없이 적은 시술 시간으로 최대의 효과를 내며 시술자의 개입을 최소화한 장비이기 때문에 더욱 주목받고 있다.

(1) 이론적 배경 및 작용기전

의용 전류(electrotherapy current)란 치료 목적으로 사용되는 전류를 일컫는 말로 주파수에 따라 저주파(1~1000Hz), 중주파(1000~100kHz), 고주파(100kHz 이상)로 구분된다. 트리플바디의 기전인 저준위 레이저, 고주파, 중저주파 각각의 이론적 기전은 이미 잘 알려져 있는 바이다.

간단히 살펴보면 첫째, 저준위 레이저는 지방세포의 미토콘드리아 세포막에 작용하여 cytochrome C oxidase를 활성화시키고 lipase 분비를 촉진하여 중성지방을 지방산과 글리세롤로 분해한다. 또한 지방세포벽에 일시적으로 미세 구멍을 내어 분해된 지방산과 글리세롤을 배출시키는 원리이다.

둘째, 고주파는 심부열을 발생시킨다. 심부열이란 반대 전극 사이에서 분자들이 진동, 마찰하며 발생하는 전기에너지가 열에너지로 바뀌면서 분산 없이 깊은 곳에 일으키는 국소적인 온도 상승이다. 또한 thermal damage를 통한 초기 반응인 콜라겐 수축, 지연 반응인 콜라겐 재형성을 통해 피부 탄력도에 도움이 된다.

마지막으로 중저주파는 전기 자극을 통한 근육의 수축과 이완으로 근육 강화, 통증 조절 및 부종 감소 효과가 있기 때문에 물리 치료 장비로 개발되었으나 출력을 낮추어 체형 교정에 사용하고 있다.

[그림 5]는 흔히 사용되는 중저주파의 파형이다. 저주파는 직류와 교류로 나뉘는데 교류 전류는 정현파, 서행 반복파, 급속 반복파 그리고 감응 전류로 나뉘며, 중주파에는 교류 전류인 러시안 전류와 간섭 전류가 있다.

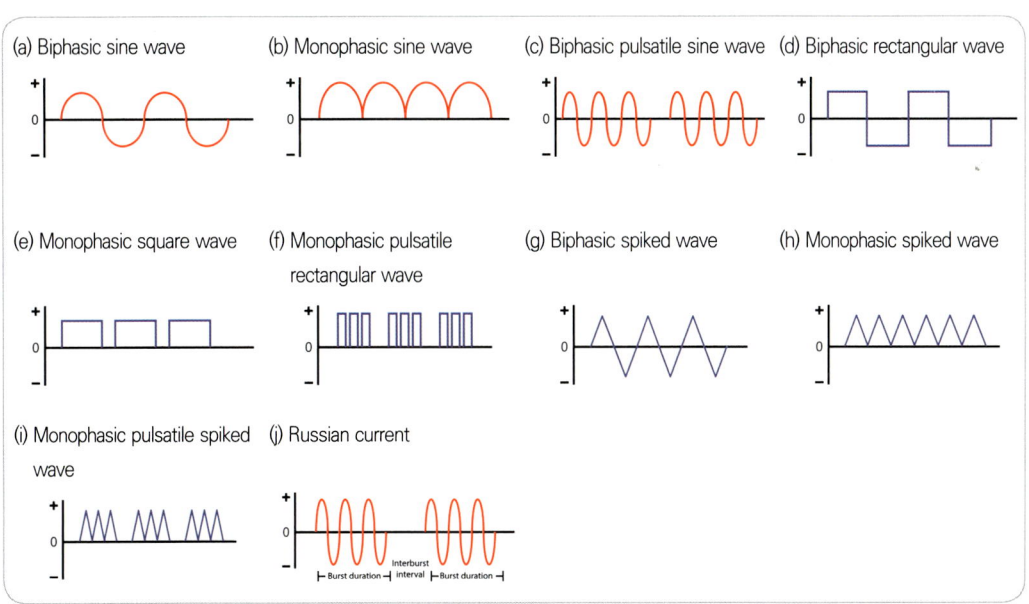

그림 5. 중저주파의 파형
  (출처: Therapeutic moralities in rehabilitation, 4th edition, McGraw-Hill medical)

중주파인 러시안 전류는 2500Hz의 교류 전류를 말한다. 러시아의 Kots 박사는 1976년 몬트리올 올림픽에서 러시아 운동선수에게 시행하여 근력이 증가되었다는 것을 입증하고 이후 활발한 연구가 진행되었고 근력 및 운동 수행 능력을 증진하기 위해서 사용되고 있다. 또 다른 중주파인 간섭 전류는 두 개 이상의 서로 다른 중주파 전류를 동시에 흘려보냈을 때 간섭 현상을 통해 형성된 새로운 저주파 전류를 말한다. 이는 1950년대 Nemec이 기존 저주파 전류의 단점인 피부를 통과하며 발생하는 통증 및 불편감을 줄이기 위해 처음 소개하였다. 이후 간섭 전류가 통증 완화 효과, 운동신경과 근육을 자극하여 근 수축을 일으키고 혈관 확장으로 인한 혈류량 증진 효과 및 부종 완화 효과가 있다는 것이 밝혀졌다.

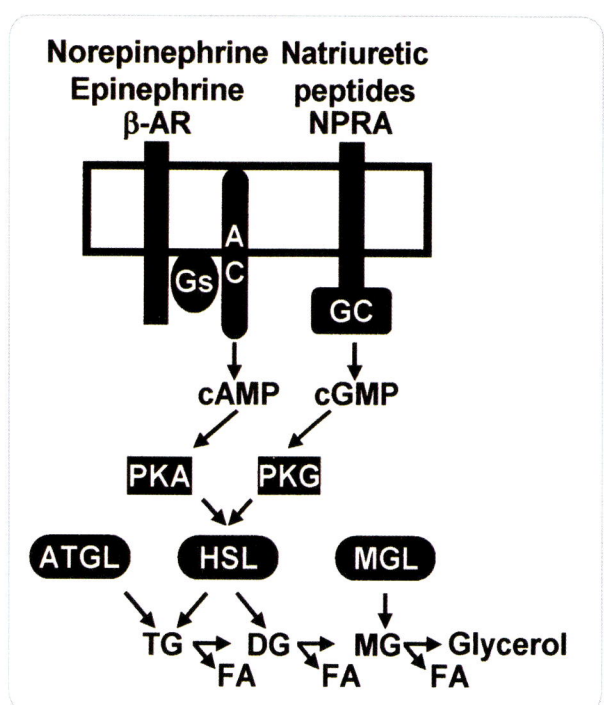

그림 6. Model for stimulatory pathways in human adipose tissue lipolysis.
AC, adenylyl cyclase; AR, adrenoceptor; DG, diglyceride; FA, fatty acid; GC, guanylate cyclase; Gs, stimulatory G protein; MG, monoglyceride; MGL, monoglyceride lipase; NPRA, natriuretic peptide receptor A; PKA, protein kinase A; PKG, protein kinase G; TG, triglyceride.
(출처: Adipocyte Lipases and Defect of Lipolysis in Human Obesity)

중저주파가 지방세포에 끼치는 영향은 첫째, 전기적 자극이 교감신경을 흥분시켜 카테콜아민 호르몬인 epinephrine, norepinephrine을 분비하여 β-수용체에 결합하면 Gs protein에 의해 adenylyl cyclase가 활성화되어 세포 내 cAMP 농도를 증가시키고 활성화된 PKA가 HSL을 인산화하여 지방분해를 유도한다[그림 6]. 둘째, 근육의 수축, 이완을 반복시켜 줌으로써 에너지를 소모하는 역할도 있다.

이는 몇 가지 연구에서 입증된 바 있는데 Tian 등은 16명의 일차성 비만 환자를 대상으로 2Hz, 0.6ms 너비의 펄스를 이용하여 경피적 전기 신경자극 요법(Transcutaneous Electrical Nerve Stimulation, TENS)을 일주일에 3번 12주간 시행한 결과 평균 2.06 ± 0.31kg으로 유의한 체중 감소 효과가 있었다고 하였다.

한때 운동 없이 체중을 감량해 줄 수 있다고 하여 선풍적인 인기를 끌었던 EMS(Electrical Muscle Stimulation)도 기본적으로 저주파 전기 자극을 통한 근육의 수축과 이완의 원리이다. 이와 관련하여 Kemmler 등은 복부의 경우 다른 근육과는 달리 근육 자체의 직접적인 운동을 통한 에너지 소모가 어려운 부위인데, 전신의 EMS가 근육 감소증과 동반된 복부비만을 갖는 비활동적 여성 노인들에게 긍정적인 효과가 있다고 보고한 바 있다.

12개월 동안 2주에 3회, 1회 18분씩 전신의 전기 자극을 수행한 군과 대조군으로 저강도 운동만을 수행한 집단을 비교한 결과 대조군은 근육량이 감소하고 체지방이 증가하였으나 실험군에서는 근육량이 증가하고 체지방이 감소함을 보고하였다.

반면 근 손상이 없는 건강한 성인에서 EMS는 효과가 없다는 견해도 있다. Porcari 등은 27명의 건강한 성인을 대상으로 일주일에 3회씩 복부 포함 상·하체 근육에 EMS 시행군에 있어 근력 증가, 체중 및 체지방 감소 여부를 관찰하였는데 대조군과 별다른 차이가 없다는 결과를 발표하였다.

(2) 적응증과 금기

적응증으로는 첫째, 셀룰라이트를 동반한 부분 비만. 둘째, 피붓결, 피부톤이 불균일하면서 탄력이 떨어진 경우. 셋째, 지방흡입술이나 출산으로 인해 복부 탄력이 저하된 경우에 효과적이다. 그러나 트리플바디 역시 다른 체형 치료 장비와 마찬가지로 부분적인 체지방 감소 및 셀룰라이트 개선에 도움을 주는 것이므로 체중 감소를 함께 원하는 경우 식이요법이나 운동요법을 병행해야 함을 환자에게 반드시 인지시켜야 하겠다.

절대적인 금기 사항으로는 임신 중, 출혈성 경향이 있는 경우, 혈전 등의 순환 장애가 있는 경우, 심박 조정기와 같은 전기적 보형물을 삽입한 경우, 골절 수술 등으로 체내 금속 핀이 있는 경우가 있다. 또한 감염이 있는 부위에 전기 자극을 가하면 혈류를 따라 주변으로 감염이 확산될 위험성이 있기 때문에 감염된 부위는 시술하지 않는다.

주의 사항으로 시계나 반지 등 금속 제품 착용 시 고주파의 전류가 집중되어 화상의 위험이 있으므로 반드시 탈착 후 시술한다.

(3) 기기 종류 및 설명

트리플바디는 660nm, 50mW의 다이오드를 사용한 저준위 레이저, 1MHz 바이폴라 고주파, 6가지 중저주파의 복합 작용으로 시너지 효과를 내는 장비이다.

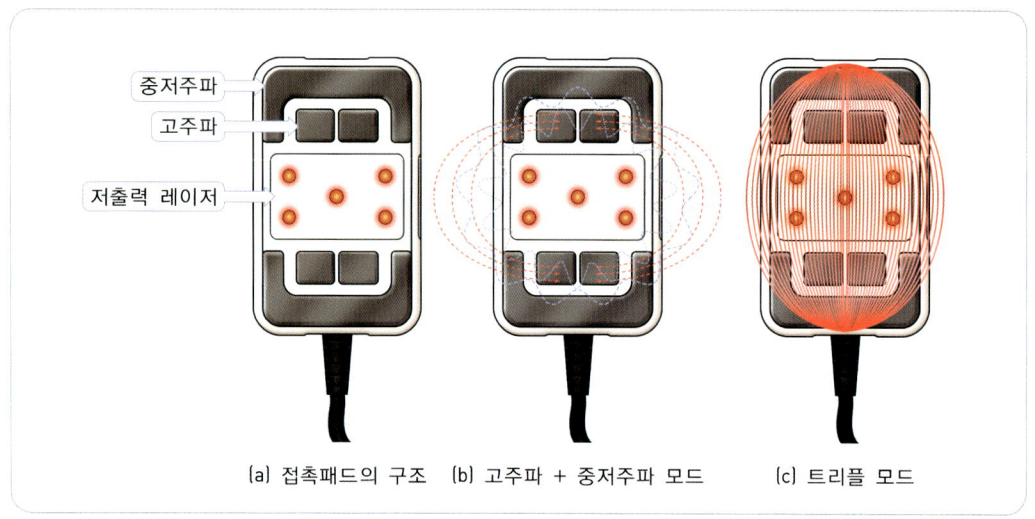

(a) 접촉패드의 구조 (b) 고주파 + 중저주파 모드 (c) 트리플 모드

그림 7. 접촉패드의 구조 및 작동 기전(자료 제공: 스킨렉스코리아)

[그림 7]은 접촉패드의 구조와 대략적인 작동 기전이다. 패드 하나에서 고주파, 중저주파, 저준위 레이저가 동시에 출력되며 총 8개의 패드가 있다. 고주파의 레벨 세팅이 가능한데 온도에 따라 1~5(37~40.5℃) 단계로, 온도 센서가 각 패드에 내장되어 있어 세팅된 온도에 도달 시 자동 off 기능으로 안전하게 시술 가능하다.

간섭전류 및 러시안전류를 포함한 6가지 종류의 중저주파 전류는 근육이 수축과 회복을 하는 과정에서 에너지 소모로 지방을 연소시키게 되는데 혈액순환을 통한 부종 완화가 목적인지, 셀룰라이트 치료가 목적인지에 따라 그리고 셀룰라이트의 단계에 따라 다양한 시술 프로그램이 내장되어 있기 때문에 보다 폭넓게 활용 가능하겠다. 한편 일부 환자들은 중저주파의 근 수축에 의한 불편감을 통증이라고 표현할 수도 있겠다.

(a) 저준위 레이저, 고주파 동시 사용

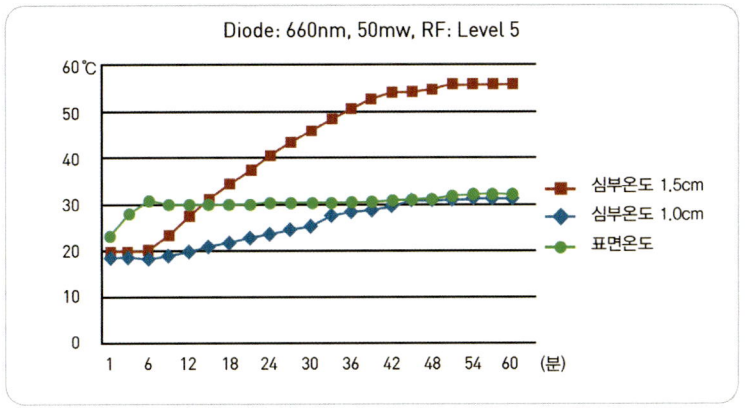

(b) 저준위 레이저, 고주파, 중저주파 동시 사용

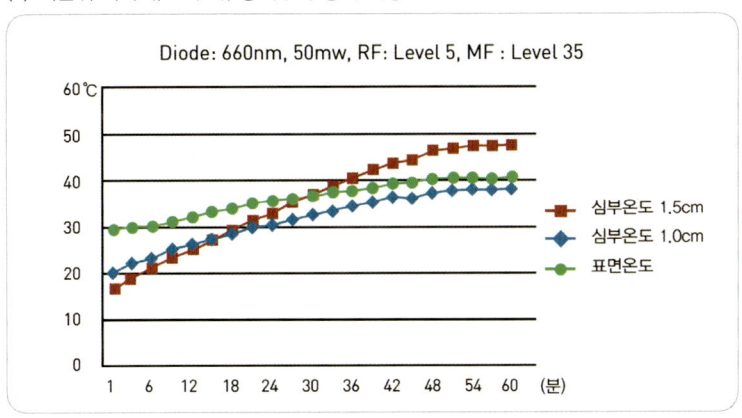

그림 8. 시간에 따른 피부 표면 및 심부의 온도 변화(자료 제공: 스킨렉스코리아)

트리플바디의 최대 강점이자 여타 장비와의 차별점은 중저주파로 인한 열의 분산 작용이라는 데 있다. 이는 [그림 8]에서 보이는 시간에 따른 피부 표면 및 심부의 온도 변화 실험을 통해 입증되었다. 지방세포의 사멸과 관련된 여러 논문에서는 43~45℃에서 15분 이상 노출시 세포 사멸이 일어나고 45℃에서 3분 이상 노출 시 지방세포의 생존 능력이 60% 감소, 50℃에서 1분 이상 노출 시 80% 감소한다고 말한다.

더불어 온도에 대한 피부 표면의 통증 역치는 대략 43℃이므로 안전한 시술을 위해서 심부 온도는 43~45℃를 유지하더라도 피부 표면은 43℃가 넘지 않아야 한다고 알려져 있다. [그림 8] (a)와 같이 중저주파 없이 저준위 레이저와 고주파를 동시에 사용했을 때는 고주파의 열이 최대 56.3℃까지 심부 1.5cm 부근에만 집중되기 때문에 화상과 같은 열 손상이 발생할 가능성이 있고, 심부 1cm 및 피부 표면까지는 온도가 골고루 전달되지 못하므로 치료 효과가 떨어진다. 그러나 (b)처럼 저준위 레이저, 고주파, 중저주파를 동시에 사용하게 되면 심부 1.5cm 뿐만 아니라 그 주변부로의 열 분산 작용이 일어나며 지방세포 사멸이 일어나는 온도를 충분히 유지하면서도 표면 온도는 최대 41.1°C를 넘지 않기 때문에 안전하고 효과적으로 시술 가능하다.

(4) Setting, 적정 parameter 및 시술 방법

시술의 횟수는 셀룰라이트 단계와 시술 부위에 따라 달라진다. Hexsel이 정의한 CSS(Cellulite Severity Scale) grade 1 정도인 'orange-peel'의 경우 2주 안에 피붓결이 정돈되며 탄력이 생기는 효과를 보인다. 복부가 일주일 간격으로 시술 시, 3~4회차에 뚜렷한 사이즈 감소가 나타나는데 반해, 허벅지는 6~8회차는 되어야 인바디상 체지방 변화, 사이즈 변화가 나타난다.

시술 과정은 시술 부위 디자인, 바디마스크패치 및 패드 부착, 기기 작동 순서로 이루어진다. 패드 부착 시 저항을 낮추어 전기 자극의 효과를 높이기 위해 피부 표면의 oil을 먼저 제거하고 뼈 돌출 부위나 체모가 많은 경우 접촉이 어려우므로 주의해야 한다. 복부의 경우 [사진 3]의 (a)처럼 배꼽에서 2cm 이상 띄우고, 등쪽은 패드와 피부 사이 틈이 생기지 않도록 수건 등을 말아서 밀착시켜 준다. 서혜부 근처에 각 1개씩 부착하여 림프순환을 촉진시킨다. 하체는 (b)와 같이 허벅지, 종아리 뒤쪽에 하나씩, 무릎 위 흔히 샤넬 라인이라고 부르는 부위에 하나씩 부착한다.

기기 작동은 먼저 중저주파로 지방 및 셀룰라이트의 배열을 파괴하는데, 이는 다음 단계에서 이루어지는 열을 통한 지방융해를 위한 일종의 준비 단계이다. 다음으로 저준위 레이저와 고주파로 열을 발생시켜 지방을 융해하고 지방세포벽에 구멍을 내 중성지방의 잔여물을 배출한다. 마지막으로 트리플 모드를 작동하여 심부뿐 아니라 피부 표면까지 골고루 열을 분산시켜 림프순환 및 혈액순환을 극대화하고 근육의 수축 이완을 통해 배출된 지방의 연소를 촉진시킨다.

적정 parameter는 흔히 시술하는 네 부위 위주로 설명하자면 [표 4]와 같다.

표 4. 시술 부위에 따른 적정 parameter

	복부	허벅지	종아리	상완
중저주파(level)	25~40	25~40	25~40	20~30
고주파(level)	3~4	3~4	3~4	2~3

(a) 복부 및 옆구리 패드 부착 방법

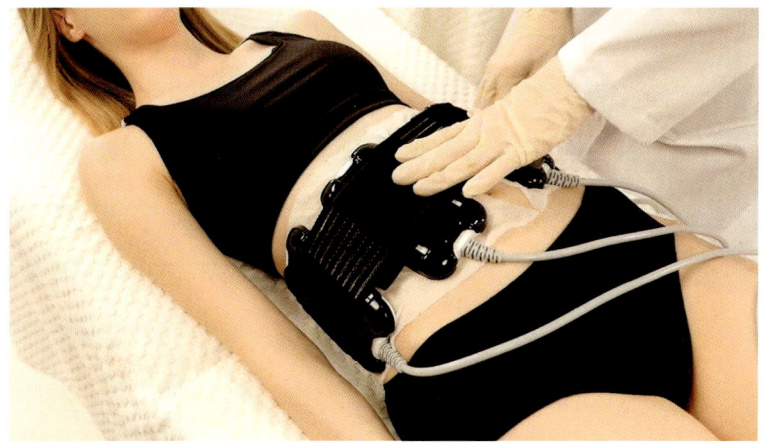

(b) 허벅지 및 종아리 패드 부착 방법

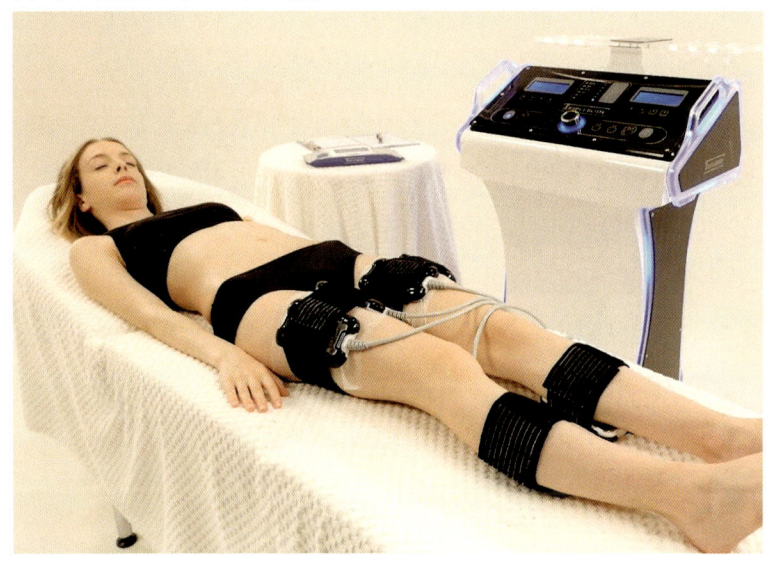

사진 3. 패드 부착 방법
(사진 제공: 스킨렉스 코리아)

    시술 효과를 극대화하기 위해 주사 시술 및 다른 체형 치료 장비와의 병행도 추천한다. 주사 시술 단독으로는 환자들의 만족도가 높지 않고 의료 수가도 낮게 책정되는 현재 의료계의 현실 속에서 주사 후 트리플바디를 병행하거나 날짜를 다르게 하여 번갈아 시술하면 수가면에서나 효과면에서나 좋을 것 같다. 그리고 심각한 부작용이 발생하거나 시술자의 지속적 개입이 필요한 장비가 아니므로 기존에 보유하고 있던 체형 치료 장비와 복합적으로 사용하는 등 각 병원의 여건에 맞게 특화된 시술로 프로그램을 만들어 보는 것도 방법이다.

(5) 장점 및 단점

장점으로 접촉패드가 8개나 내장되어 있어 동시에 여러 부위를 시술하거나 넓은 부위 시술이 가능하기 때문에 시술 시간이 짧다는 점과 패드를 부착하고 나면 시술자의 지속적인 개입이 필요 없기 때문에 시술자의 체력 소모가 적다는 점이다. 이는 온도 센서가 내장되어 일정 온도 이상에서는 동작이 멈추는 기능이 있기 때문에 가능한 점이기도 하다. 소모품 비용이 거의 없다는 것 또한 빼놓을 수 없는 장점이다.

단점이라면 패드의 크기가 얼굴과 같은 좁은 부위 시술에는 적합하지 않기 때문에 수요가 많은 이중 턱이나 광대 부분의 시술이 다소 어렵다는 점인데, 이 또한 제조사에서 보완하여 출시한다고 하니 기대해 볼 만하다.

(6) 부작용 및 대처법

일시적으로 열로 인한 홍반이 발생할 수 있는데 대부분 치료가 필요한 정도는 아니며 부작용으로 접촉패드와 피부가 밀착되지 않을 경우 생기는 표재성 화상이 있다. 대처는 1도 화상 치료에 준하여 환부를 차가운 습포로 진정시키며 진정, 항염증, 피부 재생, 보습 작용이 있는 화상 치료제인 비아핀, 미보, 비판텐 등을 도포해 주면 대개는 수일 내에 흉터 없이 호전된다. 드물지만 바디마스크패치에 의해 접촉성 피부염이 발생하는 경우 스테로이드 외용제를 도포해 준다.

참고문헌

- 김하진(2011). 감압기. 대한비만체형학회(편), 비만체형학(pp. 197-203). 서울: 엠디월드.
- 김지수(2011). 저준위 레이저 치료. 대한비만체형학회(편), 비만체형학(pp. 239-246). 서울: 엠디월드.
- Monteux C, Lafontan M, Use of the microdialysis technique to assess lipolytic responsiveness of femoral adipose tissue after 12 sessions of mechanical massage technique. J Eur Acad Dermatol Venereol. 2008 Dec;22(12):1465-70.
- Kutlubay Z, Songur A, Engin B, Khatib R, Calay Ö, Serdaro lu S. An alternative treatment modality for cellulite: LPG endermologie. J Cosmet Laser Ther. 2013 Oct;15(5):266-70.
- Mezencevová V. Torok J. Czánová T. Zajac J. (2017) Endermologie new approach in the medicine treatment. Technological engineering. Volume XIV, (pp. 27-30).
- Bacci PA(2010). Endermologie-LPG Systems after 15 Years. Goldman M.P. Hexsel D. Cellulite: Pathophysiology

- and Treatment. Second edition(pp.91-98). London, England: Taylor & Francis.
- Neira R, Arroyave J, Ramirez H, Lucía C, Solarte E, Sequeda F, Gutierrez MI. Fat Liquefaction: Effect of Low-Level Laser Energy on Adipose Tissue. Plast Reconstr Surg. Sep 1;110(3):912-22.
- Jackson RF, Roche G, Butterwick KJ. Low-level laser-assisted liposuction: A 2004 clinical study of its effectiveness for enhancing ease of liposuction procedures and facilitating the recovery process for patients undergoing thigh, hip and stomach countouring. Am J Cosmet Surg. 2004;21(4):191–194.
- Jackson RF, Stern FA, Neira R, Ortiz-Neira CL, Maloney J. Application of low-level laser therapy for noninvasive body contouring. Lasers Surg Med. 2012 Mar;44(3):211-7.
- Caruso-Davis MK, Guillot TS, Podichetty VK, Mashtalir N, Dhurandhar NV, Dubuisson O, Yu Y, Greenway FL. Efficacy of low-level laser therapy for body contouring and spot fat reduction. Obes Surg. 2011 Jun;21(6):722-9.
- Avci P, Nyame TT, Gupta GK, Sadasivam M, Hamblin MR. Low-Level Laser Therapy for Fat Layer Reduction: A Comprehensive Review. Lasers Surg Med. 2013 Aug; 45(6): 349–357.
- Samuel SR, Maiya GA. Application of Low Frequency and Medium Frequency Currents in the Management of Acute and Chronic Pain-A Narrative Review. Indian J of Palliative Care. 2015 Jan-Apr;21(1):116-20.
- Winter ML. Post-pregnancy body contouring using a combined radiofrequency, infrared light and tissue manipulation device. J Cosmet Laser Ther. 2009 Dec;11(4):229-35.
- Wanitphakdeedecha R, Manuskiatti W. Treatment of cellulite with a bipolar radiofrequency, infrared heat, and pulsatile suction device: a pilot study. J Cosmet Dermatol. 2006 Dec;5(4):284-8.
- Tian D, Li X, Shi Y, Liu Y, Han J. Study on the effect of transcutaneous electric nerve stimulation on obesity. Beijing Da Xue Xue Bao Yi Xue Ban. 2003 Jun 18;35(3):277-9.
- Kemmler W, von Stengel S. Whole-body electromyostimulation as a means to impact muscle mass and abdominal body fat in lean, sedentary, older female adults: subanalysis of the TEST-III trial . Clin Interv Aging. 2013; 8: 1353–1364.
- Görgü M, Gökkaya A, Kizilkan J, Karanfil E, Dogan A. Radiofrequency: Review of Literature. Turkish Journal of Plastic Surgery; Vol. 27, Issue 2; April-June 2019.
- Kim YS, Choi AY, Cho SH. The effects of electric stimulation of abdominal region on the body composition and blood components in obesity. Journal of the Korea Academia-Industrial cooperation Society; 2015;16(6):3991-3998.
- Porcari JP, McLean KP, Foster C, Kernozek T, Crenshaw B, Swenson C. Effects of Electrical Muscle Stimulation on body composition, muscle strength, and physical appearance. J Strength Cond Res. 2002 May;16(2):165-72.
- Selkowitz DM. Improvement in isometric strength of the quadriceps femoris muscle after training with electrical stimulation. Phys Ther. 1985 Feb;65(2):186-96.
- Langin D. Adipose tissue lipases and lipolysis. Endocrinol Nutr. 2013;60 Suppl 1:26-8.
- Langin D, Dicker A, Tavernier G, Hoffstedt J, Mairal A, Rydén M, Arner E, Sicard A, Jenkins CM, Viguerie N, van Harmelen V, Gross RW, Holm C, Arner P. Adipocyte Lipases and Defect of Lipolysis in Human Obesity. Diabetes 2005 Nov; 54(11): 3190-3197.
- Franco W, Kothare A, Ronan SJ, Grekin RC, McCalmont TH. Hyperthermic injury to adipocyte cells by selective heating of subcutaneous fat with a novel radiofrequency device: feasibility studies. Lasers Surg Med. 2010 Jul;42(5):361-70.

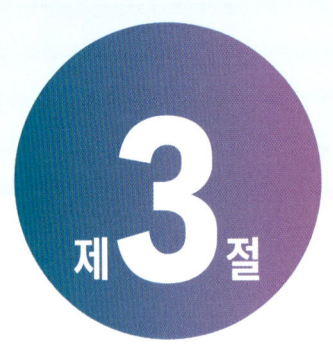

제3절

체형 치료의 수술적 방법

지방흡입, 지방이식

1. 지방흡입과 지방이식의 총론
2. 지방흡입과 마취
3. 여러 지방흡입의 방식과 장비들
4. 상완부 – 지방흡입
5. 복부 – 지방흡입
6. 허벅지, 엉덩이 – 지방흡입
7. 안면부 – 지방흡입
8. 주사기를 이용한 미니지방흡입
9. 얼굴 – 지방이식
10. 가슴, 엉덩이 – 지방이식
11. 손등 – 지방이식
12. 기타 방법을 이용한 체형 시술

1 지방흡입과 지방이식의 총론

Chapter

고혜원 라앤미의원

01 지방흡입과 지방 성형의 역사 발전

(1) 지방흡입술의 역사, 발전과 함께 살펴보는 지방흡입의 개념

현재 세계적으로 가장 많이 시술되고 있는 미용 시술이 지방 성형이다. 시술 횟수는 지난 20여 년간 기하급수적으로 증가하고 있다. 지방흡입과 이식, 최근에는 줄기세포까지 20세기에 일어난 지방 성형에 관한 발전은 대단했으며, 앞으로도 더 많은 발전이 있을 것이다. 20세기 이전부터 원하지 않는 지방을 제거하려는 수술적인 시도에 관한 보고가 종종 있었지만, 이들은 큰 절개를 통해 지방조직을 총괄(en bloc) 제거하는 광범위한 외과 시술이었다. 이러한 시도들은 대부분 결과가 좋지 못하고 많은 부작용으로 곧 폐기되고 말았다.

일반적으로 지방흡입술의 현대적인 형태의 선구자는 George Fischer와 그의 아버지인 Arprad Fischer이다. 1976년에 Kesselring과 Meyer, 1981년에 Teimourian 등도 각각의 시도를 하였지만, 비슷한 합병증 등으로 그들이 시도했던 시술법들은 없어지고 말았다.

프랑스 파리의 Yves-Grad Illouz는 안전하고 널리 쓰이는 시술법을 개발하여 지방흡입술의 발전에 커다란 공헌을 하였다. 캐뉼러 끝이 아주 중요한 요소 중 하나이며, 캐뉼러의 여러 가지 모양과 질(quality)도 성공적인 지방흡입술에 역시 중요하다. 또한 Yves-Grad Illouz는 더 나아가 여러 조직층 속의 지방조직을 다루는 'wet technique'을 개발하였다. 이러한 개선들로 인해 합병증의 발생을 상당히 줄여 나갈 수 있었다.

또 다른 선구자로 Pierre E. Fournier는 다양한 절개와 각도에서 다양한 레벨로 목표 부위를 중복해서 흡입하는 'criss-cross technique'을 추천하였다. 'wet technique'을 적용한 뒤 냉동 마취(cryoanesthesia) 효과를 얻기 위해 차가운 생리식염수를 주사하였다. 현재는 저체온증 때문에 오히려 마취액을 살짝 데워서 사용하지만, 그 당시에는 마취 효과와 출혈을 줄이는 역할을 했다. Fournier는 Illouz와 함께 지방흡입술을 국제적으로 알리는 일에도 커다란 공헌을 하였으며, 한국의 의사들에게 남다른 관심과 애정을 보였다.

현대의 지방흡입술의 발전에서 또 하나의 획기적인 일은 1980년 중반 Jeffly Klein이 튜메슨트(tumescent) 마취법을 지방흡입에 도입한 것이다. 전신 마취 없이도 지방흡입을 가능하게 하였으며 출혈을 최소화하여 광범위한 지방흡입술도 가능하게 하였다. 낮은 합병증 발생률과 뛰어난 미용적 결과로 인해 튜메슨트 국소 마취를 이용한 지방흡입술은 현재 치료에서 필수가 되었다. 처음에는 최대한 많은 양의 마취액을 주입하는 것이 최고의 방법으로 여겨졌으나, 최근에는 비교적 적은 양(제거할 지방량의 1.5~2배)의 마취제를 고르게 주입하는 'super-wet technique'이 최상의 방법으로 생각되고 있다. 이것은 소량의 마취제로 골고루 조직 속에 퍼지게 해 주는 기계(Aqua Slim®, Water Shape®)의 사용으로 가능하게 되었다. 현재는 이 방법이 피부와 바디라인을 다듬는 데 가장 좋다. 적은 양의 마취액으로도 조직 속으로 골고루 퍼지게 해 주므로 대량 흡입 시 국소 마취제에 의한 부작용을 줄일 수 있다. 또한 튜메슨트의 개념처럼 마취액이 조직을 팽팽하게 부풀어오르게 하면 정확하게 흡입할 양을 추정하기 어렵게 하거나 흡입을 마무리할 시점을 정확하게 알기 어려울 수 있는 단점을 줄일 수도 있다.

1980년대 중반부터는 지방흡입술의 발전에 기여한 여러 의사들이 있었다. 미국에서는 Narins R, William P, Coleman WP, Klein JA, William C, Hanke CW, Cook 부자, Schiffman MA 등의 걸출한 지방성형 의사들이 활약하였고, 위에 언급한 대부분의 의사들은 지방흡입술에 관한 책을 펴내었다.

1987년 이탈리아에서는 초음파 발생기를 캐뉼러에 부착하여(Ultrasound Assisted Liposuction)

균질화된 지방을 제거하려고 하였으나 장액종 발생, 피부 화상 등 단점이 발생하여 많이 사용되지는 못하였다.

오늘날에도 특별한 목적으로 개량된 UAL을 사용하고 있는 사람들이 종종 있다. 1990년대에는 다양한 흡입용 캐뉼러의 개발과 새로운 지방흡입 보조 시술에 관한 여러 기술 혁신이 있었다. 핸드피스를 통해 진동하는 캐뉼러가 개발된 것도 이때이다(Vibration-Assisted Liposuction). 유압식인 Lipo-Matic®, 전동식인 Micro-Aire® 등이 나와 수술하기 훨씬 편해지게 되었다. 그 뒤 국산 전동식 기계인 Lipo-Slim®이 나와 훨씬 저렴한 가격으로 품질 좋은 지방흡입 기계가 대량으로 보급되게 되었다. 진동 기계의 도움을 받지 않고 캐뉼러와 석션기만을 이용하여 지방흡입(manual liposuction)을 하는 것을 선호하는 의사들도 있으나, 이 경우는 제거할 지방이 적거나 일부 지방만을 제거하는 경우에 주로 사용한다. 전층 지방흡입이나 대량 흡입을 할 때는 도움을 받는것이 훨씬 편리하다. 튜메슨트 용액 주입 후 외부에서 지방을 녹여 주는 초음파나 내외부 조사용 레이저 등이 사용되기도 하였으나, 그리 널리 사용되지는 않았던 것 같다. 현재도 내외부 조사용 레이저를 지방융해 및 피부 탄력 회복 등의 목적으로 사용하고 있다. Water-Jet을 이용한 지방흡입기(body-jet)도 나와 잠시 유행하였으나, 기대와는 달리 큰 호응을 얻지 못하고 사라졌으며, 현재는 튜메슨트액을 골고루 주입하는 용도로만 주로 사용하고 있다(Aqua Slim®, Water Shape®). 이 장비를 이용하여 튜메선트액을 주입할 경우, 비교적 적은 양으로도 흡입할 부위를 골고루 마취할 수 있어 과량의 리도케인으로 인한 부작용을 줄일 수 있고 출혈도 줄일 수 있는 장점이 있다.

최근에는 아주 간단한 기구와 지방용해액을 마취액으로 사용하여 용해된 지방만을 얇은 캐뉼러를 이용하여 빼내는 시술들이 유행하고 있다. 기존 지방흡입술 만큼의 효과는 기대할 수 없지만, 기존 지방흡입술로 인한 합병증과 수술 흉터, 회복 기간을 줄여 일상생활에 빨리 복귀할 수 있다. 각론 장에서 자세히 기술될 것이다(예: '람스 테크닉').

튜메슨트 테크닉의 올바른 사용과 적절한 수술 테크닉 등으로 지방흡입술은 저위험도의 외과 수술로 여길 수 있게 되었다. 이렇게 되기까지는 오늘날까지 개발된 도구들도 큰 역할을 하였다. 진동 캐뉼러, 다양하고 품질 좋은 캐뉼러, 워터젯 튜메슨트 주입기, 지방용해용 초음파나 레이저, 지방흡입 후 피부 탄력 증가를 위한 레이저 등은 수술 테크닉의 발전으로 대부분이 예측 가능하고 미용적으로 만족스러운 결과를 가져올 수 있게 되었다. 정확한 수술 적응증, 수술 계획, 시행의 확립으로 현대의 지방흡입술은 제대로 수련받은 의사가 수술할 경우 거의 100%에 가까운 높은 수준의 결과를 보여 주고 있다. 우리의 짧은 지방흡입 역사상 아쉬웠던 점도 있는데, 한때 superficial liposuction이 유행하면서 지나치게 피부 가까이까지 흡입을 하여 많은 문제를 일으켰던 예이다. 이 결과로 지방흡입에 대한 일반 국민들의 인식이 아주 나빴던 적이 있었다. 현재 한국 의사들은 부단한 연구와 우수한 기술로 몸통 부분만이 아니라 좀 더 세밀한 부위인 종아리, 발목, 팔, 유방 성형 등에도 흡입술을 하여 좋은 결과를 내고 있고, 배와 가슴에 근육 모양을 만들어 주기까지 더욱 발전된 지방 조각술이라 할 만한 결과를 보여 주고 있다.

우리나라에 현대적인 지방흡입술은 2000년대 초부터 도입되기 시작하였고, 이를 배우기 위해 루마니아 닥터 Stan과 포르투갈의 Rebelo, 브라질의 Toledo 등에게 연수를 가서 배워 오기 시작하면서 비로소 널리 퍼지기 시작하였다. 필자도 이때 연수를 다녀온 사람들 중 한 사람이다. 미국의 William, Lilly, Coleman 등 유명한 의사팀에서 연수받은 사람들도 있었다. 특히 프랑스의 Fournier 박사는 유럽연수 및 한국학회 때 한국 의사들에게 지대한 관심과 사랑을 보여 준 의사로 기억된다.

(2) 지방 성형의 역사, 발전과 함께 살펴보는 지방이식의 개념

지방이식술은 넓은 함몰 부위를 교정할 수 있는 가장 좋은 방법이지만, 습득하기도 어렵고 제대로 과정을 거쳐서 할 경우 시간도 많이 걸리는 시술이다. 최근에는 단시간에 끝내기 위해 제대로 된 과정을 거치지 않는 경우가 많은 것 같다. 또한 이식된 지방이 얼마나 생존할지도 정확하게 예측하기 어렵다. 수많은 선구자들이 연구와 시도를 하고 있지만 아직도 더 많은 발전과 합의된 시술법 및 그 보급이 있어야 할 시술이라고 생각된다. 지방이식술에 관한 참고 도서도 많지가 않다. 그중에서는 Sydney Coleman의 저서 〈Fat Injection, 2009년, 2판〉은 필독서로 추천하는 바이다.

지방이식술의 시작은 1893년부터 보고되고 있다. 1970년대에 Fischer and Fischer에 의해 현대적인 지방흡입술이 본격화되면서부터 지방이식도 급속도로 발전하기 시작하였다. 1980년대에는 지방조직 내에 지방세포 이외의 여러 가지 세포가 있다는 것이 알려졌고 이에 대한 연구가 많이 있었다. 또한 이 시기에 프랑스 의사 Pierre E. Fournier와 Yves-Grad Illouz가 지방흡입술을 더욱 발전시키면서 지방이식도 같이 발전했다.

1989년에는 Chajchir과 Benzaquen이 4년간 253명을 치료한 결과를 발표하면서 다음의 5가지 사항을 권고하였다. 현재에도 고려할 만한 것들이다.

1) 조직의 해부학적인 구조를 변화시키지 않기 위해 국소 마취는 하지 않는다.
2) 지방을 채취하고 주입하는 동안 조작을 최소화하여 지방세포의 파괴를 최소화한다.
3) 지방세포의 형태 변화가 일어날 수 있으므로 세척을 하지 않는다.
4) 잘 선별하여 좋은 지방 조직만을 사용한다.
5) 지방층만이 아닌 세 층으로 주입한다(피부, 근막, 근육 내).

1990년대 초반부터 Sydney Coleman이 지방이식의 과정을 단계별로 체계화하고 지방조각술(LipoSculpture)이라는 용어를 도입하였다. 그는 지방이식의 성공을 위해서는 다음의 3가지가 필수적이라고 생각했으며, 그 후 두 가지를 더 첨가했다. 2004년과 2009년에는 현재 바이블로 여겨지는 지방이식 교과서를 출간하였다.

1) 지방채취는 10cc 주사기에 17G의 끝이 뭉툭한 캐뉼러를 사용한다(최근에는 더 가는 캐뉼러를 이용하여 채취하는 것이 이식 성공률은 높일 수 있다는 의견이 많다.).
2) 채취한 조직은 원심분리를 거쳐 정제한다(일정한 힘의 진동이 적은 고품질의 원심분리기가 필요하다).
3) 한 곳에 주입하는 지방의 양은 최소화하고 주위 조직과 접촉이 많게 하여 생존율을 높인다.
4) 지방 주입은 미세하게 해야 한다(fat parcel).
5) 이식된 지방이 신혈관 생성으로 살 수 있게 하기 위하여 정교하게 층별로 주입되어야 한다(structural fat graft, layer by layer technique).

이후로 연구가 본격화되면서 많은 발전을 가져왔다. 2006년, Toledo LS., Mauad R.가 지방이식에 관한 20년간의 결과를 발표하고 지금까지의 여러 가지 테크닉과 생존율, 지속성 등을 잘 정리하기도 하였다. 이 책은 지금도 곁에 두고 종종 들여다보면서 내용을 되새기는 격언 같은 아름답고 도움이 되는 문장이 많은 아주 좋은 책이다.

1998년에는 프랑스 의사 Guy Magalon, Amar R. 등이 FAMI(Fat Autologous Muscle Injection)이라는 새로운 개념을 내놓았다. 콜만의 structural fat graft와 비슷하기도 하지만 근육의 결을 따라서 지방을 넣는다는 것이 다르다고 할 수 있다. 2000년에는 Guersantos J.가 근육조직 내에 지방세포를 이식하여 장기 추적한 결과 지방층 이외에도 지방세포나 지방조직에서 유래한 세포가 생존할 수 있다는 사실을 밝혔다.

2001년에는 Zuk, Mizuno 등이 지방조직 내 줄기세포(Adipose Derives Stem Cell)를 포함한 여러 종류의 세포가 있다는 것을 밝혀내었다. 이들 세포는 뼈, 연골, 근육, 신경, 혈관 등으로도 분화할 수 있다는 것도 밝혀졌다. 지금도 많은 시도들이 이루어지고 있지만, 멀지 않은 미래에는 ADSC(지방유래줄기세포)를 조작하여 재생 의학 치료 영역에도 커다란 발전이 있을 것이다.

아직까지 이식된 지방의 생존율을 높이는 방법, 장기 생존율을 최상으로 유지시키는 방법 등에 대해서 일치된 정확한 답은 없지만, 이식된 곳의 혈액 공급 부족(vascular insufficiency)과 이식된 세포의 죽음(primary cell death) 등이 문제라는 것은 알려져 있다. 위에서 언급한 콜만의 5가지 기본 원칙이 이런 상황을 극복하기 위한 가장 합리적인 방법이라 생각되며 향후 줄기세포 등에 대한 연구가 좀 더 진행되면 보다 나은 결과가 있을 것으로 기대된다.

지방이식 분야에서 최근 발전된 것들을 살펴보자.
우선 지방채취 캐뉼러의 발전이다. 내부면을 매끄럽게 하고(internal milling), 가는 직경의 캐뉼러로 채취하여 이식될 지방 조각(parcel)을 적게 하고 세포의 손상도 최소화하여 생존율을 많이 호전시키고 있다. 국내 기술로 이루어진 쾌거 중의 하나이다. 또한 지방채취와 이식 캐뉼러도 일회용(disposable)로 나와 있어 상당한 발전을 이루었다(이상 '나눔 메디칼'). 다만 시장이 너무 시술 가격 경쟁만을 하는 상황이라 이러한 좋은 것들이 그 가치를 제대로 나타내지 못하고 있는 안타까운 실정이다. 대부분은 유럽 등으로 수출되고 있다. 또 하나의 보조적 기계의 발전은 원심분리기라 할 수 있을 것 같다. 회전이 일정하면서도 회전 중 진동이 적고, 분리층이 사선이 아닌 횡(수평)으로 나타나는 고품질의 국산 원심분리기이다. 지방을 보관할 수 있는 기술의 발전도 지방이식의 결과를 좋게 하는 하나라 할 수 있을 것이다.

우리나라의 현대적인 지방이식은 미국의 Coleman(Structural Fat Graft)과 프랑스(스페인)의 Armar(FAMI)에서 배워온 사람들의 활약으로 시작되었다. 필자도 현대적인 지방 성형의 1세대인 이때부터 지방 성형을 시작했다.

아직까지 지방채취와 정제에 대한 확실한 합의가 이루어진 것은 아니지만 요약해 보면 대체로 아래의 6가지 사항에 대한 것이 일반적인 합의점이고 이런 원칙을 최대한 지켜서 시술하면 좀 더 좋은 결과를 볼 수 있을 것이다.

1) 지방채취는 가능한 직경이 적은 가는 캐뉼러를 이용하고 주사기 등을 이용하여 적은 압력으로 지방을 뽑아내는 것이 좋다(manual syringe suction).

2) 채취한 지방은 공기와의 접촉을 최소화한다. 가능한 뽑아낸 주사기를 이용하여 그 속에서 모든 조작이 이루어지는 것이 좋다.

3) 채취된 지방세포와 같이 있는 마취액, 조직액 등을 제거하기 위하여 생리식염수로 씻어내는 것은 지방세포를 약하게 할 수 있다는 의견이 더 많다. 좋은 원심분리기로만 분리하는 것이 제일 적합하다는 의견이 지배적이다(예: 가는 그물의 채에 넣고 물을 빼내는 방법, Open towel drying 등보다는).

4) 채취한 지방은 채취한 그 주사기(10cc) 내에서 적절히 정제(원심분리와 용해된 지방 제거)한 후 주입용 주사기(1cc)로 옮기는 것도 공기 저항을 최소화하고 적절한 압력과 테크닉으로 해야 한다(전용 주사기가 제품화되어 있다. 나눔메디칼).

5) 지방을 주입할 때도 필요에 따라 근육 아래 지방, 근육 내, 피하지방에 넣어 주는 것이 좋다. 지방이식은 피하지방에만 넣는 시술이 아니다.

6) 분리한 지방 중 맨 아래 부위에는 줄기세포와 섬유조직 등 비중이 비교적 큰 것들이 모여 있다. 따라서 분리된 각 지방 중 처음 사용하게 되는 맨 아랫부분은 지방층이 아닌 근육세포 내에 넣어 주는 것이 좋다. 그 위의 지방들도 아래에 있는 것일수록 젊고 건강한 지방일 가능성이 많으므로 각 주사기의 아랫부분부터 사용하는 것이 좋다.

참고문헌

- Asken S. Liposuction Surgery and Autologous Fat Trasplantation. East Norwalk, Conn, 1988, Appleton & Lange.
- Bircoll M. Autologous fat transplantation. The Asian Congress of Plastic Surgery, February 1982.
- Brunning P. Contributione l;etude des greffes adipuesses. Bull Acad Roy Med Belgique 28: 440, 1914.
- Chaichir A, Benazquen I. Fat-grafting injection for soft-tissue augmentation. Plat Resconstr Surg 84:921-934, 1989.
- Coleman SR. Facial recontouring with lipostructur. Clin Plast Surg 1: 120-126, 1997.
- Coleman SR. Long-term survival of fat transplants: controlled demonstrations. Aesthetic Plast Surg 19: 421-425, 1995.
- Coleman WP III. Non-cosmetic applications of liposuction. J Dermatol Surg Oncol 14: 1085-90, 1988.
- Coleman WP III. Powered Liposuction. Dermatol Surg 26: 315-18, 2000.
- Coleman WP III. The history of liposuction. Dermatol Clin 8: 381-3, 1990.
- Cook T, Nakra T, Shorr N, et al. Facial recontouring with auytogenous fat. Facial Plast Surg 20: 145-147, 2004.
- Czerny V. Drei plastische Operationen. 3. Plastischer Ersatz der Brustdruse durch ein Lipom. Archf Klin Chir 50:544-550, 1895.
- Field L, Skouge J, Anhalt T, et al. Blunt liposuction cannula dissection with and without suction assisted lipectomy in reconstructive surgery. J Dermatol Surg Oncol 14: 1116-22, 1988.
- Fischer A, Fischer G. Revised technique for cellulitis fat reduction in riding breeches deformity. Bull Int Acad Cosmet Surg 2: 40-1, 1977.
- Fischer G. First surgical treatment for modeling body's cellulite with three 5 mm incisions. Bull Int Acad Cosm Surg 2(4): 40-43, 1977.
- Fischer G. The evolution of liposculpture. Am J Cosm Surg 14(3): 231-239, 1997.
- Fournier P. Body Sculpturing Through Syringe Liposuction and Autologous Far Re-injection. Corona Dee Mar, CA: Samuel Rolf International, 198.7
- Fournier PF. Microlipoextraction er microlipoinjection. Rev Chir Esthet Lang Fr 10: 36-40, 1985.
- Gross CW, Becker DG, Lindsey WH, et al. The soft tissue shaving procedure for removal of adipose tissue. Arch Otolaryngol Head Neck Surg 121: 1117-20, 1995.
- Guersantos J. Long-term outcome of autologous fat transplantation in aesthetic facial recontouring. Clin Plast Surg 27:515-543, 2000.
- Hallander E. Uber einen Fall von fortschreitenden Schwund des Fettgewebes und seinen kosmetischen Ersatz durch Menschenfett. Munch Med Wochenschr 57: 1794-1795, 1910.
- Hanke CW, Berstein G, Bullock BS. Safety of tumescent liposuction in 15336 patients national survey results. Dermatol Surg 22: 459-62, 1996.
- Illouz Y. Body contouring by lipolysis: a 5-year experience with over 3000cases. Plast Reconstr Surg 72: 511-24, 1983.
- Illouz YG. The fat cell "graft": a new technique to fill depressions. Plat Resconstr Surg 78: 122-123, 1986.
- Kesselring V, Meyer R. A suction curette for removal of excessive fat deposition of subcutaneous fat. Plast Reconstr Surg 62: 305-6, 1978.

- Klein JA. The Tumescent Technique: Tumescent Anesthesia & Microcannular Liposuction. 2000 Mosby.
- Klein JA. The Tumescent technique for liposuction surgery. Am J Cosmet Surg 4: 236-67, 1987.
- Lexer E. Fettgewebsverpflanzung. In Lexer E. Eie freien Transplantationen. I. Teil. Stuttgart: Enke, 1919, pp 264-547.
- Magalon G, Amar R. Training course on fat reinjection:" Autologous Fat Graft", presented with SR Coleman, Marseillle, France, May 1998.
- Mazzola RF. Fat injection, expanding opportunities. Panel discussion presented at the 17th Annual.
- Meeting of the European Association of Plastic Surgeons (EURAPS), Istanbul, May 2006.
- Mazzola RF. History of esthetic rhinoplasty. In Peled IJ, Manders EK, eds. Esthitic Surgery of the Face. London: Taylor & Francis, 2004, pp171-189.
- Melvin A. Shiffman. Autolougous Fat Transfer: Art, Science, and Clinical Practice. Springer. 2010.
- Miller CC. Cannula Implants and Review of Implantation Technics in Esthetic Surgery. In Two Parts. Chicago: Oak Press, 1926, pp 66-71.
- Mizuno H, Zuk PA, Zhu M et al. Myogenic differentiation by human processed lipoaspirate cells. Plast Reconstr Surg 109: 199-209, 2002.
- Moseley TA, Zhu M, Hedrick MH. Adipose-derived stem and progenitor cells as a filler in plastic and reconstructive surgery. Plast Reconstr Surg 118(Suppl): 121S-128S, 2006.
- Neuber G. Uber die Wiederanheilung vollstandig vom Korper getrennter, die ganze Fettschicht enthaltender Hautstucke. Abl f Chirurgie 30:16, 1893.
- Neuhof H. The Transplantation of Tissues. New York: Appleton, 1923, pp 70-82.
- Newman J. Liposuctio Surgery: past, present, future. Am J Costmet Surg 10: 1-2, 1984.
- Ottani F, Fournier P. A history and comparision of suction techniques until their debut in North America. In Hetter G, ed. Lipoplasty: The Theory and Practice of Blunt Suction Lipectomy. Boston: Little, Brown and Company, 19-23, 1984.
- Peer LA. Loss of weight and volume in human fat graft, with postulation of a "cell survival theory". Plat Resconstr Surg 5: 217-230, 1950.
- Peer LA. The neglected free fat graft. Plat Resconstr Surg 18: 233-250, 1956.
- Peer LA. Transplantation of Tissues. Baltimore: Williams & Wilkins, 1955, pp 396-398.
- Rigotti G, Marchi A, Galie M, Sbarbati A. Adipose-derived stem-cell therapy in radiation: side effects. Presented at the 17th Annual Meeting of the European Association of Plastic Surgeons (EURAPS), Istanbul, May 2006.
- Rohrich R, Beran S, Kenkel J. Ultrasound-Assisted Liposuction. 1998 Quality Medical Publishing, Inc.
- Samuel M. Lam, Mark J. Glasgold, Robert A. Glasgold. Complementary Fat Grafting. Lippincott Williams & Wilkins. 2007.
- Sattler G, Sommer B. Current concepts of fat graft survival: history of aspirated adipose tissue and review of the literature. Dermatl Surg 26: 1159-66, 2000.
- Sattler G, Sommer B. Liporecycling: a technique for facial rejuvenation and body contouring. Dermato Surg 26: 1140-4, 2000.
- Sattler G, Sommer B. Tumescent liposuction in Germany: history and new trends and techniques. Dermatol Surg 25: 221-23, 1999.
- Scheflan M, Tazi H. Ultrasonically assisted body contouring. Aesthet Surg J 16: 117-22, 1996.
- Sommer B, Sattler G. Vibration assisted liposuction (VAL) in tumescent loca anesthesia (TLA). In Ring

- J, et al., eds. Skin and Environment Perception and Protection. 10th EADV Congress, Munich, 2001. Bologna: Monduzzi Editore 2001.
- Stregman SJ, Tromovitch TA, Glogan RG, eds. Cosmetic Dermatologic Surgery, 2nd edition, Chicago: year Book Medical Publishers, 1990.
- Sunil S. Ramon L, Roy C, J. Peter R, J. William F, Adam J. Adipose Tissue: Stem Cells and Beyond. Clin Plast Surg 33: 55-62, 2006.
- Sydney R. Coleman, Riccardo F. Mazzala. FAT INJECTION. From filling to Regeneration. 2nd eds. QMP, 2009.
- Teimourian B, Adhan MN, Gulin S, Shapiro C. Suction lipectomy a review of 200 patients over a six-year period and a study of the technique in cadavers. Ann Plat Surg 11: 93-8, 1983.
- Toledo LS, Mauad R. Fat injection: a 20-years revision. Clin Plast Surg 33: 47-53, 2006.
- Topaz M. Possible long-term complications in ultrasound-assisted lipoplasty induced by sonoluminescence, sonochemisty and thermal effect. Aesthet Surg J 18: 19-24, 1998.
- Van RL, Roncari DA. Complete differentiation in vivo of implanted cultured adipocyte precursors from adult rats. Cell Tissue Res 225: 557-566, 1982.
- Zocchi ML. Ultrasonic liposculpturing. Aesthet Plast Surg 16: 117-22, 1992
- Zuk PA, Zhu M, Mizuno H, et al. Multilineage cells from human adipose tissue: implications for dell-based therapies. Tissue Eng 7: 211-228, 2001.
- Libor Streit, Josef Jaros, et al: "A Comprehensive In Vitro Comparison of Preparation Techniques for Fat Grafting". Plast. Reconstr. Surg. 139: 670e, 2017.
- Baptiste Bertrand, Jeremy Magalon, et al: Adipose Stem Cells Isolated from Excised Burned Tissue: Is There Potential for Clinical Use?. Plast. Reconstr. Surg. 139: 326e, 2017.
- Claudia Cicione, Giuseppe Di Taranto, et al: "In Vitro Validation of a Closed Device Enabling the Purification of the Fluid Portion of Liposuction Aspirates". Plast. Reconstr. Surg. 137: 1157, 2016.
- Yan Shi, Yi Yuan, et al: "The Fate of Fat Grafts in Different Recipient Areas: Subcutaneous Plane, Fat Pad, and Muscle"". Dermatol Surg 42: 535–542, 2016.
- Yong Chan Bae, Ji Sun Song, et al: "Effects of Human Adipose-Derived Stem Cells and Stromal Vascular Fraction on Cryopreserved Fat Transfer". Dermatol Surg 41: 605–614, 2015.
- Harunosuke Kato, Kazuhide Mineda, et al: "Degeneration, Regeneration, and Cicatrization after Fat Grafting: Dynamic Total Tissue. Remodeling during the First 3 Months". Plast. Reconstr. Surg.133: 303e, 2014.
- Jeong-Eun Kim. "Newly introduced LAMS(Local Anesthetic minimal-invasive liposuction) using hypotonic tumescent for body contouring". 20th World Congress of Aesthetic Medicine; 2015 Nov 12-15; Miami Florida, USA.

2 지방흡입과 마취

Chapter

조인배 지세븐의원

    지방흡입 수술을 함에 있어 마취는 매우 중요한 문제이다. 적절한 무의식의 유지와 통증의 조절 하에 시행된 지방흡입 수술은 그렇지 못한 지방흡입 수술에 비해 환자의 불쾌감과 불안을 감소시킬 수 있고 의료진이 수술에 집중할 수 있게 도울 뿐만 아니라 수술의 완성도를 높이는 데 유리하다.

  지방흡입 수술 시 시행할 수 있는 마취 방법은 국소 마취부터 부위 마취, 전신 마취까지 다양하게 시행할 수 있으나, 현재 임상에서 그리고 개원가에서 시행하고 있는 마취는 크게 두 가지라고 할 수 있다. 첫째는 국소 마취이고 둘째는 국소 마취와 전신 마취(정맥 마취 또는 흡입 마취)를 병행하며 간헐적 또는 지속적으로 진통제를 투여하는 방식이다. 물론 이 외에도 복부, 허벅지, 종아리 수술 시 척추 마취, 팔 수술 시 상완신경총 차단(brachial plexus block) 등의 부위 마취를 시행할 수 있겠으나 여러 가지 제한점으로 거의 사용되지 않고 있다.

  지방흡입 수술 또는 마취와 연관되어 여러 가지 응급 또는 위급 상황이 발생할 수 있다. 이러한 상황들은 간단한 처치로 해결할 수 있는 것부터 수술을 중단하고 응급 처치를 하며 큰 병원으로 이송해야 하는 상황까지 다양하게 발생할 수 있다.

  이에 이 장에서는 지방흡입 수술 시 다양한 마취 방법들과 수술, 마취와 연관되어 발생 가능한 여러 위급 상황들의 진단과 처치 방법들에 대해 설명하고자 한다.

01 지방흡입 수술의 마취 방법

(1) 국소 마취

지방흡입 수술 시 수술하고자 하는 부위에 국소 마취제와 에피네프린이 희석된 수액(tumescent)을 피하지방층에 주입하여 마취 효과와 지혈 효과를 얻는 방법이다.

튜메슨트의 조성은 의사들마다 약간의 차이는 있으나 가장 중심이 되는 성분은 생리식염수와 리도카인 그리고 에피네프린이다. 생리식염수는 튜메슨트의 volume을 구성하고 리도카인은 진통 역할을 그리고 강력한 혈관 수축제인 에피네프린은 지혈과 리도카인의 진통 작용을 배가시켜 준다. 그 외에 탄산수소나트륨(sodium bicarbonate)과 트리암시놀론(triamcinolone)을 첨가해서 튜메슨트를 만드는 경우가 일반적이다. 리도카인은 산성 용액에서 용해도가 증가하는데 이는 주사 시 강한 통증을 유발한다. 탄산수소나트륨은 이러한 리도카인의 산도를 중화하여 통증을 줄일 수 있다. 그리고 트리암시놀론은 수술 후 멍을 줄이고 부종의 회복을 빠르게 하는 효과가 있다.

1995년 Klein이 제시한 튜메슨트의 조성은 다음과 같다.

1) Normal saline: 1000mL
2) Epinephrine: 0.5~0.65mg
3) Lidocaine: 500~1000mg
4) Sodium bicarbonate: 10mEq
5) Triamcinolone: 10mg

참고로 저자가 사용하고 있는 튜메슨트의 조성은 다음과 같다[사진 1].

1) Normal saline: 1000mL
2) Epinephrine: 1mg
3) Lidocaine: 400mg(2%, 20mL)
4) Sodium bicarbonate: 1.26g(8.4% 15mL)
5) Triamcinolone: 5mg

Triamcinolone은 10mg을 사용하였으나 환자가 생리 유발을 호소하는 경우가 흔하여 현재 5mg을 사용하고 있다.

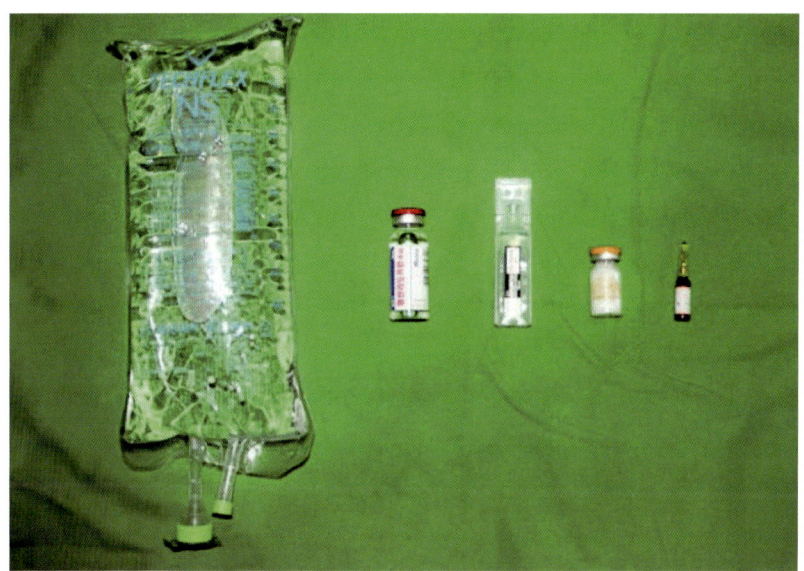

사진 1. 튜메슨트 조성 약물

국소 마취의 장점은 환자의 의식이 깨어 있는 상황에서 수술이 진행되므로 전신 마취의 위험성을 피할 수 있고 마취과 의사를 초빙할 필요가 없으며, 전신 마취를 시행했을 때보다 회복하는 시간이 줄어 전체적인 수술 시간과 환자가 병원에 머무는 시간을 줄일 수 있다. 또 수술 중 환자의 자세 변화와 유지에 유리하다. 하지만 튜메슨트 주입 시 느끼는 불쾌감과 통증이 가장 큰 제한점이며 수술 중에도 어느 정도 통증과 불안감을 피할 수 없다는 단점이 있다. 또한 표피 쪽에 가까운 천층 흡입을 하게 될 경우 통증의 강도가 높아져 수술의 완성도가 떨어질 수 있다. 이러한 제한점들로 국소 마취만으로 지방흡입 수술을 하는 경우는 드물다. 단 최근 개원가를 중심으로 부위별 지방흡입 수술보다 더 국소적인 개념인 일명 '미니지방흡입'을 할 경우에는 저자의 경험상 국소 마취만으로 수술을 진행하여도 무난할 것으로 사료된다.

(2) 부위 마취

부위 마취란 환자의 의식은 유지하면서 팔이나 다리처럼 신체 부위 중 비교적 큰 범위를 마취하는 방법으로 국소 마취에 비해 비교적 넓은 범위를 마취하는 방법이다. 부위 마취는 크게 중추신경을 차단하는 방법(척추 마취, 경막 외 마취)과 말초신경을 차단하는 방법으로 나뉠 수 있으며 말초신경을 차단하는 방법은 신경총을 차단하는 방법과 단일 신경을 차단하는 방법으로 나뉠 수 있다. 수술의 특성상 체간 또는 사지의 마취가 요구되는 지방흡입에 시행할 수 있는 부위 마취는 복부, 허벅지, 엉덩이, 종아리 수술 시 척추 마취나 경막외 마취, 팔 수술 시 상완신경총 차단(Brachial plexus block) 등을 시행할 수 있다.

척추 마취, 경막외 마취로 허벅지, 엉덩이, 종아리는 큰 제한점 없이 수술이 가능하다. 하지만 복부의 경우는 상복부쪽의 마취가 미흡할 수 있으며 척추 마취의 높이가 올라감에 따라 호흡 보조근이 마비되어 호흡부전과 불안감 증폭, 오심, 구토 등이 유발되어 수술을 진행하는 데 어려움이 있을 수 있다.

또한 팔 지방흡입 수술 시 상완신경총 차단은 팔의 윗부분과 어깨 주변의 마취가 미흡할 수 있다는 단점이 있다. 이러한 제한점들로 부위 마취는 지방흡입 수술에 흔하게 사용되고 있지 않은 실정이다.

(3) 전신 마취

전신 마취란 여러 가지 약제의 투여에 의해 무의식(unconsciousness) 또는 사고를 진행할 수 있는 의식이 결여된 상태(lack of conscious processing of thought)를 말한다. 그렇지만 무의식 또는 의식이 결여된 상태만으로는 외과의사가 수술을 진행하는 데 어려움이 따른다. 왜냐하면 무의식 중에도 사람은 외과적 수술 과정에서 초래될 수밖에 없는 통증을 느낄 수 있고 이에 따른 불수의적 움직임이 있을 수 있기 때문이다. 섬세한 조작이 필요한 현미경적 수술이나 정교하고 정확한 수술 과정에서 이러한 불수의적 움직임은 외과의사의 집중력을 저하시키고 수술 결과에도 안 좋은 영향을 미친다.

이러한 이유로 전신 마취의 3대 요소를 무의식, 진통, 근이완이라고 하고, 이러한 통증과 불수의적 움직임을 억제하기 위해 전신 마취 시 마취제와 함께 흔히 진통제와 근이완제를 병행해서 사용한다.

전신 마취를 함에 있어 근이완제의 사용은 외과의사에게는 불수의적 움직임을 없애 수술의 편의를 제공하지만 마취과 의사에게는 수술 전, 중, 후를 통틀어 환자를 돌보는 데 여러 가지 과제를 제공한다. 일단 근이완제는 사지의 근이완과 더불어 호흡근의 이완을 동반하기 때문에 환자의 자발 호흡이 없어져 마취과 의사의 매뉴얼 환기 보조나 기도 삽관 후 인공호흡기에 의한 기계호흡을 필요로 한다. 기도 삽관과 발관의 과정은 환자에게 상당한 스트레스로 작용해 교감신경계 흥분, 혈압, 맥박의 상승, 뇌압 상승 등을 유발할 수 있고, 수술 후 근이완제의 체내 잔류량이 높거나 근이완의 역전이 완벽하지 않은 상태에서 기도 발관을 하게 될 경우 환자가 저산소증에 의한 손상을 받을 수 있다.

우리가 흔히 말하는 전신 마취는 근이완제 투여를 병행하고 이에 따른 기도 삽관과 기계호흡을 하면서 마취를 유지하고 수술 후 기계호흡 중단, 근이완의 역전, 기도 발관, 자발 호흡 회복의 단계를 거치는 일련의 과정이라고 보면 된다. 하지만 이러한 과정은 마취과를 전공하지 않은 의사가 시행하기에는 어려움이 많을 것이다.

지방흡입 수술을 시행하던 초기에는 위에서 언급한, 소위 흔히 알고 있는 전신 마취(근 이완, 기도 삽관, 기계 호흡을 병행하는)를 주로 이용하였다. 하지만 지방흡입 수술이 환자의 조그만 움직임도 용납되지 않을 정도로 극도의 정교함이 요구되는 수술이 아니고 환자의 불수의적 운동은 진통제를 투여하거나 마취심도를 조절하여 충분히 제어할 수 있다고 한다면 위에서 언급한 근이완제 사용과 기도 삽관, 기계호흡을 병행하는 전신 마취를 고집할 필요성이 있는지는 다시 한 번 생각해 볼 필요가 있다.

근이완제를 사용하지 않는다면 기도 삽관과 기계호흡을 할 필요성이 줄어들고 근이완제와 관련된 위험성을 줄일 수 있으며, 수술에 필요한 진정과 진통은 정맥 마취제와 진통제를 적절히 사용하여 얻을 수 있다는 장점이 있다.

실제로 간단한 처치를 위한 단시간의 마취는 정맥 마취제와 진통제만으로 충분히 환자의 진정을 유지할 수 있어 여러 병원에서 흔하게 사용되고 있다. 이러한 마취 방법을 감시 마취 관리(Monitored Anesthesia Care, MAC)라 하는데 일반인들에게는 흔히 수면 마취로 알려져 있는 전신 마취의 한 방법이다. 미국에서 입원 환자의 시술에서 6~12% 그리고 외래환자 시술에서는 30~60%가 MAC으로 시행되고 있는 것으로 보고되고 있다.

최근 들어 우리나라에서도 MAC은 대학병원뿐만 아니라 개인의원(성형외과, 피부과, 내시경 전문 내과 등)에서 흔하게 행해지고 있다. 하지만 비교적 간단하다는 생각에 마취통증의학과 전문의 없이 시술자가 직접 MAC의 개념으로 약제를 직접 투여하는 경우가 많으며 이에 따른 부작용과 의료 사고가 보고되고 있다. MAC 역시 환자의 의식을 소실시키는 엄연한 전신마취의 한 방법으로 마취 중 환자 관리와 약제 투여, 응급 상황 대처 등의 경험이 풍부한 마취통증의학과 의사의 감시 하에 시행하는 것이 바람직하다고 생각한다.

지방흡입 수술을 하는 데 있어 위에서 언급한, 소위 흔히 알고 있는 전신 마취(근이완, 기도 삽관, 기계호흡을 병행하는)를 시행할 것인가 MAC으로 할 것인가 아니면 국소 마취로만 할 것인가는 병원의 규모와 특성 그리고 의사의 선호도에 의한 선택할 사항이다.

실제로 정확한 통계가 나와 있지는 않지만, 현재 지방흡입 수술을 전문적으로 시행하고 있는 여러 병원(저자의 병원을 포함해서)에서는 근이완제를 사용하지 않고 마취제와 진통제만을 적절히 사용하여, 즉 MAC으로 모든 지방흡입 수술을 무난히 시행하고 있다.

이 장에서는 흔하게 시행되고 있는 감시마취관리(MAC) 하 지방흡입 수술 시 주의점과 부작용 대처법에 대해 좀 더 심도있게 다루어 볼 것이다.

02 감시마취관리(MAC) 하 지방흡입 수술

MAC을 이용한 지방흡입 수술은 쉽고 간단해 보이지만 실제로는 흔히 말하는 전신 마취에 비해 더 쉽거나 마취 중 환자 감시의 소홀함이 허용되는 것이 절대 아니다. 근이완제를 사용하지는 않지만 진정제나 진통제 투여에 의해 환자의 호흡이 저하될 수 있고, 기도 삽관을 하지 않기 때문에 기도 유지가 잘 되지 않는 경우도 흔하게 발생할 수 있다. 기도 유지를 실패하면 저산소 손상이 올 수 있고, 구토에 의한 흡입성 폐렴의 가능성, 긴 수술 시간에 따른 저체온증과 대사의 변화 등 수술 전, 중, 후의 모든 부분에서 약간의 소홀함이 환자에게는 큰 장애를 일으킬 수 있다는 것을 명심해야 한다. 그러므로 수술 전 환자의 과거 병력 조사, 기도의 해부학적 구조를 포함한 신체 검사, 기본적 진단 검사 등을 시행하고 수술장에는 응급 상황에 필요한 시술 도구 및 약제가 구비되어 있어야 한다. 이에 지방흡입 수술 시 적어도 갖추어야 할 장비와 약제 그리고 수술 전, 수술 중, 수술 후 주요 체크리스트와 부작용의 진단과 처치에 대해 설명하고자 한다.

(1) 지방흡입 수술 시 갖추어야 할 장비와 약제

지방흡입 수술을 하고자 할 때 여러 가지 장비와 약제가 필요하다. 그중 수술과 관련된 장비는 이 책의 다른 장에서 많이 다룰 것이므로, 이 장에서는 주로 마취와 관련된 장비와 약제에 대해 설명하겠다.

먼저 장비는 튜메슨트 주입용 펌프, 맥박산소계측기(pulse oximeter), 시린지 펌프, 혈압계,

심전도, 산소탱크, oral airway, suction tip, ambu bag, laryngoscope, endotracheal tube 등이 필요하다. 튜메슨트 주입용 펌프, pulse oximeter, 시린지 펌프 등 마취 유지와 환자 감시에 꼭 필요한 장비들은 여유분의 장비를 꼭 가지고 있어야 고장 시에도 당황하지 않고 마취와 수술을 진행할 수 있다.

지방흡입 수술과 MAC 마취 시 필요한 주요 약제는 정맥 마취제(propofol, midasolam, ketamine 등), 진통제(케타민, 몰핀, 펜타닐 등), 튜메슨트 조성 약물(normal saline, epinephrine, lidocaine, sodium bicarbonate, triamcinolone)과 응급 상황 시 필요한 약물들(epinephrine, atropine, sodium bicarbonate, methylprednisolone, 승압제, 항히스타민제 등) 등이다.

산소탱크, oral airway, suction tip, Ambu bag, laryngoscope, endotracheal tube 등 응급 상황 시 필요한 물품과 약제들은 필요 시 바로 쓸 수 있도록 수술방 내에 비치하는 것이 좋고, 의료진은 정기적인 응급 상황 대처에 대한 모의 연습으로 응급 상황에 대한 감각을 유지하는 것이 필요하다.

(2) 지방흡입 수술 전 체크해야 할 사항

안전한 지방흡입 수술과 마취를 위해서 수술 전에 확인해야 할 여러 가지 사항이 있다. 그 중에는 환자의 신체 검진을 포함한 여러 가지 검사가 포함될 수 있다.

먼저 검사 항목을 보면 기본적인 피검사인 CBC(Complete Blood Count)와 생화학적 검사, 소변 검사, 심전도, 흉부 엑스선 검사 등을 할 수 있겠지만, 특별한 이상 소견이나 과거력이 없는 젊은 환자에서 이 모든 검사를 일괄적으로 해야만 한다는 주장에는 반론의 여지가 있다. '대부분의 특별한 이상은 medical history와 physical examination에 암시되어 있다.'라는 문구와 같이 피검사를 통하지 않더라도 과거력상 특이 사항이 있는지 면담과 신체 검진을 통해 지방흡입 수술과 연관된 부작용의 가능성을 어느 정도 예측할 수 있다. 이런 면담 과정과 신체검진에 포함되어야 할 내용은 다음과 같다. 특별히 진단받은 질병이 있는지, 이전에 수면마취 또는 수면 내시경의 경험이 있고 특별한 문제가 발생하지는 않았는지, 출혈성 경향이 있는지(자기도 모르는 멍이 있는지 또는 타박 부위의 멍이 심하게 커지는지), 특별한 약물 혹은 물질에 알러지가 있는지(피린계 진통제, 리도카인 등), 현재 복용 중인 약물이 있는지(비타민E, 아스피린, 혈액순환개선제, 항응고제, 피임약, 호르몬제 등) 등의 여부를 묻고 이에 대한 적절한 조치를 취하거나 인지 후 수술을 진행하는 것이 좋다. 이외에도 MAC 하에 지방흡입을 진행할 경우 기도 삽관을 하지 않기 때문에 수술 중 환자의 여러 자세에 따라 기도 유지가 잘 되지 않아 환자가 저산소증에 빠지고 의료진도 당황하게 되는 경우가 생길 수 있다. 특히 환자의 해부학적 구강 구조상 수술 중 기도 유지를 잘 하지 못할 것으로 예견되는 경우가 있으므로 수술 전 신체 검진 시 [표 1] 과 같은 사항을 꼭 확인하고 대비하는 것이 좋겠다.

표 1. 수술 전 체크해야 할 기도 검사 항목

- 목의 굵기
- 입이 벌어지는 정도
- 혀의 크기
- 앞니가 튀어 나왔는지
- 목의 굴곡-신장이 자유로운지
- 의치나 교정기가 있는지(수술 중 빠질 수 있는 교정기나 교정기 부속품은 반드시 제거)
- 목 디스크, 수술 병력은 있는지
- 수술 당일 상기도 염이나 코막힘 증세가 있는지
- 천식의 과거력이 있는지
- 평소 코를 고는지

수술 당일에는 금식을 하고 왔는지 다시 한 번 확인하는 것이 중요하다. 금식 시간은 8시간을 지키는 것을 원칙으로 하고 있으나 물 종류는 수술 3시간 전까지는 가능하다. 물 종류까지 포함한 장시간의 금식은 수술 전 환자의 탈수 상태를 유발할 수 있어 서서 디자인 시 어지럼증을 호소하거나 수술 중 저혈압, 저체온, 마취로부터 회복 지연 등 여러 가지 문제를 야기할 수 있다. 수술 방에 들어가기 전에는 각종 악세서리(자세 변경 시 귀고리, 목걸이 등에 의해 환자가 상처를 받을 수 있고 각종 감시 기구 오작동 가능), 분리되는 치아 교정기(수술 중 분리되어 기도로 넘어갈 수 있음), 콘택트 렌즈는 반드시 제거하도록 한다.

손발톱의 매니큐어는 지우는것이 좋으나 옥시메터 센서가 매니큐어가 있다고 해서 감지하지 못하지는 않는다. 서서 디자인 시 전날 금식과 수술에 대한 과도한 긴장감으로 환자가 어지럼증을 느끼며 쓰러지는 vasovagal syncope를 가끔 경험하게 되는데(특히 여름에 더 흔함) 디자인 시 환자와 대화하면서 이런 증후가 있는지 확인하고 어지럼증을 호소하면 시원한 공간에서 leg up-head down position으로 10~20분 정도 안정을 취한 후 다시 수술을 진행하는 것이 좋다.

(3) 지방흡입 수술 중 체크해야 할 사항

지방흡입 수술 중에는 환자의 여러 가지 모니터링을 간과해서는 안 된다. 기본적인 4대 활력증후(혈압, 맥박, 호흡수, 체온)를 주기적으로 체크하는 것이 필요하고 이외에도 지방흡입의 특성상 추가적으로 관심을 가지고 감시해야 할 사항들이 있다.

현재 MAC 진정 하의 지방흡입 수술 시 가장 흔하게 사용하고 있는 마취제인 propofol은 주입 시 말초혈관을 확장시켜 환자의 혈압을 떨어뜨릴 수 있고 환자의 respiration drive를 현저히 감소시킬 수 있기 때문에 사용 시 주의가 필요하다.

또한 매우 드물긴 하지만 propofol에 대한 과민증(anaphylaxis)이 보고된 바가 있기 때문에 이에 대한 대비도 필요하다. MAC 진정 시 필요한 propofol의 유지용량은 환자 개인적인 민감도나 수술 과정의 환자 반응에 따라 달라질 수 있으나 대부분의 환자에서 25~75mcg/kg/min 정도 범위에서 진정을 유지할 수 있다고 알려져 있다.

지방흡입 수술은 다른 수술에 비해 환자의 표피 노출 범위가 넓고, 튜메슨트에 의해 피부가 젖는 경우가 흔하며, 여러 부위를 수술 시 수술 시간이 길어질 가능성이 많다. 이에 따라 수술 중이나 수술 후 저체온에 빠질 가능성 또한 높아진다. 저체온은 떨림(shivering)을 유발하고 이는 기초대사량(basal metabolic rate)을 증가시키고, 산소 소모량을 400~500%까지 증가시킬 수 있다. 이러한 것을 적절히 보상하지 못하면 동맥혈 저산소증을 유발할 수 있다. 또한 말초혈관이 수축하여 심장의 후부하가 증가하여 심허혈의 가능성도 초래할 수 있다. 이외에도 shivering 자체가 수술을 방해하고 저체온이 약물의 대사를 느리게 해 마취 후 회복을 느리게 할 수 있다. 이러한 저체온을 예방할 수 있는 방법은 [표 2]에 정리해 보았다.

표 2. 저체온을 예방할 수 있는 방법

- 수술 부위 소독 시 베타딘 데워서 사용
- 튜메슨트를 미지근하게 데워서 사용
- 온열이 되는 수술 베드 사용
- 수술방 온도는 너무 낮지 않게 유지
- 수술 부위 이외는 포 덮어 주기
- 핫팩 사용
- 금식 시간을 너무 길지 않게 하고 약간의 물은 수술 3시간 전까지 마시도록

지방흡입 수술은 수술 중 환자의 체위 변경이 흔하다. 이런 체위 변경이나 수술에 용의하도록 사지의 자세 유지와 관련해 여러 가지 문제가 야기될 수 있다. 팔 수술 시 팔의 과신전은 brachial plexus 손상을 줄 수 있고, 술자의 부주의에 의해 팔이 수술대 밖으로 떨어지면서 손상을 받는 안전사고도 흔하게 일어날 수 있다.

또한 앙와위에서 복와위, 복와위에서 앙와위로 전환 시 환자의 사지 손상에 주의해야 하며 특히 목이 제대로 지지되지 않은 상태에서 자세 전환 시 경추 손상의 위험성이 있다. 특히 술전 목 부위 통증, 경추 추간판 탈출증 과거력, 경추 수술의 과거력이 있는 경우에는 각별한 주의가 필요하다. MAC 진정 하의 지방흡입 수술은 근이완제를 쓰지 않기 때문에 마취 심도가 너무 낮거나, 통증이 유발될 시 환자가 심하게 움직일 수 있다. 이때 환자를 제대로 붙잡지 않으면 낙상하는 경우가 발생할 수 있다. 또한 옆 자세나 환자 체위 변동 시, 마취 후 각성 시, 회복실에서 환자 방치 등에 의해서도 낙상이 발생할 수 있으므로 주의가 필요하다. 이를 예방하기 위해서는 마취 심도 조절, 진통제의 적절한 사용, 수술 중 소독 간호사는 항상 환자를 잡고 있도록 하고, 환자 자세 변동 시 주의, 마취 후 각성 시와 회복실에서 환자 감시 등의 주의가 요구된다. 이외에 수술 중 환자의 눈 보호가 간과될 수 있는데 이는 매우 중요한 문제이다. 수술 중에는 환자의 eye preservation reflex가 결여되어 있기 때문에 눈을 보호하지 않으면 앙와위 시 수술포나 종이 등의 날카로운 물체에 의해 각막 손상이 가능하고 복와위에서도 안면 부위의 딱딱한 물체에 의해 눈에 손상이 될 수 있다. 또한 완전히 감기지 않은 눈으로 장시간 수술 시 수술 후 안구건조증으로 눈부심을 호소할 수 있다. 그러므로 마취 시 환자가 의식이 없어진 것을 확인한 후 안연고와 반창고로 환자의 눈을 보호하는 것이 필요하다.

(4) 지방흡입 수술 후 체크해야 할 사항

수술 직후 수술 부위 중 심하게 붓거나 좌우가 비대칭인지 확인해야 한다. 심하게 부기가 있는 경우 그 부위에 출혈이 있을 수 있다. 수술 후에는 완전한 각성과 회복이 될 때까지 활력 증후를 면밀히 감시하고 낙상에 주의해야 한다. 회복 시 환자가 심한 통증을 호소하는 경우가 있는데 이때 진통제만 투여하지 말고 번거롭더라도 꼭 드레싱을 풀고 수술 부위를 눈으로 확인하는 것이 중요하다. 통증은 제5 활력 증후라는 말이 있듯 뭔가 문제가 있을 가능성이 있다는 것을 명심하고 환자의 통증을 간과해서는 안 된다. 회복 후 귀가는 활력 증후가 정상이고 완전한 의식과 근력의 회복이 이루어지고 난 뒤에 가능하다. 적어도 마취 회복 후 3~4시간 경과 후에 하는 것이 권장되며 간혹 마취제, 술 중 진통제에 민감한 환자들은 수술 후 6시간이 지나도록 회복이 지연되는 경우도 있다. 되도록 보호자와 함께 귀가하는 것이 좋으며 자가운전으로 귀가는 금하도록 해야 한다. 수술 후 드레싱이나 감아 놓은 복대는 지혈 작용에 중요하므로 풀지 않도록 권해야 한다. 수술 다음 날은 집도의가 수술 부위를 직접 확인해야 수술의 평가와 부작용 등을 알 수 있다.

03 지방흡입 수술 시 발생할 수 있는 응급 상황과 대처법

(1) 저산소증

지방흡입 수술 시 pulse oximeter에 체크되는 산소포화도가 감소하는 경우가 흔하게 발생할 수 있다. 이 경우 너무 서두르거나 당황하지 말고 저산소증의 원인을 찾아 침착하게 대처하는 것이 중요하다.

산소포화도가 감소된 경우 일단 기계의 오작동을 고려할 필요성이 있다. 산소포화도가 99%에서 갑자기 70이나 60% 이하로 급락해서 감지되는 경우는 실제로 환자의 혈중 산소포화도가 낮기보다는 떨림이나 oximeter probe의 손가락 위치가 바르지 않아서 낮게 check되는 경우가 대부분이다. 반면 산소포화도가 99%에서 98%, 97%, 96%로 점진적으로 떨어지는 경우는 실제로 환자의 혈중 산소포화도가 낮고 앞으로 더 낮아질 가능성이 있으므로 적절한 대처를 해야 할 필요성이 있다. 지방흡입 수술 중 저산소증의 원인은 크게 무호흡과 기도 폐쇄에 의한 것이거나 이 두 가지가 복합적으로 작용해 생길 수 있다.

무호흡이란 여러 원인에 의해 환자의 자발 호흡(respiratory drive)이 없어진 상태를 말한다. 주된 원인은 지방흡입 수술 시 사용하는 마취제(propofol, midazolam), 진통제(ketamine) 등의 약물에 의한 경우가 대부분이다. 환자의 자발 호흡이 없어진 무호흡 시에는 삼중 기도 유지법(triple airway maneuver)을 실시해서 환자의 기도가 유지되어도 호흡 시 보이는 환자 흉곽의 움직임이 관찰되지 않는다. 이 경우 처치는 일단 마취제와 진통제 투여를 중단하고 산소를 공급한다. 또한 산소포화도 변화를 지속적으로 관찰하면서 환자의 기도를 유지하고 ambu bagging을 부드럽게 하면서 2~3분 정도 지속하면 환자의 자발 호흡이 돌아오는 경우가 대부분이다. 다른 활력 증후가 정상적으로 체크되면 수술을 다시 진행한다.

저산소증의 다른 원인으로 기도 폐쇄를 들 수 있다. 기도 폐쇄란 코와 입부터 폐포까지의 길 즉 산소 교환을 위해 공기가 지나가는 길이 폐쇄되어 있는 상태를 말한다. MAC 하의 지방흡입 수술은 대부분 기도 삽관을 하지 않고 수술의 특성상 복와위, 측와위 등 여러 자세 변화를 취하기 때문에 다른 수술에 비해 기도 폐쇄가 올 가능성이 높다. 기도 폐쇄가 의심될 경우에는 원인을 찾아 신속하게 제거해 줘야 한다. 환자의 해부학적 구조상 기도 유지가 어려운 경우가 있는데 이는 인후두부 비대, 큰 혀, micrognathia(일명 무턱), short neck, prominent upper incisor인 경우 등이다. 또한 환자의 비만도가 높거나 평소 코를 심하게 골거나 수술 당일 감기로 코막힘, 콧물, 가래 등이 심하면 수술 중 기도 폐쇄가 생길 가능성이 높다는 것을 염두에 두고 수술에 임하는 것이 좋다(표 1 참조). 수술 중 기도 유지가 어려운 해부학적 구조에 의해 기도 폐쇄가 발생 시 일단 마취제와 진통제 투여를 중단하고 산소를 공급하며 삼중 기도 유지법을 제대로 실시해 최대한 airway를 유지하는 것이 중요하다. 기도유지만 잘 된다면 환자의 자발 호흡이 있기 때문에 큰 문제없이 저산소증이 호전될 수 있으나 기도 유지가 잘 되지 않으면 저산소증에 빠져 있는 환자는 좀 더 강력한 respiratory drive로 호흡을 시도하기 때문에 폐 내 강한 음압(negative pressure)이 형성되어 폐부종에 빠질 수 있으므로 주의해야 한다. 삼중 기도 유지법에도 기도 유지가 잘 되지 않을 경우에는 경구 기도 유지기(oral airway)를 입안에 위치시킨 후 ambu bagging을 시도하고 이 후에도 기도 유지와 저산소증이 호전되지 않으면 기관 내 삽관(intubation)을 고려해 볼 필요가 있다.

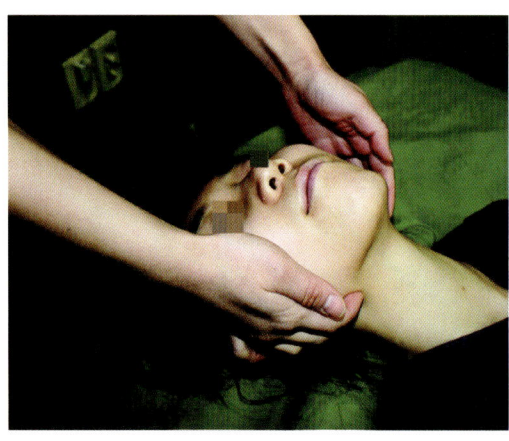

사진 2. 삼중 기도 유지법
(head tilt, chin lift, jaw thrust)

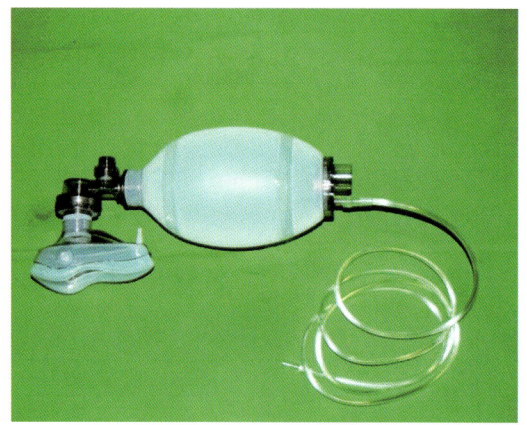

사진 3. Ambu bag

하지만 기관 내 삽관은 마취통증의학과 전공을 하지 않은 의사들이 시도하기에는 다소 어려움이 있고 또한 근이완제 투여 없이 기관 내 삽관을 하는 것은 더욱 실패할 확률이 높다. 그 사이 환자의 저산소증만 더 심해질 가능성이 있어 기관 내 삽관은 신중하게 선택해야 한다. 이런 경우 기관 내 삽관을 시행할 자신이 없다면 일단 도움을 청하고 산소를 투여하면서 삼중 기도 유지법으로 최대한 기도 유지를 하고 환자의 자발 호흡에 맞춰 부드럽게 ambu bagging을 하면서 환자의 의식이 돌아오기를 기다리는 것이 현명할 수 있다[사진 2, 사진 3].

해부학적 구조 때문에 오는 기도 폐쇄 이외에 환자의 구토물과 가래, 분비물(secretion) 등의 이물(foreign body)에 의해 기도 폐쇄가 되는 경우도 있다. 환자가 금식 시간을 제대로 지키지 않은 경우에는 음식물, 제대로 지켰더라도 다량의 위액이 수술 중 구토와 함께 인후두부와 구강으로 넘어올 수 있다. 이때 이런 이물들이 기도를 막고 저산소증을 유발할 수 있다. 이런 경우 기도폐쇄를 없애 저산소증을 막는 것도 중요하지만 이물이 폐로 흡인되어 흡인성 폐렴이 되는 것을 막는 것 또한 매우 중요하다. 수술 중 환자가 구토를 하면 즉시 고개를 한쪽으로 돌려 구토물이 입 밖으로 나올 수 있도록 하고, 구토물이 폐로 흘러 들어가는 것을 막기 위해 수술 테이블을 head down한다. 입안에 남아 있는 구토물은 oral suction을 통해 제거한다.

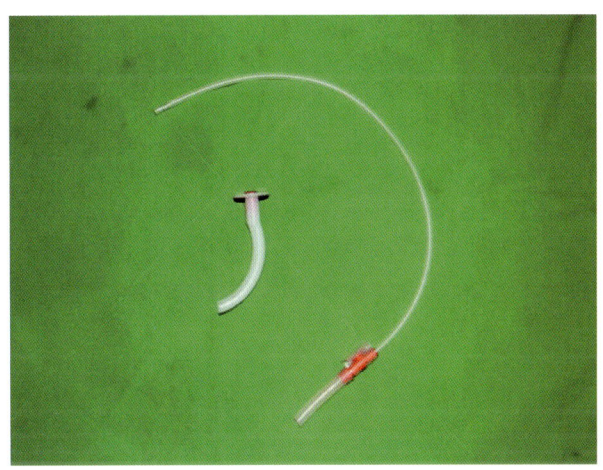

사진 4. 경구 기도 유지기(oral airway)와 석션 팁

수술실에는 언제든지 oral suction을 할 수 있는 석션기, suction tip, oral airway를 구비해 놓아야 한다. 마취제와 진통제 투여는 중단하고 산소를 공급하며 산소포화도 변화를 모니터링하면서 청진을 통해 구토물 흡인(aspiration) 여부를 진찰한다. 구토는 아니지만 가래, 분비물 등에 의해 환자가 계속적인 잔기침을 동반하면서 부분적인 기도 폐쇄 증상을 보이는 경우가 있다. 이 경우 간헐적인 저산소증이 반복되고 기침 시 환자의 움직임으로 원활한 수술 진행이 어려울 수 있다. 처치는 기도를 유지하면서 oral suction을 통해 가래나 분비물을 제거해 주고 진정이 되면 수술을 진행하면 되지만, 지속적으로 반복되면 환자를 깨워 국소 마취로 수술을 진행하는 것도 고려할 수 있다.

(2) 심혈관계 불안정

지방흡입 수술 시 여러 가지 원인에 의해 혈압과 맥박의 비정상적 변화가 올 수 있다. 이러한 심혈관계 불안정은 수술 진행 과정에서 올 수밖에 없는 예상했던 신체의 반응인 경우도 있고, 수술 중에 발생한 예상 밖의 문제에 대한 심혈관계의 반응일 수도 있다. 정상적인 수술 진행 과정과 관련되어 발생하는 심혈관계의 변화는 몇 가지 간단한 처치와 예방으로 대응할 수 있겠지만 수술 중 예기치 못했던 부작용에 의한 심혈관계의 불안정은 반드시 원인을 찾아 신속하고 적절한 치료를 필요로 한다.

1) 고혈압

수술 중의 급격한 혈압 상승은 심장의 후부하를 증가시켜 심근의 산소요구량을 증가시키고, 심허혈을 유발할 수 있으며, 두개강내압을 증가시키고 뇌출혈 등의 뇌혈관 질환을 유발할 수 있어 적절하고 안정적인 혈압 유지가 필요하다. 하지만 수술 시 발생하는 피할 수 없는 자극에 대한 정상적인 반응으로 혈압이 오를 수 있다.

마취 심도가 깊지 않은 상태에서 급하게 수술을 시작하는 경우나 수술 종료 즈음에 일찍 마취를 종료할 경우 교감신경이 흥분되어 환자의 혈압이 오를 수 있으므로 주의해야 한다. 수술 중 이런 교감신경 흥분에 의한 고혈압으로 의심되면 마취제 투여를 증가하고 진통제 투여를 통해 고혈압을 조절할 수 있다. 환자의 병력상 고혈압이 있는 경우는 수술 당일 혈압약을 약간의 물과 함께 복용하도록 하고 40세 이상의 환자나 비만도가 높은 환자, 가족력이 있는 경우 등 고혈압의 가능성이 높은 환자의 경우 수술 중에 혈압 체크를 더 자주하고 좀 더 면밀한 모니터링과 마취 심도 유지를 통해 적절한 혈압이 유지되도록 감시한다. 마취 심도 조절과 진통제로 고혈압이 교정되지 않으면 hydralazine이나 calcium-channel blocker 등의 혈압강하제 투여를 고려한다.

2) 저혈압

지방흡입 수술 중 환자에게 저혈압이 올 수 있는 경우는 깊은 마취 심도에 의한 심장 박출력 감소가 흔한 원인일 수 있다. 이런 경우 마취제와 진통제 투여를 중단하여 마취 심도를 조절할 필요가 있다. 이외에 수술 중 출혈에 의해서도 저혈압에 빠질 수 있다. 출혈에 의한 저혈압의 경우 저혈압에 빠지기 전에 빈맥이 먼저 감지되므로 빈맥 소견이 보일 경우 흡입되는 지방의 붉기 정도나 피하 출혈에 의한 혈종(hematoma)이 있는지 또는 겉으로 감지되지 않는 복강, 흉강 내 출혈이 있는지 여부를 살펴봐야 할 것이다. 출혈에 의한 저혈압으로 확인되면 지혈을 시도하면서 주사 정맥로(IV line)를 2개 이상 확보하여 한 정맥로로는 수혈을 어느 정도 대체할 수 있는 colloid 용액을 공급한다. Ephedrine 등의 승압제 투여를 고려하고 환자의 의식 수준을 포함한 생체 활력 징후를 지속적으로 체크하며 지혈이 어렵고 저혈압이 지속되거나 심화되면 큰 병원으로 이송을 고려한다.

3) 빈맥

마취 심도가 얕거나 불안, 통증에 의한 빈맥의 경우 마취제와 진통제의 투여량을 높여 빈맥을 조절한다. 금식 시간이 너무 긴 경우 탈수에 의한 저혈량증 보상 작용으로 빈맥이 올 수 있다는 것을 알고 수액을 보충한다. 이외 출혈이 원인일 경우는 지혈과 수액 공급을 하면서 호전 여부를 살피고 부정맥이 원인인 경우 부정맥에 대한 치료를 한다. 이외 환자의 과거력상 갑상선 기능 항진증이 있는 경우 수술 중에 지속적인 빈맥 소견이 보일 수 있으므로 수술 전 약을 복용하도록 한다.

4) 서맥

수영, 마라톤 등 심폐 기능이 발달하는 운동을 장기간 한 환자들에서 정상적인 서맥을 관찰할 수 있다. 이런 경우 특별한 처치가 필요하지 않다. 하지만 심한 저혈압을 동반한 서맥은 심정지 등의 위급한 상황의 전조 증상일 수 있으므로 심한 출혈의 여부, 심전도 측정을 통한 심장 이상 여부 등의 원인을 찾고 atropine, epinephrine, sodium bicarbonate 등 응급 약제들 투여와 심폐소생술 시행을 고려한다.

5) 부정맥

지방흡입 수술 중에 발생한 부정맥을 제대로 진단하고 치료하기는 쉽지 않다. 수술 전 부정맥의 과거력이 있는 경우 심전도 측정과 분석이 반드시 필요하고 지방흡입 수술과 관련해 증상 악화나 위급 상황이 발생 가능한지 심장내과 전문의의 소견을 빌어 판단할 필요가 있다.

(3) Anaphylaxis(과민증)

Anaphylaxis는 마취 중인 환자에게 일어 날 수 있는 알러지 중에서 가장 심하고 치명적인 과민 반응이다. 특정 환자에게 anaphylxis 항원으로 작용하는 약제(propofol, 진통제, 항생제 등이 원인이 될 수 있음)가 수술 중에 투여된다면 환자의 의식과 자발 호흡이 저하된 상태에서 치명적인 Anaphyaxis 증상들과 맞닥뜨리게 되므로 치료는 어렵고 부작용은 심해질 수밖에 없을 것이다. Anaphyaxis의 증상들은 이미 감작되어 있던 항원에 노출 후 mast cell, basophile의 세포 내 과립에서 degranulation을 통해 분비된 중개 물질(histamine, platelet activating factor, leukotriene, prostaglandin D2 등)에 의해 촉발된다. 이러한 중개 물질들의 작용은 강력한 평활근 수축과 모세혈관 확장으로 나타난다. 이러한 작용으로 환자에게 나타나는 증상은 불안감, 전신적인 두드러기, 부종, 가려움, 기도 부종에 의한 호흡 곤란, 기도 폐쇄, 심혈관계 허탈로 인한 빈맥, 저혈압 등의 치명적 증상들이다.

Anaphylaxis는 치료도 중요하지만 예방이 더욱 중요하다. 환자의 문진상 항생제, 진통제 등을 포함한 여러 물질에 알러지가 있는지, 수면 마취 경험은 있고 특별한 문제가 없었는지를 묻고 의심이 될 경우 skin allergy test를 시행하도록 한다.

Anaphylaxis는 치료는 우선 원인이 되는 물질 투여를 중단하고 증상을 완화시킬 수 있는 대증 치료를 하는 것이다. 증상 발현이 빠르고 심혈관계 허탈을 동반 시 심폐소생술에 준해서 치료를 해야 한다. 치료에서 가장 중요한 약제는 흔히 anaphylaxis의 coner stone drug이라고 하는 epinephrine이다. Epinephrine은 α와 β-adrenergic effect가 모두 있고 anaphylotoxin의 생성과 유리를 억제하고 postcapillary venular leakage를 감소시키기 때문에 가장 효과적인 약제이다. 또한 anaphyaxis의 3대 치료제를 산소, fluid, epinephrine라고 하는 만큼 산소와 수액 공급이 중요하다. 이외에도 항히스타민제를 투여하고 sodium bicarbonate로 대사성 산증을 교정하며 기관지 수축 증상이 심하면 aminophylline, hydrocortisone을 투여한다. 이후 주기적인 생체 활력 증후를 체크해 가면서 환자 상태를 점검하고 호전되지 않으면 큰 병원 이송을 고려해야 한다.

(4) Lidocaine 독성

튜메슨트 조성 시 첨가되는 리도카인에 의해 중추신경계와 심혈관계 독성이 유발될 수 있다. 원인은 리도카인의 혈관 내 주사와 과량 투여에 의한 혈관 내 흡수이다. 튜메슨트 주입 시 캐뉼러 끝이 뭉툭하기 때문에 혈관 내 직접 주사한 경우는 거의 일어나지 않는다고 볼 수 있으므로 과량 투여에 의한 리도카인 독성이 주된 원인이 될 수 있다.

중추신경계 독성의 증상은 초기에 이명, 어지림, 혼돈, 안면근 경련 등을 보이고 흥분기에는 tonic-clonic 경련을 할 수 있으며 억제기로 진행하면 무의식, 중추신경계의 전반적인 억제, 호흡 정지 등이 올 수 있다. 치료는 경미한 증상을 보일 경우 산소를 공급하고 소량의 항경련제(thiopental, benzodiazepine)로 치료하고 심하고 지속적인 증세를 보이면 발작에 준해서 치료해야 한다.

심혈관계 독성의 증상은 초기에 고혈압, 빈맥을 보이고 중기엔 심근 억제, 심박출량 감소, 저혈압 소견을 보이다가 말기가 되면 말초혈관 이완, 서맥, 심한 저혈압, 심근 전도 장애, 심실 부정맥, 순환계 붕괴의 증상을 밟게 된다. 이런 경우 심폐소생술에 준해서 치료를 해야 한다. 심혈관계 독성을 예방하기 위해 적정량 이상의 튜메슨트 주입을 피하고 면밀한 환자 감시가 필요하다. 또한 혈관을 수축시켜 리도카인의 혈관 내 흡수를 줄이는 epinephrine을 튜메슨트에 꼭 첨가하고 튜메슨트 주입 후 2~3시간 이내에 수술을 마치는 것이 권장된다.

Luiz S. Toledo에 의하면 55mg/kg 정도의 리토카인을 주입하는 것은 안전하다고 하므로 이 정도 범위 이상 리도카인을 주입하지 않는 것이 좋겠다. 이러한 리도카인의 전신 독성은 혈관 내 주사나 과량을 피하면 매우 드물고 부작용은 발견 즉시 치료하면 결과가 양호한 것으로 알려져 있다.

04 튜메슨트(Tumescent)

1987년 Dr. Jeffrey A. Klein에 대해 튜메슨트 테크닉이 소개된 이후 지방흡입에 있어 튜메슨트는 없어서는 안 될 부분이다. 가장 흔하게 쓰이는 튜메슨트의 조성은 생리식염수와 리도카인, 에피네프린, 트리암시놀론이다.

생리식염수는 피하지방층에 투입되어 지방세포를 불리는 역할을 하고 추가적인 튜메슨트 약물에 용매 역할을 한다. 리도카인은 국소 마취를 유발하여 통증을 줄여 주는 역할을 하며, 에피네프린은 혈관 수축을 유발하여 출혈을 예방하고, 리도카인의 국소 마취 역할을 증가시킨다. 탄산수소나트륨은 리도카인의 산도를 중화시켜 주입 시 통증을 줄여 준다. 트리암시놀론은 항염 작용과 부기 예방에 효과가 있다.

튜메슨트의 사용은 지방흡입 시 출혈을 방지하고 부드럽고 고른 지방흡입을 할 수 있도록 도와주었고 이를 통해 지방흡입이 전 세계적으로 대중화하는 데 지대한 공헌을 하였다. 또한 지방흡입 이외에 가슴 수술, 안면거상 수술, 필러, 지방이식 등의 시술 시 조직 박리, 조직 유화, 출혈 방지 등의 목적으로도 광범위하게 사용되고 있다.

저자 역시 지방이식이나 필러 시술 시 puncture site에 약간의 튜메슨트를 intradermal injection 후 puncture하여 거의 출혈 없이 시술을 시행하고 있다. 특히 안면부는 혈관 분포가 풍부하여 작은 puncture에도 출혈이 많을 수 있는데, 섬세한 시술이 필요한 부위에 출혈이 있으면 시술에 집중하기 어려운 점이 있다. 이런 관점에서 튜메슨트의 사용은 상당히 유효하다.

지방흡입을 위한 튜메슨트의 주입은 넓은 부위에 전 층에 걸쳐 충분히 주입하는 것이 중요하다. 그러지 않을 경우 수술 중이나 수술 말미에 출혈이 발생하여 완성도 높은 수술을 하기 어렵다. 따라서 수술 부위가 빵빵해질 정도로 팽륜 되도록 튜멘슨트를 넣을 것을 추천하며 수술 범위보다 조금 넓은 범위까지 주입할 것을 권장한다. 또한 튜멘슨트 주입 후 에피네프린과 리도카인의 약효가 충분히 발현되고 지방이 불려질 때까지 적어도 10~20분 시간이 경과 후 본격적인 지방흡입을 시작할 것을 추천한다.

흡입 시작 후 핏기 없는 노란빛의 지방이 부드럽게 흡입된다면 튜멘슨트의 효과가 제대로 작용되고 있다는 것을 의미한다. 하지만 시작부터 붉은 톤의 피가 섞인 지방이 흡입된다면 튜멘슨트의 효과가 제대로 작용되지 않는다는 것을 의미한다. 이런 경우 몇 가지 가능성을 생각해 볼 수 있는데, 첫째로 튜멘슨트 조성 시 실수로 에피네프린을 넣지 않았을 수 있다. 두 번째는 환자의 혈관이 에피네프린에 제대로 반응하지 않은 경우이고, 세 번째는 튜메슨트를 넓은 부위와 전 층에 충분히 주입하지 않았을 수 있다.

또 다른 경우로는 환자의 혈관이 연약해 쉽게 출혈을 유발하는 경우나 환자의 혈액 응고 시스템에 문제가 있을 수 있다. 이렇게 수술 중 예기치 않은 출혈이 발생할 경우 무리해서 출혈 부위를 계속 수술하는 것은 피해야 한다. 이런 경우 출혈 부위에 튜메슨트를 충분히 재주입하고(튜메슨트에 에피네프린을 2배 진하게 믹스하는 것도 좋음), 지혈이 되고 튜메슨트의 작용이 확실히 발현될 때까지 10분 이상 기다렸다가 다시 부드러운 방식으로 조심스럽게 흡입해 볼 것을 추천한다. 그럼에도 불구하고 출혈이 계속되거나 심해질 경우에는 수술을 중단하고 지혈할 것을 권장한다.

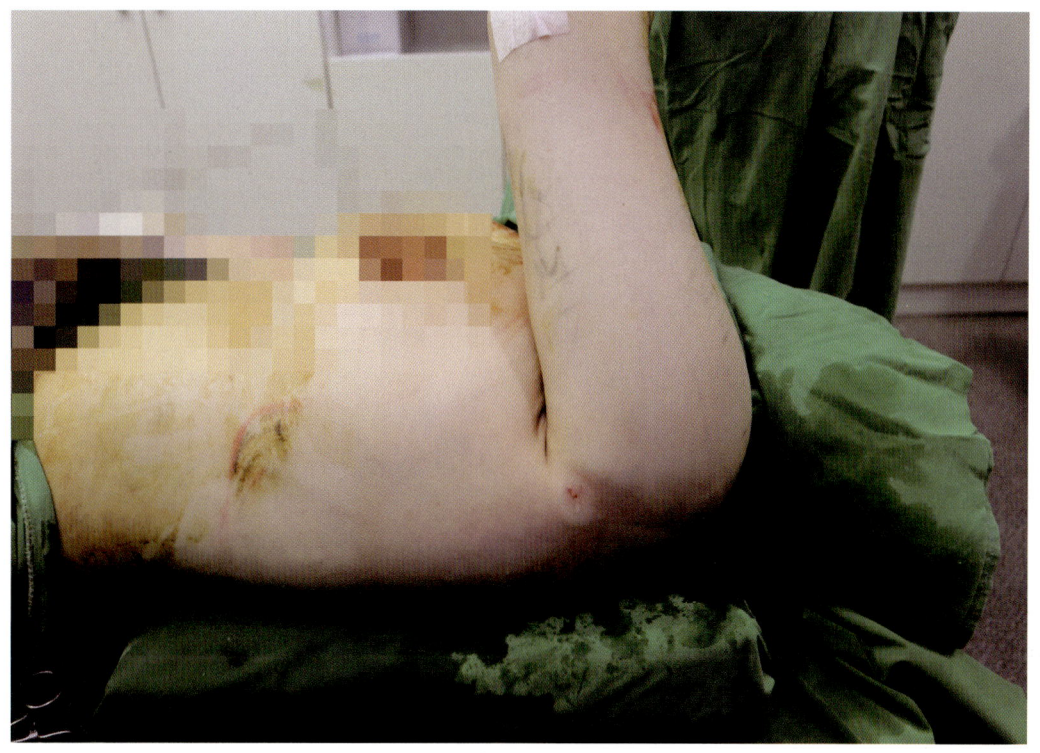

사진 5. 튜메슨트 주입 후 피하지방층의 팽륜과 혈관 수축에 의해 창백해진 팔의 모습. 이러한 튜메슨트에 의한 혈관 수축은 출혈 없는 지방흡입을 가능하게 한다.

튜메슨트 사용 시 또 주의해야 할 것 중 하나는 리도카인에 의한 독성이다. 과량의 리도카인이 투여되면 심혈관계 독성과 중추신경계 독성을 유발할 수 있다. 보통 리도카인의 투여는 kg당 55mg를 넘지 않도록 권장하고 있다.

참고로 저자가 사용하는 튜메슨트 조성처럼 1000mL NS에 400mg(20%, 20mL)의 리도카인을 섞을 경우 60kg인 환자에게 8.25L 이하의 튜메슨트를 넣을 것을 권장하는 것이다. 하지만 실제 수술 중에는 에피네프린이 추가되어 혈관 수축을 통해 리도카인 흡수가 줄어들고, 또한 튜메슨트 중 상당 부분은 절개창을 통해 주입 직후 흘러나오고 수술 시 지방과 함께 흡입되어 몸 밖으로 빠져나오므로 튜메슨트 과주입에 의한 심장, 신경 독성의 빈도는 낮다. 리도카인 독성이 발현될 경우 면밀한 환자 관찰과 대증 치료가 요구된다. 이러한 리도카인 독성을 예방하기 위해 한 번에 여러 부위를 수술하는 것을 피하고 수술 시간을 단축시킬 필요성이 있다.

튜메슨트의 올바른 사용과 활용은 수술을 원활하게 하고 수술의 완성도와 만족도를 높일 수 있는 방법이다.

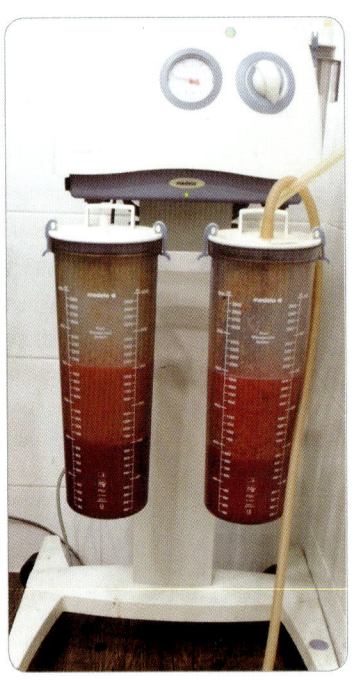

사진 6. 지방흡입 수술 후 지방과 혈액, 튜메슨트, 불순물들이 흡입되어 모인 통
이 정도 진하기의 붉은 톤까지는 지방흡입 수술 중 발생할 수 있는 정상적인 출혈량으로 간주할 수 있다. 하지만 이보다 더 진하거나 선혈의 출혈이 흡입되고 있다면 수술 중단을 고려해 봐야 한다.

참고문헌

- 대한마취과학회: 마취과학. 서울, 군자출판사. 2002.
- 대한마취과학회: 마취과학. 제3판. 서울, 여문각. 1994.
- 조인배, 김상영, 김동옥, 최영규, 김건식: Propofol을 사용한 전신마취 시 비만이 각성에 미치는 영향. 대한마취과학회지 2006.
- Coleman SR: Structural fat grafting. St. Louis, Missouri, Quality Medical Publishing, Inc., 2004.
- Fleisher LA, Johns RA, Sowarese JJ, Wiener-kronish JP, Young WL: Miller's anesthesia. 6th ed. Philadelphia, Churchill Livingston. 2004.
- Marino PL: The ICU book. 2nd ed. Baltimore, Williams & Wilkins. 1998.
- Morgan GE, Mikhail MS, Murray MJ, Larson CP: Clinical Anesthesiology. 3rd ed. New York, McGraw-Hill. 2002.
- Hope RA, Longmore JM, Hodgetts TJ, Ramrakha PS: Oxford handbook of clinical medicine. 3rd ed. New York, Oxford University Press Inc., 1993.
- Shiffman MA, Giuseppe AD: Liposuction Principles and Practice. Berlin Heidelberg, Springer. 2006.

3 여러 지방흡입의 방식과 장비들

Chapter

최찬영 오리진클리닉

01 Suction-Assisted Liposuction(SAL)

지방흡입의 기본 원리는 피부에 작은 구멍(adit, entrance)을 내고, 이 구멍을 통해 피하지방층의 지방덩어리를 잘게 잘라(abulsion) 밖으로 빼내는 것이다. 실제로 관(cannula) 안에 날(blade)를 가진 'cellusuciatome'이란 장비도 있었다.

이 일련의 과정을 눈으로 직접 보지 않으면서도(blind operation) 안전하고 편리하게 연속적으로 실행할 수 있도록 지방흡입 의사들은 많은 장비들을 개발해 왔다. 그중 가장 기본이 되는 장비가 음압을 걸어 피하지방을 빨아들이는 석션기[사진 1]와 피하지방을 안전하게 자르는 흡입관(cannula)이다.

흡입관에 뚫린 구멍은 지방을 자르는 역할을 수행하게 되며, 석션기는 단지 잘린 지방덩어리를 빨아들이는 역할만 수

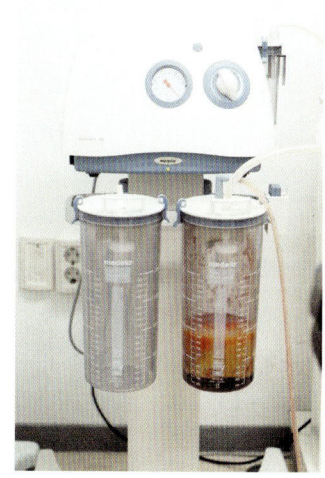

사진 1. 석션기

행하는 것이 아니라, 흡입관이 피하지방을 자를 수 있도록 피하지방을 잡아 주는 역할도 수행하게 된다. 따라서 음압의 크기와 흡입관에 있는 구멍의 크기가 지방흡입의 용이성과 관계가 있을 것으로 생각되며, 음압이 클수록 지방흡입이 잘될 것이라는 일반적인 생각과는 다른 의견도 있으므로 연구가 필요하다 하겠다.

흡입관의 종류도 구멍의 위치와 수, 끝 모양 등에 따라 매우 다양하며, 지방흡입 의사들이

개인적인 생각에 따라 맞춤 제작하여 사용하는 흡입관까지 고려한다면 그 수를 헤아리기가 어렵다[사진 2]. 기본적으로는 구멍의 크기가 크고 개수가 많을수록 칼날의 길이가 긴 것과 같으므로 지방흡입 속도는 빠르나 좀더 손상이 많고 통증이 심할 수 있다. 그리고 구멍이 흡입관 끝에 가까울수록 정밀한 지방흡입이 가능하나 실수의 위험성은 더 높다 하겠다.

Suction-Assisted Liposuction(SAL)이라 함은 이 흡입관과 흡입기만을 이용해 지방을 흡입해내는 방법이다. 의사가 흡입관을 피하지방층 내에서 앞뒤로 움직여야만 피하지방이 흡입된다. 따라서 의사의 능력에 따른 정확한 지방흡입이 가능한 장점이 있으나, 많은 노동력과 시간을 필요로 한다.

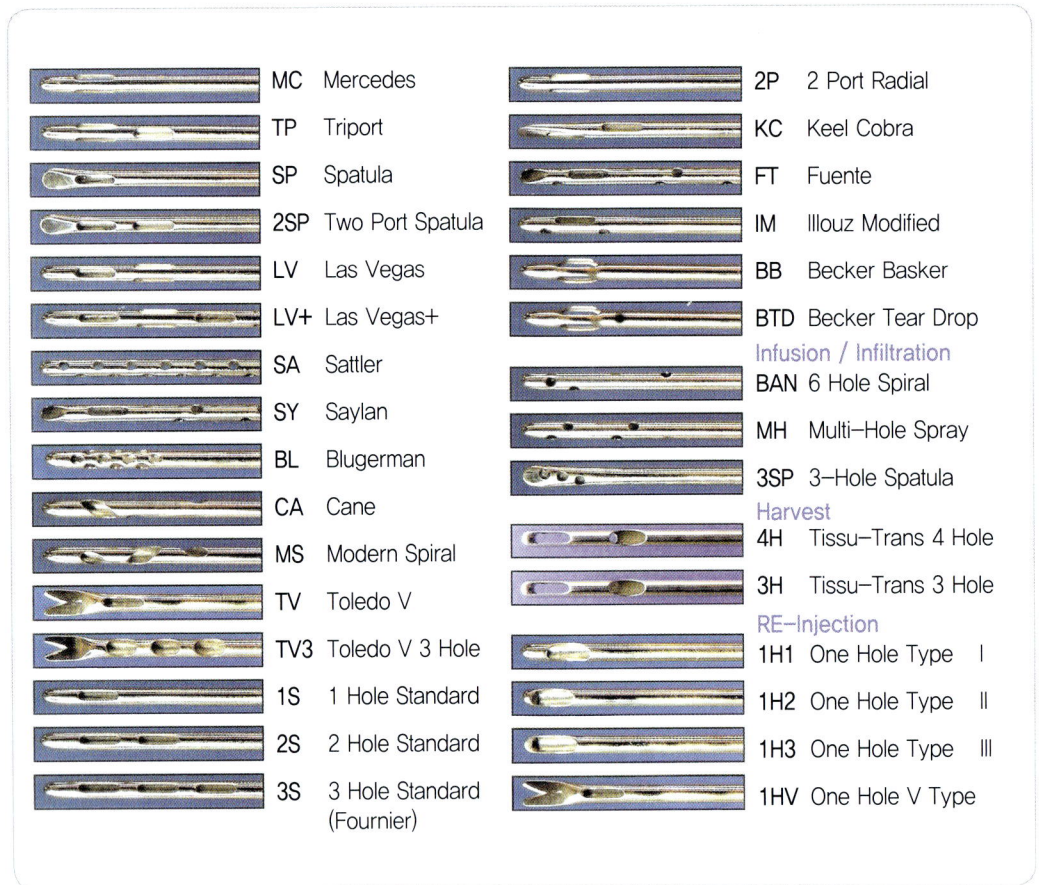

사진 2. 흡입관의 종류

02 Power-Assisted Liposuction(PAL)

의사가 흡입관을 손으로 잡고 앞뒤로 움직여야 하는 Suction-Assisted Liposuction(SAL) 방식을 좀 더 용이하게 하기 위해 공기압이나 전기 모터를 이용하여 흡입관을 움직여 주는 Power-Assisted Liposuction(PAL)은 의사의 노동력과 피로를 줄여 주고 지방흡입에 걸리는 시간을 단축시켜 준다.

이는 지방흡입이 비교적 시간이 많이 걸리고, 의사의 집중력을 필요로 하는 blind operation이며, 환자의 안전과 수술 시간이 직간접적으로 관련이 있음을 생각해 볼 때 큰 장점이라 하겠다.

필자는 등과 같이 Suction-Assisted Liposuction(SAL) 방식으로 흡입 시 많은 노동력을 필요로 하는 섬유질이 많은 부위의 지방흡입에서 Power-Assisted Liposuction(PAL)의 장점을 크게 느낀다. 또한 필자의 경험에 의하면 국소 마취만으로 지방흡입 시 Suction-Assisted Liposuction(SAL) 방식보다 Power-Assisted Liposuction(PAL) 사용 시 환자가 오히려 불편감을 덜 호소하는데, 이는 Power-Assisted Liposuction(PAL) 흡입관의 자동 움직임이 vibro-sense를 자극하기 때문으로 추정하고 있다.

다만 필자의 경험에 의하면 지방흡입에 있어서 abulsion을 줄여 부작용과 회복을 줄이려는 다른 방식에 비해서 abulsion이 많아 회복에 시간이 더 걸리는 단점이 있으며, SAL과 비교해서는 전기 모터에 의한 자동 흡입관 움직임으로 인해 의사가 의도한 바대로 정확히 지방흡입하는 데 제약이 있고, 이에 따라 다른 방식으로 지방흡입을 하던 의사도 이 방식의 지방흡입을 사용한다면 장비의 특성에 익숙해질 때까지 조심해서 지방흡입하는 것이 필요하며, 초보자는 더욱 그러하다.

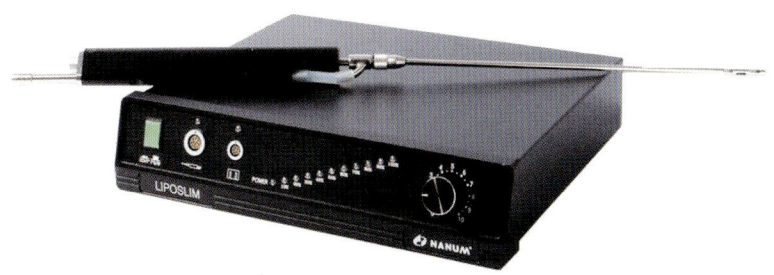

사진 3. 리포슬림 (나눔메디칼)

03 Water-jet-Assisted Liposuction(WAL)

Power-Assisted Liposuction(PAL)이 이 장비에 익숙한 수술하는 의사에게 편리한 점이 많은 장비라 한다면, Water-jet-Assisted Liposuction(WAL)은 수술을 받는 환자에게 장점이 많은 장비로, 지방흡입 의사들이 부작용 없이 예쁜 지방흡입이라는 목표에서 한발 더 나아가 안전하고 빠른 회복과 자연스러운 결과를 추구함에 따라 많이 사용하게 된 방식이다.

Water-jet-Assisted Liposuction(WAL)은 이중 구조로 되어 있는 흡입관[사진 5] 안쪽에서 고압으로 용액을 피하지방층 내에 부채꼴로 뿜어내어[사진 6 (a)], 지방을 조각내고(fragmentation), 이와 동시에 이 조각을 흡입관으로 흡입해 밖으로 꺼내는 방식이다[사진 6 (b)].

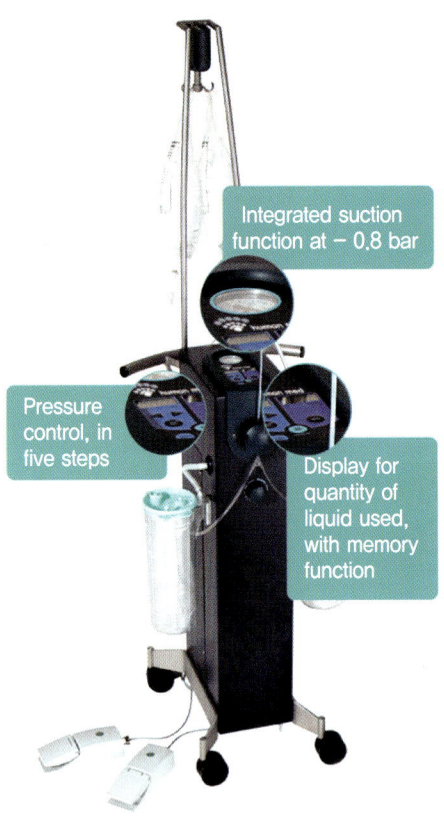

사진 4. 워터젯(휴먼메드)

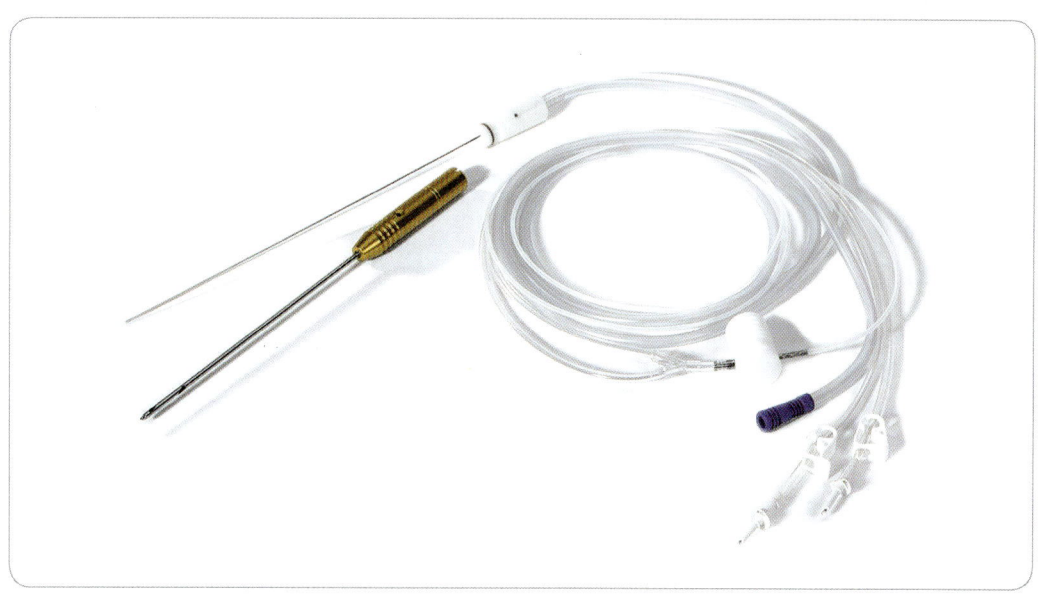

사진 5. 이중 구조 흡입관

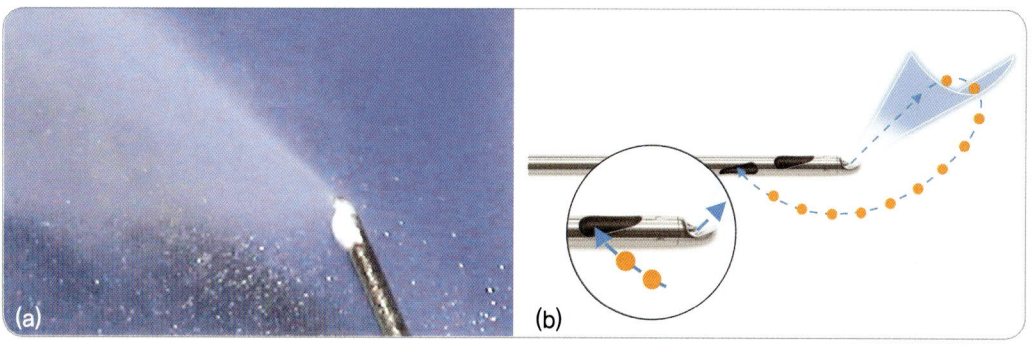

사진 6. WAL 분출구

 지방을 인위적으로 자르지 않고 털어서 뽑아낸다는 점에서 조직 손상도 적고 회복도 빠르며, 무엇보다도 필자의 경험에 의하면 자연스러운 지방흡입이 가장 큰 장점이라는 생각이다. 상대적으로 많은 용액을 미리 넣어 놓고 기다리는 tumescent 방식은 흡입을 시작할 때쯤이면 흡입 부위가 많이 부풀어올라 흡입할 부위의 윤곽이 많이 변해 있으나, Water-jet-Assisted Liposuction(WAL) 방식은 약간의 용액만 미리 넣고, 나머지 용액은 바로 흡입과 동시에 뿜어 넣기 때문에, 흡입을 시작했을 때 흡입 부위 윤곽의 변화가 적어 수술자가 수술 전 상태를 뚜렷이 보면서 수술할 수 있는 장점이 있다. 하지만 흡입 시 지방량에 비해 너무 많은 용액을 사용하거나 한곳에 너무 오래 머무르면 이 장점이 반감된다. 또한 국소 마취액이 들어 있는 용액을 뿜으며 수술하기 때문에 통증을 줄일 수 있고, 뿜어진 용액은 흡입관과 관을 넣는 구멍(adit, entrance)을 통해 대부분 바로 밖으로 빠져나오기 때문에 tumescent 방식보다 몸에 흡수되는 국소 마취제의 양이 상대적으로 좀 더 적어 안전하다. 하지만 흡입관이 이중 구조라 굵고, 흡입관이 다양하지 못하며[사진 7], 개인 제작도 어려운 단점이 있다.

필자의 경험으로는 수술 마무리로 용액을 뿜지 않고 흡입만으로 부유하고 있는 지방덩어리들을 제거해 주는 것이 좋다.

Power-Assisted Liposuction(PAL)과 마찬가지로 다른 방식으로 지방흡입을 하던 의사도 이 방식의 지방흡입을 사용한다면 장비의 특성에 익숙해질 때까지 시간이 필요하다.

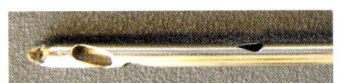 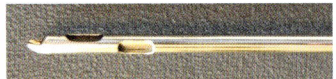 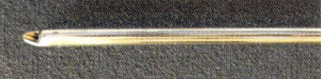

사진 7. 이중 구조 흡입관

04 Laser-Assisted Liposuction(LAL)

Water-jet-Assisted Liposuction(WAL)과 마찬가지로 지방흡입에 있어서 회복이 빠르고 부작용을 줄이려는 의사들의 노력은 가급적 지방흡입에 있어서 abulsion을 줄이려는 방향으로 나아 갔고, 이는 많은 장비의 개발로 이어졌다. 그중 대표적인 것이 Laser-Assisted Liposuction(LAL) 방식으로, 미국의 성형외과의사 Dr. Neira가 low level laser를 지방흡입 전에 피부 위에 적용하여 지방세포의 위축을 확인하고, laser 조사 후 지방흡입 시 부작용이 줄고, 회복이 빠르다는 임상 결과를 발표하여 시행

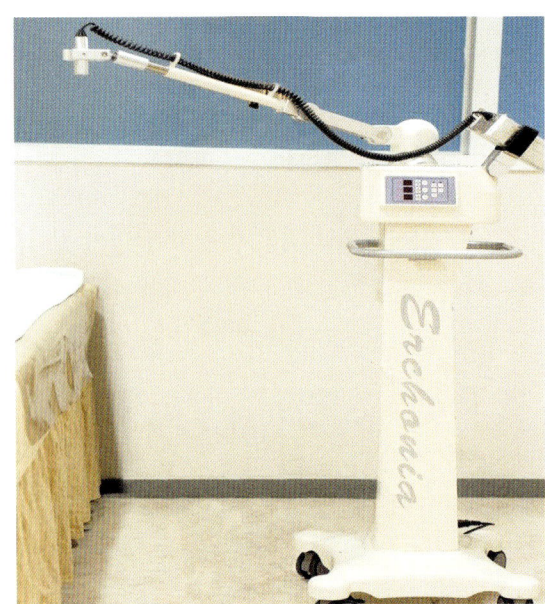

사진 8. 어코니아 레이져

되게 되었다.

Low level laser는 power가 낮아 열 효과를 내지 못하는 laser로, 작용기전은 아직 명확하지 않고, 광자(photon)가 세포 내의 미세분자에 작용해 효과를 내는 것으로 추측하며, 진통이나 재생, 회복 laser로 임상 여러 분야에서 수십년 간 쓰여 왔다.

Neira의 실험에 따르면 10mW power의 635nm의 diode laser를 12명의 여성에서 얻은 abdominal lipectomy specimen에 피부 위에서 2분, 4분, 6분 조사했더니, 광학현미경상 지방세포가 줄어들고 지방세포막에 미세 구멍(micropore)이 생기는 것이 관찰되며, 편광현미경상 세포막에 구멍(slit)이 생기고 이를 통해 중성지방(triglyceride)이 빠져나가는 것이 확인된다.

게다가 지방층에 tumescent 용액을 주입 시 더욱 빠른 효과를 보인다고 한다. Neira는 이를 통해 더욱 부작용이 없이 회복이 빠른 지방흡입이 가능하다고 밝힌다.

필자의 경험에 의하면 용액을 주입하고 피부 위에 low level laser를 조사한 후 지방흡입을 실시하면 흡입이 좀 더 용이하다. 회복 또한 빠른데, 이는 low level laser가 재생, 회복에 쓰이는 것과도 무관하지 않다고 생각하며, 이를 이용해 후관리에도 사용하고 있다.

참고로 필자는 Neira가 사용한 laser와 동일한 제품의 laser를 사용하고 있다. 필자가 생각하는 Laser-Assisted Liposuction(LAL)의 장점 중에 하나는 다른 어떤 방식의 지방흡입 방법과도 쉽게 결합이 가능하며, 노력이나 시간을 추가로 필요로 하지 않다는 것이다.

05 Ultrasound-Assisted Liposuction(UAL)

지방세포를 피하지방층 내에서 녹여서 빼내려는 시도는 abulsion을 줄여 부작용을 줄이고, 회복을 빠르게 하려는 시도로서, external ultrasound, external radiofrequency, external low level laser(LAL), internal ultrasound, internalradiofrequency, internal Nd-YAG laser 등 다양한 방법이 개발되어 왔다. 이 중 지방흡입과 동시에 적용해서 효과적으로 많이 사용되고 있는 것이 internal ultrasound이다.

Ultrasound가 지방세포를 파괴시키는 원리는 cavitation으로, cavitation은 ultrasound waves로 세포 내 액체 성분 안에 있는 microbubbles을 주무르면 bubble이 커져서 급기야 세포가 터지게 되는 것을 말한다.[사진 9 (a), (b)]

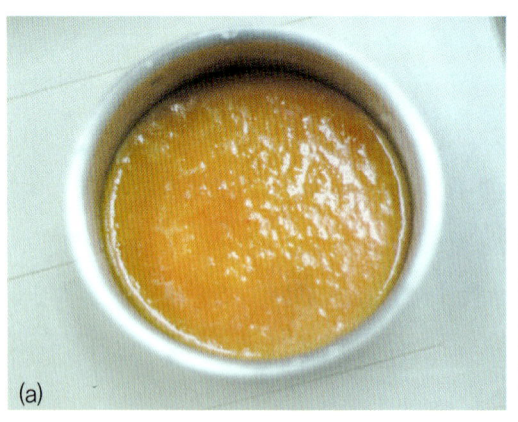 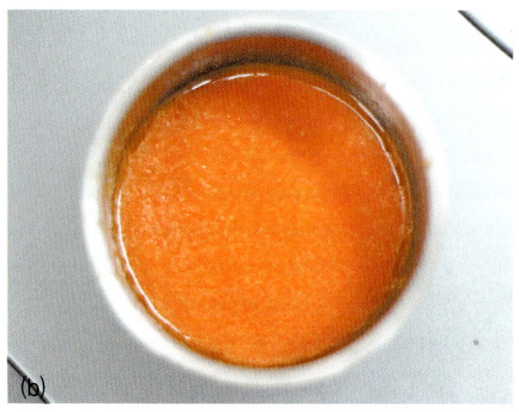

사진 9. Cavitation 전(a), Cavitation 후(b) – 외부에서 적용하여 emulsificaton된 지방

지방흡입 전에 internal ultrasound를 피하지방세포에 직접 가하여 지방세포를 파괴시킨 후 흡입해 내는 Ultrasound-Assisted Liposuction(UAL)은 미국에서 많이 사용되고 있다.

Piezoelectric effect를 발생하는 handle에 solidprobe를 연결하여 이 probe를 흡입관을 넣는 구멍(adit, entrance)에 넣어 probe 끝에서 나오는 energy를 통해 피하지방을 유화(emulsification)시키는 장비[사진 10]가 많이 사용되며, 이 장비에는 안전을 위하여 ultrasound가 pulse로 발생하는 mode가 추가되어 있다. Probe의 종류는 굵기와 probe 끝의 골(groove) 수로 나누며, 굵을수록 더 많은 energy를 전달하며, 골(groove)이 없는 것은 energy가 모두 전방으로 나아가서 섬유질이 많은 부위에 사용하고, 골(groove)이 많아질수록 옆으로 방사되는 energy가 많아지게 되어 좀 더 soft한 부위에 사용한다[사진 11].

지방을 녹이는(emulsification) 데 걸리는 시간(ultrasound를 피하지방에 적용하는 시간)은 피하지방에 주입한 용액에 비례하며, probe의 움직임에 저항이 사라지는 때를 end-point로 한다.

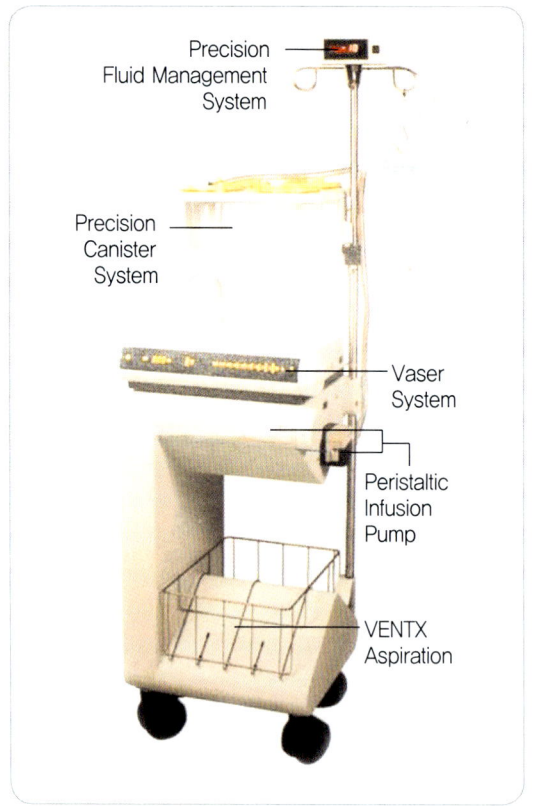

사진 10. 베이저

흡입의 end-point는 완전한 지방세포가 흡입되는 때로 이때 흡입을 중단한다. Ultrasound-Assisted Liposuction(UAL)을 사용하면 유화(emulsification)된 지방이 마치 죽처럼 흡입되어 나오는 것을 확인할 수 있으며, 흡입 조작에 힘이 들지 않고 부드럽게 진행된다. 따라서 ultrasound 적용 후 일반 지방흡입과 똑같은 흡입 조작은 불필요하며, 피하지방층 내에 혈관이나 신경의 손상을 줄여 주는 Ultrasound-Assisted Liposuction(UAL)의 장점을 없애므로 반드시 피해야 한다.

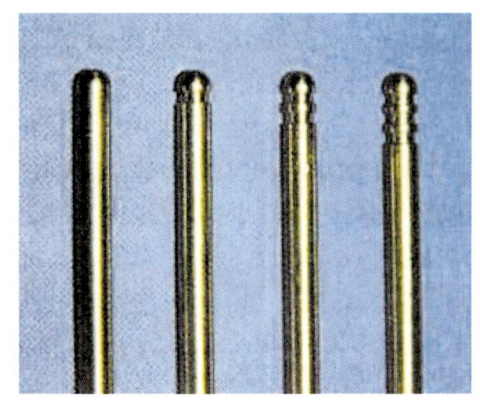

사진 11. UAL에 사용되는 프로브들
Liposuction Pinciple and Practice,
Melvin A. Shiffman 등, Springer 2006

Internal ultrasound는 tissue selectivity가 있어 neurovascular network의 손상 없이 지방 파괴가 가능(fat-specific)하다고 주장하나 사용 시 주의를 요한다.

부작용으로는 skin necrosis가 올 수 있으며, 이는 피부로 가는 혈관이 손상되어 생기는 것으로 probe의 끝이 피부를 향한 상태로 1분 이상 머무르지 않는다면 잘 생기지 않는다. sensory alternation도 보고되어 있는데 ultrasound에 의한 sensory nerve의 myelin sheath의 손상으로 paresthesia와 dysethesia가 올 수 있으며, 시간이 가면 회복된다.

필자의 경험에 의하면 위와 같은 원칙대로 사용하면 아주 좋은 장비이다. 특히 tumescent 주입 후 흡입 전에 tunneling을 하는 의사는 이 tunneling을 UAL probe로 아주 꼼꼼하게 시간을 들여 해 주고 대신 흡입에 들이는 노력은 줄이는 형태라고 생각하면 된다. 다만 tunneling을 하지 않는 의사에게는 한 단계가 더 늘어나게 되고, 이 과정이 지방흡입 과정 중 시간이 가장 많이 걸리는 과정이 되는데, 간단히 tunneling한다고 생각하고 시행한다면 효과가 없게 된다. 따라서 피하지방이 많은 경우 UAL probe로 지방을 녹이는 데 너무 많은 시간과 노력이 들게 되어서 지방이 많지 않은 부위에 지방조각술을 시행하는 데 특화해서 쓰는 경우가 있다.

06 초음파 피하지방분해 장비

초음파 장비가 오래전부터 의료의 다양한 분야에서 진단과 치료에 사용되어 왔으나, 피하지방의 제거에 사용된 것은 1980년대 말 지방흡입의 발달과 함께 지방흡입 전에 내부 초음파나 방사형 외부 초음파를 사용하면서부터이다. 방사형 외부 초음파가 피하지방을 분해하는 원리는 아직 분명하지 않다.

Cavitation이 가장 많이 이야기되고 있으나, micromechanical effect라는 주장도 있다. Cavitation은 지방세포 내에 microbubbles을 ultrasound waves가 연속적인 양압과 음압의 반복으로 주무르면 microbubbls이 커져 공동(cavitation)들이 형성되고, 이것이 커져 세포막을 파괴하는 것을 말한다.

Micromechanical effect는 ultrasonic waves가 직접적으로 지방세포에 damage를 주어 파괴시키는 것을 말한다.

방사형 외부 초음파는 침투 깊이가 주파수(frequency)에 반비례기 때문에, 보통 cellulite나 표층 지방에는 3MHz, 중간층 지방에는 2MHz, 깊은 층 지방에는 1MHz가 사용된다.

Cellulite는 정확한 기전은 아직 모르나 지금까지 알려진 바로는 피부 바로 밑 피하지방이 수직으로 배열되어 있고, 이 지방을 수직으로 배열시키는 fibrous band(septa)가 수축을 일으키면 fibrous band(septa)의 부착 부위인 피부 진피를 당김으로써 생기는 것으로 생각되고 있으며, 이로 인해 피부 진피가 얇은 경우 더욱 심해 보이는 것으로 생각되고 있다. 따라서 방사형 외부 초음파기기의 cellulite에 대한 효과에는 방사형 외부 초음파기기에 의한 피부 진피층의 재생과 피부 진피층과 연결된 표층 지방의 fibrous band(septa)의 이완이 영향을 미친다는 주장도 있다.

사용 방법은 초음파가 서로 다른 매질의 경계에서 반사가 많이 일어나므로 초음파젤을 바르고 밀착시켜서 문질러 주면 된다. 방사형 외부 초음파의 피하지방 파괴를 위한 시술 시간에 대한 공통된 의견은 아직 없으며, 가급적 충분히 시술해 주며, 부작용은 아직까지 알려진 바 없다. 초음파는 매질에 물이 있을 때 잘 전달되므로, 피하지방층에 수액을 주입한 후 충분히 시술하면 더 좋으리라 생각된다.

시술 시 주의할 점은 머무르지 않고 지속적으로 움직여야 하며, 피부 밑에 바로 뼈가 있는 부위는 시술하지 않도록 한다.

시술 후에는 파괴된 지방을 배출시킬 수 있도록 식이요법과 운동, 림프 순환을 촉진하는 시술을 병행하는 것이 좋겠다(참고로 림프순환을 촉진하는 시술은 다른 장에서 다루어질 것이다.).

07 Radio Frequency-Assisted Liposuction(RFAL)

필자가 생각하기에 피부 탄력이 많이 좋지 않으면 지방흡입 후 피부가 줄어들기 전에 아래쪽 상처가 아물면서 자연스러운 형태로 회복되지 못해서 지방흡입 의사가 자연스럽게 지방흡입을 했어도 결과는 부자연스러운 모습으로 나타날 수 있다. 이런 문제를 해결하는 방법은 지방흡입 직후부터 적어도 상처가 어느 정도 자리를 잡고 회복되는 2~4주 이내에 피부가 탄력 있게 줄어든다면 해결할 수 있다는 생각이 든다.

이를 위해 흔히 피부 탄력을 위해 시행하는 고주파 치료를 지방흡입과 동시에 시행하여 지방흡입과 동시에 피부 탄력을 높이고 또한 이 고주파 에너지를 이용해 피하지방도 녹여 abulsion을 줄여서 지방흡입 부작용도 줄이고 회복도 빠른 장점을 가진 방식이 있는데, 이것이 바로 Radio Frequency-Assisted Liposuction(RFAL)이다.

이 방식은 피하지방층에서 지방흡입을 하는 cannula 끝에서 고주파 에너지가 나와서(internal electrode) 이 고주파가 피부 위에 위치한 external electrode로 들어가는 형태이다. 이를 통해 피하지방 안 고주파 에너지가 피부쪽으로 흘러 cannula 끝 고주파 에너지가 피부쪽으로 치우치게 되어 근육쪽으로는 고주파 에너지가 적게 들어가므로 internal laser로 피하지방을 태우는 장비에 비해서 근육 위쪽 지방도 비교적 안전하게 뽑을 수 있다. 또한 지방흡입과 동시에 이루어지므로 UAL 방식처럼 단계가 추가되는 것이 없어서 좋다. 연구에 의하면 지방흡입 직후부터 10% 전후의 피부 수축이 있고 3개월까지 20% 전후의 피부 수축이 이루어져 다른 지방흡입 방식에 비하여 2배 이상 나은 피부 수축 결과를 보였다.

안전을 위해서 실시간으로 피부 온도를 체크하여 설정 온도 이상에서는 자동 차단되며, 실시간 impedance도 측정하여 external electrode가 피부에서 떨어지거나 피하지방에서 carbonization이 이루어지거나, external electrode와 internal electrode가 너무 가깝거나 멀어지면 자동 차단된다. 다만 handpiece가 커서 다루기 불편하고, 깊이 조절이 자유롭지 못하여 정확한 지방흡입에 제약이 있다.

4 상완부 - 지방흡입
Chapter

김석주 클리닉텐의원

01 머리말

멋진 몸을 만들기 위해 헬스클럽을 찾는 사람이 점점 많아지고 있다. 하지만 운동을 해도 제일 변화가 적은 부위가 팔이다. 운동을 하는 목적이 건강해지려는 것도 있지만 옷맵시를 내기 위해서인데 말이다. 팔은 노출되는 부위이기 때문에 더욱 신경이 쓰이는 부위이다. 짧은 소매 아래로 뻗은 곧고 가는 팔은 모든 여자들의 소망일 것이다. 그러기에 팔의 지방흡입을 원하는 여성 환자의 수가 점점 늘어나는 추세이다.

환자가 가장 신경을 많이 쓰는 부분은 상완의 바깥 부분이다. 그 다음으로 브래이지어의 탄력 때문에 튀어나와 보이는 등과 액와 아랫부분이다. 그러므로 상완부 수술을 시행할 때 등과 액와 아랫부분을 같이 수술하면 환자가 만족할 만한 좋은 결과를 얻을 수 있다.

02 수술 전

(1) 환자와 수술 부위 결정

환자의 의견을 충분히 수렴한 뒤 집도의로서 환자가 놓친 사항 및 같이 수술하면 좋은 부위 등을 조언한다.

(2) 검사

환자의 병력을 듣고 진찰한 후 일반적으로 전신 마취는 하지 않으나 필요한 수술 전 검사를 시행한다. 간기능 검사, 빈혈이 있는 경우 CBC, 나이가 많은 경우 심전도 검사와 신장 기능 검사 정도는 하는 것이 좋다.

(3) 동의서

수술 전 환자에게 수술의 진행 및 수술 후 경과 그리고 수술 후 일어날 수 있는 합병증 등을 충분히 알려 준다.

(4) 사진 촬영

많은 여러 각도에서 수술할 부위의 사진을 찍어 두면 수술 후 환자와의 분쟁이 일어날 경우 도움이 된다[사진 1, 2].

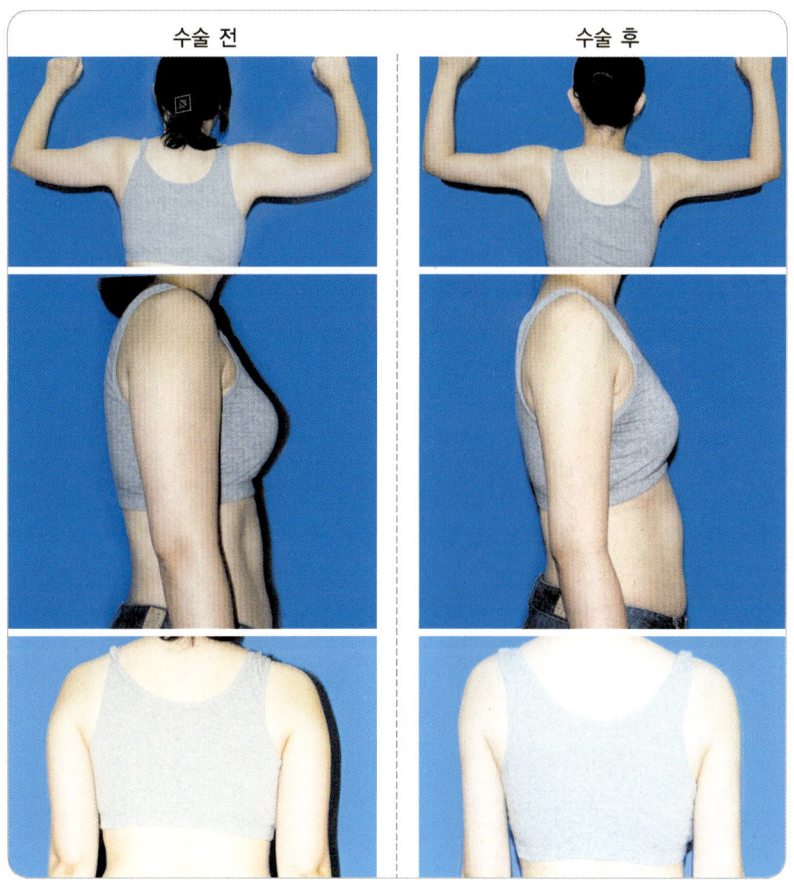

사진 1. 수술 전후 환자 모습

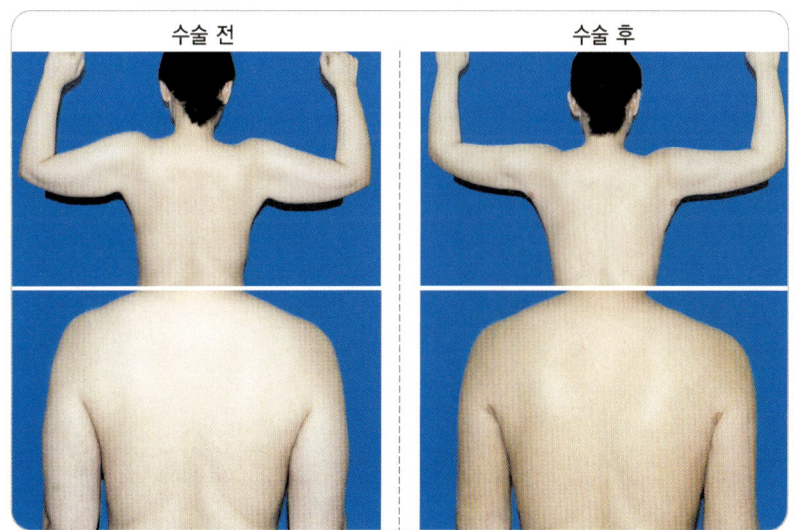

사진 2. 수술 전후 환자 모습

03 수술 중

(1) 디자인

지방을 많이 흡입해야 하는 부위와 적게 흡입해야 하는 부위들을 구분하여 미리 등고선으로 체크한다. 특히나 팔꿈치 부분과 상완부의 바깥 부분은 손을 회전해 가며 꼼꼼히 체크해야 한다. 시술 후 환자의 만족도에 영향을 많이 주는 부위이다.

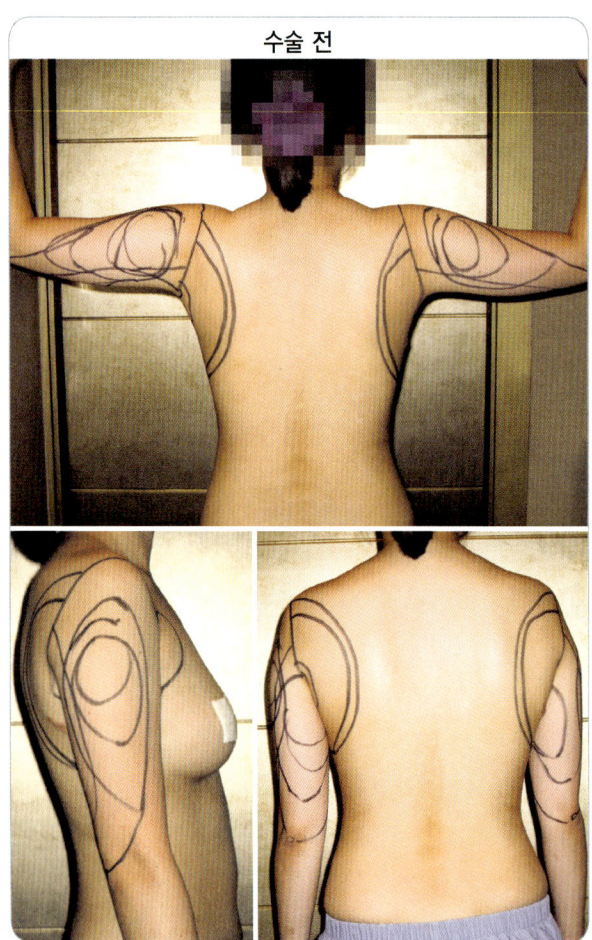

사진 3. 수술 전 디자인 모습

(2) 수술 시 환자의 자세

수술 중 환자의 자세를 바꾸는 것이 용이하지 않으므로 수술 부위에 따라 적절한 자세를 취하고 수술하여야 한다. 저자는 수술 시 prone postion을 선호하며 수술 중 팔의 위치를 변경해 가며 수술을 한다.

(3) 소독

소독포를 수술대에 편 후 1차로 환자가 선 상태에서 수술 부위를 소독한다. 환자를 눕힌 후 2차로 필요한 부위를 소독한다. 수술 중 팔의 위치를 변경할 수 있기 때문에 손까지 소독된 스타키넥으로 감싼다.

(4) 절개 부위 국소 마취

상완부만 수술할 경우 흉터를 감추기 위하여 팔꿈치의 주름이 있는 곳을 주로 절개한다. 상완부과 액와 부위를 함께 수술할 경우 액와 아래부위 또는 견갑골의 바깥 부위를 주로 절개한다. 2% 리도카인으로 절개 부위를 미리 마취한다.

(5) 절개

11번 블레이드로 절개한 후 모스키토를 이용하여 카테터가 들어갈 곳을 넓혀 주면 수술 후 카테터의 마찰로 인한 피부 손상을 방지한다.

(6) 튜메슨트 주입

미리 만들어 둔 튜메슨트를 주입한다. 이때 통증이 있을 수 있으므로 필요하면 수면 마취를 한다.

(7) 수술

원하는 곳의 지방을 꼼꼼히 흡입한다. 피부가 얇은 medial side와 액와 부위의 지방을 흡입할 경우는 특히 더 조심하여야 한다. 액와 부위는 다른 부위보다 출혈이 많이 있을 수 있으므로 조심한다.

이두박근이나 삼두박근같이 수축 시 근육이 커지는 부위는 특히 조심해야 한다. 여성일 경우 이런 부위의 지방을 너무 많이 흡입하면 근육이 도드라져 보일 수 있으므로 수술 전에 환자와 충분히 상의가 필요하다.

흡입 시 accuscalp laser를 같이 사용하면 흡입 후 울퉁불퉁한 면이 생기는 것을 예방할 수 있고 피부에 탄력을 줄 수 있다. 팔은 고정되어 있지 않고 여러 각도로 움직여야 하는 기관이므로 수술이 끝나기 전에 팔을 여러 각도로 움직이면서 지방이 흡입된 정도를 확인하는 것이 꼭 필요하다.

(8) 절개 부위 봉합

수술 후 튜메슨트를 가능하면 체외로 배출한다. 수술 부위 봉합은 출혈과 배출되는 튜메슨트의 양에 따라 수술 당일 혹은 다음 날에 봉합한다. 봉합사 제거는 7일째에 한다.

04 수술 후 부작용

(1) 부종

1~2주일 정도 지나면 가라앉는다.

(2) 응어리

시술 후 1개월 정도 지나면 없어진다. 수술 후 고주파로 관리할 경우 호전이 더 빠르다. 간혹 이로 인하여 말초신경 압박으로 팔의 저린 현상이 몇 달간 있을 수 있다.

(3) 멍

숙련도에 따라 차이가 날 수 있는 부분이다. 시술 후 2주가 지나면 없어진다.

(4) 지각 둔화

시술 시 말초신경 분지가 손상되어 생길 수 있으나 2개월 정도 지나면 거의 회복된다.

(5) 혈종

거의 대부분 잘 일어나지 않지만 압박붕대를 제거한 후에도 출혈이 계속 있을 경우 혈종이 생길 수 있다. 니들로 천자하여 제거하면 증상이 호전된다.

(6) 색소 침착

피하 출혈반과 혈종이 생겼을 경우 또는 너무 얕은 층을 흡입하여 피부의 함몰이 생겼을 경우에 발생할 수 있다. 고주파 관리를 하거나 비타민을 꾸준히 내복하면 시간이 지나면서 증상이 완화되나 심할 경우에는 색소 침착이 남을 수 있다.

(7) 감염

환자의 면역력이 약하거나 시술자의 잘못된 시술로 인하여 생길 수 있다. 적절히 항생제를 투여하면 좋아질 수 있으나 심할 경우 피부 괴사가 일어나면 피부 이식을 해야 한다.

(8) 피부의 굴곡

가장 잘 생길 수 있는 부작용이며 지방흡입 시 층을 일정하게 흡입하지 않았을 경우 생기는 증상으로 재수술을 하거나 지방이식을 해 주어야 한다.

(9) 피부 처짐

환자의 나이가 아주 많거나 흡입한 지방의 양이 너무 많을 경우 일어날 수 있다. 피부 처짐이 발생할 가능성이 높은 환자의 경우 지방흡입 시 팔뚝 성형술(brachioplasty)도 함께 시술하는 것이 좋다. 그러나 팔뚝 성형술을 함께 시술할 경우 반흔을 숨길 수가 없기 때문에 지방흡입을 두 차례 나누어 실행한다. 1차 시술 후 탄력을 회복하게 만든 후 미흡한 부분은 2차 수술 때 흡입하는 것이 바람직하다.

(10) 근육 손상

지방흡입 시 캐뉼러로 근육을 천공할 경우에 생길 수 있다.

05 경과 관찰

수술 후 보정 속옷을 입는 것이 도움이 되며, 수술 부위에 응어리가 잡히기 시작하기 전 고주파나 초음파를 이용하면 도움이 된다.

5 Chapter 복부 - 지방흡입

장두열 체인지클리닉

01 개요

복부의 지방흡입은 가장 쉽게 시도할 수도 있지만, 지방흡입을 하는 데 있어 가장 어려운 부위이기도 하다. 아마도 지방이 많은 환자의 경우에는 많은 지방을 제거하는 경우 효과면에서 우수할 수 있으나, 실제로는 여러 근육과 피부 탄력 등 고려해야 할 변수들이 많아 좋은 결과를 보이려면 많은 숙련이 요구된다고 생각된다.

02 해부학

(1) 복부의 구획

지방흡입에 있어 지방의 분포로 나누어 볼 수 있는 복부의 구획은 크게 늑골 위 부위, 상복부, 하복부, 배꼽 주위 부위, 중간 복부 즉 허리선 부근으로 나누어 볼 수 있다.

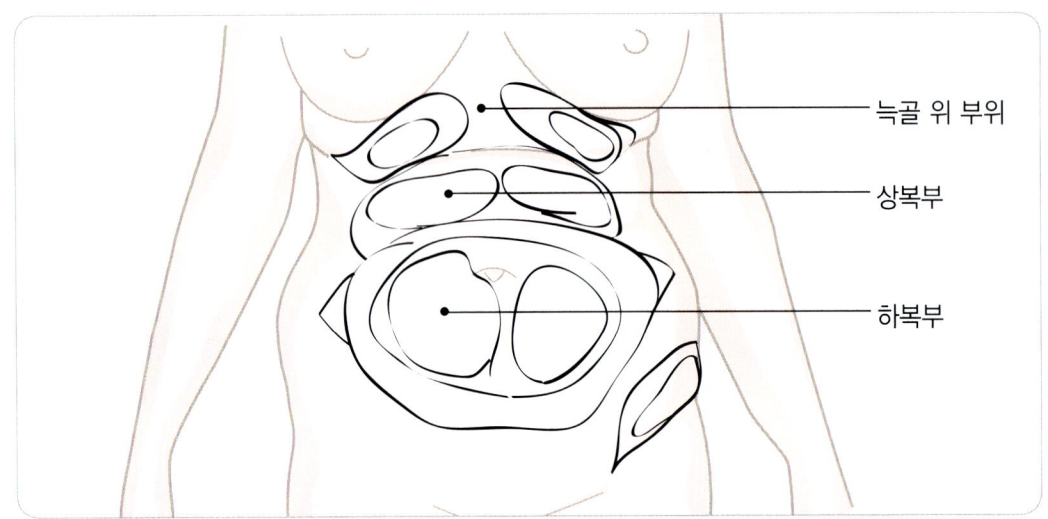

그림 1. 복부 지방의 구획

(2) 상복부

상복부는 조직학적으로 섬유조직이 많이 함유되어 있는 부위이며, 통증에 상대적으로 예민한 부위이다. 따라서 지방흡입 시에는 섬유조직이 많아 생각보다 불충분한 지방흡입이 이루어질 수 있으며, 통증이 많아서 수면 마취나 부분 마취로 수술을 진행하는 경우 환자의 움직임이 많이 일어나기 쉬워 다른 부위보다 깊은 마취가 필요할 때가 많다.

충분하지 않는 지방흡입이 이루어지는 경우에는 inverted smile이 형성되기 때문에 주의를 요한다.

Inverted smile은 흉추의 굴곡 성향이 요추의 굴곡 성향보다 많아 지방층이 상복부에 있는 경우 아래로 더욱 처지는 증상을 보이게 된다.

(3) Camper's fascia

복부의 근막보다 천층에 위치하는 막으로 하복부에서는 scarpa's fascia, 상복부에서는 복근의 위쪽에 위치하며, 복부의 apical fat 아래쪽에 있는 막을 말하며, 복부 전체에 퍼져 위치한다.

(4) Scarpa's fascia

하복부에서부터 배꼽 상부까지 걸쳐져 있는 섬유질의 얇은 막으로 복근을 따라 삽입하게 된다. 근위부로는 허리 부위의 섬유질로, 외측으로는 장골 부위, 원위부로는 서혜인대를 지난 1~2cm 지점으로 삽입되어 생식기를 둘러싸게 된다. 이는 복부의 지방흡입에서 두 가지 큰 의미를 갖고 있다.

한 가지는 scarpa's fascia의 존재로 인해 수술 이후에 부종이나 멍이 남자의 고환이나 여성의 외부 생식기까지 퍼져나가는 경우가 있어서 수술 후 환자가 놀라서 문의하는 경우가 많은데, 이는 매우 자연스러운 현상으로 보통 1~2주 안에 정상으로 돌아오게 된다.

또 한 가지로 scarpa's fascia의 안쪽으로는 지방층이 더 있어서 이를 제거하지 않는 경우에는 지방흡입의 효과가 떨어지게 된다. 이 막은 지방층을 잡고 뚫으면 쉽게 뚫린다.

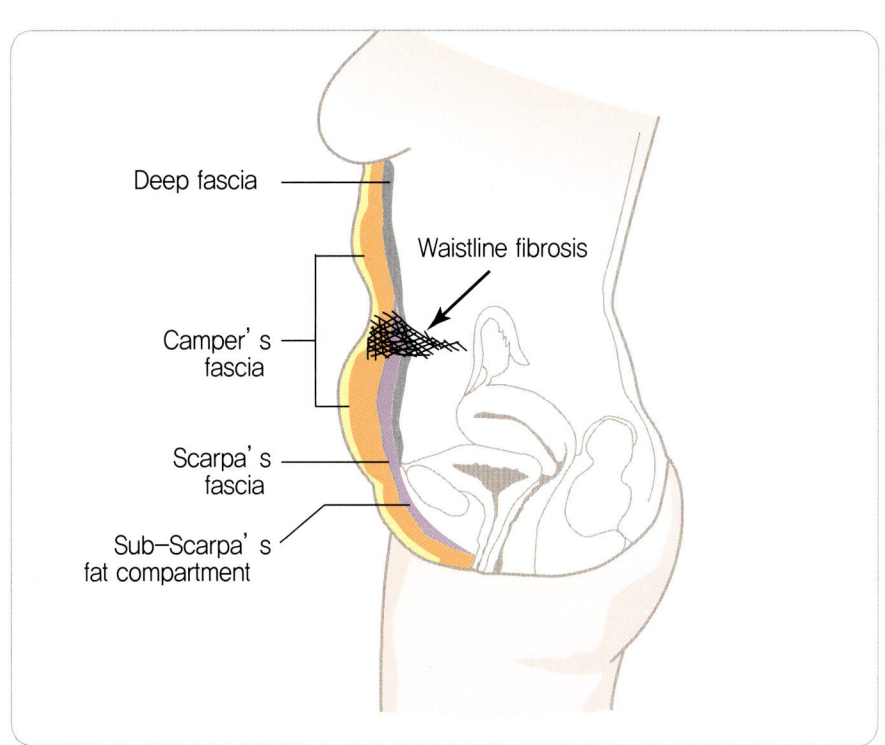

그림 2. 복부의 층별 구조

(5) 옆구리 부위

옆구리 부위는 외래에서 상담 시 경계가 애매한 경우가 많다. 전면에서 보았을 때 옆선을 옆구리라고 하는 경우도 많으나, 실제적으로 옆쪽 부위의 시술만 했을 경우에는 뒤쪽의 지방이 제거되지 않아 라인의 교정이 불충분한 경우가 많다. 따라서 옆구리라 하면 뒤쪽에서의 지방을 포함하는 허리선-장골-늑골의 부위를 포함하는, 환자들이 말하는 소위 '뒷구리'까지의 시술을 포함하는 것이 보다 완전한 시술이라 하겠다.

이 부위의 지방은 위쪽의 견갑골의 지방보다는 섬유질을 덜 함유하고 있는 편이며, 나이가 들어감에 따라 발달하는 경향이 많다.

(6) 혈관계

복부의 수술에서 고려해야 할 혈관은 saphenofemoral junction에서 나오는 anterosuperior epigastirc vein과 lateral circumflex vein이 있으며, 복직근을 관통하여 나오는 paramedian neurovascular bundle이 있다. 하지만 이러한 혈관들은 수술 시에는 심각한 출혈을 일으키지 않는 편이며, 만약 수술 시에 출혈이 일어난다면 재빨리 지혈을 해주거나 지혈이 이루어지지 않는 경우에는 수술을 미루어서 시행하기도 한다.

(7) 복부의 근육

복부의 근육은 복직근, 횡복근, 내사근, 외사근으로 나누어 볼 수 있다. 수술 전 복근의 상태는 수술의 결과에 많은 영향을 미치게 되므로 수술 전 점검이 매우 중요한 요소 중의 하나라 하겠다. 남자의 경우에는 외사근이 발달하는 경우가 많아, 지방이 없는 경우에도 허리선이 나와 있는 것과 같은 모양을 하기도 한다.

03 수술 전 고려 사항

복부의 지방흡입에서 고려해야 할 사항은 크게 시술의 안전성에 대한 고려와 시술의 결과에 대한 고려의 두 가지로 나누어 볼 수 있다.

지방흡입의 안전성에 대한 고려는 일반적인 지방흡입의 위험인자(혈액학적인 이상 등)를 고려하여야 하며, 이외에도 복부에는 특히 복부에서 생성될 수 있는 배꼽이나 복부를 통한 탈장 등을 고려하여야 하고, 이전의 복부를 통한 수술 경력 등을 살펴보아야 한다.

수술의 결과에 영향을 미칠 수 있는 요소로 가장 중요한 것은 내장지방의 정도와 복근, 피부의 탄력을 들 수 있으며, 수술 전 내장지방이 많이 발달하여 있는 사람과, 복근 및 피부의 탄력이 저하되어 있는 사람들에게는 지방흡입 수술의 한계에 대해 미리 알려 주어야 수술의 결과에 대한 잘못된 환상을 막을 수 있다. 이중 제거된 지방으로 인해 피부 처짐의 결과가 예측되는 환자들에게는 피부 제거술이 필요할 수 있는데, 이에 대해서는 다른 장에서 언급하기로 한다.

최근에는 피부의 탄력을 회복시켜 주면서 지방흡입을 같이 시행할 수 있는 bodytite와 같은 장비가 출시되어 수술 시 도움을 받기도 한다. 이외에도 복부의 수술 전에는 척추의 측만이나, 흉터 및 피부 주름의 유무, 지방 분포의 비대칭, 이전 가슴 확대 수술의 유무 등 대해서 미리 확인하고 차트에 기록하여 놓는 것이 필요하다.

04 수술 방법

(1) 수술 디자인

복부의 지방 분획에 대해서는 늑골 상부와 상복부, 하복부, 옆구리 부분으로 나누어진다고 언급한 바 있다. 지방의 분포는 절대적으로 환자에 따라 차이가 있으므로 정확한 촉진을 하면서 지방의 분포를 확실하게 알고 수술에 임하는 것이 필요하다.

(2) 절개 부위

수술의 절개 부위는 수술의 디자인에 따라 좌우되는 경우가 많다. 또한 시술자에 따라 시술의 결과에 중점을 주는 경우나, 시술 후의 흉터에 중점을 두는 등 수술의 완성도에 대한 견해의 차이가 많아서 어떤 것이 정답이라고 할 수는 없다.

보통 많이 사용하는 절개 부위에 대해 언급하고 각각의 시술 부위에 대해 도식하였다 [그림 3~5].

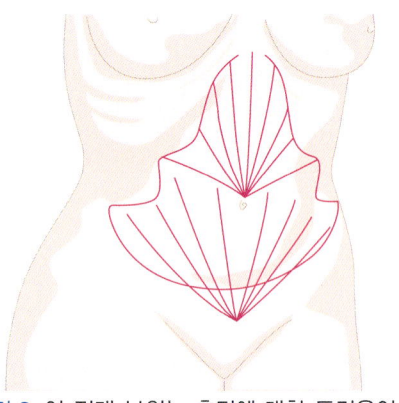

그림 3. 이 절개 부위는 흉터에 대한 두려움이 적어서 기본적으로 많이 행해지는 절개 부위라고 할 수 있다.

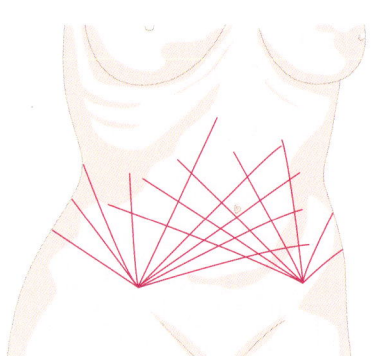

그림 4. 이 절개 부위는 상복부와 하복부를 시술하면서 옆구리의 지방을 어느 정도 제거하는 장점이 있다.

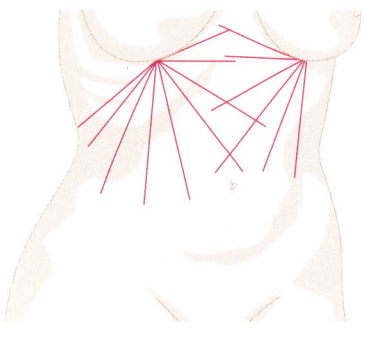

그림 5. 이 절개 부위는 늑골 상부의 지방이 많은 경우에 사용하면 유용하다. 아래쪽 접근으로 잘 제거되지 않는 늑골 상부의 지방을 제거하는 데 유용하나 유방 하 주름이 많이 발달하지 않는 사람의 경우에는 흉터가 생겨서 부담이 되기도 한다.

(3) 수술 과정

1) 수술 자세

복부의 지방흡입에서는 복부가 약간 굴곡된 약간 뒤로 기대어 있는 자세를 선호한다. 복부가 너무 많이 굴곡된 경우에는 허벅지가 수술에 방해가 되거나, 과도한 압력을 주어 수술하여 복부의 불균등한 지방흡입이 생성될 수 있으며, 복부가 너무 신전되어 있는 경우에는 상대적으로 심부의 지방이 덜 제거될 수 있는 가능성이 있다. 따라서 처음에는 복부를 어느 정도 굴곡한 상태에서 수술을 시작하다가 후반부에 복부를 신전하여 주는 수술을 하는 것이 도움이 된다. 또한 복부를 신전하는 것이 아래쪽을 통해 흡입하는 경우 복근의 천공을 일으키지 않는 데 도움이 되어 초보자의 시술 시 도움을 줄 수 있다.

2) 튜메슨트 용액의 주입

각각의 절개 부위를 통해 튜메슨트 용액을 주입한다. 필자의 경우에는 옆구리를 포함한 복부의 시술의 경우에는 3L 정도의 용액을 주입하게 되는데, 만약 환자가 수술 전 심한 다이어트를 통한 체중 감량이 많은 사람이라면, 지방량이 많지 않는 경우에도 튜메슨트 용액의 주입량이 많아질 수 있다.

또한 복부의 경우에는 늑골상부, 상복부, 배꼽 주위 지방의 경우 통증에 매우 민감하고, 섬유조직의 분포가 많이 되어 있어 보다 세심하게 튜메슨트 용액을 주입해야 차후 지방이 불충분하게 제거되는 것을 막을 수 있다.

3) 지방흡입

복부의 지방흡입에서 가장 중요한 것은 시술자의 욕심으로 너무 과다한 지방흡입을 하지 않는 것이다. 과다한 지방흡입보다는 자연스럽고 부드러운 결과를 보이려고 하는 것에 중점을 주도록 한다.

① 상복부

상복부의 지방흡입에서 주의하여야 할 점은 수술의 안전성과 수술의 결과에 대한 면으로 나누어 볼 수 있다.

지방흡입 시에는 상복부 바로 위로 횡격막이나 흉막 등이 위치하게 되므로 이를 생각지 않고 무리한 힘을 가하게 되는 경우 천공으로 인한 심각한 부작용을 초래할 수 있으므로 이에 대한 세심한 주의가 필요하다.

또한 상복부의 지방 조직은 섬유조직이 많이 포함되어 있고, 피부의 탄력 이하 복부보다 떨어지기 때문에 균일하지 않는 지방흡입으로 인한 표면의 울퉁불퉁함이 잘 생성되는 부위이다. 이러한 현상은 나이가 많이 들수록 피부탄력이 감소되어 있어서 더욱 심해지며, 수술 후 살이 찌는 경우 균일하지 않은 지방흡입의 결과는 악화된다.

② 하복부

상복부에 비해 피부와 근육 간의 섬유 끈이 발달되지 않아 있다. 따라서 상복부에 비해서는 불균등한 지방흡입이 덜 일어나게 된다. 하지만 scarpa's fascia 아래쪽의 지방층을 흡입하는 것이 필요하며, 섬유질을 많이 함유하고 있는 배꼽 주위의 지방을 완전하게 제거해 주는 것도 필요하다.

③ 옆구리

옆구리의 지방을 제거할 때에는 골반뼈의 존재를 염두에 두어야 한다. 지방층의 심부 표면은 평행면에서 20~45° 정도 위쪽으로 향해 있으며 이는 표면에서 보이는 피부의 진행 방향과 항상 일치하지 않아 시술 전 지방의 분포를 다시 한 번 생각할 필요가 있다.

05 수술 후 관리

수술 후 관리 방법에 있어서는 주장하는 사람에 따라 차이가 있어서 자신의 수술 정도에 맞는 수술 후의 관리 방법을 정하는 것이 필요하다. 필자의 경우에는 수술 당일에 수술 부위를 봉합하지 않고, 수술 당일 압박밴드로 절개 부위를 통한 자연 배액을 유도한 후, 수술 다음날 절개 부위를 봉합하는 방법을 선호하고 있다. 일부의 병원에서는 수술 당일 절개 부위를 봉합하거나, 수술 후 배액관을 삽입하는 경우도 있다.

수술 후의 통증에 있어서도 수술의 방법이나 시술자의 숙련도에 따라 차이가 많으나, 보통 심한 통증은 3일 이내로 사라지게 되며 이후에 부종이 생성된다. 부종 자체로는 임상적인 큰 의미는 없으며, 생식기로의 부종이나 멍이 진행될 때 환자를 안심시키는 것이 필요하다.

수술 후의 시기에 따른 환자의 후 관리 방법은 다른 장에서 다루기로 한다.

06 환자 사진

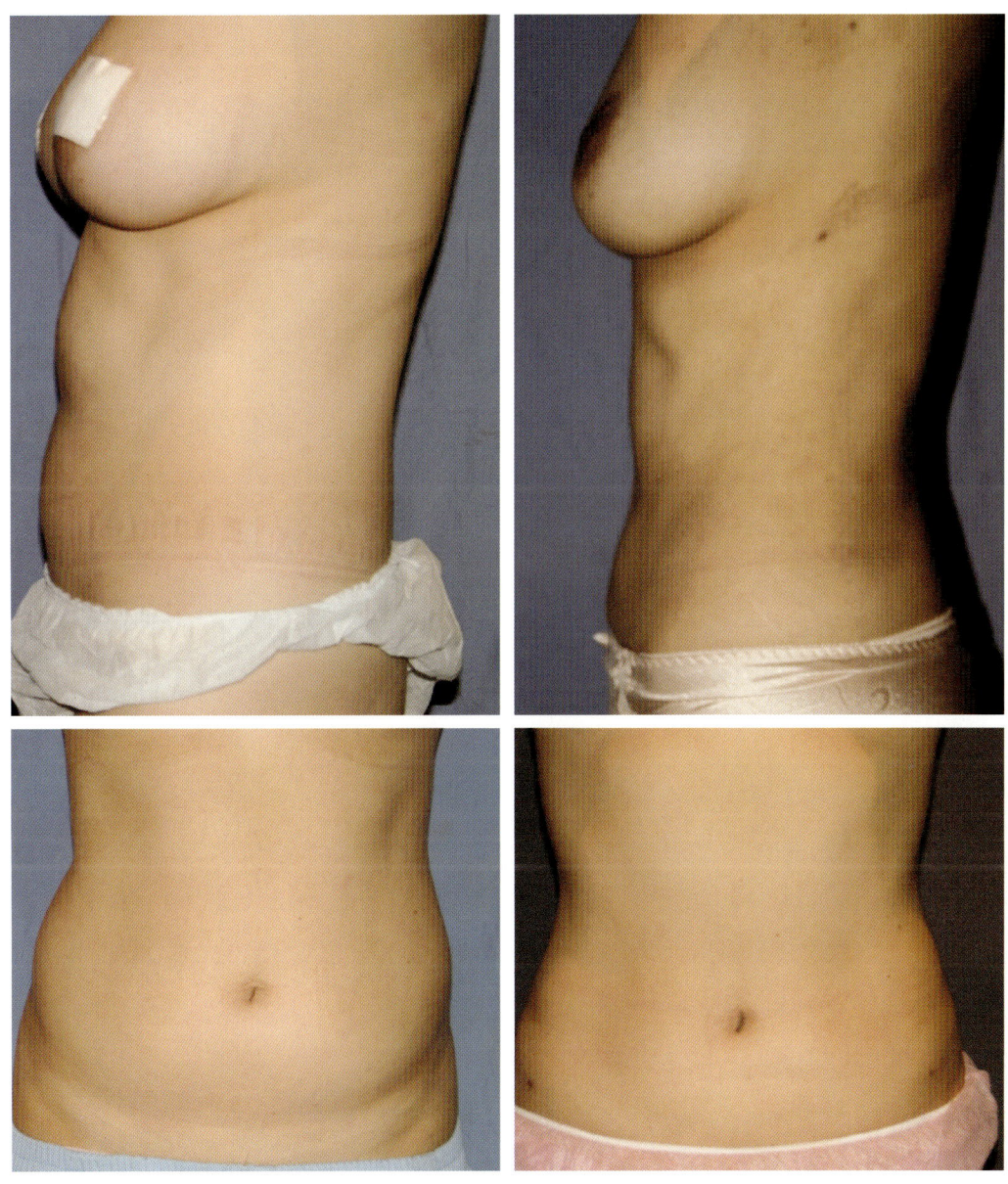

수술 전 　　　　　　　　　수술 후

5. 복부 – 지방흡입

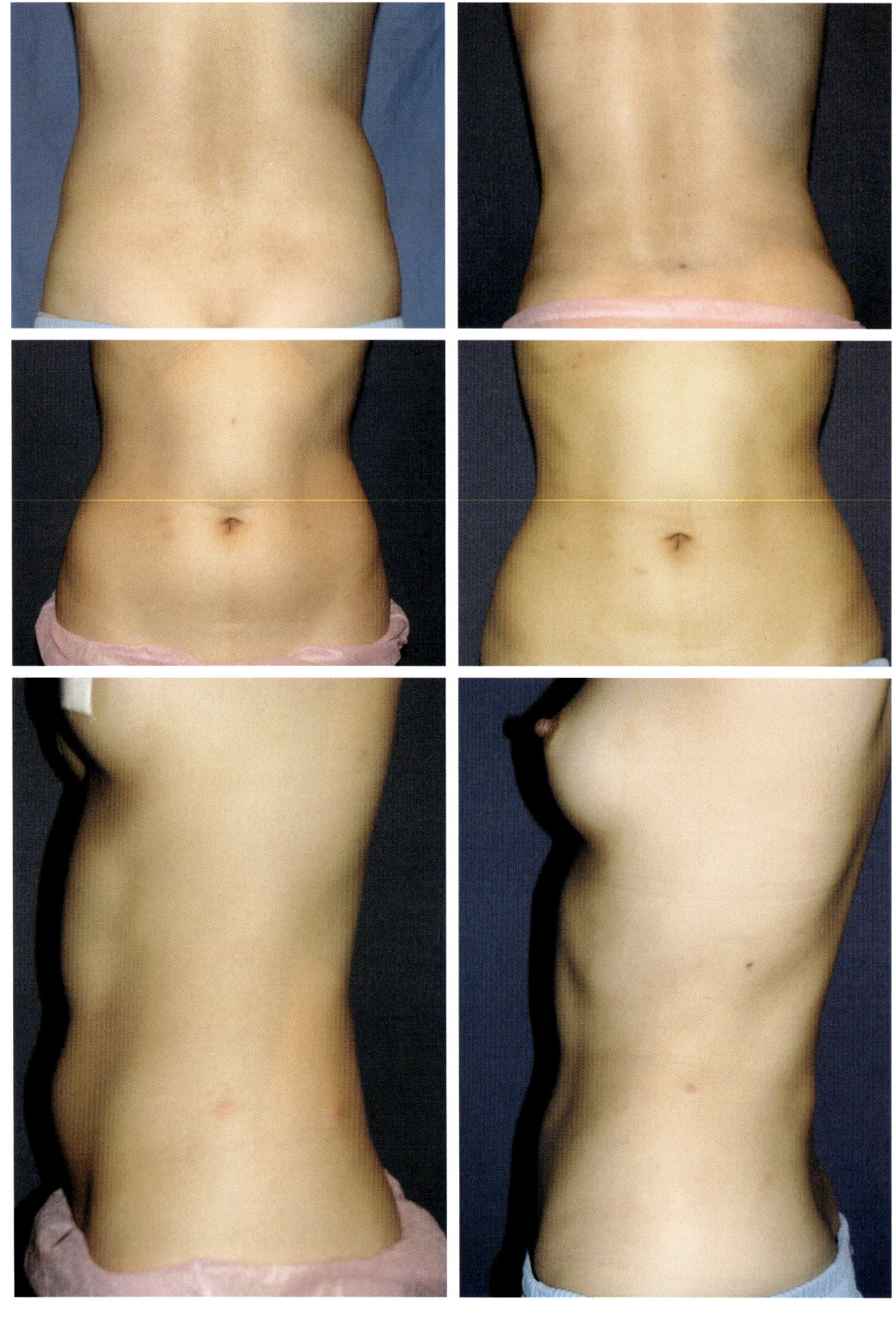

수술 전   수술 후

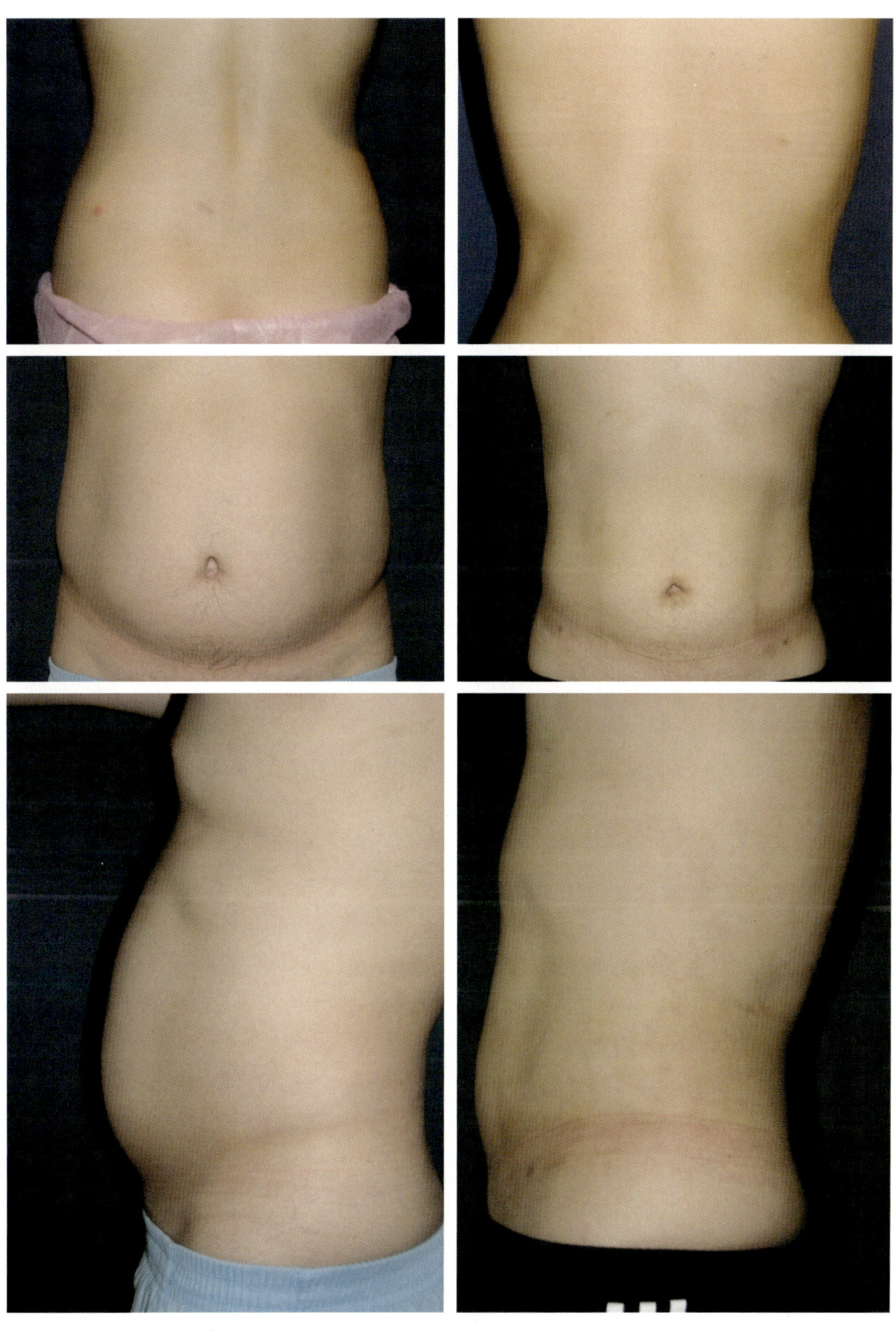

수술 전 　　　　　　　　　　　　　수술 후

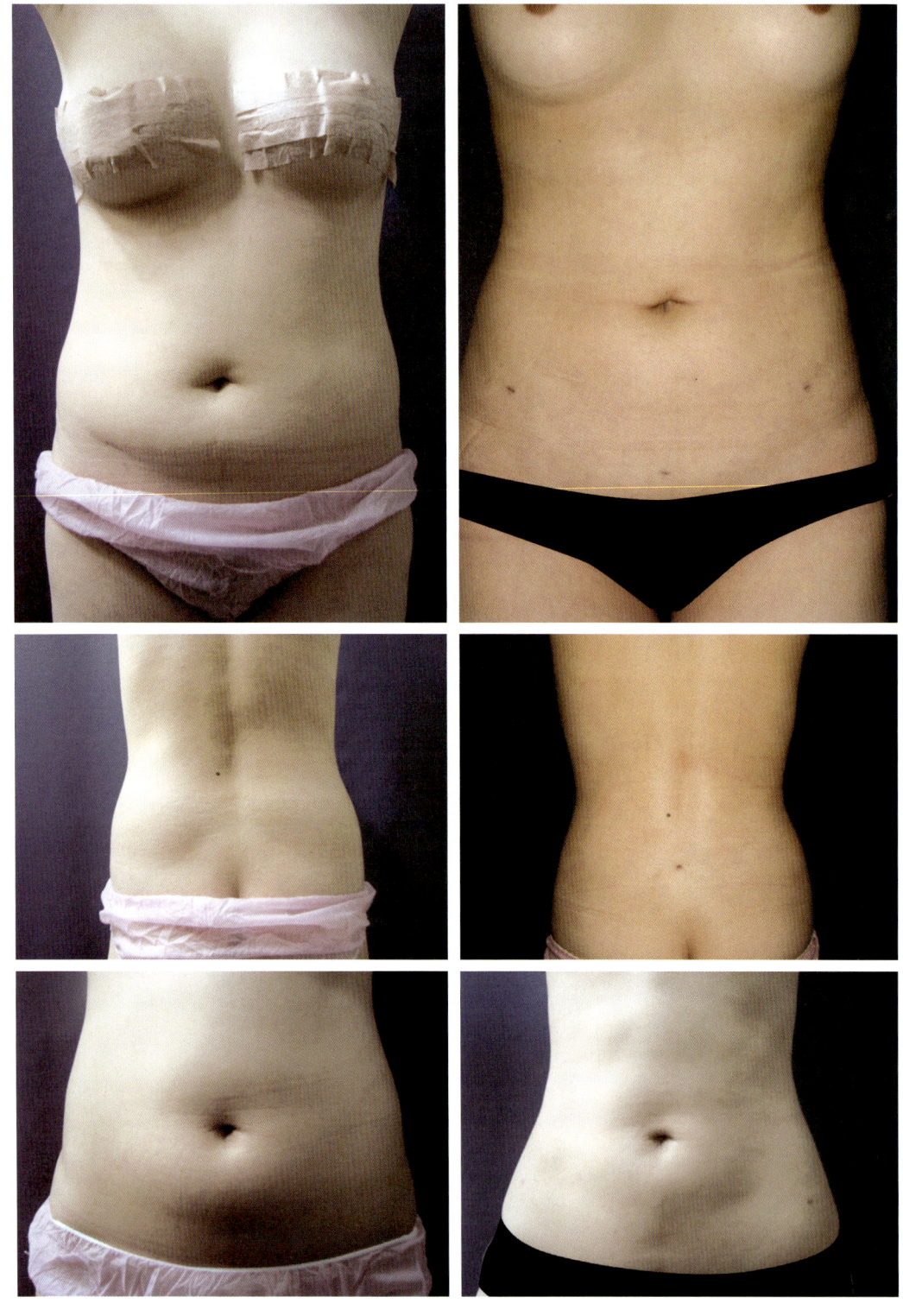

수술 전 　　　　　　　　　수술 후

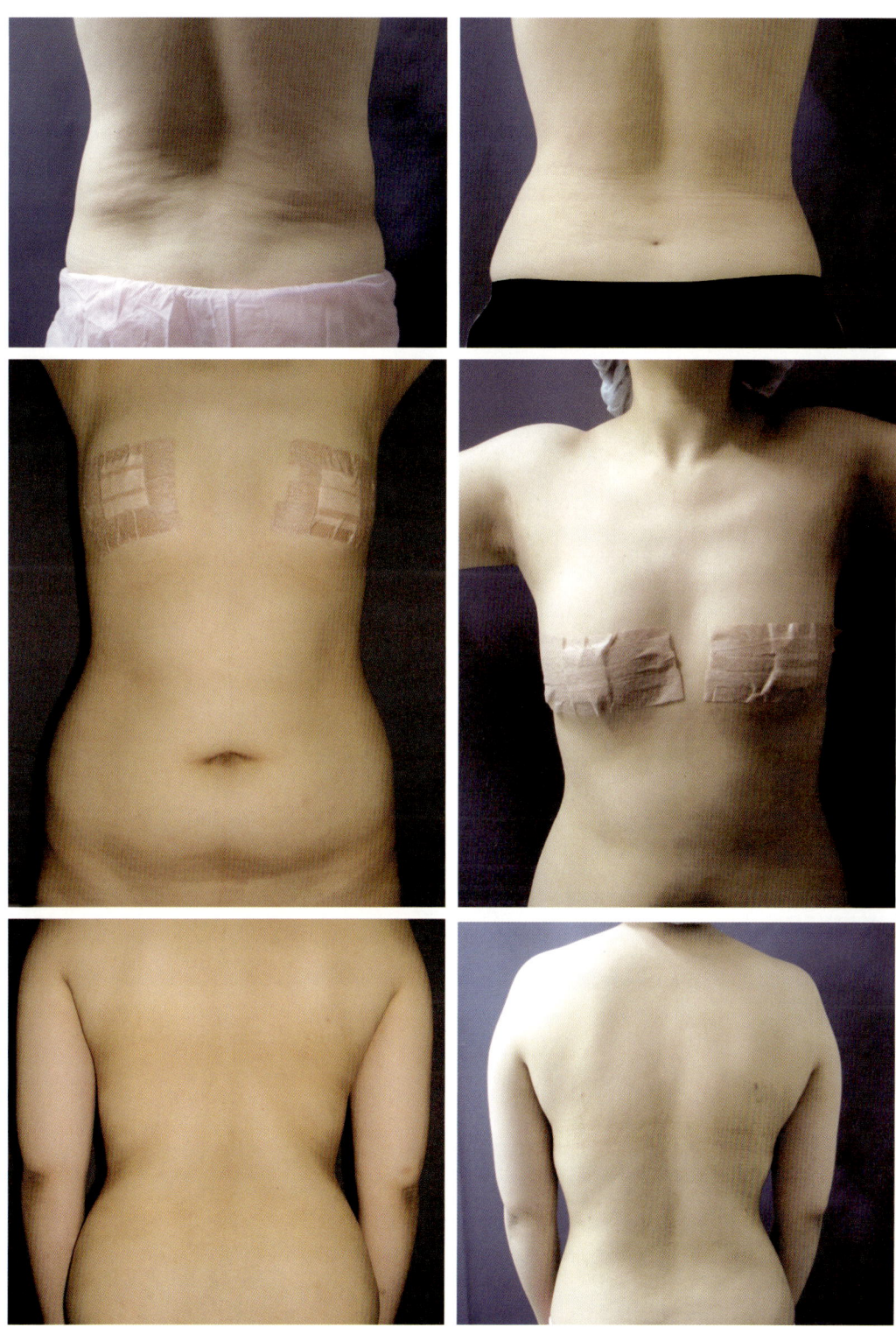

수술 전   수술 후

5. 복부 – 지방흡입

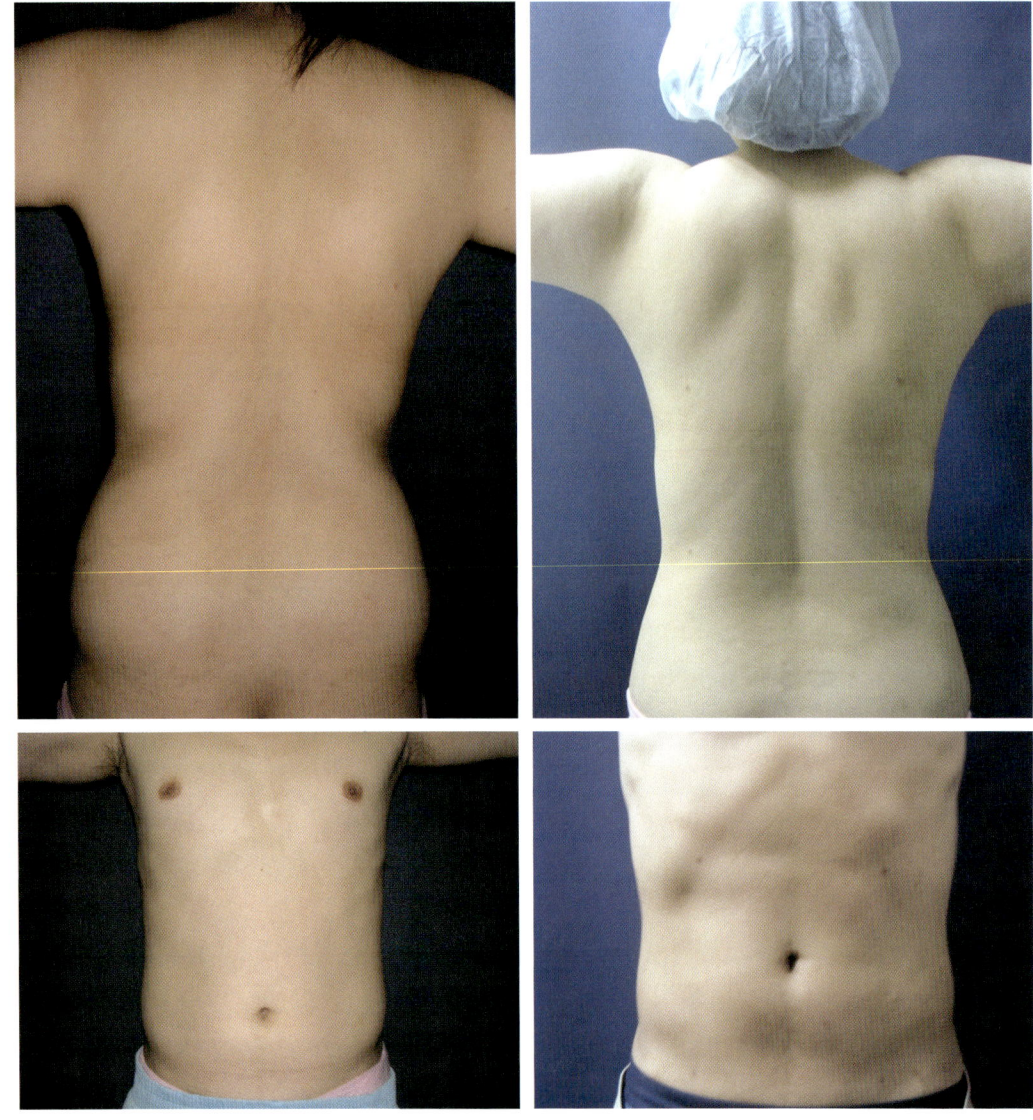

수술 전   수술 후

참고문헌

- 장지연 등, 지방 흡입을 이용한 얼굴, 몸 윤곽성형술. 군자출판사, 2005.
- 양두병. 지방 흡입, 주입술. 신흥메드 싸이언스, 2005.
- Jeffrey A. Klein, Tumescent technique. Mosby, 2000.
- Talmor M et al, intestinal perforation after lipoplasty. Ann Plast Surg, 1997.

Chapter 6. 허벅지, 엉덩이 - 지방흡입

김석주 클리닉텐의원 / 권병소 엔비유의원

"상반신은 외투로 가리면 되지만 하반신은 방법이 없어요. 타이트한 옷도 입고 싶고 다들 짧은 반바지를 입는데."

"청바지는 허벅지 때문에 들어가지도 않아 반바지만 입어야 합니다."

우리나라 여성들이 살을 뺄 때 가장 관심 있는 신체 부위는 어디일까? 2009년 장지연은 18세에서 64세의 여성 3021명을 대상으로 자신의 몸에서 불만족스럽게 생각하고 있는 부위를 조사하였다. 조사 결과 복부(50.1%)가 월등히 많았고 다음이 허벅지(24.1%), 종아리와 발목(8.9%), 팔과 겨드랑이(7.9%) 등의 순이었다.

그렇다면 실제로 지방흡입 수술을 가장 많이 하는 부위는 어느 부위일까? 저자의 병원에선 허벅지(엉덩이 포함), 복부(허릿살 포함), 턱, 팔 순이었다. 이렇게 허벅지가 많은 이유는 운동을 해도 잘 빠지지않기 때문일 것이다.

여성의 허벅지에서는 지질분해 억제와 관련이 있는 a2 아드레날린 수용체 친화도가 복부에 비해 10~15배 정도가 증가되어 있다. a2 아드레날린의 항지질 분해 민감도가 복부지방세포에 비해 40배 정도 높게 나타난다. 이 때문에 여성에서 허벅지에 지방 축적이 상대적으로 많이 나타나게 된다. 특히나 허벅지는 전체적으로 흡입을 하는 경우도 많지만 안쪽, 바깥쪽, 엉덩이 바깥쪽 등 어느 한 부위만 원하는 경우도 많다.

이러한 이유로 식이요법이나 운동요법 또는 주사요법 같은 비수술적 방법이 허벅지지방의 감소에 한계를 갖고 있기 때문에 결국 많은 여성들이 허벅지 지방흡입을 선택하고 있다.

01 허벅지와 엉덩이의 해부학적 특징과 환자의 선택

(1) 허벅지의 해부학적 특징

저자는 여성의 허벅지의 피하지방 분포를 기준으로 해부학적으로 크게 네 부위로 나누고 있다. 흔히 '승마살'이라고 불리는 허벅지 바깥쪽, 허벅지 안쪽, 무릎 안쪽, 허벅지 앞쪽, 이렇게 분류할 수 있다.

허벅지 바깥쪽은 한국 여성들에게 있어 가장 많이 수술을 원하는 부위이다. 상체가 날씬하고 BMI가 정상인 여성에게서도 허벅지 바깥쪽의 피하지방은 흔하게 관찰된다. 흔히 바지를 입을 때 바깥쪽이 접히게 되는 모양 때문에 수술을 원하는 경우가 많다. 허벅지 안쪽은 BMI가 높은 여성에게서 더 두드러지는 특성이 있다.

(2) 허벅지와 엉덩이 수술의 제한적 요소들

적절한 환자의 선택과 바른 수술을 위해서 반드시 고려해야 할 네 가지 요소가 있다. 첫째, 허벅지근육의 모양과 발달을 고려해야 한다. 허벅지에는 우리 몸에서 가장 큰 근육이 분포하고 있다. 따라서 허벅지가 굵다는 것이 반드시 지방이 많다는 것을 의미하지는 않는다. 특히 허벅지근육 중에서 quadriceps femoris와 hamstring muscle의 주행에 주의해야 한다. 허벅지 앞쪽의 튀어나온 모양과 허벅지 뒤쪽의 불룩한 곡선은 지방이 아니라 근육이 원인일 수 있으므로 반드시 근육의 발달과 피하지방 두께를 확인해야 한다. 지방 두께의 측정은 pinch test를 통해서 가능하다.

두 번째로 고려해야 할 사항은 피부의 탄력이다. 허벅지 바깥쪽은 복부에 비해서는 피부 탄력의 영향을 크게 받지 않는 편이다. 하지만 허벅지 안쪽의 경우에는 문제가 다르다. 진피층의 두께는 허벅지 바깥쪽에 비해서 상대적으로 얇고 지방도 두꺼워서 수술 후 처지거나 울퉁불퉁해지는 경우가 많으므로 주의해야 한다. 피부 늘어짐이 심한 경우 thigh plasty를 시행할 수 있다. 흉터를 최소화하기 위해 inguinal region에서 gluteal crease를 이루는 선을 절개선으로 한다.

세 번째로 cellulite가 동반된 경우이다. Cellulite는 중증도 이상 비만 환자의 복부나 허벅지의 피부 표면에서 흔하게 관찰되는 오렌지 껍질 모양의 피부를 말한다. Cellulite는 과다한 피하지방의 축적과 그와 동반된 모세혈관, 림프관 순환의 장애가 그 원인이라고 보고 있다. 순환 장애와 함께 과도한 체액이 지방조직 사이로 침투하게 되고 이로써 지방과 결합조직이 치밀하게 변화된 것이 바로 cellulite이다. 치료 방법으로는 체중 감량, 엔더몰로지(마사지), subcision of fibrous band, mesotherapy, retinol 도포, 고주파, 초음파 등이 알려져 있다. 외래에서 지방흡입 후에 cellulite가 좋아지느냐는 질문을 흔하게 받는다. 지방흡입 수술로 인해 피하지방 두께가 얇아지면서 혈액순환이나 림프순환이 개선되는 효과가 있고 좀 더 직접적으로는 cellulite의 개선을 가져오기 위해 천층 지방흡입(superficial liposuction)을 할 수도 있다. 하지만 cellulite가 심한 경우 수술 후 울퉁불퉁해 보이는 요철의 원인이 될 수 있으므로 주의해야 한다. Cellulite의 개선을 목적으로 지방흡입 수술을 하는 것은 아니라는 점을 강조하고 싶다.

네 번째로 GSS(Gluteal Suspension System)에 대한 이해이다. 허벅지 지방흡입을 하는 경우 엉덩이의 지방흡입을 동반하게 되는 경우가 흔하다. 허벅지 수술만 하게 되는 경우 상대적으로 엉덩이가 커지는 느낌이 들기 때문에 엉덩이의 볼륨감을 줄여 주는 것이 환자의 만족감을 위해서 더 좋다. 하지만 과도한 엉덩이의 지방흡입은 엉덩이의 처짐 현상을 야기할 수 있다. 또한 엉덩이의 바로 아랫부분, 허벅지 근위 후방부의 지방을 뺄 때도 너무 많이 흡입하지 않도록 주의해야 한다.

엉덩이와 허벅지 후방부를 줄이고 싶은 여성에서 엉덩이가 처지지 않으면서 지방을 흡입할 수 있는 안전한 방법은 무엇일까? 건강한 여성에게 있어서 예쁜 엉덩이를 유지하고 있는 구조물을 살펴보도록 한다. 정상적인 엉덩이에는 GSS(Gluteal Suspension System)라는 구조물이 있다. 이것은 엉덩이와 허벅지의 하방 경계를 이루는 gluteal crease를 이루는 구조물이다. 무거운 엉덩이의 지방을 지탱하기 위해서 단단한 ligamentous connective tissue로 이루어져 있고 ischial bursa에서 시작되어 엉덩이 하방의 진피층에 고정되어 있다.

2006년 Gonzalez는 87명의 여성을 대상으로 엉덩이의 처짐을 연구하였다. 저자는 엉덩이의 처짐을 gluteal crease의 모양과 길이에 따라 degree 0에서 degree 5까지 분류하였다. 이 연구에 따르면 엉덩이의 처짐 현상은 체중의 증가와 나이에 밀접한 관련이 있었으며 가장 큰 변수는 체중의 감소였다. 따라서 과도한 지방흡입은 엉덩이의 처짐 현상을 동반할 수밖에 없다. 이러한 위험을 감수하고 엉덩이의 볼륨감을 줄인다면 gluteal crease의 GSS에 영향을 미치지 않는 엉덩이의 측부(lateral side)에 집중하는 것이 필요하다. 그리고 허벅지 후방부를 흡입할 때에도 gluteal crease의 바로 아래쪽의 지방은 남겨 두는 것이 필요하다.

02 환자의 선택

환자와의 면담에 있어서 앞에서 언급한 네 가지 제한점을 염두에 두고 임한다. 환자가 바라고 기대하는 목표와 실제 수술을 통해 얻을 수 있는 결과의 접점을 찾아가는 것이 중요하다.

지방흡입을 위한 허벅지 모양의 분류법은 여러 연구자마다 다양하게 소개하고 있다. 저자는 대한민국 여성에서 흔하게 볼 수 있는 허벅지의 모양을 피하지방 분포와 관련하여 세 가지 타입으로 분류하였다.

(1) Type A

허벅지 바깥쪽(trochanteric distribution, 승마살)을 비롯해서 허벅지 전체적으로 피하지방이 골고루 분포하는 모습이다[사진 1].

지방흡입 시 근위부와 원위부 전체적으로 골고루 흡입을 해 주어야 수술 후 아름다운 체형을 볼 수 있다. 상체가 하체에 비해 날씬한 경우가 흔하다.

(2) Type B

허벅지 바깥쪽의 피하지방에 비해서 허벅지 안쪽 지방의 두께가 두껍다[사진 2]. 지방흡입 수술 시 바깥쪽의 **trochanteric region**을 과도하게 흡입하는 경우 체형의 변이를 가져올 수 있으므로 주의해야 한다. 상체와 하체가 전체적으로 비만인 환자의 경우가 흔하다.

(3) Type C

허벅지의 근위부(trochanteric region, inguinal region)에 피하지방이 집중되어 있는 경우이다[사진 3]. 원위부로 갈수록 피하지방의 두께가 현저하게 얇아지므로 원위부의 수술 시 주의해야 한다. 원위부로 갈수록 얇아지던 피하지방의 두께가 무릎 안쪽부터 갑자기 두꺼워지는 모습이 관찰된다. 무릎 안쪽의 지방흡입에도 주의를 요한다.

각각의 타입에 따라 디자인과 수술 방법에 있어서 차이를 보이므로 환자의 타입을 정확히 판단하고 주의하는 것이 중요하다.

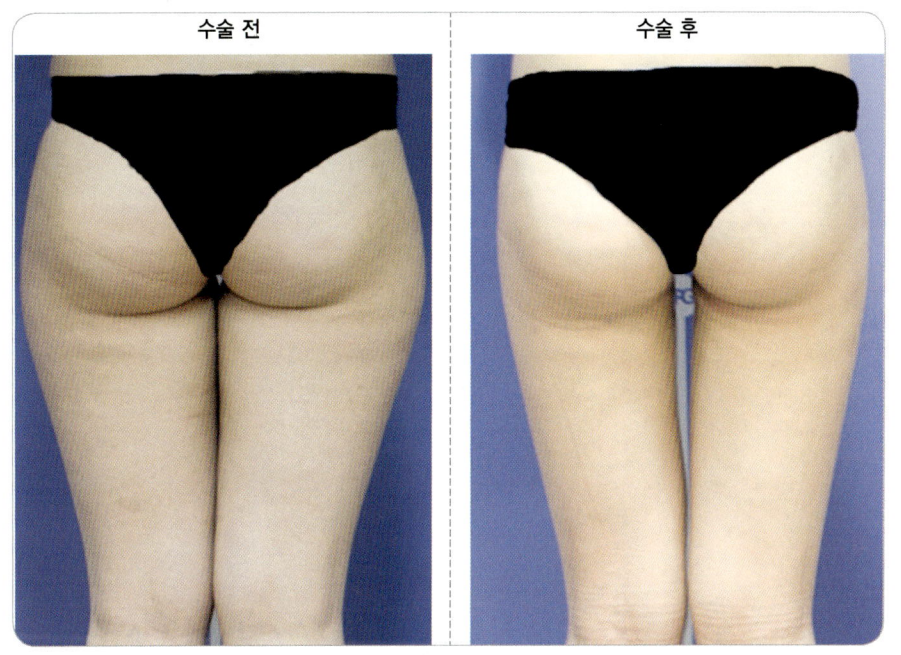

사진 1. Type A형 허벅지의 수술 전후 사진
수술 전 허벅지 외측부와 내측부에 골고루 분포하던 피하지방이 흡입되었다.

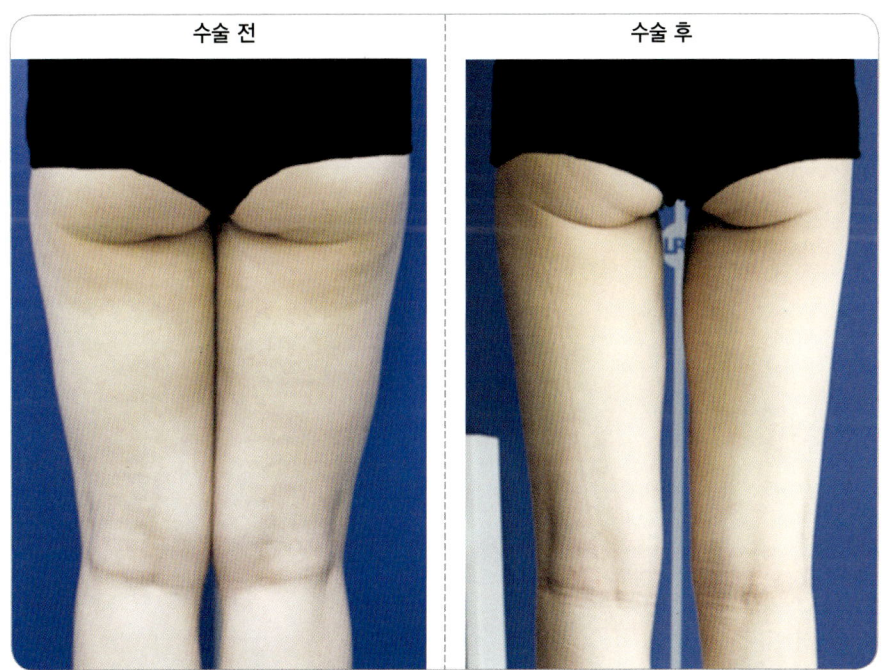

사진 2. Type B형 허벅지의 수술 전후 사진
수술 전 내측에 주로 분포하던 지방이 흡입된 후 가늘어진 다리를 관찰할 수 있다.

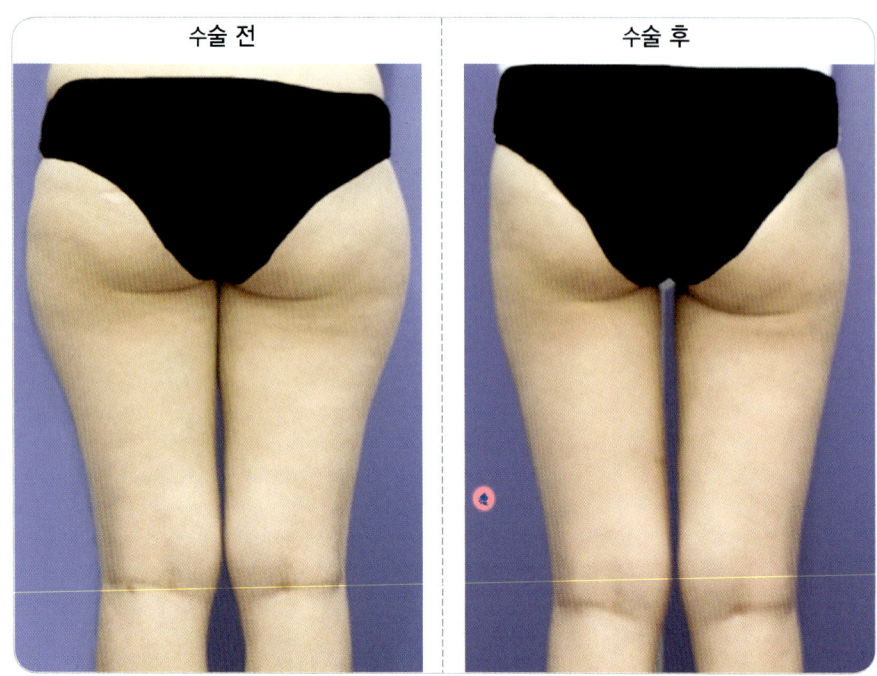

사진 3. Type C 허벅지의 수술 전후 사진
　근위부에 국한되어 있는 피하지방이 흡입된 상태이다.

03 지방흡입 테크닉

(1) 수술의 준비

1) 수술 전 사진 촬영

　수술 전후 사진 촬영은 시술 효과의 평가와 부작용에 대한 판단에 있어서 가장 확실한 정보를 제공하므로 매우 중요하다. 전후 같은 각도와 조명에서 촬영해야 한다.

2) 혈액 검사(CBC, PT aPTT, blood chemistry)

3) 디자인

수술의 시작이자 수술의 절반이라고 해도 과언이 아니다. 직립 상태로 디자인하는 것을 원칙으로 한다[사진 4].

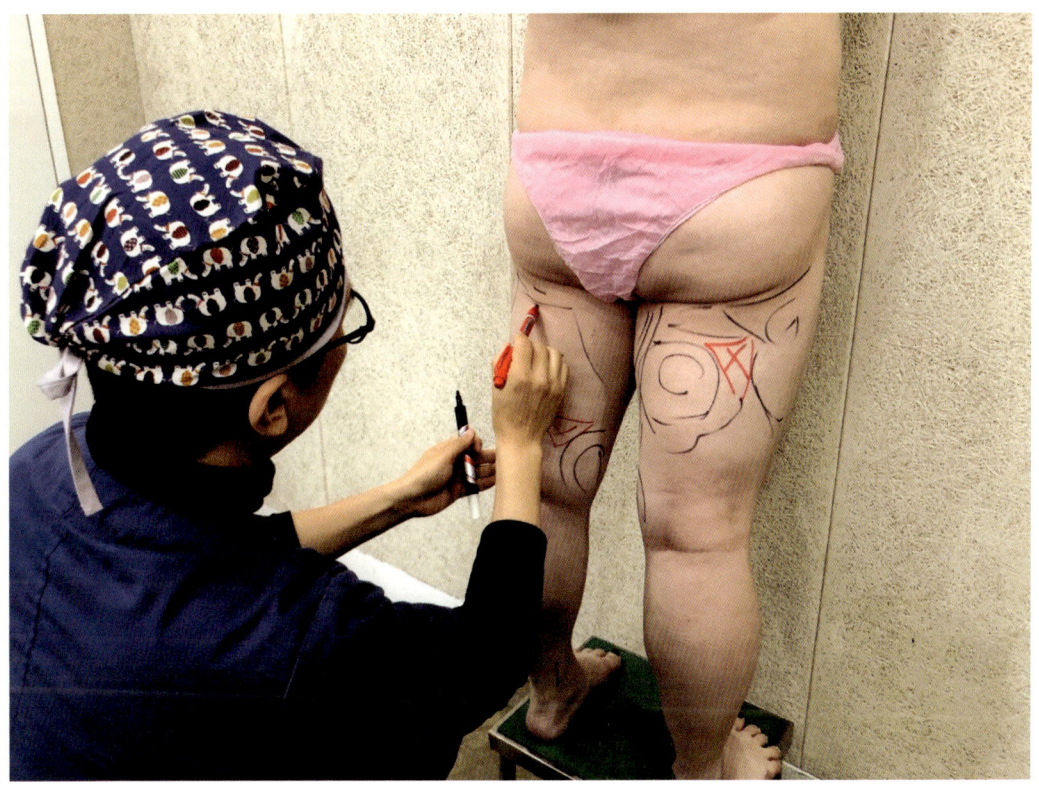

사진 4. 환자가 직립 상태에서 디자인하고 있다.

Pinch test를 통해 피하지방의 두께를 판단하며 디자인한다. 환자가 어떤 타입의 체형을 가졌는지를 고려하고 앞에서 언급한 네 가지 제한점에 유의하며 디자인한다[사진 5].

환자와의 대화를 통해 현실적인 목표치를 설정한다.

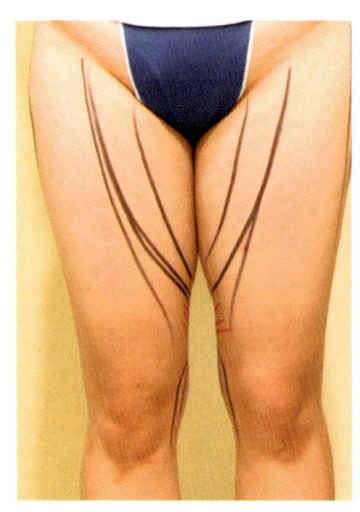 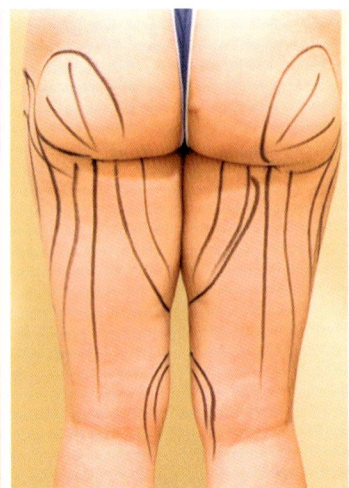 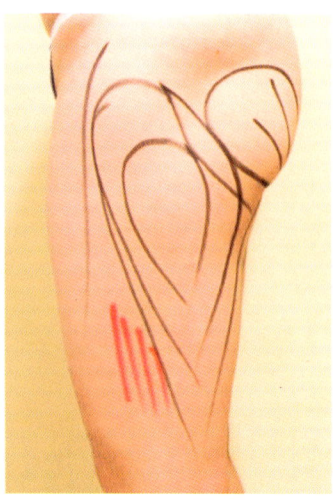

사진 5. 디자인의 예
허벅지 안쪽이 두꺼운 type B의 디자인이다. 주로 허벅지 안쪽을 흡입하도록 디자인되었다. 허벅지 안쪽의 무릎 위와 바깥쪽의 원위부 등 피하지방이 얇고 파이기 쉬운 부위에는 빨간색으로 주의 표시를 했다. 허벅지의 전외측 부위의 경우 근육이 많아서 흡입하지 않는다. 엉덩이의 경우 외측 하방을 주로 흡입한다.

(2) 수술 전 처치 및 draping

저자의 병원에서는 지방흡입 수술의 마취로 propofol을 사용하고 있다. 그에 대한 전처치로 glycopyrrolate(모비놀) 0.1mg(50kg 성인 기준) iv하고 있다. Drap은 배꼽 주위부터 발끝까지 넓게 해 주는 것이 좋다.

(3) 수술

1) 튜메슨트 준비

지방흡입 수술을 위한 튜메슨트 용액에 대해서는 다른 장에서 자세히 다루었다. 보통 normal saline 1L에 2% lidocaine 20mL, 0.1% epinephrine 1ample(1mL) triamcinolone 10mg, sodium bicarbonate 15mL를 사용하고 있다.

2) Incision

Incision은 수술의 효율성과 수술 후 흉터를 결정하는 중요한 요소이다. 지방흡입 수술 시 절개의 원칙은 다음과 같다. 첫째, 수술을 성공하는 것이 목적이므로 집도의가 수술하기 용이하게 incision을 넣는다. 둘째, 수술 후 흉터가 보이지 않도록 최소한의 절개를 잘 보이지 않는 부위에 넣는다. 셋째, 주로 지방을 흡입할 부위의 경계부에 넣는다. 대개 관절의 시작과 끝 부위에 해당한다. 이는 수술의 용이하게 하는 것뿐만 아니라 전체적인 라인을 더 자연스럽게 만들기 위해서이다. 위의 세 가지 원칙에 맞게 절개 부위를 결정하게 된다. 허벅지의 경우에는 크게 두 부위(gluteal crease, inguinal area) 또는 세 부위(gluteal crease, inguinal area, iliac crest)에 절개를 넣는다. 수술을 쉽게 하기 위해서 더 많은 절개도 가능하다.

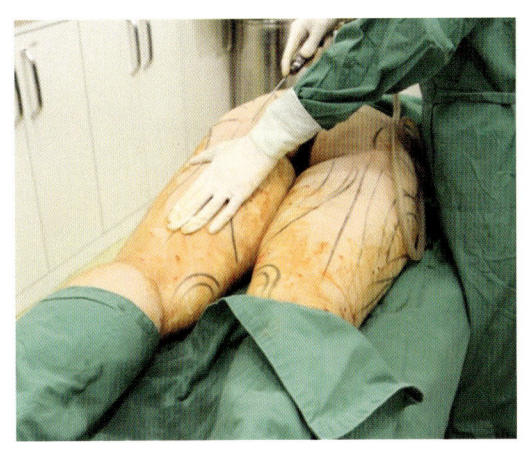
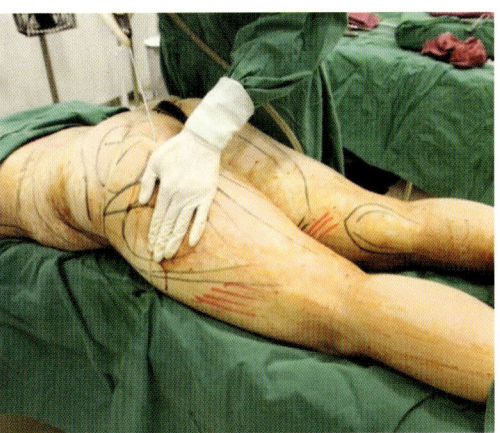

사진 6. 허벅지 후면과 측면의 튜메슨트 용액 주입

3) 튜메슨트 용액 주입

튜메슨트 용액을 지방층 전 층에 골고루 충분히 투입한다. 먼저 전 층에 충분히 튜메슨트 용액을 주입하고 나서 심층에 튜메슨트 용액을 골고루 흩어뿌려 주듯이 넣는 방법을 사용한다. 이 방법은 주입하는 튜메슨트 용액의 양을 최소화할 수 있고 주된 출혈이 일어나는 전 층에서 충분한 epinephrine 효과를 기대할 수 있으므로 출혈을 줄일 수 있는 장점이 있다.

주입하는 튜메슨트 용액의 양은 지방의 양과 시술 부위의 넓이에 따라 다르지만 허벅지와 엉덩이를 동시에 수술하는 경우 2~4L 정도가 필요하다[사진 6].

4) Epinephrine의 vasoconstriction 효과를 기대하기 위해서 10분 정도 기다린다.

5) 허벅지의 지방흡입

허벅지의 지방흡입을 위해서 3mm 또는 4mm 관을 이용하며 매뉴얼 방식(SAL, Suction Assisted Liposuction)으로 흡입하고 있다. 허벅지의 경우 원통형의 곡선을 고려하여 흡입하여야 하므로 포지션이 중요하다.

① 허벅지 후면 및 엉덩이의 지방흡입

두께 15cm 정도의 스펀지로 만들어진 베개를 준비한다. 환자는 엎드린 채로 베개를 소독포로 싸서 허리 밑에 받친다[사진 7].

Gluteal crease를 따라 절개한 절개선을 통해서 허벅지의 후면과 원위부의 무릎 내측 무릎 외측을 조심스럽게 흡입한다. 같은 절개선으로 엉덩이의 바깥쪽을 중심으로 흡입한다[사진 8].

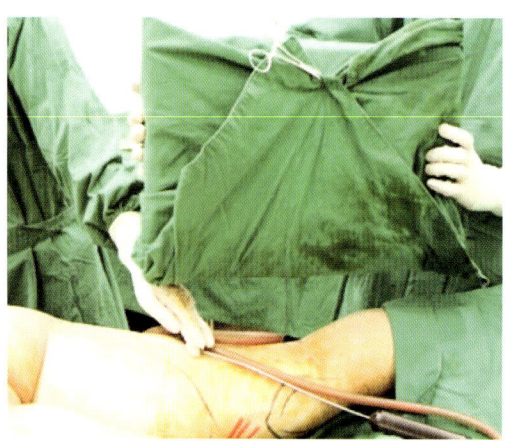 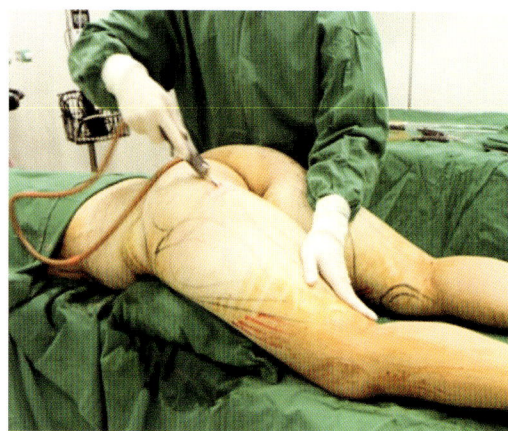

사진 7. 베개를 이용한 허벅지 후면 지방흡입. 환자는 엎드린 채 허벅지를 골반에 받치고 있다.

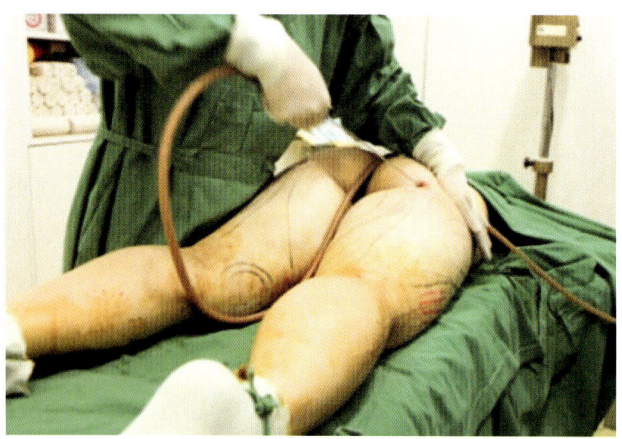

사진 8. 엉덩이의 지방흡입

② 허벅지 내측 지방흡입

환자를 옆으로 눕힌 채 침대 쪽에 놓여 있는 다리를 펴고 반대측 다리는 굽혀서 최대한 배쪽에 붙인다. Gluteal crease를 따라 절개한 절개선을 통해서 지방을 흡입한다. 근위부의 지방과 무릎 안쪽의 피하지방을 주로 흡입하고 나머지 부위를 잘 다듬어 준다[사진 9].

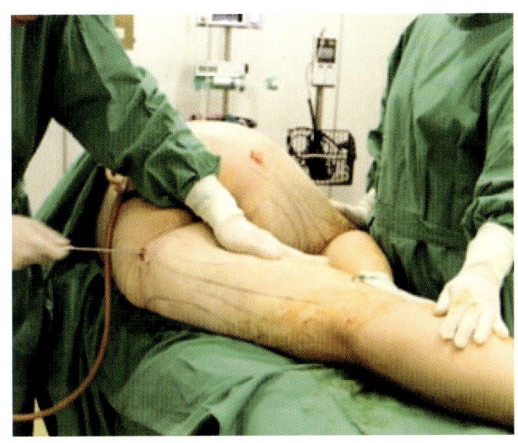 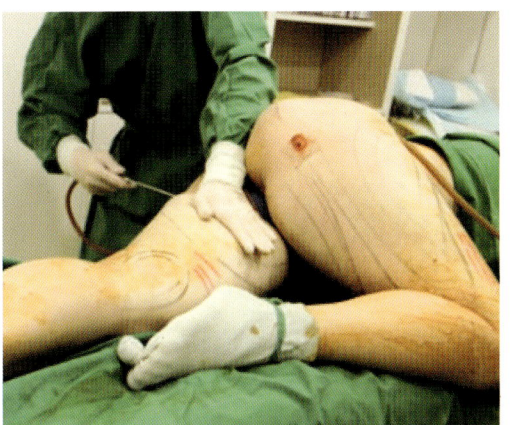

사진 9. 허벅지 내측의 지방흡입

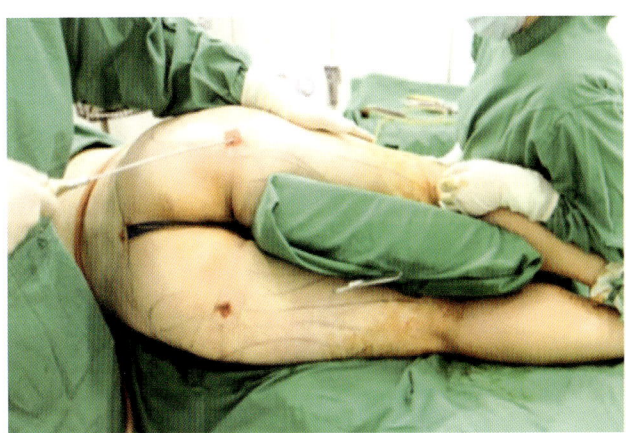

사진 10. 허벅지 바깥쪽의 지방흡입

③ 허벅지 외측 지방흡입

양측 다리를 바로 펴고 다리 사이에 스펀지 베개를 넣는다. 베개를 넣지 않고 그냥 다리를 쭉 펴게 되면 허벅지 외측이 실제보다 더 튀어나오는 듯 보이게 되어서(pseudoprominence) 과도하게 지방흡입을 하게 되는 실수를 범할 수 있다. 베개를 넣은 상태에서 허벅지 바깥쪽의

trochanteric distribution의 피하지방층을 광범위하게 흡입한다. 허벅지 바깥쪽의 원위부는 피하지방층이 얇은 경우가 많으므로 지방흡입 시 주의해야 한다[사진 10].

같은 방법으로 다른쪽 허벅지를 지방흡입한다.

④ 허벅지 앞쪽과 전내측 지방흡입

환자를 똑바로 눕힌 상태에서 pubic hair 외측부에 incision을 넣는다. 허벅지 안쪽과 무릎 안쪽의 지방흡입을 시행한다. 이때 이 두 부위 사이에는 피하지방 두께가 얇은 경우가 많으므로 주의한다. 허벅지 앞쪽의 지방을 흡입할 때에는 근육(quadriceps femoris)의 주행에 유의하며 피하지방을 충분히 남기도록 한다. 허벅지 전외측의 지방을 흡입하기 위해서 허벅지를 internal rotation한 상태에서 피부를 수술 집도의의 몸쪽으로 당기며 누르는 느낌으로 흡입하게 된다. 허벅지가 두껍거나 지방이 두꺼운 경우에는 허벅지 전외측의 지방을 흡입을 쉽게 하기 위해서 iliac crest 주위에 incision을 넣을 수도 있다[사진 11].

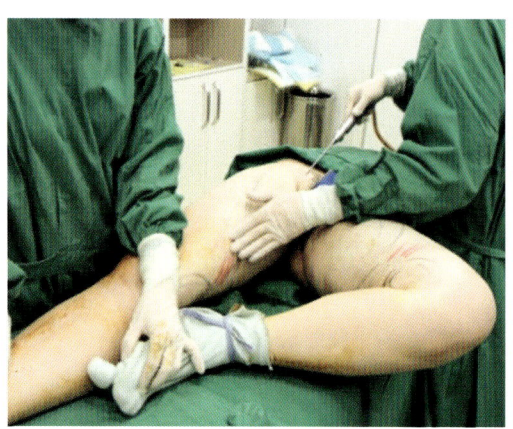

사진 11. 허벅지 앞쪽과 전내측의 지방흡입   사진 12. 수술 후 배액 및 dressing

(4) Accusculp

수술 후 피부의 탄력과 표면의 균일함을 위하여 시행한다.

(5) dressing

수술 후 튜메슨트 용액을 배액한 후 incision point를 suture한다. 충분한 배액을 위해서 다음날 suture하기도 하지만 당일 suture와 비교하여 큰 차이는 없다. 스펀지, surgical pad, compression bandage 등을 이용해서 충분히 압박해 주고 다음날 garment를 입힌다[사진 12].

04 시술 후 관리

허벅지 지방흡입 후 관리는 다른 부위의 지방흡입과 크게 다르지 않다. 허벅지는 하체이므로 부종과 멍이 좀 더 오래갈 수 있다는 것을 주지시켜야 한다. 특히 무릎 부위의 경우 멍과 부종이 더 오래갈 수 있다.

05 시술 후 부작용 및 대처

(1) 멍, 부종

지방흡입 수술 후 멍이나 부종에 대한 대처와 크게 다르지 않다. 누워 있을 때는 다리를 올리고 있거나 무릎을 세우고 있는 것이 부종 방지와 튜메슨트 용액 배액에 도움이 된다. 수술 직후보다는 1주에서 2주 사이에 부종이 더 심하다. 2주 이후부터 부종이 가라앉고 3주 정도 지나면 대략의 결과를 볼 수 있다.

(2) 엉덩이의 이중 주름

둔부가 아래로 처지면서 gluteal crease 밑에 새로운 주름이 생기게 되는 현상이다. Gluteal crease 부근의 지방을 과도하게 흡입하는 것이 원인이므로 GSS(Gluteal Suspension System)과 둔부 바로 아래쪽의 허벅지 지방을 흡입할 때 주의해야 한다. 주름이 생긴 경우에는 추후에 지방이식 등의 방법으로 개선이 가능하다.

(3) 이상 감각

다른 부위의 지방흡입 수술과 마찬가지로 수술 후 부위를 만지면 통증이 느껴지거나 감각이 떨어지는 증상이 있을 수 있다. 대개 수개월 이내에 자연적으로 좋아지므로 환자에게 설명하고 안심시키면 된다.

(4) 허벅지의 요철

과도한 또는 균일하지 못한 흡입으로 인하여 생긴다. Quadriceps femoris와 hamstring muscle 등 근육이 발달한 환자의 경우 근육의 요철이 지방흡입으로 인한 요철로 오인되기도 하므로 구별해야 한다. 후에 교정하는 것보다 예방이 최우선이며 가는 관으로 균일하게 흡입하는 것이 중요하다.

참고문헌

- 장지연. 체질량지수에 따른 비만 치료에 대한 인식도. 경희대학교 석사논문 2009.
- Bernstein G. Liposuction of the thigh. Dermatol Clin. 1999 Oct;17(4):849-63.
- El-Khatib HA. Unusual distribution of the lower body fatty tissue: classification, treatment, and differential diagnosis. Ann Plast Surg. 2008 Jul;61(1):2-8.
- Gutowski KA. Aesthetic body contouring. Clin Obstet Gynecol. 2006 Jun;49(2):346-52.
- Lack EB. Contouring the female buttocks. Liposculpting the buttocks. Dermatol Clin. 1999 Oct;17(4):815-22, vi.
- Le Louarn C, Pascal JF. The concentric medial thigh lift. Aesthetic Plast Surg. 2004 Jan- Feb;28(1):20-3.
- Narins RS. Liposuction surgery of the lateral thigh. J Dermatol Surg Oncol. 1988 Oct;14(10):1155-61.
- Pereira LH, Sterodimas A. Correction for the iatrogenic form of banana fold and sensuous triangle deformity. Aesthetic Plast Surg. 2008 Nov;32(6):923-7. Epub 2008 Jul 29.
- Raul Gonzalez. Etiology, definition, and classification of gluteal ptosis. Aesth. Plast. Surg. 2006.30:320-326,
- Rhoda S. Narins. Safe liposuction and fat transfer. 티메카 2007.

7 안면부 – 지방흡입

Chapter

권병소 엔비유의원

01 서론

안면부의 노화 현상은 매우 다양한 방향에서 복합적으로 나타나지만 크게 분류해 본다면 세 가지로 볼 수 있다. 첫째 주름, 둘째 볼륨 저하, 셋째 처짐이다. 각각의 변화는 다양한 방법에 의해서 개선을 도모할 수 있다. 하지만 결국 해결이 쉽지 않은 가장 큰 고민은 바로 '처짐의 개선'이라고 생각된다.

얼굴에 살이 많은 사람이 나이가 들면 얼굴과 턱선이 많이 처지게 되는데 이는 중력의 영향을 상대적으로 많이 받기 때문이다. 다양한 리프팅이 많이 개발되어 실행되고 있지만 그 어떤 리프팅도 완벽하지 못하며 지방이 많은 경우에는 효과에 한계가 있고 재발도 쉽게 일어난다.

안면부는 피부와 피하지방의 두께가 얇고 신경, 근육 등 신경 써야 할 중요한 구조물이 많으며 부작용 또한 매우 중대하다. 표정근육과의 상관 관계를 고려해야 하고 과교정에 의한 불편감이 크기 때문에 얼굴의 지방흡입은 매우 부담스러운 시술이다. 하지만 적절한 환자의 선택과 세심한 시술이 이루어진다면 어떠한 리프팅 시술보다 좋은 결과를 얻을 수가 있다.

02 안면부의 노화와 해부학적 특징

얼굴의 지방은 나이와 피부 탄력에 따라 다양한 양상을 보이며 그에 따른 정확한 시술적 접근이 필요하다. 10대, 20대 젊은 층은 볼살의 볼륨감이나 앞광대 부분의 지방을 주소로 내원하는 경우가 많다. '젖살이 안 빠진다. 살쪄 보인다. 얼굴이 커 보인다'고 호소하는 경우가 흔하며 체중 증가와 관련 없이 선천적인 경우가 많다. 피부 탄력이 상대적으로 큰 문제가 되며 추가적인 리프팅 시술 없이 좋은 결과를 기대할 수 있기 때문에 비교적 부담 없이 시술할 수 있다. 물론 대량의 지방을 제거하는 경우에는 피부 탄력의 저하를 반드시 고려해야 하며 부수적인 리프팅 시술을 필요로 한다. 피하지방만이 아니라 광대 지방, 심부 지방 특히 buccal fat pad 제거가 필요한 경우도 있다.

30대 이후 또는 급격한 체중 감소 후에는 볼살 자체의 볼륨감보다는 늘어진 피부와 함께 형성된 처진 jaw line, 늘어진 턱살을 주소로 오게 된다. '처졌다. 늙어 보인다'고 호소하는 것이 대부분이다. 처진 볼 지방, 턱밑 지방 제거와 함께 부수적인 리프팅 시술을 필요로 하며, SMAS(Subcutaneous Musculoaponeurotic System) plication, platysma plication이 필요한 경우도 있다.

(1) 안면부의 노화 현상

안면부 노화 현상은 크게 세 가지로 분류할 수 있다.

첫째, 주름(wrinkle). 표정 근육의 수축, 자외선, 노화 등에 의하여 생기며 개선을 위해서 보툴리눔톡신, 필러, 다양한 장비 등의 방법이 사용된다.

둘째, 볼륨의 저하(volume loss). 노화나 체중 감소와 함께 지방층의 감소가 일어난다. 볼륨을 복원하기 위하여 지방이식, 다양한 필러, 보형물, 실 등을 이용하여 개선할 수 있다.

셋째, 처짐(drooping). 중력에 따른 지방 및 피부, 조직의 처짐 현상으로 다양한 리프팅이 사용된다.

안면부의 노화는 이렇듯 여러 가지 현상이 복합적으로 영향을 미치며 일어나기 때문에 단독 시술보다는 필요한 시술을 적절하게 통합 적용하는 것이 필요하다.

(2) 안면부 지방 해부학

안면부에 얼만큼의 지방이 어떻게 분포하고 있는지 알아보자.

2007년 Elsa Raskin 등은 10구의 cadaver를 이용하여 안면부 지방의 분포를 연구하였다. 얼굴과 목을 지방의 분포, retaining ligament(지지인대)에 따라 8개의 aesthetic subunit으로 분류하였다.

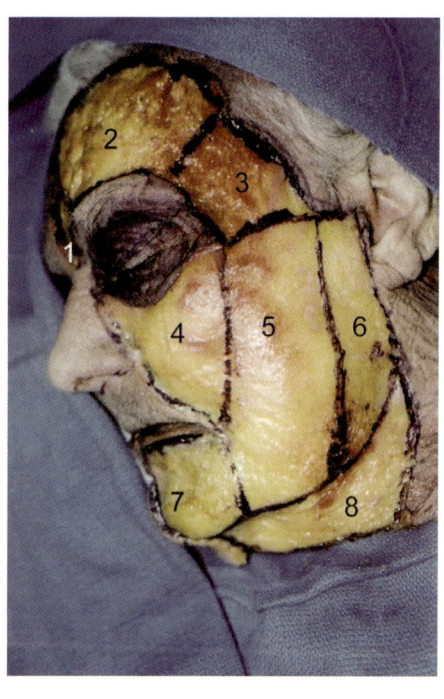

사진 1. Arbitrarily divided anatomic units of the face after the dermishas been dissected
(출처 13. LaTrenta GS. Atlas of aesthetic face and neck surgery. Philadelphia:Saunders. 2004. p. 2-67.
① glabella ② forehead ③ temporal ④ anterior upper cheek ⑤ middle cheek ⑥ posterolateral cheek ⑦ mental, and ⑧ anterior neck

[사진 1]에서처럼 이들 지방의 구획들 중 1, 2, 3, 7은 세월의 흐름에 따라 위축되는 방향으로 노화가 진행하고 4, 5, 6의 경우에는 주로 처지는 방향으로 노화가 진행된다.

각각의 그룹은 다시 SMAS를 경계로 superficial fat(표층 지방)과 deep fat(심층 지방)의 두 부위로 나누어 무게를 측정하였다. 조사 결과, 전체 안면부 지방 중에서 얼굴에서 80%, 목에서는 20%가 측정되었다. 얼굴 지방의 경우에는 얼굴 전체 지방의 57%가 SMAS 상부에서, 목은 65%가 platysma 상부에서 관찰되었다. 볼의 앞쪽과 중간 부위(anterior upper cheek, middle cheek)에서 안면부 표층 지방의 1/2과 심층 지방의 75%가 관찰되었다. 노화와 더불어 처짐 현상의 주된 원인이 되는 볼의 앞쪽과 중간 부위(anterior upper cheek, middle cheek)의 지방 분포가 눈길을 끈다. 볼 지방의 경우 상당량이 SMAS 내측에 분포하므로 수술로 제거할 수 있는 표층지방뿐만 아니라 심층의 지방 분포도 노화와 처짐 현상에 관여함을 알 수 있다.

하악골을 중심으로는 [사진 2]와 같이 늘어진 턱선과 볼의 경계를 이루고 있는 지방 구획이 해부학적으로 의미를 갖고 있다.

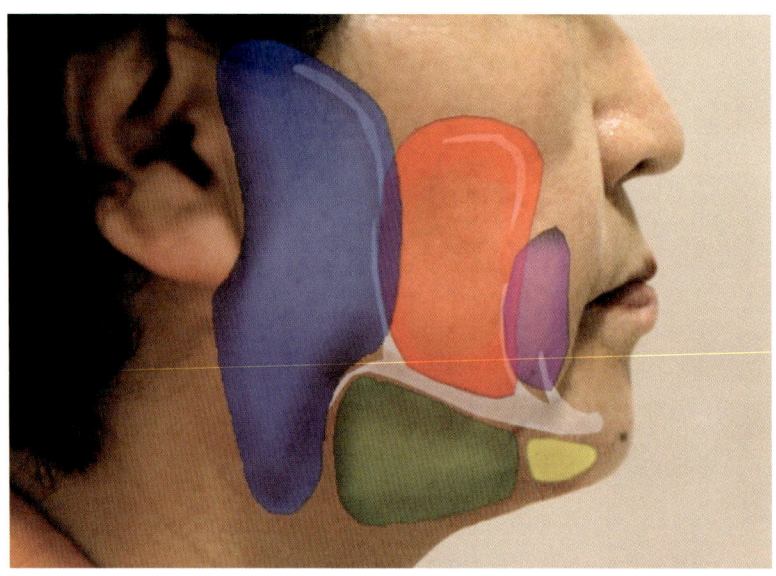

사진 2. 하악골을 중심으로 한 안면부 지방의 미용학적 분류

(3) 처짐 현상(drooping)

Retaining ligament(지지인대)는 볼지방의 분포와 함께 노화 현상과 관련된 drooping을 이해하는 데 있어서 매우 중요한 의미를 갖고 있다. Retaining ligament(지지인대)는 periosteum에서부터 근육층, 피하지방층을 지나 피부의 진피층까지 연결되어 안면부 구조물의 안정성을 유지하는 역할을 하고 있다. 오랜 기간 동안 중력의 영향을 받거나 갑작스럽게 살이 빠지게 되면 피부와 지방층의 탄력이 떨어지고 SMAS층이 늘어지게 된다. 탄력이 떨어진 이들 조직들은 중력에 의해 아래로 떨어지게 되는데 곳곳의 retaining ligament에 걸리면서 주머니처럼 늘어지게 되고 jaw line, 팔자주름, 인디언주름, 이중턱 등의 원인이 된다.

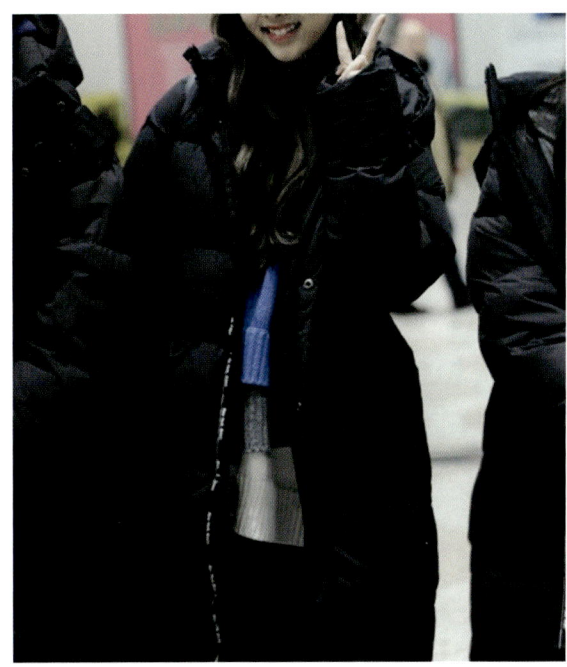

사진 3. 패딩 점퍼와 지지인대

패딩 중간중간의 박음질은 솜이나 털이 밑으로 흘러내려서 뭉치지 않도록 하는 역할을 한다. 이와 같이 지지인대는 얼굴의 조직과 피부, 피하지방층이 아래로 내려가지 않도록 하는 역할을 수행하지만 결국 지지인대를 경계로 처짐 현상이 드러난다.

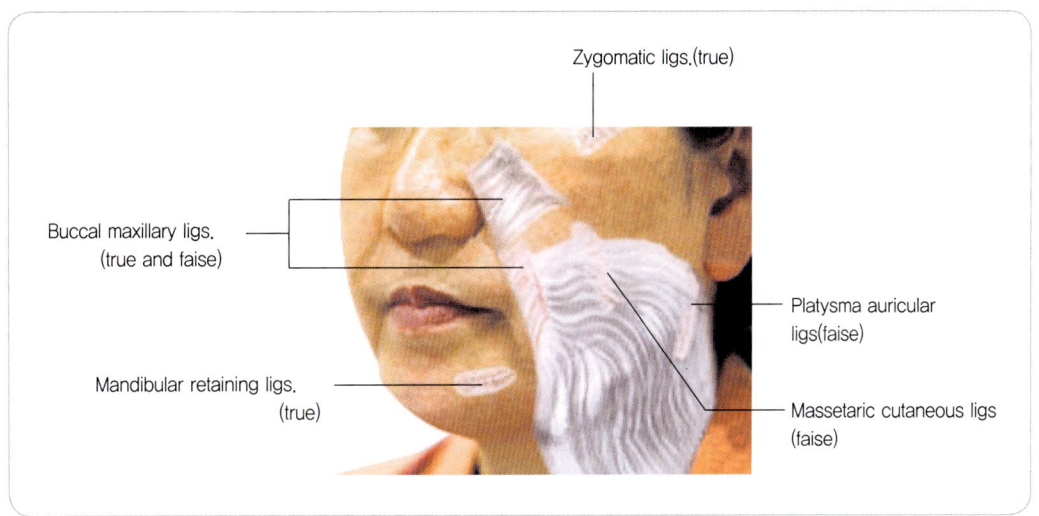

사진 4. 안면부의 retaining ligament.

이 중에서 안면부 노화에 직접적인 관계를 갖고 있는 것은 buccal maxillary ligament, mandibular retaining ligament 등이다.

기존의 다양한 안면부 리프팅 시술들은 늘어진 SMAS와 피부에 중점을 두었던 것이 사실이다. 하지만 지방층의 대부분을 그대로 두고 시술하였기 때문에 재발이 흔하고 그 효과가 제한적이었다. 얼굴 전체를 대상으로 한 안면거상술 이후에도 지방 제거가 충분하지 않은 경우에는 수년 후에 다시 재발하는 경우를 쉽게 발견할 수 있다. 무거운 지방층이 있기 때문에 다시 중력의 영향을 강하게 받게 되고 재발이 흔한 것이다. 저자가 안면부 리프팅 수술에서 가장 중요하게 생각하는 것은 바로 중력으로부터의 탈출, 즉 지방의 제거이다.

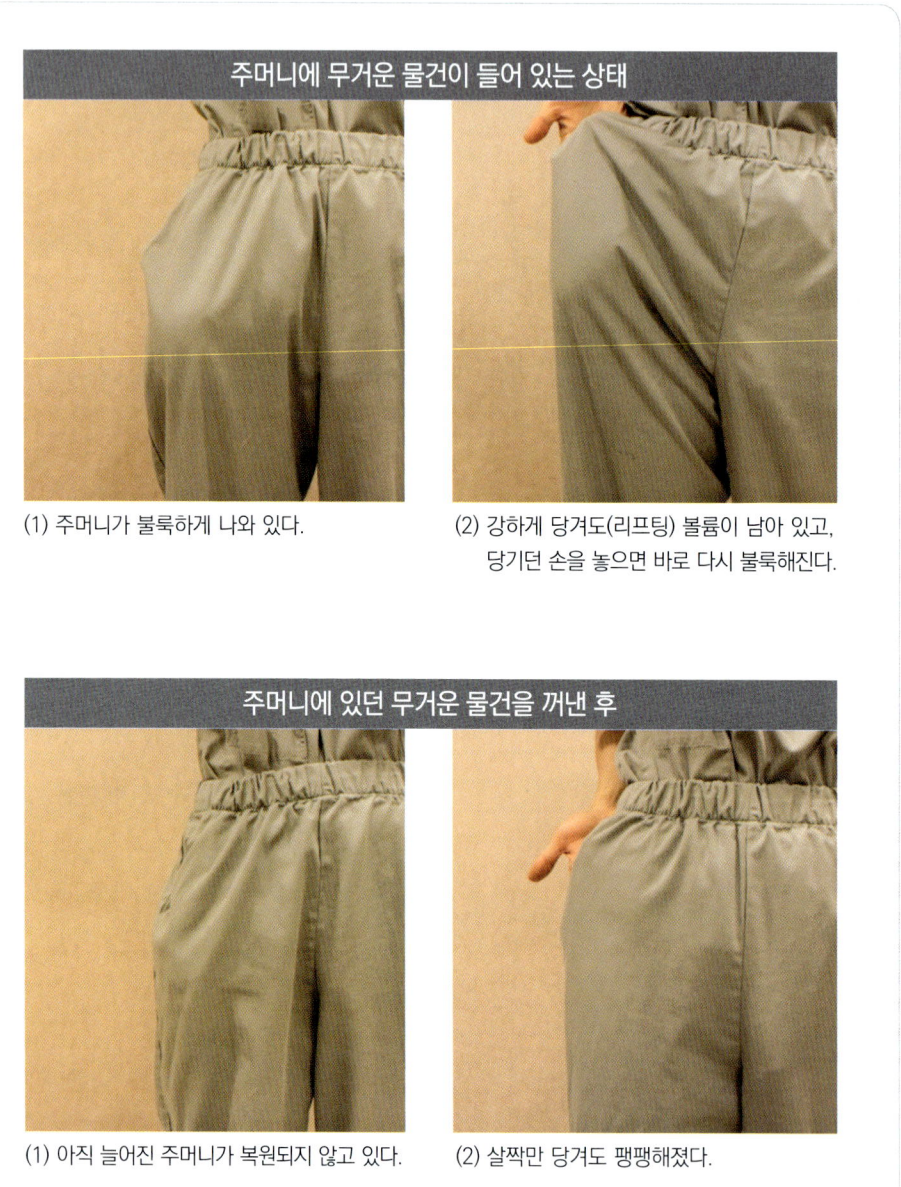

사진 5. 지방 제거의 효과를 나타내기 위한 바지 주머니 모델

(4) 얼굴 지방흡입 시 주의해야 할 구조물

지방의 축적 및 늘어짐이 문제가 되는 주된 부위는 볼살, 턱밑살, 입꼬리 위의 jaw line, 팔자 위 지방 등이며 우리가 지방흡입을 하는 부위도 이들 부위이다. 이 부위에서 피하지방을 흡입하게 되면 SMAS층 위를 지나게 된다. SMAS층 상부로는 문제가 되는 구조물이 거의 없어서 조심스럽게 흡입을 한다면 비교적 안전한 부위라고 생각할 수 있다.

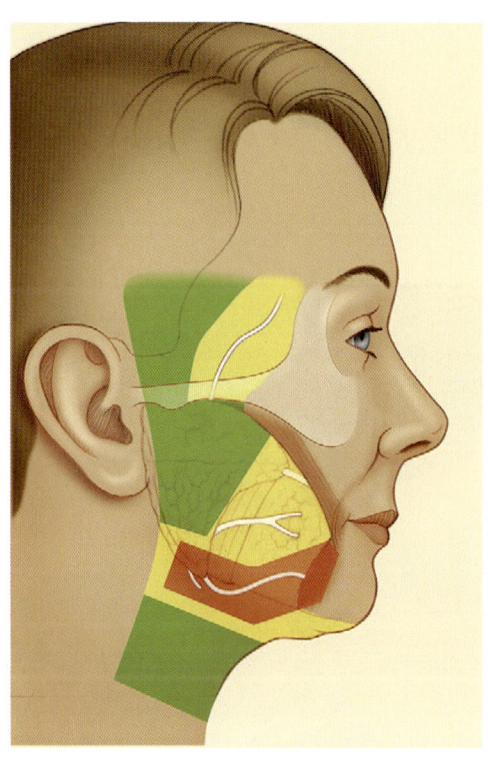

그림 1. 안면부 시술 시 주의해야 할 부위
초록색 부위는 비교적 안전한 부위,
노란색은 주의를 필요로 하는 부위,
붉은색은 손상받기 쉬우므로 매우 주의해야 할 부위이다.
(출처 14. John Q.Owsley,Cori A.Agarwal, Safely Navigating Around the Facial Nerve in Three Dimensions , Clinics in Plastic Surgery, Volume 35, Issue 4,October 2008, Pages 469-477.)

하지만 입가쪽의 늘어진 지방을 제거할 때는 marginal mandibular nerve에 주의해야 한다. Marginal mandibular nerve는 facial nerve의 분지로서 muscle에 보호를 받으면 깊게 주행하다가 facial artery와 vein을 감싸며 하악골의 아래쪽 경계를 따라 주행한다. 그 후에 입가 측면 2cm쯤에서 입술 아래쪽의 근육인 depressor labii inferioris, depressor angulioris에 분지한다. 이 근육들은 피부에 아주 가깝게 분지하기 때문에 지방흡입 시 쉽게 노출되어 손상받기 쉽다. 따라서 입가의 jawl line을 지방흡입할 때 매우 세심한 주의가 필요하다.

03 환자의 선택

얼굴의 지방흡입은 적절한 환자의 선택이 매우 중요하다. 흡입 후 피부 탄력의 저하가 심해져서 처짐이 더 심해질 수 있는 위험성을 내포하고 있음을 알고 적절한 환자의 선택과 지방흡입 후 리프팅 수술이 추가로 필요할 수 있음을 이해하고 있어야 한다.

(1) 나이에 따른 특징

나이가 어리고 피부 탄력이 좋으면서 pinch test상 피하지방의 두께가 두꺼운 경우는 지방흡입 수술 단독으로도 좋은 효과를 기대할 수 있다.

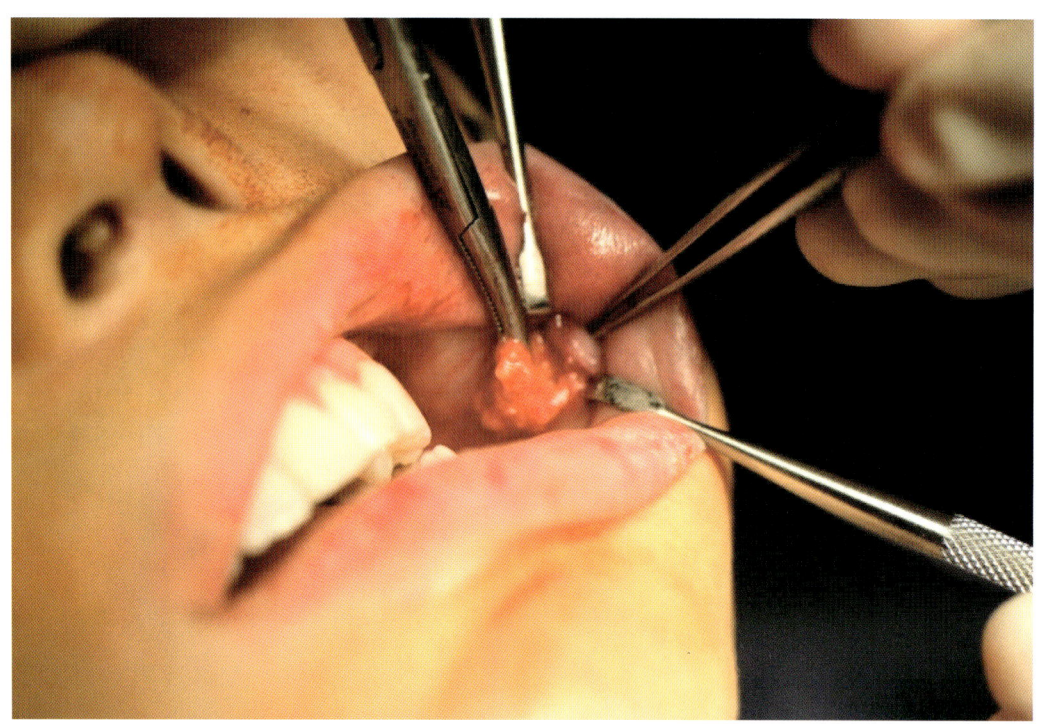

사진 6. 구강 내막을 통한 buccal fat pad의 제거

광대 바로 아래 볼 한가운데가 볼록 나온 모양을 갖고 있는 경우는 buccal fat pad(Bichat's fat pad) 제거가 필요한지 확인해야 한다. Buccal fat pad는 parotid duct와 facial nerve, facial vein

을 경계로 하고 있다. 이전까지는 입속 볼점막 절개를 통해서 주로 제거하는 것으로 알려져 있지만 입속 절개 부위에 음식물 등이 들어가서 감염이 생기기 쉬우므로 주의를 요한다[사진 6]. 필자는 최근 지방흡입으로 buccal fat pad를 제거하여 좋은 결과를 보고 있다.

나이가 많거나 피부가 얇아서 탄력이 없는 경우, 체중 감량을 하였거나 제거해야 할 지방량이 많아서 수술 후에 늘어짐이 예상되는 경우에는 단순한 지방흡입만 해서는 한계가 있다. 요철이 생기거나 지지인대를 경계로 더 늘어지게 되는 현상이 발생하기 때문에 적절한 리프팅 시술을 반드시 고려해야 한다.

(2) 부위별 특징

볼살의 분포가 하악골의 아래쪽 경계 부위(mandible angle)에 치우친 경우 턱 지방흡입을 함께 해 주면서 mandibular angle을 중점적으로 흡입하여 턱선의 개선을 도모할 수 있다.

볼살과 더불어 안면부 후하방의 경계를 이루고 있는 masseter가 발달해 있는 경우에는 볼살 지방흡입 후 masseter의 경계가 드러나는 경우가 흔하다. 볼 지방을 제거함과 동시에 masseter를 줄여 주는 적절한 시술(botulinum toxin 등)을 병행하는 것이 도움이 된다.

턱밑 지방이 많은 경우에는 살이 쪄 보이고 턱이 짧아 보이기 때문에 적절하게 제거해 주면 좋은 효과를 볼 수 있다. 피부 탄력이 많이 떨어지지 않은 경우에는 전층 지방흡입을 적절하게 시행하여 회복 과정에서 야기된 피부 수축으로 인해 별도의 리프팅 시술을 하지 않아도 되는 경우가 많다. 하지만 피부 늘어짐이 많이 예상되는 경우에 이와 같은 전층 지방흡입을 시행하게 되면 향후에 nodule, bioband, 구축, 요철 등의 부작용이 생기기 쉬우므로 리프팅을 병행하는 것이 좋다.

피하지방이 많거나 늘어진 경우가 아니라 platysma가 늘어져 있는 경우에는 지방흡입 수술의 효과가 제한적이다. 따라서 pinch test를 통해서 지방이 주된 원인인지 platysma가 늘어져 있는 경우인지 반드시 감별해야 한다. Platysma plication을 해 주어야 하는 경우가 많으며 대개 남성에게서 흔하다. 그밖에 침샘, 림프절과의 감별 진단도 필요하며, 필요에 따라서 침샘에 보툴리눔톡신 시술이 가능하다.

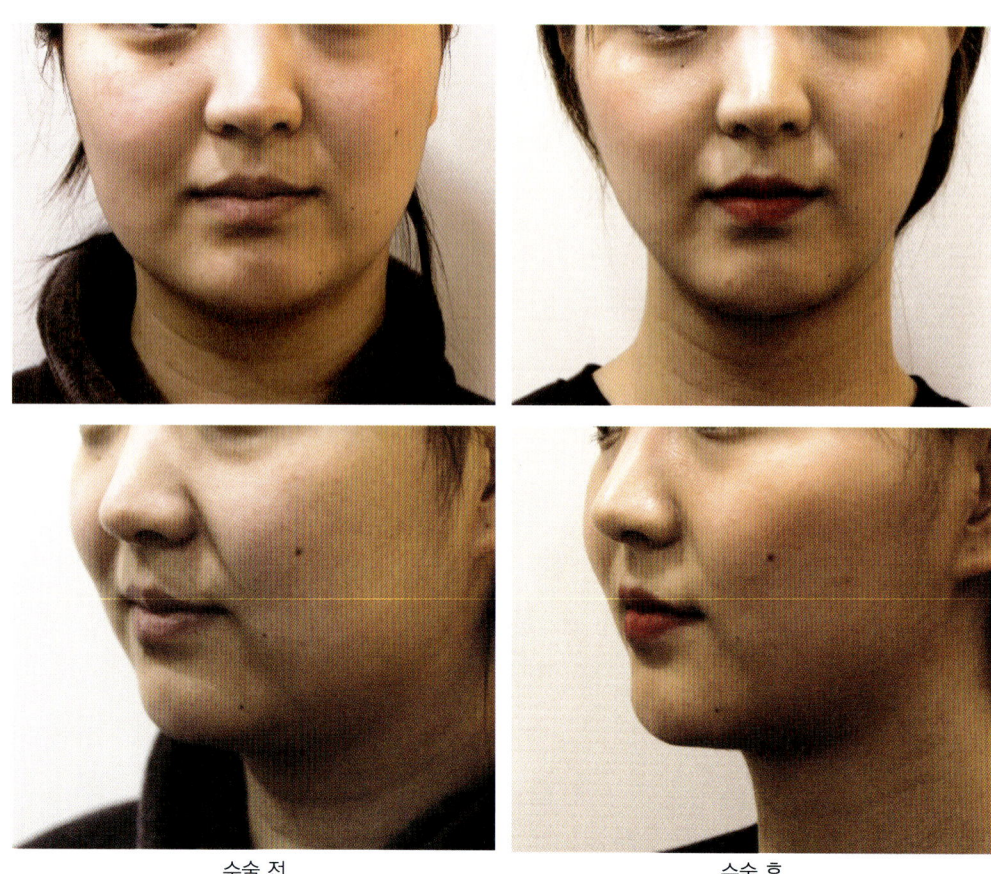

수술 전 　　　　　　　　　　　수술 후

사진 7. 볼턱 지방흡입 전후(수술 후 4주)

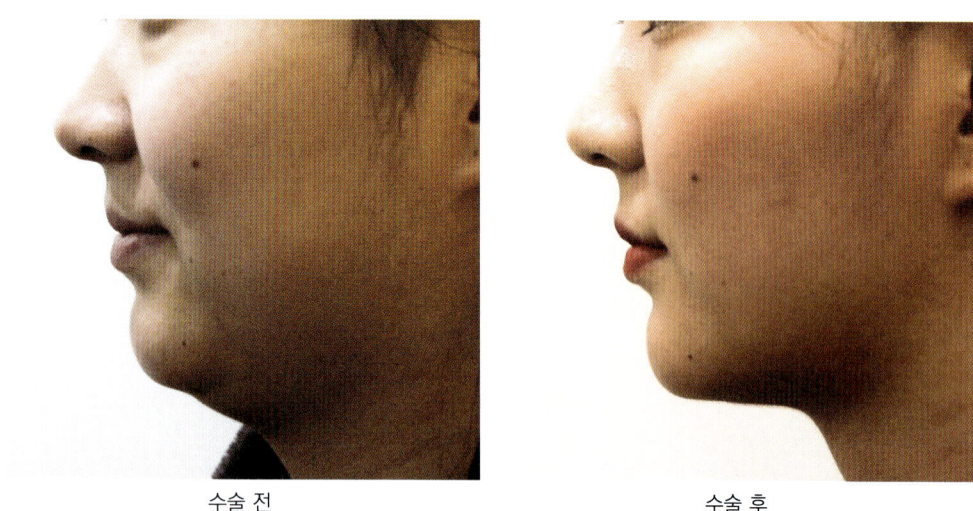

수술 전 　　　　　　　　　　　수술 후

사진 8. 턱 지방흡입 전후(수술 후 4주)

04 디자인 및 수술

(1) 수술의 준비

1) 수술 전 사진 촬영

수술 전후 사진 촬영은 시술의 평가와 부작용에 대한 근거에 있어서 가장 확실한 판단 기준이 되므로 아무리 강조해도 부족함이 없다. 정면, 좌우, 대각선 등 최소한 5장의 사진을 찍는다. 수술 전후 같은 각도와 조명하에 촬영해야 한다.

2) 혈액 검사(CBC, PT aPTT, blood chemistry)

3) 디자인

(2) 수술

마취는 대개 tumescent technique을 이용한 부분 마취 또는 부분 마취와 수면 마취를 병행한다.

1) Tumescent 준비

볼턱 지방흡입 수술을 시행하는 데에는 많은 양의 튜메슨트 용액이 필요하지 않다. 따라서 lidocaine toxicity의 위험이 거의 없기 때문에 필요에 따라 충분한 양의 lidocaine을 사용할 수 있다. 저자의 경우 normal saline 500mL에 2% lidocaine 20mL, sodium bicarbonate 15mL, 0.1% epinephrine 1ample(1mL), triamcinolone 10mg을 넣어 사용하고 있다.

2) Incision 또는 puncture

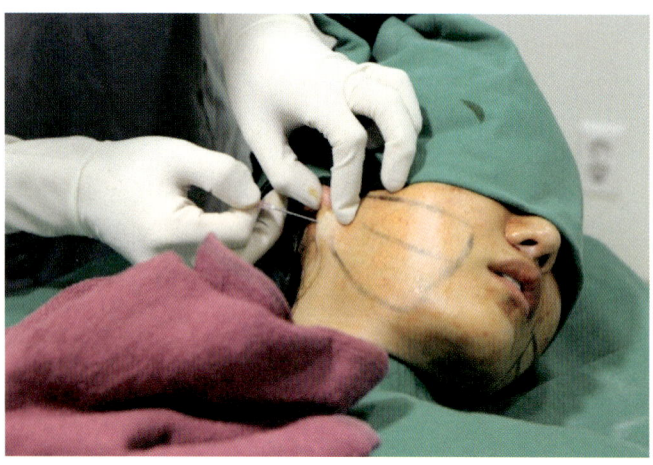

사진 9. 18gaze needle을 이용하여 puncture하고 있다.

귓불 후방에 incision 또는 puncture site를 정한다. 2mm 이하의 작은 관을 사용하는 경우 꼭 incision이 필요하지는 않다. 18gaze needle puncture 후 관 삽입이 가능하며 이 경우 suture는 꼭 필요하지 않는다. 턱이 넓거나 하악골의 하방각이 큰 경우 귓볼 하방에서 턱 아래쪽 지방으로의 접근이 어려운 경우도 있다. 이 경우 턱하방에 제2의 puncture site를 선택할 수 있지만 턱 밑의 지방을 빼는 목적으로 턱 바로 아래 incision point는 크게 도움이 되지 않으며 흉터가 보일 수 있으므로 피하는 것이 좋다.

3) Tumescent 용액 주입

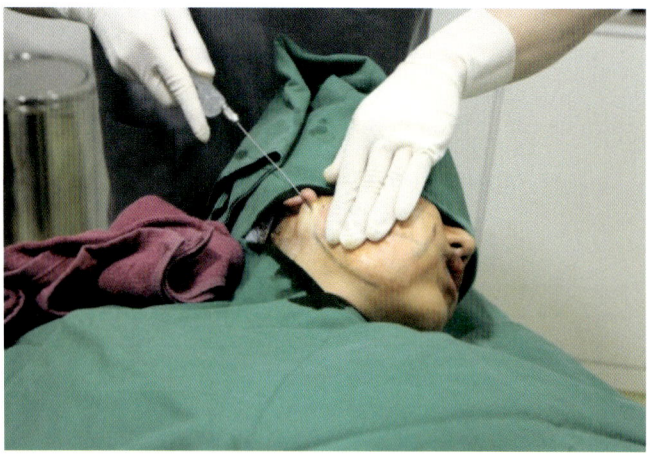

사진 10. 튜메슨트 용액 주입

튜메스트 용액을 지방층 전층에 골고루 충분히 투입한다. 지방의 양과 시술 부위의 넓이에 따라 다르지만 한쪽 볼, 한쪽 턱밑에 각각 50~100cc 정도를 주입하면 충분하다. 부족하게 주입하는 것보다는 조금 넉넉하게 주입하는 것이 좋다.

4) Epinephrine의 vasoconstriction 효과를 기대하기 위해서 10분 정도 기다린다.

5) 볼의 지방흡입

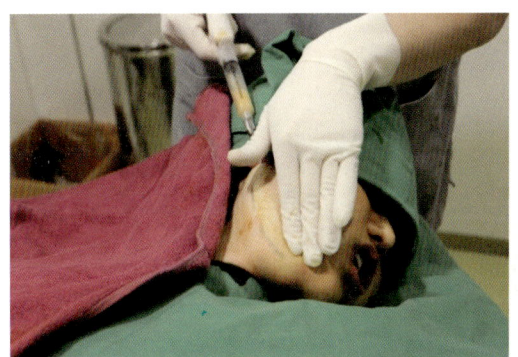

사진 11. 볼의 지방흡입

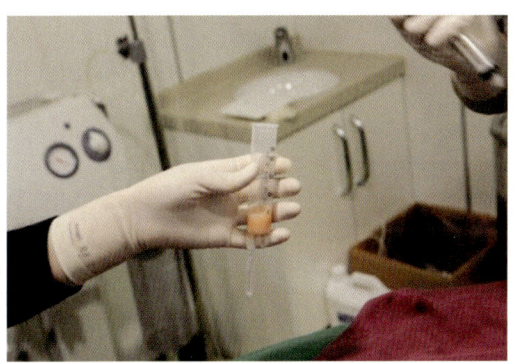

사진 12. 흡입한 지방의 측정

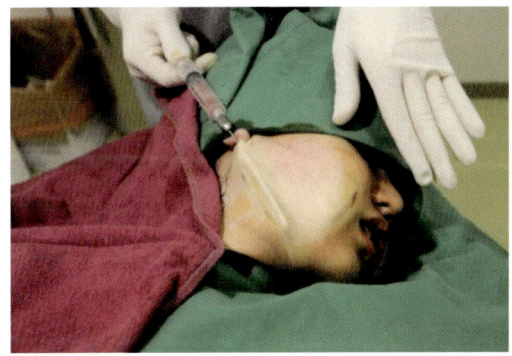

사진 13. 볼 지방흡입 중 경과 판단

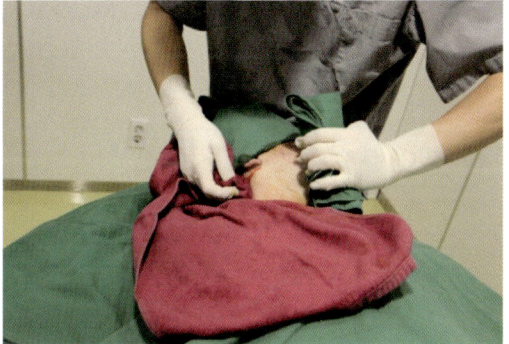

사진 14. 흡입 후 용액의 배액

많은 양을 빼는 것보다는 골고루 굴곡이 없게 섬세하게 흡입하는 것이 중요하므로 굵은 캐뉼러와 석션 장비를 배제하고 매뉴얼 방식으로 얇은 캐뉼러를 사용하여 수술하는 것이 좋다. 필자의 경우 10cc 시린지와 외경 1.8mm 지름의 blunt cannula를 이용하여 흡입한다. 흡입한 지방을 시린지에 모아서 양쪽을 비교하며 정확한 양을 흡입하도록 한다. 흡입할 볼 구역을 나눠서 상부에서 하부로 갈수록 경계지지 않게 더 많이 빼는 것이 좋다[사진 11]. **Margin-**

al mandibular nerve의 손상을 방지하기 위하여 nerve가 근육 심부에서 나와 바깥으로 주행하는 입꼬리 근방에서는 흡입 시 주의를 요한다. 특히 lateral commissure 입꼬리에서 2cm 이내에서 depressor labii inferioris, depressor angulioris에 분지하는 경우가 많은데 피부에 가깝게 주행하므로 매우 주의한다.

6) 턱의 지방흡입

턱밑 지방의 경우 턱끝 바로 아래쪽을 중점적으로 빼야 하며 턱이 크거나 mandible angle이 큰 경우 턱까지 관이 접근하기 힘든 경우가 있다. 이 경우 관을 약간 구부리거나 puncture site를 조금 전방에 위치하도록 조정한다.

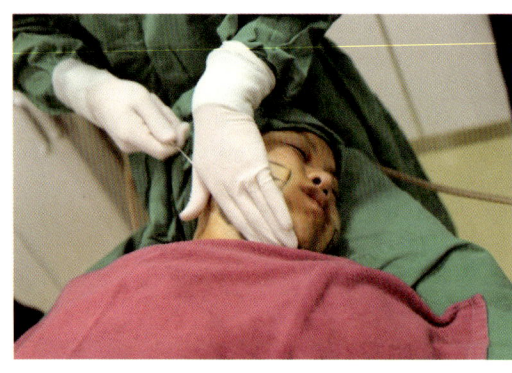

사진 15. 턱의 지방흡입

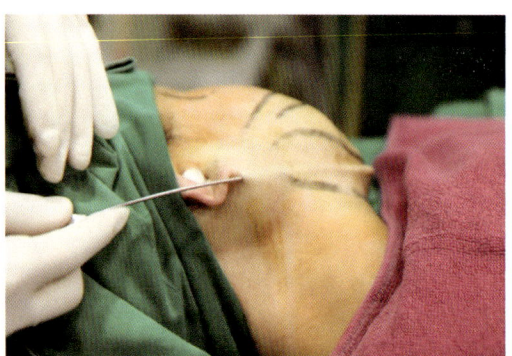

사진 16. 턱 지방흡입 중 경과 판단

7) 지방흡입 수술 후 리프팅 수술

피부 탄력이 좋거나 늘어진 피부의 양이 많지 않은 경우 지방흡입 후 회복 과정에서 나타나는 수축만으로도 피부 탄력은 유지될 수 있다. 그러나 피부 탄력이 많이 떨어져 있거나 늘어짐이 심한 경우 지방을 제거하고 나면 울퉁불퉁해지거나 피부가 더 늘어져서 labiomandibular fold(marionette line)이 더 심해지는 결과를 가져올 수 있다. 리프팅이 필요한 경우 반드시 적절한 리프팅 시술을 시행해야 긍정적인 효과를 가져올 수 있다.

8) 피부 탄력이 크게 떨어지지 않은 경우 할 수 있는 다양한 방법

① 보툴리늄톡신의 진피 내 주사
② Subdermal laser를 이용한 skin tightening
③ 집적초음파(HIFU)를 활용한 SMAS, 진피 tightening

④ 다양한 리프팅 실을 활용한 리프팅
⑤ 고주파 등 장비를 이용한 탄력 관리

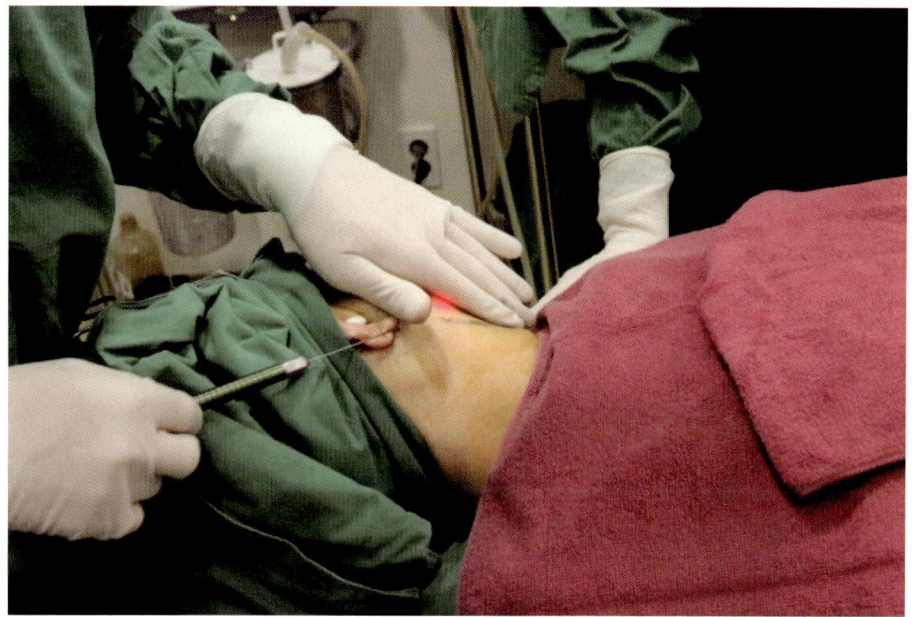

사진 17. Subdermal laser를 이용한 skin tightening

9) 피부 늘어짐이 심할 것으로 예상되는 경우

① Facelift operation
② SMAS plication

(3) Dressing

튜메스트 용액을 충분히 배액해 준 후 puncture site를 dressing하고 garment로 압박해 준다 [사진16]. 압박은 다음날 풀어 줄 수 있지만 수일간 간헐적으로 지속해 주는 것이 부종 감소에 도움이 된다.

Incision을 넣지 않고 18gaze needle puncture를 한 경우 특별히 suture는 필요하지 않다. Puncture site를 통한 충분한 배액에도 도움이 되고 구멍은 수일 내 자연적으로 막힌다.

05 수술 후 관리

일반적인 지방흡입 수술 후 관리와 크게 다르지 않다. 얼굴은 항상 노출된다는 특성으로 인해 부종과 멍에 대한 불편감을 많이 호소할 수 있기 때문에 더욱 주의한다. 시술 후 1~2주 후부터 고주파 등의 관리를 병행할 수 있다.

06 수술 후 부작용 및 대처

(1) 멍, 부종

지방흡입 수술 후 멍이나 부종에 대한 대처와 크게 다르지 않다. 수술 후 압박에 더 주의를 기울이고 멍이나 부종이 심한 경우에는 얼음팩 등이 도움이 된다.

(2) 과도한 skin contraction

적당한 피부의 수축 현상은 늘어짐을 방지하기 위해서 반드시 필요하다. 그러나 과도한 전층 지방흡입으로 인한 피부의 수축은 영구적인 변화를 초래할 수 있다. 특히 목의 지방흡입 후에 더 흔하다.

수축으로 인한 일반적인 뭉침 현상은 2~3주 후에 자연적으로 개선된다. 하지만 개선이 더디거나 환자가 불편감을 호소하는 경우 또는 피부에 밴드가 생성되는 경우에는 적절한 조치가 필요하다. 뭉친 부위를 부드럽게 풀어 주는 마사지, 고주파 관리, 주사요법 등이 도움이 된다. 밴드가 형성된 부위에는 hyaluronidase와 triamcinolon, lidocaine을 이용하여 피하주사할 수 있다.

저자는 1cc 시린지에 hyaluronidase 750unit, triamcinolon 3mg, 2% lidocaine 0.2cc를 5:3:2의 비율로 믹스하여 뭉친 부위에 주사하고 있다. 주사는 2~3주 간격으로 수회 주사 가능하다. 과도한 주사로 인한 adipocyte의 atropy에 주의해야 한다.

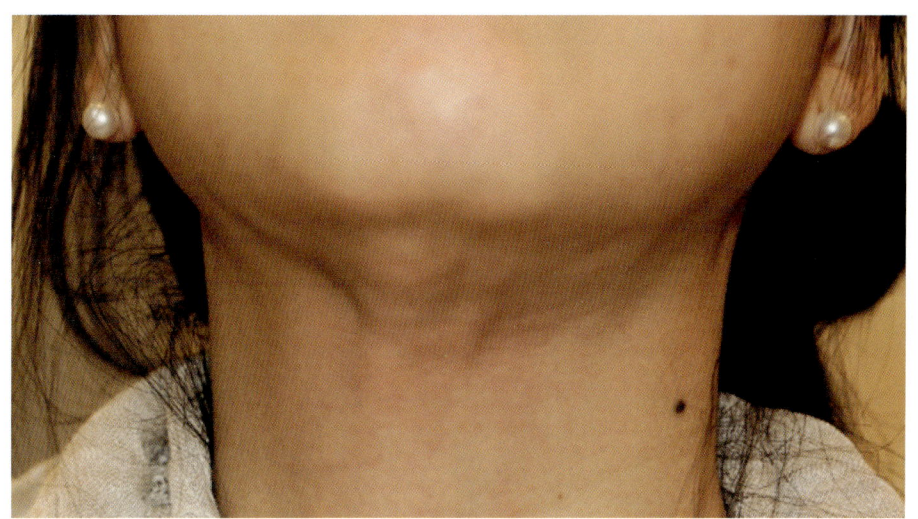

사진 18. 과도한 지방흡입으로 인한 skin contraction

(3) 이상 감각

다른 부위의 지방흡입 수술과 마찬가지로 수술 후 만지면 통증이 느껴지거나 감각이 떨어지는 증상이 있을 수 있다. 수주 이내에 자연적으로 좋아지므로 환자에게 설명하고 안심시킨다.

(4) 혈관·신경 손상

주의해야 할 신경과 혈관 등 중요 구조물들은 SMAS층과 platysma의 하부에 존재한다. 따라서 blunt needle로 지방층을 조심스럽게 흡입하게 되면 혈관이나 신경의 손상을 염려할 필요는 없다. 다만 marginal mandibular nerve가 피부 쪽으로 가깝게 분포하게 되는 입술 하악주름 labiomandibular fold(marionette line) 주변부에서는 흡입에 주의를 요한다. Blunt cannula를 이용한 지방흡입의 경우 신경 손상은 일시적인 경우가 대부분이며 특별한 치료 없이 수주 내에 호전된다.

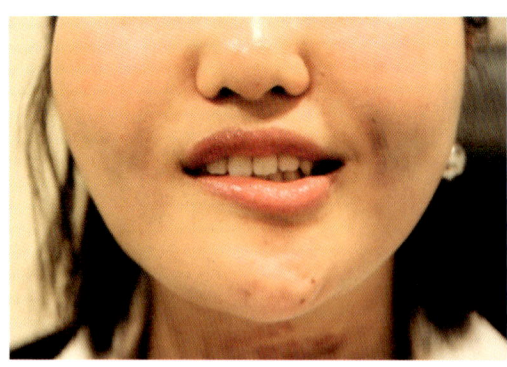 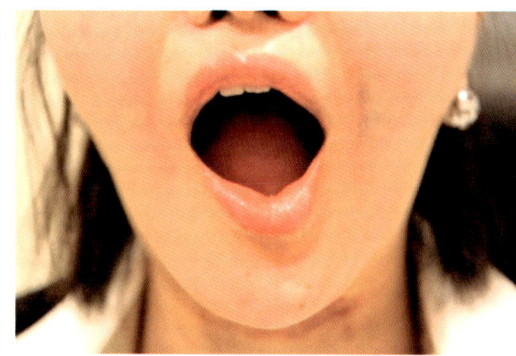

사진 19. 안면부의 지방흡입 중 발생한 motor nerve injury, 3주 후 개선되었다.

07 결론

작고 갸름한 얼굴을 선호하는 사회적 분위기와 더불어 얼굴 및 턱의 지방에 대한 관심이 높아져 가고 있다. 안면부의 지방흡입은 다양한 해부학적 구조물에 대한 이해와 늘어진 피부에 대한 정확한 진단이 전제된다면 매우 효과적인 방법이다. 기존의 다양한 facelift 시술들은 무거운 지방을 해결하지 못한 채로 시행되었기 때문에 재발이 흔하다는 단점이 있었다. 적극적인 지방흡입 수술은 늘어진 지방으로 인한 재발의 문제를 줄일 수 있는 매우 획기적인 방법이다. 또한 적절한 리프팅 수술이 병행된다면 확실하고 오래 가는 효과를 기대할 수 있을 것이다.

참고문헌

- Stuzin JM, Wagstrom L, Kawamoto HK, Baker TJ, Wolfe SA. Theanatomy and clinical implications of the buccal fat pad. PlastReconstr Surg 1990;85:29-37.
- Raskin E, Latrenta GS.Why do we age in our cheeks?Aesthet Surg J. 2007 Jan-Feb;27(1):19-28.
- Stuzin JM, Baker TJ, Gordon HL. The relationship of the superficialand deep facial fascias: relevance to rhytidectomy and aging. PlastReconstr Surg 1992;89:441-451.
- Furnas DW. The retaining ligaments of the cheek. PlastReconstrSurg 1989;83:11-16.
- Moss JC, Mendelson BC, Taylor GI. Surgical anatomy of the ligamentous attachments in the temple and periorbital regions. PlastReconstr Surg 2000;105:1475-1490.
- Mitz V, Peyronie M. The superficial musculo-apeuneurotic system(SMAS) in the parotid and cheek area. PlastReconstr Surg1976;58:80-88.
- Matarasso A. Managing the buccal fat pad. Aesthetic Surg J 2006;26:330–336.
- Jackson IT. Buccal fat pad removal. Aesthetic Surg J 2003;23:484–485.
- The Aesthetic Jaw Line:Management of the Aging JowlEdward M. Reece, MD; and Rod J. Rohrich, MDAesthetic Surg J 2008;28:668–674.).
- Managing the Buccal Fat PadAestheticSurg J 2006;26:330-336.
- Evaluation of Skin Tightening AfterLaser-Assisted Liposuction. Barry E. DiBernardo, MD; and Jennifer Reyes, PA-CAesthet Surg J;29:400–408.
- MD; Saeed Chowdhry, MD; Arian Mowlavi, MD; and Bradon J. Wilhelmi, MD, Bony Anatomic Landmarks to Avoid Injury to the Marginal Mandibular Nerve Ron Hazani, ; Aesthetic Surgery Journal 31(3) 286–289.
- LaTrenta GS Atlas of aesthetic face and neck surgery. Philadelphia:Saunders. 2004. p. 2-67.
- John Q.Owsley, Cori A.Agarwal, Safely Navigating Around the Facial Nerve in Three Dimensions, Clinics in Plastic Surgery, Volume 35, Issue 4, October 2008, Pages 469-477.

8 주사기를 이용한 미니지방흡입

Chapter

김정은 365mc병원 신촌점

01 주사기를 이용한 지방흡입 시술 도입의 배경

체형 교정 시술의 가장 중요한 목표는 피하지방의 불균등한 분포를 교정하는 것이라 할 수 있다. 이런 목적으로 과도하게 축적된 지방을 없애기 위한 다양한 기전의 시술들이 개발되어 시행되고 있다.

대부분의 시술들이 시술 후 회복 기간이 짧고 부작용이 적다는 아주 큰 매력을 가지고 있지만, 다양한 영향인자가 관여하여 일관된 임상 결과를 내기 어렵다는 점, 1회의 시술에 반응하는 지방 감소량이 환자들의 기대에 비해 작다는 한계가 있었다.

이와 비교하여 수술적 치료법인 지방흡입은 한번에 많은 양의 지방을 제거할 수 있다는 매력이 있지만 긴 회복 기간, 부작용에 대한 두려움 등의 이유로 환자들의 접근성이 비수술적 치료법보다 낮은 것이 사실이다. 실제로 지방흡입을 한 이력이 있으나 이후 다른 부위의 치료법으로 지방흡입이 아닌 다른 시술을 선택한 환자들의 답변에서 지방흡입의 제한점을 엿볼 수 있다.

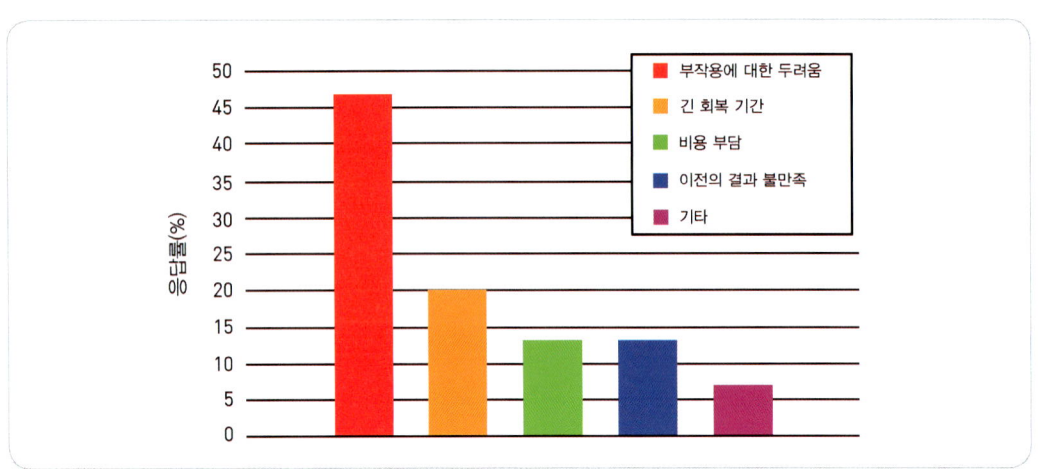

그림 1. 지방흡입을 선택하지 않은 이유(지방흡입 이력이 있으면서 다른 시술을 선택한 환자 대상 설문, n=47)

지방흡입에의 접근 제한성은 비단 환자 요소만 있지 않다. 대부분의 개원의의 시설 규모나 지방흡입을 숙련하기 위한 과정 및 기간을 생각할 때 지방흡입보다는 비수술적 시술을 선호할 수밖에 없다. 또한 시술자 입장에서도 부작용의 위험성이 적은 치료법을 선호하는 것은 당연하다.

이 장에서 주로 다룰 주사기 지방흡입은 이런 배경에서 도입된 시술이다. 현재 개원가에서 명명된 이름이 다양한데 필자의 경우 '람스(LAMS, Local Anesthetic Minimal-invasive Liposuction)'라고 명칭하고 있다. 이하 편의상 주사기 지방흡입은 '람스'라고 표기하고자 한다.

'주관적인 체형 변화가 나타날 수 있도록 하는 최소한의 피하지방을 뽑되 시술 중 불편감, 회복 기간, 부작용 가능성이 현저히 낮아야 한다'는 것이 이 시술의 기본 취지라 할 수 있다.

표 1. 람스의 장점

비수술적 치료의 장점	수술적 치료의 장점
시술 통증이 적다. 시술 후 회복 기간이 짧다. 부작용 가능성이 매우 낮다. 수면 마취 혹은 전신 마취를 하지 않아도 된다. 절개 상처가 없다.	지방을 뽑아낸다. 1회의 시술로 체형 굴곡의 변화가 생긴다.

02 특징

(1) 국소 마취 가능

지방흡입을 비롯한 수술적 치료는 수면 마취 혹은 전신 마취 하에서 가능하기 때문에 수술 자체 외 마취에 의한 부작용을 고려할 수밖에 없고, 수면 마취 시행을 하지 않는 것만으로 병원의 위험 관리 부담이 훨씬 줄어든다. 국소 마취로만 가능하다는 것은 시술 중 통증이나 침습 정도가 크지 않아서 환자가 의식이 있는 상태에서도 협조가 가능할 정도라는 조건이 충족되어야 한다.

기본적으로 지방조직은 통증 감수성이 없는 조직이지만 굵은 캐뉼러로 강한 마찰이나 강한 흡입력을 유발한다면 지방층 내에서의 조작으로도 통증과 공포심이 생기기 때문에 국소 마취만으로는 원만히 시술을 수행하기 어려울 수 있다. 그런 면에서 통증을 최소화하기 위한 기구 선택, 흡입력 제한, 추출량의 제한, 이 3요소가 지켜져야만 이 시술이 갖는 의미가 있다 하겠다.

(2) 가는 캐뉼러 사용

지방을 추출할 캐뉼러의 직경이 굵으면 굵을수록 시술 중 통증, 조직 자극에 의한 시술 후 증상, 회복 기간, 부작용 가능성이 모두 높아질 수밖에 없다. 캐뉼러의 직경이 가늘면 가늘수록 위와 같은 부담이 적어지지만 많은 양의 지방을 뽑아야 하는 지방흡입에서는 캐뉼러의 직경을 줄이는 데 한계가 있을 수밖에 없다. 하지만 람스는 추출할 지방량이 많지 않기 때문에 사용하는 캐뉼러의 직경을 파격적으로 줄일 수 있다.

가는 캐뉼러 사용의 또 다른 장점은 캐뉼러의 삽입을 위해 굳이 절개창을 만들지 않아도 되기 때문에 환자 입장에서는 수술 흉터에 대한 부담이 없고, 시술자 입장에서는 삽입구를 조작이 편하도록 여러 곳에 만들어도 되기 때문에 시술 피로도가 적다는 장점이 있다.

(3) 비교적 적은 양의 지방 추출

람스의 장점은 결국 '적은 양의 지방을 추출한다'에서 비롯된다 하겠다. 적은 양의 지방을 뽑아도 되기 때문에 직경 1.5mm의 캐뉼러로도 충분히 시술이 가능하다. Skin unevenness, asymmetric depression, skin necrosis, necrotizing fasciitis 등 과도한 표층 지방흡입이나 흡입 중 과도한 조직 손상으로 발생할 수 있는 부작용의 가능성도 낮을 수밖에 없다. 200mL 이하 추출에서는 미용상의 부적절한 결과 발생률은 거의 0%이다. 흡입 수술 회복에서 필수라 할 수 있는 가멘트의 착용이 필요하지 않다는 점이 환자에게 중요한 선택 요인이 되기도 한다.

주관적, 객관적으로 유의한 체형 교정과 앞에서 언급된 장점들을 충족하는 최소한의 추출량을 얼마로 할 것이냐가 매우 중요하다 하겠다. 최소 한번에 100mL는 뽑았을 때 80% 이상에서 주관적인 변화가 나타났다.

동시에 교정해야 할 부위의 시술 면적을 어떻게 한정하느냐가 중요하다. 동일한 추출량이라면 시술 부위가 좁을수록 지방층의 두께 감소가 더 크기 때문에 시술의 결과에 영향을 미치는 인자 중 중요한 하나가 시술 면적이라 하겠다. 너무 넓으면 같은 양의 지방을 뽑고도 컨투어 변화나 두께 감소가 적다는 문제가 있고 반대로 너무 좁으면 지방을 뽑은 곳과 아닌 곳의 부자연스러운 경계가 생길 수 있다. 50~60mL 지방 추출량 기준으로 15×15cm 정도를 넘지 않는 것이 좋고 더 넓은 부위의 시술이 필요하다면 추출량을 충분히 늘리는 것이 좋다.

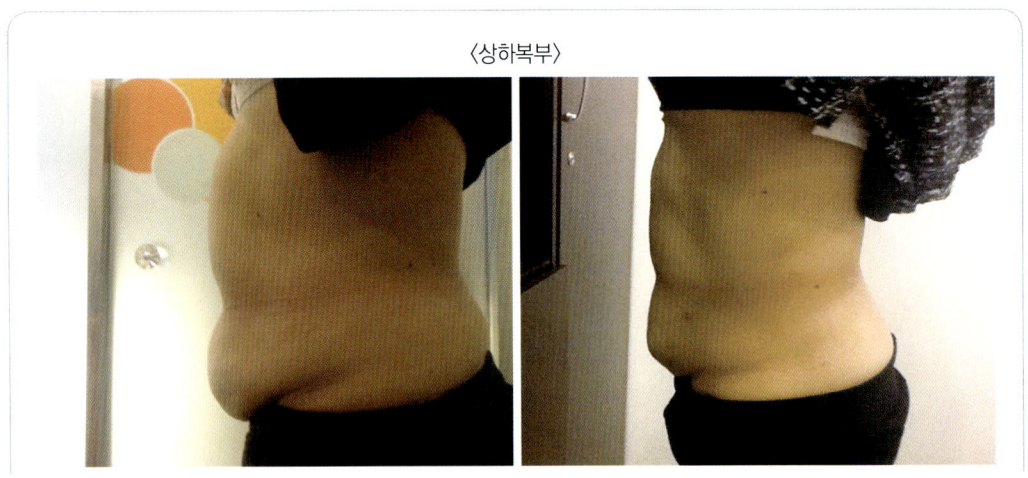

〈상하복부〉

〈하복부 옆구리〉

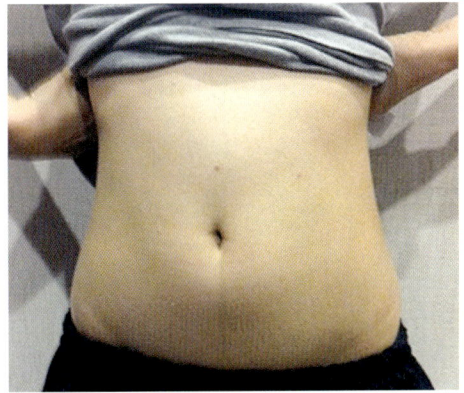 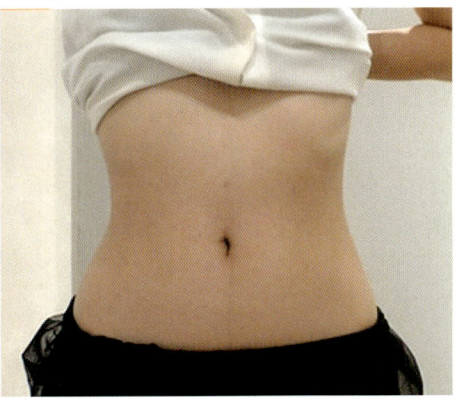

〈허벅지 내측, 외측〉

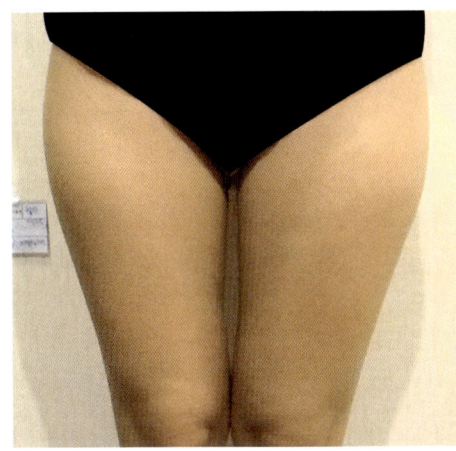 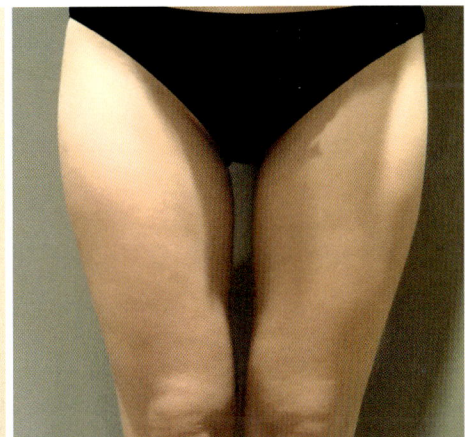

〈허벅지 외측〉

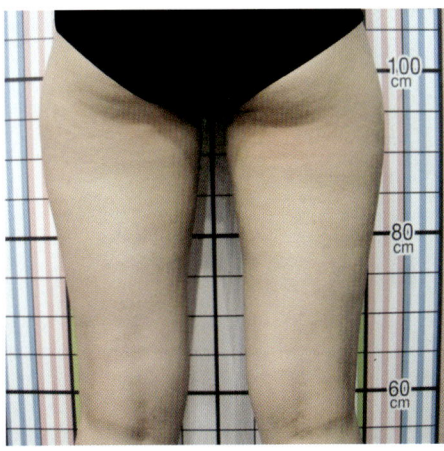 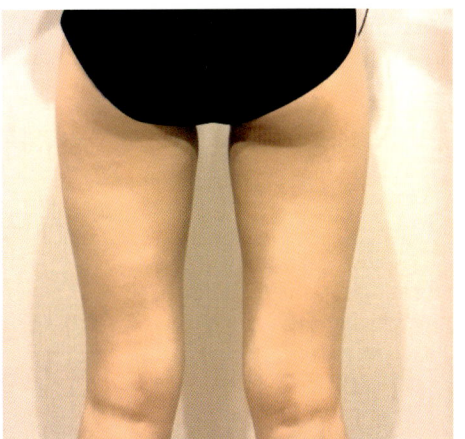

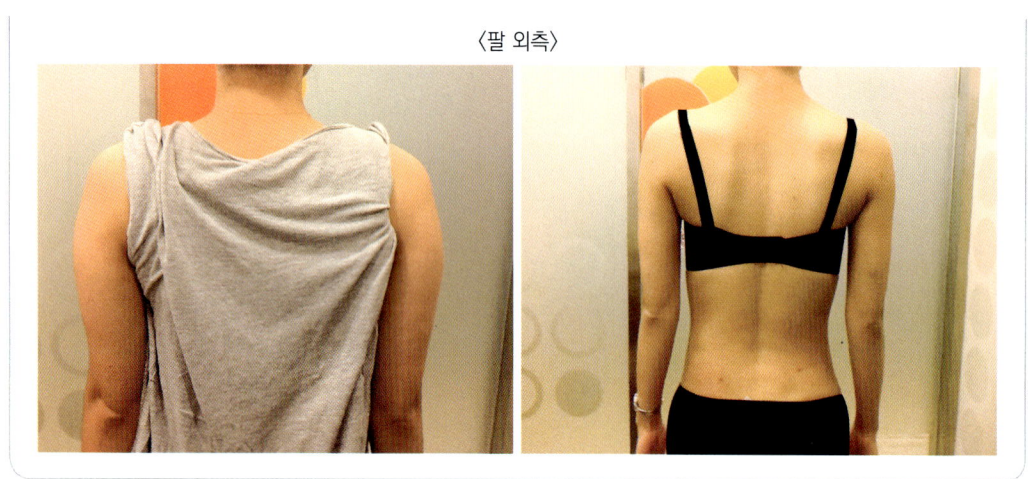

사진 1. 추출량 100mL에서의 시술 결과(좌측 사진: 시술 전, 우측 사진: 시술 후)

다음 그래프는 100mL 추출 후 시술 부위의 둘레 감소를 보여 준다. 대상의 체중 감량 없이도 일정 수준의 둘레 감소가 나타나는 것을 알 수 있다.

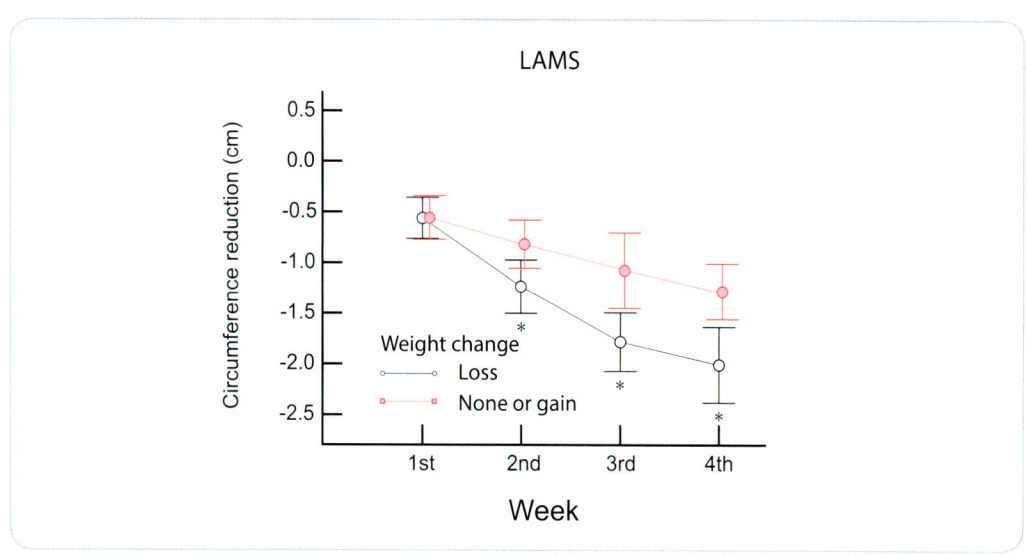

그림 2. 100ml 추출 후 팔 둘레의 변화

지방을 뽑는 흡입력은 시린지의 피스톤을 뒤로 당겨 실린더 안에 생기는 음압에 의존한다. 음압이 높지 않지만 캐뉼러 스트로크로 지방을 뽑아내는 데 충분하다. 음압이 높지 않기 때문에 어느 정도의 추출량까지는 시술자의 숙련도에 의존하지 않고 동일한 시술 결과를 만들 수 있으며 출혈이 적어서 추출물이 깨끗한 노란색으로 나온다는 장점이 있다. 시린지는 주로 60mL Luer-Lok™시린지를 사용한다. 이에 맞춰서 지방 추출량도 50~60mL 단위로 계획하게 된다.

03 미니지방흡입과 주사기 지방흡입(람스)의 비교

(1) 치료 목표

미니지방흡입은 수술 범위를 국소적으로 한정하여 시행하는 지방흡입 수술이다. 미니지방흡입도 일반적인 지방흡입 수술에서처럼 흡입 후 남기는 피하지방의 두께를 최소로 하는 것이 목표라고 할 수 있다. 이와 달리 람스의 치료 목표는 얼마의 지방을 남길 것이냐가 아니라 얼마의 지방을 뽑을 것이냐이다. 두 수술의 치료 목표의 차이는 환자나 시술자가 미니지방흡입과 람스 중 어떤 치료법을 선택할지에 있어 가장 중요하다 하겠다.

(2) 한 번에 추출할 수 있는 지방의 양

지방 추출에 사용하는 캐뉼러의 직경이 가늘다는 점이 람스의 장점의 요인이지만 이 때문에 한번에 뽑을 수 있는 지방량에는 한계가 있다. 같은 부위에서 람스와 미니지방흡입이 한 번에 뽑아낼 수 있는 지방량의 차이는 대략 1:3~4 정도이다. 즉 미니지방흡입으로 뽑을 수 있는 지방량이 3~4배 정도 더 많다.

(3) 교정 윤곽의 차이

뽑아내는 지방량의 차이가 있는 만큼 결과적으로 윤곽의 교정 정도에 있어서도 차이가 있다. 교정할 수 있는 윤곽의 차이는 각 시술의 적절한 대상을 선별하는 데 중요한 요인이 된다.

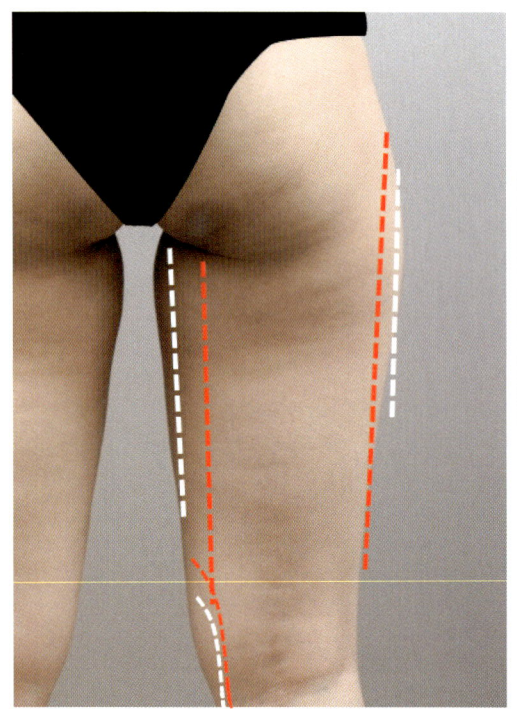 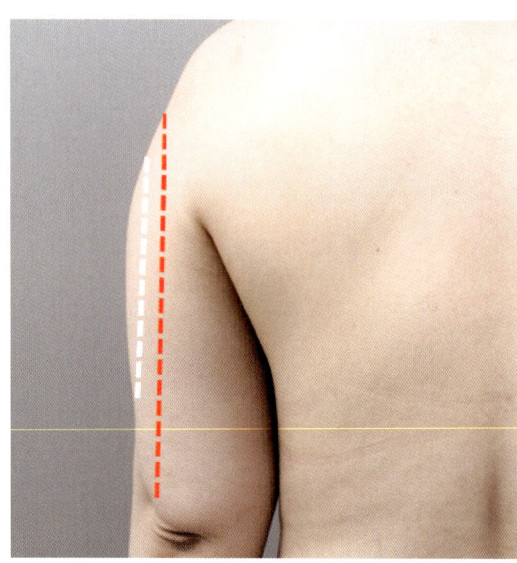

사진 2. 미니지방흡입과 람스로 교정할 수 있는 윤곽의 예상치
(붉은 점선: 미니지방흡입의 경우, 흰 점선: 람스의 경우)

04 캐뉼러의 선택

(1) 직경과 길이

사용할 캐뉼러의 직경과 길이를 결정하기 위해 고려해야 할 점은 다음과 같다.
- 직경이 가늘수록 시술 통증, 시술 후 회복 기간을 줄일 수 있다.
- 직경이 가늘수록 미용적 부작용의 가능성을 줄일 수 있다.
- 직경이 가늘수록 동일한 지방량을 뽑는 데 더 오랜 시간이 걸린다.
- 직경이 가늘수록 잘 휜다.
- 길이가 짧을수록 시술자 피로도가 적다.
- 길이가 짧을수록 삽입구가 여러 개 필요할 수 있다.

필자의 경우 직경 1.5~1.8mm, 길이 20~23cm 의캐뉼러를 사용하는데, 직경은 1.6mm 이상만 되어도 변형의 문제는 현저히 줄어든다. 1.5mm와 1.8mm 간의 직경 차이는 단지 0.3mm이지만 시술 중 환자가 호소하는 불편감은 확연히 차이가 있다. 지방 추출 전 용액 주입 과정 동안 불편감이 가장 크므로 용액 주입 캐뉼러는 좀 더 가는 것을 쓰고 지방 추출은 좀 더 굵은 것을 쓰는 것도 좋은 방법이다.

(2) 캐뉼러의 구멍

구멍이 캐뉼러의 한쪽면에만 배열되어 있는 finesse 타입은 뽑으려는 지방층의 깊이 조절이 좀 더 용이하고, 덜 공격적으로 지방이 추출되기 때문에 문제가 생길 소지가 적다. 구멍이 동심원상으로 배열되어 있는 capistrano 타입은 더 많은 지방을 뽑을 수 있다는 장점이 있지만 피부 가까운 지방이 뽑힐 수 있으므로 주의가 필요하다. 람스의 적응 대상이 비교적 지방층이 얇은 환자들까지 포함하기 때문에 세심한 조작이 요구되는 경우가 많다. 시술자의 숙련도에 따라, 뽑으려는 지방량에 따라 캐뉼러 타입을 선택할 수 있다. 셀룰라이트에 의한 피부 울퉁불퉁함을 개선하는 것이 주 목적이라면 finesse 타입의 캐뉼러가 더 유리하다.

05 시술 대상

모든 미용 시술이 그러한 것처럼 람스 또한 적절한 치료 대상을 선정하는 것이 시술의 결과 및 환자의 만족도를 높이는 첫걸음이다.

람스의 대상

- 체중 감량에 반응하지 않는 국소 지방이 주 고민인 환자
- 지방흡입을 배재한 환자 혹은 지방흡입 대상이 아닌 환자
- 피하지방의 불균등한 분포가 체형 문제의 주인 환자
- 셀룰라이트

환자는 지방을 뽑는다는 점에서 람스와 지방흡입의 결과가 비슷할 것이라 기대하는 경향이 있기 때문에 시술 전에 이 부분에 대한 명확한 설명이 없으면 자칫 불필요한 불만과 맞닥뜨리게 된다.

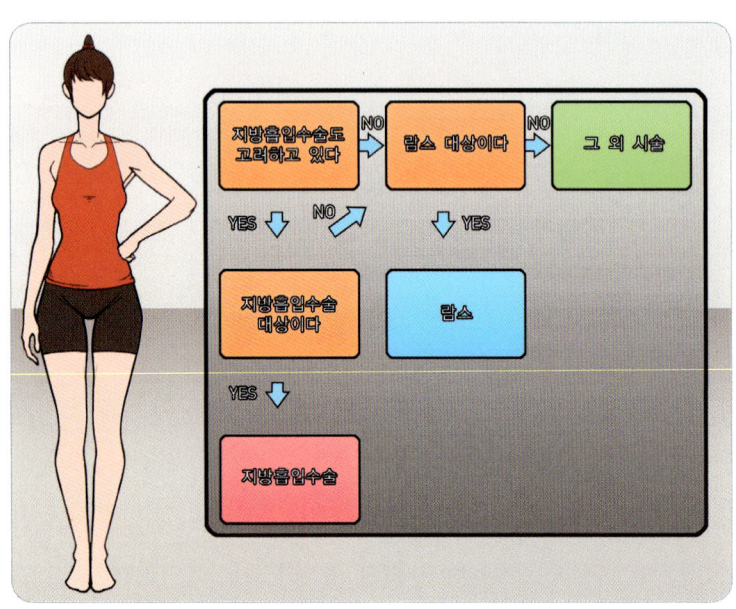

그림 3. 체형 교정 시술 상담 flow
(람스 상담에서 가장 중요한 사항이 '지방흡입과 동일한 결과를 기대하는 환자'를 가려내는 것이다.)

내장지방 과다, 출산 후 복직근 이개, 피부 늘어짐 등이 체형의 주 문제라면 피하지방을 줄이는 람스로는 체형 변화에 한계가 있기 때문에 시술 전 체형에 대한 적절한 평가 후 그에 맞는 치료 계획을 세우는 것이 좋다.

금기 대상은 다음과 같다.

람스의 금기 대상

- 항응고제 복용 중
- 임신, 수유 중
- 심혈관, 뇌혈관 질환

06 지방 추출 전 용액 주입

람스는 부작용의 위험도가 극히 낮은 시술이기는 하지만 염두에 두어야 할 급성 부작용이 lidocaine toxicity이다. 시술자는 이를 염두에 두고 용액 투입량을 정해야 하며 시술 중, 시술 후 의심되는 증상을 모니터해야 한다.

튜메슨트보다는 적은 양의 용액을 주입해도 되기 때문에 용액에 의한 통증 유발이 크게 문제가 되지 않으므로 HPL 주사와 같은 기전으로 저장성 용액을 기저 용액으로 쓸 수 있다는 점이 람스의 장점 중 하나이다. 저장성 용액을 투여함으로써 지방 추출 외 추가적인 지방 감소를 기대할 수 있다.

람스 용액의 기능

- 국소 마취
- 캐뉼러가 움직일 수 있는공간 확보
- 출혈 및 혈종 예방
- 지방분해에 의한 추가적인 지방 감소

용액은 주사기로 직접 주입할 수도 있고 인퓨전 펌프를 이용할 수도 있다. 저장성 용액에 의한 추가적인 효과를 기대한다면 한 부위당 200mL 이상은 주입하는 것이 좋은데 용액 주입 동안 왼손으로 시술 부위를 촉진하기 편하려면 인퓨전 펌프를 이용하는 것이 좋다. 람스는 중간 층 또는 표층의 지방을 추출하게 되는데 타겟이 될 지방층에 용액을 주입한다. 용액 주입 속도가 빠를수록 용액을 골고루 넣기 어렵고 환자의 불편감은 더 크다. 지방흡입 수술과 달리 비수면 상태라는 점을 감안할 때 주입 속도를 정할 때 이런 점도 고려해야 한다. 50mL/min 이하의 주입 속도에서 환자들의 불편감은 조절 가능한 수준이다. 지방을 뽑기 전에 주입된 용액이 흡수되면 곤란하다. 따라서 시술 부위가 넓거나 뽑으려는 지방량이 많다면 부위별로 용액을 넣고 지방을 뽑는 과정을 각각 진행하는 것이 좋다. 용액 주입 후 15분 정도는 지나야 혈관 수축이 일어나므로 이 정도의 간격은 두고 지방을 뽑기 시작하는 것이 좋다.

표 2. 람스 용액의 구성

Half saline	저장성 지방분해
Lidacaine	국소 마취, 감염 예방
Epinephrine	출혈 및 혈종 예방 리도카인 독성 예방
Bicarbonate	용액에 의해 생기는 통증 예방

07 지방 추출 시 유의할 점

기본 원칙은 지방흡입과 크게 다르지 않다. 동일한 추출량이라면 보다 얕은 층에서 뽑을수록 윤곽의 변화는 더 크다. 그러나 너무 표피 가까운 층에서 캐뉼러를 조작할 경우 의도치 않은 부작용이 생길 수 있다는 점, 표층에서만 너무 많은 지방을 뽑을 경우 부적절한 교정이 될 수도 있다는 점을 염두에 두어야 한다. 대략 피부 표면에서 1cm 깊이의 지방을 뽑는다는 생각으로 캐뉼러를 조작하는 것이 좋다. 많은 지방을 뽑지 않는다, 낮은 음압으로 빨아들인다, 가는 캐뉼러를 사용한다는 점들 때문에 피부 표면이 불균등하거나 꺼짐 현상 같은 미용상의 부작용 가능성은 매우 적다. 하지만 너무 표층을 자극하지 않도록 시술 부위 내 균등하게 추출이 이루어지도록 캐뉼러를 조작해야 한다는 기본 사항은 반드시 지켜야 한다. 시술 범위가 작기 때문에 특히 시술 경계부에서 캐뉼러 조작이 너무 표층에서 이루어지지 않도록 주의해야 자연스러운 윤곽의 교정이 가능하다.

지방을 뽑는 중에 출혈이 발견되면 그 부분에서의 추출은 더 이상 진행하지 않아야 한다. 용액에 혈액이 희석된 듯한 옅은 붉은색 정도이면 괜찮지만 혈액 색깔로 추출물이 나오기 시작하면 캐뉼러의 위치를 바로 바꾸도록 한다. 얼마나 뽑을 것인가는 교정하고자 하는 부위의 지방 두께와 면적을 고려해서 결정하도록 한다.

지방을 많이 뽑을수록 피하지방층의 부피가 더 많이 줄어드는 것은 당연하기 때문에 시술자 입장에서 '한번에 최대한 많이 뽑겠다'로 치료 방향을 정하기 쉽다. 그러다 보면 많은 양의 지방을 뽑기에 적합한 기구와 석션 파워를 선택하게 되고, 그렇게 하려면 국소 마취로는 환자의 협조가 잘 되지 않으니 수면 마취를 하게 될 수도 있다.

수술적 치료의 조건들(수면 마취, 긴 회복 기간, 부작용, 위험성 등)을 감수하고 싶지 않은 환자를 위한 시술이라는 것이 시술의 가장 중요한 정체성이라 할 때 다시 한 번 생각해 봐야 할 문제이다.

08 시술 후 증상 및 반응

(1) 용액의 유출

봉합이 필요 없는 대신 시술 당일 캐뉼러 주입구로부터 주입된 용액이 새어 나올 수 있다. 이에 대해 충분한 환자 교육과 퇴원 시 조치가 필요하다.

(2) 부종, 멍, 통증

시술 후 발생하는 부종, 멍, 통증 등의 일반적인 염증 반응은 경미하고 비교적 짧은 시간 내 자연회복된다. 추출량이 많을수록 시술 후 증상이 심하고 회복 기간이 길어지는 면이 있는데 시술 직후 시술 부위에 660nm의 광선 치료를 시행함으로써 심각한 혈종의 발생률을 낮추고 회복 기간을 줄일 수 있다.

(3) Puncture wound

시술 초기에는 puncture 주변에 생긴 찰과상(캐뉼러와의 마찰 때문에 생긴다.)이 빈번히 문제가 되었으나 이는 시술 전에 puncture 위에 부직포를 붙이는 조치로 해결이 되었다.

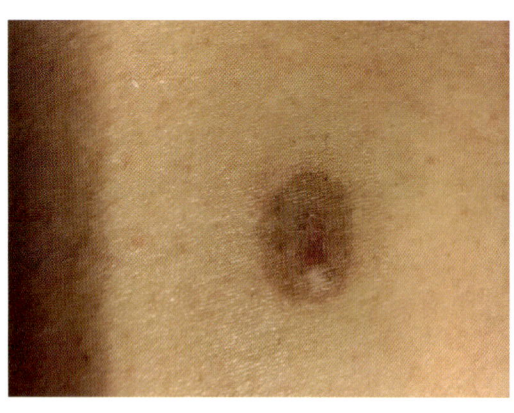
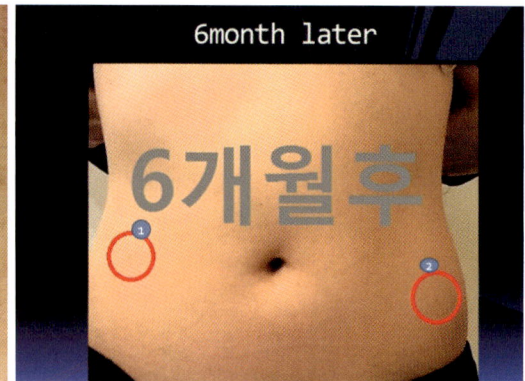

사진 3. Puncture 주변에 생긴 색소 과침착

사진 4. 시술 전 부직포 부착 여부에 따른 상처의 경과
① 부직포를 사용하지 않은 puncture
② 부직포를 사용한 puncture

간혹 비후성 반흔이 생기는 경우가 있는데 크기는 작지만 경계가 뚜렷하여 눈에 잘 띄기 때문에 미용 시술을 받은 환자에게 고민이 되지 않을 수 없다. 자연치유 가능성이 높지만 수년의 시간이 걸린다. 시술 직후 puncture 위에 스테리스트립을 부착하여 상처에 가해지는 물리적 자극을 줄여 주는 것이 예방에 도움이 되고, hydrogel이나 silicon 성분의 부착제도 경과를 단축시키는 효과가 있는 것으로 알려져 있다. 필요하다면 트리암시놀론 반흔 내 주사를 시행한다.

(4) 미용상의 문제; 울퉁불퉁함, 꺼짐, 비대칭 등

환자와 시술자 모두 부작용에 대한 부담이 적은 시술이어야 한다는 것이 이 시술의 배경이라고 앞서 언급하였다. 그럼에도 불구하고 미용적 부작용에 대해서는 항상 염두에 두고 시술해야 한다.

시술 부위에서 골고루 지방을 추출해야 한다든지, 지나치게 표층 가까이서 캐뉼러 조작을 하지 않는다든지 하는 기본 원칙이 잘 지켜진다면 한 부위당 150mL 이하의 지방 추출에서 미용상 문제가 발생률은 매우 낮다.

참고 문헌

- 윤을식, 강상규. 미용 수술에 있어 환자 안전을 위한 수술 전후 고려사항. 대한의사협회지 2015;58(9): 814-817.
- 이선호. 주사기 지방흡입으로 지방흡입 입문하기. 대한비만미용체형학회 제24차 학술대회 2019 MAR 10; Seoul. P325-330.
- Joseph M.Neal,Christopher M.Bernards,John F.Butterworth,Guido Di Gregorio,Kenneth Drasner, et al. ASRA practice advisory on local anesthetic systemic toxicity. Reg Anesth Pain Med 2010;35: 152-161.
- Thomas A. Mustoe,Donald W. Buck II, Donald H. Lalonde. The safe management of anesthesia, sedation, and pain in plastic surgery. Plast. Reconstr. Surg. 126: 165e, 2010.
- Steven M. Hoeffln, Lipoplasty with hypotonic pharmacologic lipo-dissolution, Aesthetic Surg J 2002;22:573-576.
- Orringer, Jeffrey S. Body Shaping, Skin Fat and Cellulite E-Book (Procedures in Cosmetic Dermatology) (p. iii). Elsevier Health Sciences. Kindle Edition.
- Bruce E. Katz, Neil S. Sadick. Body Contouring 1st ed. Saunders;2010.
- Shermak, Michele A. Body Contouring (McGraw-Hill Plastic Surgery Atlas) . McGraw-Hill Education. Kindle Edition.
- Basmah Safdar, David C. Cone, Kim-Thu C, Subcutaneous epinephrine in the prehospital setting. Prehospital Emergency Care 2001;5:200-207.
- JeongEun Kim et al . Newly introduced LAMS(Local Anesthetic Minimal-invasive Liposuction) using hypotonic tumescent for body contouring. 20th World Congress of Aesthetic Medicine; 2015 NOV 12-15; Miami Florida, USA. P66.

9 얼굴 - 지방이식

Chapter

조인배 지세븐의원

지방이식은 100여 년의 역사를 가진 검증된 시술법으로 최근 우리나라에서 성형외과뿐만 아니라 피부과 또는 에스테틱 분야를 접목하고 있는 개원가에서 활발하게 행해지고 있는 시술이 되었다. 지방이식에 관한 책들은 외국뿐만 아니라 우리나라에서도 여러 저자들에 의해 출판되었고, 상당량의 축적된 경험과 정보가 망라되어 조금만 노력한다면 지방이식에 입문하는 데 큰 어려움이 없을 것이라 생각한다.

본 장에서는 지방이식에 필요한 기본적인 지식과 상담 방법, 도구, 시술 방법, 부작용의 예방과 대처 방법 등에 대해 말하고자 한다. 이 장은 이 책의 여러 분야 중 한 장으로서, 지면의 제한점과 개원가의 한계로 체계적 데이터 수집과 분석을 통한 임상 실험보다는 경험 위주의 설명에 더 주안점을 두었지만 지방이식에 처음 입문하는 분들에게 실질적인 도움이 될 수 있는 기본적인 지식부터 경험을 통한 노하우까지 내실 있게 저술했음을 알린다.

01 지방이식 환자 상담하기

지방이식을 위해 내원한 환자를 상담할 때에는 환자가 원하는 부위를 포함해 안면의 전체적인 문제점과 개선 방안 그리고 이식 후 예상되는 얼굴 모양에 대해 포괄적으로 상담하는 것이 필요하다. 미의 기준은 상당히 주관적이기 때문에 환자가 원하는 얼굴형과 의사가 아름답다고 생각하는 얼굴형과는 차이가 있을 수 있다는 것을 알고 상담 과정에서 이에 대한 조율 과정이 반드시 필요하다.

일반적으로 받아들여지고 있는 아름답고 보기 좋은 여성의 안면 윤곽을 살펴보면 이마는 약간 볼록하며 눈썹뼈(upper orbit rim)가 너무 도드라지지 않으면서 볼록한 이마와 자연스럽게 이어지고, 이마와 코가 이어지는 부위는 움푹 꺼지지 않고 콧대가 살아 있으면서 부드럽게 이어져야 한다. 그리고 이마에서 얼굴의 옆면쪽으로 이어지는 라인에서 관자놀이(temples)가 너무 꺼져 있지 않고 협골궁(zygomatic arch; 일명 옆광대 뼈)이 너무 도드라지지 않고 이어지는 볼은 볼륨감이 앞면과 옆면으로 적당히 입체감 있게 있되 처지면 안 되고 이어지는 턱선은 갸름한 라인을 이루는 것이다. 또한 눈밑 부위(nasojugal fold를 포함하는 주변 부위)가 꺼져 보이지 않고 이어서 연결되는 비구순 주름(nasolabial fold; 일명 팔자주름), 입밑 주름(Marionette's fold; 일명 입꼬리 주름)이 깊거나 도드라지지 않아야 하고, 아래쪽 턱은 약간 뾰족한 듯 도톰하게 끝나는 모양(일명 V 라인)이어야 한다. 바로 위에서 언급한 보기 좋은 여성의 안면 윤곽 라인은 시대와 유행이 변함에 따라 변화하고 또한 개인의 관점에 따라 다를 수 있기 때문에 참조만 할 뿐 획일적으로 환자에게 적용해서는 안 될 것이다.

과거력상 안면에 미용적 시술(이마, 코, 팔자 등의 인플란트, 안면축소 수술 또는 실 성형)이나 의료적 시술(치아 교정기, 단순 봉합 등을 포함한 안면 수술)을 했는지 여부를 조사해 각각의 시술과 연관되어 발생할 수 있는 추가적인 부작용에 대해 설명해 줄 필요가 있다. 특히 가슴에 지방이식을 할 경우에는 석회화 가능성과 부작용 등에 대해 확실히 설명을 하고 수술 동의서에 서명을 받는 것이 중요하다.

02 지방이식에 필요한 약물과 도구

성공적인 지방이식을 위해선 적절한 약물과 도구들이 꼭 필요하다. 튜메슨트를 주입하고, 지방을 채취하고 정제하고 이식하는 데 각각의 단계마다 필요한 도구가 있다.

(1) 튜메슨트 주입 시 필요한 약물과 도구

약물로는 튜메슨트 조성에 필요한 약물들로 normal saline, epinephrine, lidocaine, sodium bicarbonate, triamcinolone 등이 필요하고, 수면마취를 할 경우에는 Propofol과 진통제(케타민 등) 등이 필요하다. 또한 염증 예방을 위해 항생제가 필요하다(저자의 경우 수술 중 3세대 세파 계열의 항생제를 IV하고 수술 후 gentamicin을 IM한다).

도구로는 튜메슨트 주입용 펌프, 튜메슨트 주입용 실리콘 튜브, 튜메슨트 주입용 캐뉼러 등이 필요하다[사진 1].

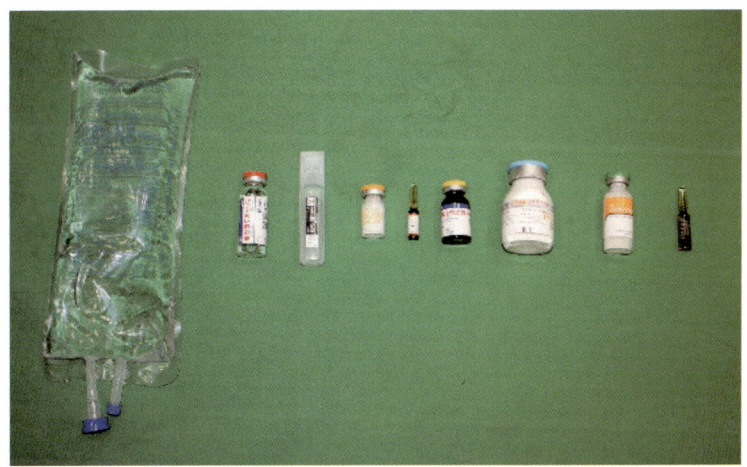

사진 1. 튜메슨트 조성 약물들과 propofol, 진통제(케타민), 항생제들

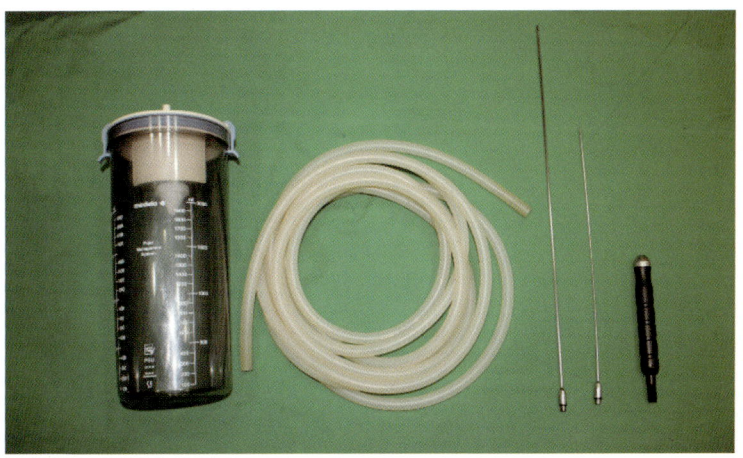

사진 2. 소독된 지방채취용 bottle, 실리콘 라인, 지방흡입용 캐뉼러

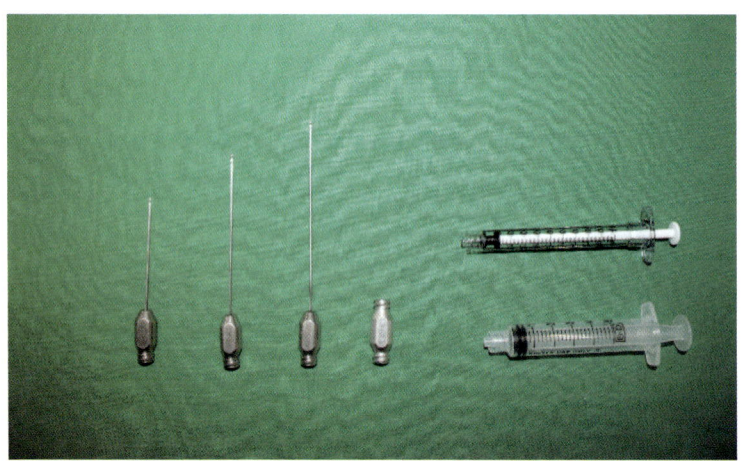

사진 3. 지방이식용 캐뉼러, 트랜스퍼, luer-lok syringe

(2) 지방채취 시 필요한 도구

소독된 지방채취용 bottle, 시린지로 채취 시 10cc luer-lok syringe, 지방흡입용 캐뉼러(길이 30~40cm, 외경 2.5~3.5mm 사이가 적당), 지방흡입용 석션기 등[사진 2]

(3) 지방정제 시 필요한 도구

원심 분리기, 원심 분리하지 않고 채에 쳐서 분리할 경우 쇠망으로 된 뜰채, 오일 제거용 스폰지(codman neuropad), luer-lok syringe 등

(4) 지방이식 시 필요한 도구

트랜스퍼(1cc luer-lok syringe에 지방을 옮길 때 필요), 지방이식용 캐뉼러(다양한 길이, 외경의 캐뉼러 필요), luer-lok syringe 등[사진 3]

03 디자인 방법

수술 전 지방을 채취할 부위와 이식할 부위의 섬세한 디자인이 필요하다. 지방을 채취할 부위는 채취 후 함몰되거나 울퉁불퉁하지 않도록 비교적 넓은 부위에서 채취하는 것이 좋다. 좁은 부위에서만 캐뉼러를 움직여 채취하다 보면 함몰이나 irregularity를 호소하는 경우가 있다. 그리고 몸의 양쪽에서 같은 양을 채취해서 몸의 불균형이 오지 않도록 하는 것도 중요하다.

지방채취 부위의 디자인은 등고선 모양의 동심원이나 본인이 확인할 수 있는 표시 등을 이용해 디자인하면 된다. 저자는 주로 지방흡입을 할 때와 같이 동심원 모양으로 지방을 채취할 부위를 표시한다. 이식할 부위도 마찬가지로 동심원 모양으로 하여 가장 안쪽에 위치한 원이 가장 함몰이 많은 부위로 지방이식을 많이 해야 할 곳으로 인식하면 된다. 그리고 이식할 부위의 마진 즉 테두리는 빨간색으로 표시해 이식할 부위의 범위를 확실히 하는 것이 좋다. 디자인을 할 때에는 환자가 정면을 바라본 자세에서 안면은 표정을 짓지 않고 시선도 고정한 상태로 해야 정확한 디자인이 가능하다. 펜으로 디자인한 부위가 환자의 땀, 수술포 등에 닿아 지워질 수도 있으므로 거즈와 반창고로 디자인한 부위를 보호할 필요가 있는 경우가 있다(특히 복와위 자세에서 지방을 채취 시). 특히 코나 턱에 지방이식을 할 때에는 정중앙 선을

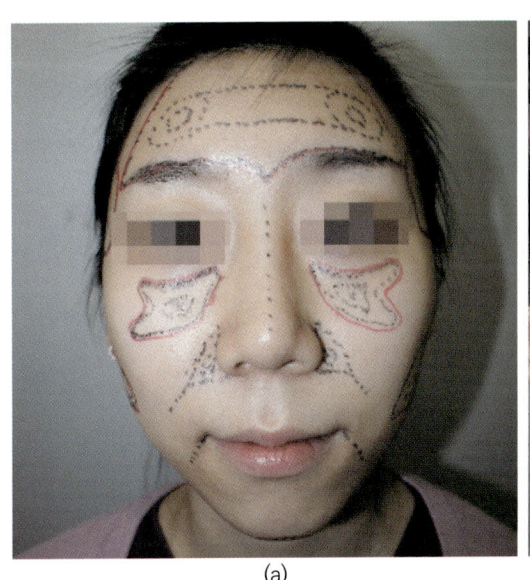 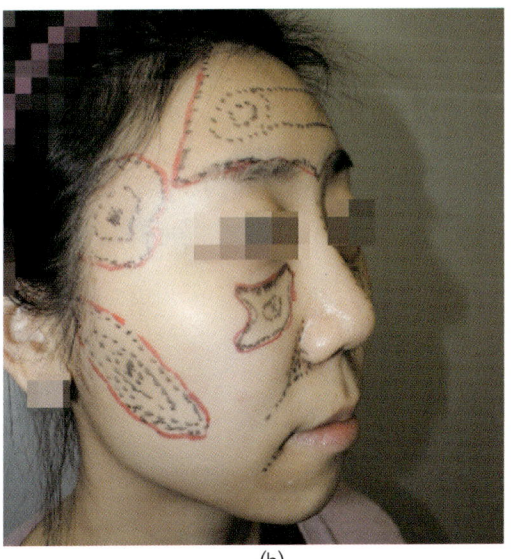

(a) (b)

사진 4. 안면의 여러 부위 디자인

정확히 디자인하고 이에 맞춰 이식을 해야 이식 후 콧대나 턱이 휘어 보이는 것을 방지할 수 있으므로 주의해야 한다[사진 4].

04 지방의 채취와 정제

지방채취는 지방흡입을 하듯 지방흡입기와 소독된 지방채취 bottle을 이용해서 하는 방법이 있고 luer-lok syringe를 사용해 약한 음압으로 지방세포의 손상을 줄이며 채취하는 방법이 있는데 각각의 장단점이 있으므로 이를 고려해서 시술자가 선택하면 되겠다. 지방흡입기를 사용하게 되면 빠르게 많은 용량의 지방을 채취할 수 있고 숙달되면 비교적 번거로움이 적다는 장점이 있지만 강한 음압과 공기 중의 노출로 지방세포가 손상될 가능성이 높다는 단점이 있다(공기 중에 15분간 노출 시 세포질 용해가 50%까지 될 수 있다는 보고가 있다). Luer-lok syringe를 이용한 매뉴얼 채취는 많은 용량을 채취하는 데 시간이 걸리고 힘들다는 단점이 있지만 지방세포의 손상을 줄여 생착률을 높일 수 있다는 장점이 있다.

일단 지방을 채취한 후 혈액, 섬유질, 기름, 튜메슨트 용액, 지방세포 등이 섞여 있는 흡입 내용물 중에서 순수한 지방만을 분리하는 작업이 필요하다. 그 전에 깨끗한 지방세포만을 분리하기 위해 세척 단계를 거치는 경우가 있는데 이에 대한 찬반의 의견이 있다. 지방이식의 대가로 알려져 있는 Sydney R. Coleman에 의하면 세척은 연약한 지방세포 구조를 손상시킬 수 있으므로 권하지 않고 있다. 순수한 지방만을 분리하는 작업에는 원심분리기를 이용한다. 10cc luer-lok syringe에 지방을 담아 3000rpm으로 3분 정도 원심분리한다. 그러면 맨 위층에 오일 성분, 중간층에 지빙 그리고 맨 아래층에 피를 포함한 물 성분이 분리되는데, 이 중 오일과 수분층을 제거하고 순수한 지방층만을 모으면 된다.

05 각 부위에 따른 지방 주입 시술법

(1) 이마와 관자

이마는 여성들이 가장 흔하게 지방이식을 하는 부위 중 하나이다. 대부분의 여성은 굴곡이 없는 둥글고 부드러운 이마 라인을 원한다. 또한 이마에서 얼굴의 옆선을 따라 연결된 관자놀이(temples)는 움푹 파인 느낌이 없이 이마에서 볼까지 부드럽게 이어지기를 원한다. 이마에 지방이식을 할 때에는 이식 후 이러한 느낌이 들 수 있도록 이식을 하는 것이 좋겠다[사진 5~6].

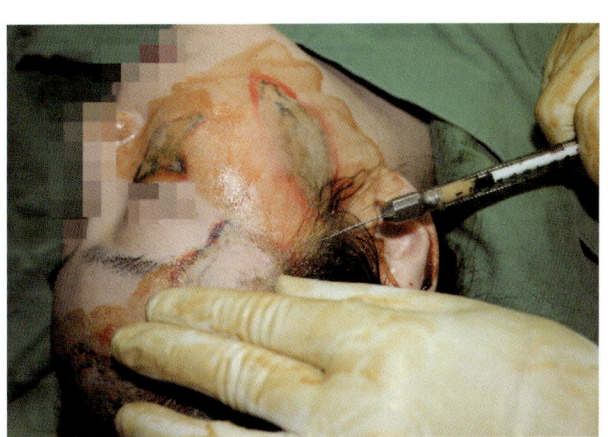

사진 5. 관자놀이 이식

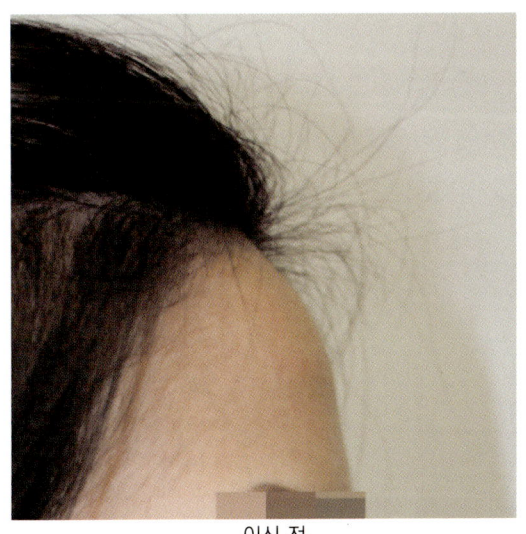

이식 전

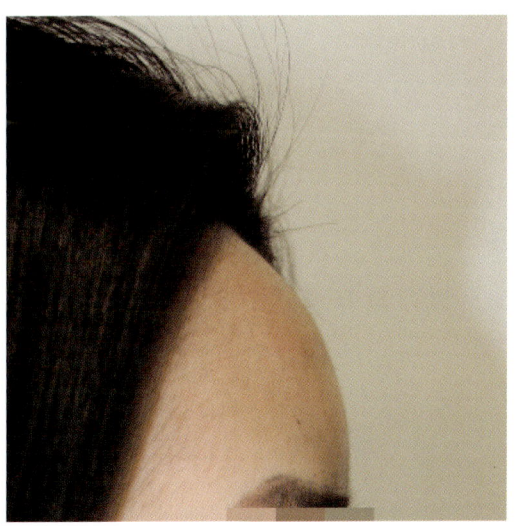

이식 후

사진 6. 이마 이식 전후

트랜스퍼를 이용해 10cc에서 1cc luer-lok syringe에 정제된 지방을 옮겨 담은 뒤 지방이식용 캐뉼러를 연결해 주입 준비를 해 놓는다. 이때 혹시 모를 캐뉼러 안의 이물질 여부를 알아보기 위해 약 1cc 정도의 지방을 통과시켜 본다. 저자의 경우 coleman type I 캐뉼러를 주로 사용하고 외경은 1mm 또는 1.2mm, 길이는 3~7cm 사이의 캐뉼러를 주로 사용한다. 캐뉼러 길이가 길면 하나의 incision site를 통해 approach할 수 있는 범위가 넓어져 좋지만 잘 막히고 압력이 강해져 섬세한 지방이식이 어렵고 지방세포 손상이 많아지는 단점이 있다.

튜메슨트를 이용해 국소 마취를 한 후 incision하는데 이마와 관자 이식 시 incision site는 양쪽 눈썹의 중앙부나 이마 위쪽의 hair line 바로 안쪽에 한다. 저자의 경우는 눈썹 위의 incision을 더 선호하는데 이는 hair line쪽은 skin이 두껍고 출혈도 많으며 이마 굴곡이 심한 환자에서 눈썹 위쪽의 이식이 어렵고 특히 관자놀이쪽 approach가 어렵기 때문이다.

11번 매스를 이용해 incision하는 경우도 있지만 흉터가 커질 우려가 있으므로 18G 또는 20G needle을 이용해 puncture incision하는 것을 권장한다. Incision site를 결정하기 전에 이식할 캐뉼러를 이용해 그 incision site에서 이식하고자 하는 범위의 모든 부위에 캐뉼러가 닿는지 가늠해 보고 puncture하는 것이 좋겠다. 가끔 puncture site에서 출혈이 있는 경우가 있는데 이때는 당황하지 말고 주변에 튜메슨트로 국소 마취를 좀 더 하거나 압박을 통해 1~2분간 지혈한 후 진행하면 된다.

이식 방법은 일명 다층부채살 주사 방법(multilayered fanning technique)을 이용해 여러 층에 골고루 이식하는데 이식 전 디자인한 그림을 떠올리면서 섬세하고 정확한 이마 라인 교정이 되도록 한다. 눈썹의 puncture를 통해 관자놀이 지방이식을 할 때 피하정맥이 발달한 부위여서 정맥손상에 의한 출혈이 흔하게 발생할 수 있다. 그러므로 관자놀이 이식 시에는 좀 더 섬세하고 부드러운 동작으로 하고, 출혈 시 3분 이상 압박 지혈 후 진행하며 수술 후에는 환자에게 안면에 멍이 들 수 있다는 것을 설명해 준다. 이식 후에는 양쪽의 밸런스가 맞는지 확인해 보고 맞지 않거나 교정이 필요한 곳이 발견되면 바로 교정하도록 한다.

(2) 뺨(cheek), nasojugal fold를 포함하는 눈밑 부위

나이가 들어감에 따라 또는 과도한 다이어트로 볼살이 많이 빠질 경우 나이가 더 들어 보이고 지쳐 보이는 인상이 되기 쉽다. 반면 도톰하고 볼륨감 있는 볼살이 있을 경우 어려 보이고 귀여운 인상이 될 수 있다. 또한 광대 앞쪽까지 연결되어 볼륨감 있는 지방이 있을 경우 훨씬 입체감 있어 보이고 생글생글해 보이는 인상이 될 수 있다. 이식하고자 하는 부위를 섬세하게 디자인하고 incision site는 구강각(oral commisure)에서 약간 외측으로 떨어진 부위, 귀의 앞(preauricular) 헤어라인 부위 등을 통해 주입할 수 있다. 한 곳의 절개 부위로만 주입하는 것보다 적어도 2개 이상의 절개 부위를 통해 여러 층으로 주입하는 것이 지방의 생착률을 높이고 지방의 뭉침을 예방할 수 있으며 볼륨을 효과적으로 증가시킬 수 있다.

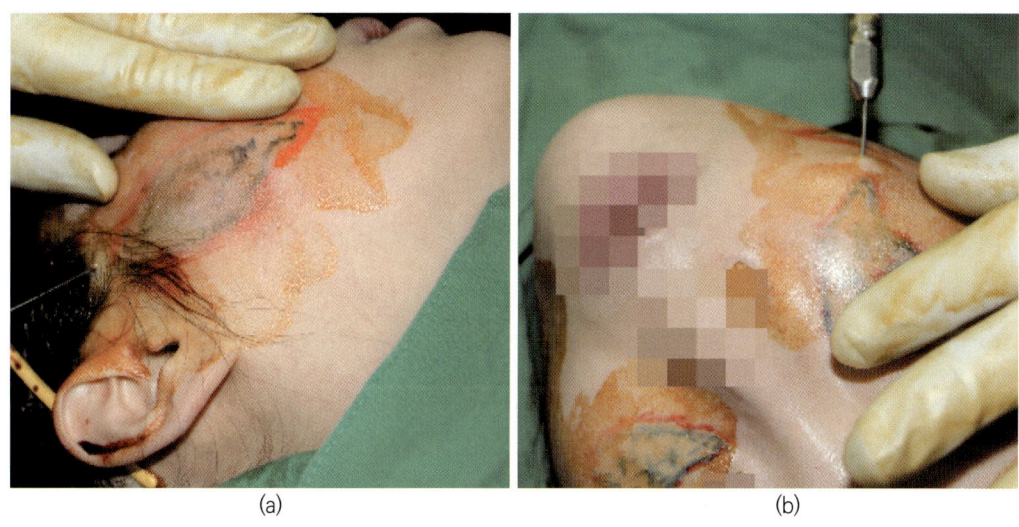

(a)   (b)

사진 7. 볼과 눈밑의 지방이식

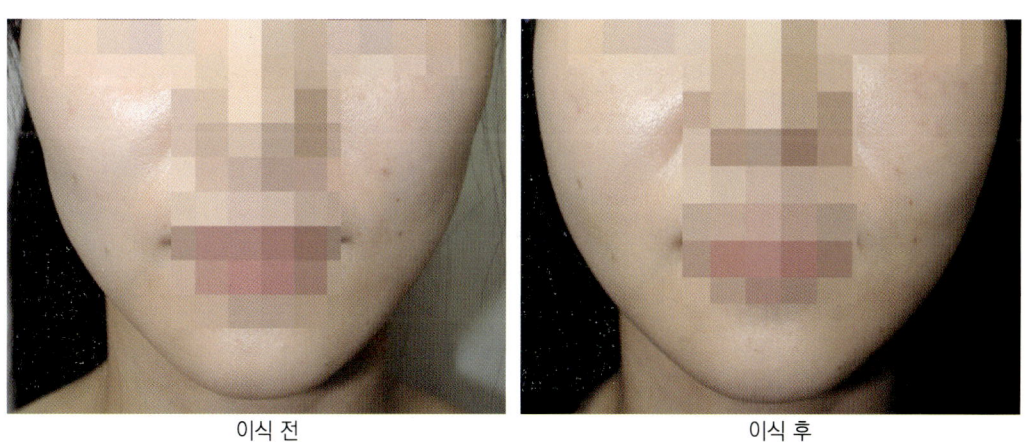

이식 전   이식 후

사진 8. 볼의 지방이식 전후

1.0~1.2mm 외경의 캐뉼러로 지방을 주입하고 양쪽에 같은 양의 지방을 주입할 수 있도록 주입한 양을 계산하면서 이식을 한다. 이식을 입꼬리선이나 그 아래쪽에 너무 많이 할 경

우 처져 보일 수 있으므로 주의한다. 볼 이식 시 광대 부위와 눈밑 부위(nasojugal fold를 포함하는 주변 부위)를 같이 할 경우 좀 더 부드럽고 입체감 있는 라인을 얻을 수 있어 볼 이식의 효과를 증대시킬 수 있다[사진 7~8].

(3) 코

코의 지방이식은 mid-line을 맞추어서 이식하는 것이 중요하다. 디자인 시 코의 정중앙선을 정확히 표시하고 이 선에 맞추어 이식을 해야 한다. Puncture site는 코끝이나 코 안쪽을 통해 할 수 있다. 코끝으로 할 경우 mid-line 맞추기는 쉬우나 흉터가 보인다는 단점이 있고 코 안쪽으로 할 경우 mid-line을 맞추기가 어렵고 이식 캐뉼러를 nasal root까지 approach하기가 어려우며, 염증이 생길 위험성이 높아진다.

코의 지방이식은 다른 부위의 지방이식에 비해 생착률이 떨어진다고 받아들여지고 있다. Nasal root 쪽에 가까운 콧대쪽은 비교적 생착률이 높지만 코끝으로 올수록 피부가 두꺼워지면서 피부와 연골이 치밀하게 유착되어 있어 생착률이 떨어진다. 지방세포는 부드럽고 말랑한 특성을 가지고 있으므로 보형물 삽입 때처럼 코끝을 날렵하고 오똑하게 올리기는 어렵다는 것을 환자에게 설명해야 한다[사진 9].

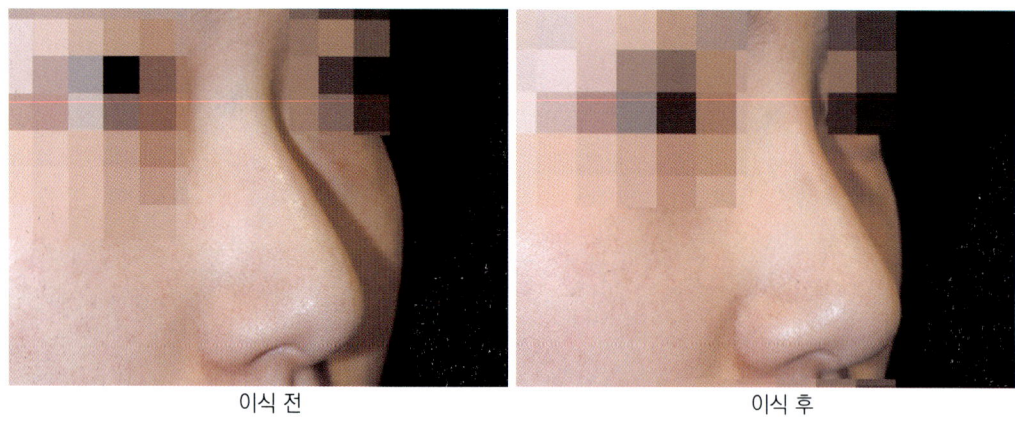

이식 전   이식 후

사진 9. 코의 지방이식 전후

(4) 팔자 주름(nasolabial fold), 입꼬리 주름(marionette lines)

팔자 주름과 입꼬리 주름의 지방이식은 각 주름의 끝 부위에서 약 1cm 떨어진 곳에 puncture를 해서 피하의 심부층부터 얕은 층에 걸쳐 주입한다. 이식 시 한 곳의 puncture site만을 통해 이식하는 것보다 방향이 직각을 이루는 다른 puncture site를 통해서도 이식을 할 경우 입체적인 이식으로 좋은 효과를 기대할 수 있다. 양쪽 주름에 같은 양을 이식할 수 있도록 각각의 주입량을 계산하며 이식하고 주름의 개선 정도를 봐 가며 이식량을 결정한다. 팔자 주름의 경우 한 쪽당 3~5cc 정도면 충분히 교정이 가능하다. 팔자 주름의 경우 주름의 시작 부위인 코의 외측 끝 부위에 상대적으로 많은 양을 이식하고 주름의 끝으로 갈수록 상대적으로 적은 양을 이식해야 자연스러운 교정이 된다.

(5) 턱

최근 소위 V 라인이라는 유행어가 있는데, 이는 안면의 귀밑 외측부터 턱끝에 이르는 라인이 알파벳 V자 모양을 닮아 샤프하면서도 날렵한 턱 라인을 일컫는 말이다. 이런 모양의 턱선을 보이려면 귀밑부터 갸름한 라인을 형성되어 턱끝이 뭉툭하지 않고 뾰족하게 끝나야 한다. 턱에 지방이식을 하게 되면 뭉툭해 보이는 턱끝을 뾰족하게 만들어 V 라인에 가까운 효과를 볼 수 있다. 또한 하악 발달이 부족한 소위 '무턱'인 경우 어느 정도 이식을 통해 교정이 가능하다. Puncture site는 턱끝의 약간 아래쪽에 해 정면에서 봤을 때 보이지 않도록 하는 것이 좋다. 치우침이 없이 정중앙 부위에 너무 넓거나 좁지 않을 정도로 디자인한 범위 내에서 입체적으로 이식한다[사진 10].

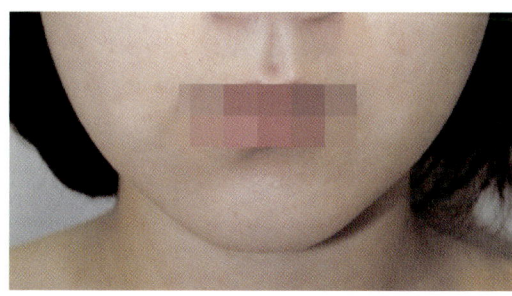 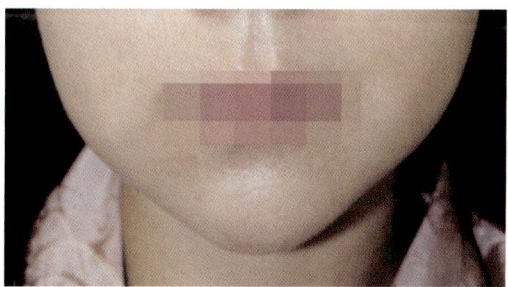

이식 전   이식 후

사진 10. 턱 지방이식 전후

06 여러 가지 부작용과 예방 및 대처법

(1) 감염

감염은 지방이식 시 가장 심각한 부작용 중의 하나이다. 예방을 위해서는 지방을 채취, 정제, 이식하는 모든 단계에서 철저하고 완벽한 무균 조작을 해야 한다.

수술 중에 항생제 정주와 수술 후 3~7일간의 경구 소염제, 항생제가 필요하다. 간혹 감염 증세가 수술 후 1주일 이상 지나서 발생하는 경우도 있으므로 염증을 시사하는 증세(부종, 발적, 발열, 통증 등)가 있을 경우 병원에 바로 연락하도록 환자에게 설명해야 한다.

감염 증세 초기에 집중적인 항생제 치료를 하면 큰 부작용 없이 회복되는 경우가 대부분이지만 시기를 놓치거나 제대로 된 치료를 하지 못하면 절개 배농을 해야 하는 경우가 발생할 수 있다. 저자의 경우 감염 예방을 위해 수술 중에 3세대 세파 계열의 항생제를 정주하고 수술 후 약 5일간 경구 항생제를 처방한다.

(2) 부종

지방이식 후 부종은 피할 수 없는 부작용 중의 하나이다. 이식 부위와 범위에 따라 다르지만 대개의 경우 수술 후 3일까지 부종이 증가하다가 1~3주에 걸쳐 서서히 감소한다. 수술 전 부종의 정도와 일반적인 경과에 대해 환자에게 설명하고 수술 일자를 잡는 것이 좋다.

(3) 피하 출혈, 혈종, 멍

끝이 뭉툭한 colman type의 캐뉼러를 사용하고 거칠지 않고 부드럽고 젠틀한 손놀림으로 이식 시 이러한 부작용은 최대한 줄일 수 있다. 환자가 출혈성 경향이 있는지 수술 전에 체크하고 이식 중에 출혈이 생기면 압박을 통해 확실히 지혈을 한 후 진행하는 것이 좋다.

(4) 이물질

지방을 정제하는 과정에서 거즈나 면봉 조각들이 지방과 함께 이식될 수 있다. 또는 간혹 puncture site의 착색을 방지하고자 피부 윤활제로 연고나 젤리 타입의 lubricant를 사용하는 경우가 있다. 이러한 foreign body들은 환자의 몸 안에 지방과 함께 이식되어 언젠가 염증을 유발하는 focus로 작용하게 되고 제거도 쉽지 않아 난치성 염증으로 발전할 수가 있으므로 각별한 주의가 필요하다. Lubricant로는 생리식염수를 사용하는 것을 추천한다.

(5) 피하 연부조직의 손상

지방이식 시 이식되는 부위의 해부학적 구조물들을 잘 인지하고 구조물들이 손상되지 않도록 주의가 필요하다. 이식 부위 감각 저하가 올 수 있고 이하선 손상, 안면근육 손상 등이 올 수 있으므로 조심해야 한다. 해부학적 구조물을 잘 인지하고 끝이 뭉툭한 이식 캐뉼러로 부드럽게 이식한다면 손상을 줄일 수 있다.

참고문헌

- 박정현, 서홍영, 유철, 정헌하: 지방주입을 이용한 안면윤곽술. 서울, 도서출판 엠디월드. 2005.
- Coleman SR: Structural fat grafting. St. Louis, Missouri, Quality Medical Publishing, Inc., 2004.
- Shiffman MA, Giuseppe AD: Liposuction Principles and Practice. Berlin Heidelberg, Springer. 2006.
- Toledo LS: Refinements in Facial and Body Contouring. Philadelphia, Lippincott-Raven Publishers. 1999.

10 가슴, 엉덩이 - 지방이식
Chapter

권병소 엔비유의원

I. 가슴 지방이식의 안전성과 응용

01 개요

최근 작은 가슴의 확장에 대한 다양한 시도는 보형물, 지방이식, 필러 세 가지로 요약될 수 있으며, 각각의 재료에 따른 장단점은 분명하다. 개개인이 선호하는 가슴의 크기는 다양하지만, 대부분 여성들이 추구하는 목표는 보편적이다. 자연스럽고 이물감이 없으며, 부작용이나 흉터가 적고 수술 후 회복이 빠른 방법을 선호한다. 이러한 측면에서 가슴의 자가지방이식은 매우 매력적인 방법이다. 하지만 가슴 자가지방이식의 한계와 부작용 또한 분명히 존재하기 때문에 지방이식에 대해 확신을 갖지 못하는, 더 나아가 부정적인 견해를 갖고 있는 의사들이 많다.

이 장에서는 지금까지 보고된 가슴 지방이식에 대한 연구를 통해 가슴의 자가지방이식이 갖고 있는 장점과 한계 그리고 필자가 추천하는 가슴 자가지방이식의 실제 그리고 가슴 자가지방이식의 한계를 극복하기 위한 다양한 시도들에 대하여 소개하고자 한다.

02 가슴 지방이식의 역사

가슴 지방이식에 대한 문헌 보고는 1895년 Czerny가 유방염으로 인해 제거된 유방조직을 대체하기 위해 엉덩이에서 주먹 크기의 지방종을 사용하여 유방 재건을 한 케이스를 발표한 것이 최초로 알려져 있다. Eugene Holländer는 1912년에 유방에 지방주사(fat injection)를 처음으로 소개하였는데 유방조직의 결손뿐만 아니라 가슴의 흉터 개선에 대해서도 좋은 결과를 보고하였다. 1919년 Erich Lexer는 가슴 비대칭 교정을 포함한 다양한 목적의 지방이식술을 설명하는 책 〈Die Freien Transplantationen(free transplantations)〉을 출판하였다.

가슴에 대한 자가지방이식이 대대적으로 시행된 것은 1980년대 이후에 들어서이다. 튜메슨트 테크닉을 통해 추출한 반액체 상태의 지방흡입물을 이용한 지방이식술이 Fournier와 Illouz에 의해 보고된 후부터 가슴에 대한 지방이식술은 많은 관심 속에 각광받게 되었다.

그러나 1987년 미국 성형외과학회(American Society of Plastic Surgeons; ASPS)는 이식된 지방이 유방암의 진단에 부정적 영향을 미칠 수 있다는 우려를 제기하며 가슴 지방이식에 대한 비판적 견해를 포함한 입장서(position paper)를 발표한다. 가슴 지방이식 후 발생할 수 있는 석회화가 유방암 진단에 있어서 실제 병변과의 구별을 어렵게 만든다는 이유에서였다. 가슴에 대한 자가지방이식을 금기 또는 잘못된 시술로 여기는 분위기가 조성된 것이 이때였다.

1990년대 들어서 Sydney Coleman 등은 얼굴, 신체에 대한 지방 이식의 긍정적인 경험을 보고하기 시작하였고, 2007년 가슴 지방이식의 우려에 대해 자신의 경험을 밝히는 글을 발표한다. 연구 결과에 따르면, 가슴의 크기는 자가지방이식을 통해 현저하게 향상되었으며 이식된 지방에 의해 생긴 석회화는 유방암의 진단에 영향을 미치지 않았고 일부 발견된 석회화와 지방 낭종은 악성 종양 병변과 쉽게 구별되었다.

2009년 Rigotti 등은 유방 절제술 후 지방이식으로 재건술을 받은 여성에 있어서 유방암 재발률이 증가하지 않았으며, 지방 이식이 시행된 유방의 방사선 촬영 추적에 문제가 없었다고 보고하였다.

지속적으로 가슴의 자가지방이식에 대한 긍정적 보고가 이어지면서 미국성형외과학회에서는 가슴 지방이식에 대한 새로운 제안을 위한 ASPS(American Society of Plastic Surgeons) fat graft task force를 구성하고 학회의 입장을 정리하게 된다. 2009년 ASPS Fat Graft Task Force의 발표는 다음과 같다.

"유방 확대술과 유방 수술과 관련된 결함을 교정하기 위해 지방 이식을 고려할 수 있다. 그러나 그 결과는 의사의 기술에 달려 있다."

이와 같은 입장 발표와 함께 가슴 자가지방이식은 이제까지의 소모적인 논란에서 벗어나고 한층 발전하게 되었다.

03 가슴 지방이식에 대한 오해와 진실

필자는 오래전부터 가슴 자가지방이식을 시행해오면서 가슴 지방이식에 대한 다양한 편견을 접해 왔다. 하지만 최근에도 고객들로부터 이러한 말을 자주 듣는다. "제가 다니던 병원에서 가슴 지방이식한다고 했더니 위험하다고 절대 하지 말래요."

아직까지도 이미 폐지되어 버린 1987년 미국 성형외과학회의 권고안을 들어서 알고 있거나 잘못된 가슴 자가지방이식의 예를 통해 생긴 경험적 확신에 의한 편견을 갖고 있는 의사가 많다고 생각한다. 어떠한 방법의 수술을 선호하느냐는 환자의 상태, 클리닉의 환경, 의사 개개인의 경험과 취향에 따라 결정되는 것이겠지만 여러 가지 장점을 갖고 있는 가슴 자가지방이식이 잘못된 정보와 편견에 의해 저평가받고 있는 현실은 안타깝다.

가슴 자가지방이식은 가슴의 크기와 모양을 개선하기 위한 다양한 방법 중 하나이다. 2009년 미국 성형외과학회 권고안에서 밝혔듯이 그 결과와 부작용은 의사의 기술에 달려 있다.

이 장에서는 효과적이고 부작용이 적은 가슴 지방이식을 위하여 적절한 환자의 선택과 안전한 가슴 지방이식 방법에 대해 소개하고자 한다.

04 가슴 지방이식의 실제

(1) 환자 선택

1) 치료의 목표

① 가슴 크기의 확대를 원하는 경우

얼마나 큰 가슴을 원하는가? 환자의 기대는 수술 방법을 선택하는 데 있어서 가장 중요한 요소이다. 가슴 지방조직이 거의 없는데 매우 큰 가슴을 원하는 경우에는 지방 이식은 적절한 선택이 아니다. 수술 후 기대할 수 있는 가슴 크기의 예상 증가량은 채취할 수 있는 지방의 양과 상태, 가슴 조직의 상태, 혈액순환, 나이, 체중 변화 등 매우 다양한 변수에 따라 달라진다. 대부분 환자는 가능한 한 큰 가슴을 원하기 때문에 과도한 희망을 이야기하게 된다면 수술 후 실망감도 크다. 따라서 의사는 최소한의 확실한 목표를 제시하는 것이 반드시 필요하다.

필자의 경우 상담 과정에서 2회의 가슴 지방이식을 통해 한국인에게서 기대되는 크기의 증가를 한 컵 사이즈(125cc) 정도라고 설명하고 있다. 가슴크기의 확대보다는 가슴 모양의 개선을 목표로 함을 분명히 하는 것이 좋다.

② 부분적인 가슴 모양의 교정을 원하는 경우

전반적인 볼륨은 괜찮은데 윗 가슴, 가슴 안쪽 등이 부분적으로 비어 보일 때 모양 개선을 원하는 경우 가슴 지방이식은 매우 좋은 방법이 될 수 있다. 디자인 과정에서 환자와의 깊은 대화를 통해 이식할 부위에 대한 정확한 계획이 필요하다.

③ 제거된 보형물을 대신하는 경우

구형 구축 같은 보형물의 부작용, 보형물의 파손, 이물감 등으로 인해 보형물을 제거함과 동시에 또는 제거 수술 후에 지방이식을 선택하는 사람들이 늘고 있다. 지방이식이 보형물에 비해 갖고 있는 장점과 동시에 크기에 있어서 기존의 보형물에 비해 분명히 한계가 있다는 점을 환자에게 명확히 이해시키는 것이 중요하다.

④ 유방암 수술 후 결손을 보완하기 위하여

유방암 수술 시 유방 전 절제, 부분 절제, 방사선 치료 후 작아지고 위축된 가슴 모양의 개선을 목표로 한다. 흉터 및 조직의 위축, 혈행 장애 등 생착에 불리한 조건들이 정상 유방에 비해 많기 때문에 수차례 반복된 지방이식, 가슴 조직 확장기 등의 사용이 필요한 경우가 많다.

2) 환자 신체적 조건

① 재료의 확보

가슴 지방이식에 충분한 양의 재료 확보가 가능한지 판단해야 한다. 지방 상태, 섬유조직의 함유량 등에 따라 다르지만, 일반적으로 지방이식을 위한 충분한 지방을 확보하려면 목표 이식량의 1.5~2배 정도의 지방조직을 확보하는 것이 좋다. 마른 체형을 갖고 있으면서 가슴이 작아서 가슴 지방이식을 고려하는 사람이 많기 때문에 지방 공여부의 요철 등 부작용이 없이 충분한 재료를 확보할 수 있느냐는 수술 가능성을 판단하는 중요한 척도이다.

② 가슴 조직의 상태

다량의 지방 이식 세포가 살아남기 위해서는 혈관 조직이 풍부한 충분한 양의 피이식부가 존재하여야 한다. 그렇지 못하다면 1회 이식량을 줄이거나 이식 횟수를 늘려야만 한다.

최근 가슴 조직 확장기를 통해 지방이식 수술 전에 가슴 조직의 부피와 환경을 개선하여 지방 이식 양과 생착률을 높이는 다양한 시도가 좋은 결과를 보이고 있다. 특히 유방암 수술 후 재건의 경우 흉터 조직과 빈약한 유방조직 때문에 가슴 지방이식은 한계를 갖고 있었는데 가슴 조직 확장기는 매우 획기적인 결과를 보여 주고 있다.

Tomasz 등은 유방암 수술 후 자가 지방이식을 활용한 재건술에서 지방이식 수술 3주 전부터 가슴 확장기 BRAVA를 사용하여 유방 조직을 확장시켰다. 그리고 자가 지방이식 시행 후 3~4일 후부터 다시 저압(20mmHg)을 하루에 수시간을 3~4 주 동안 적용하였다. 유방암 수술 후 자가지방이식 재건술의 평균 이식량이 100mL인 것에 비해 저자는 평균 225mL를 이식하였다. 따라서 더 적은 횟수로 더 좋은 결과를 나타낸 것으로 보고하고 있다.

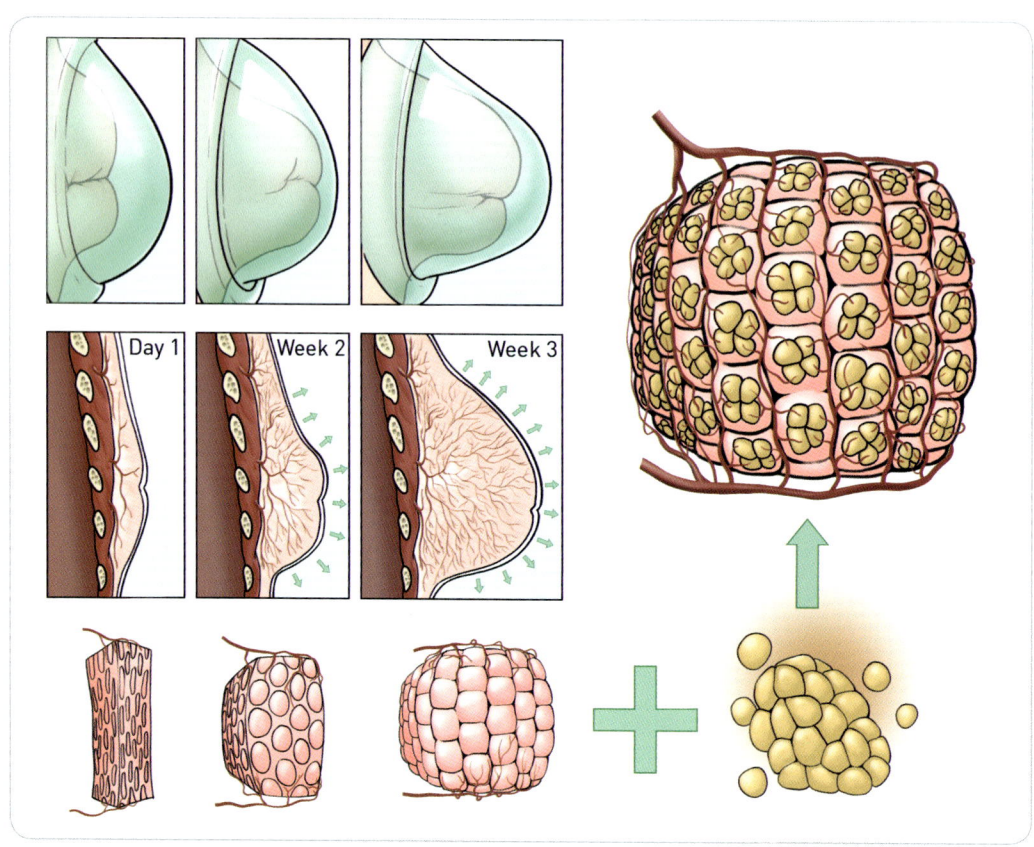

그림 1. 가슴 조직 확장기를 활용한 자가 지방이식

(2) 수술의 준비

1) 수술 전 사진 촬영

수술 전 후 사진 촬영은 시술 효과의 평가와 부작용에 대한 판단에 있어서 가장 확실한 정보를 제공하므로 매우 중요하다. 전후 같은 각도와 조명하에서 촬영해야 한다.

사진 촬영은 정면, 좌우 측면 그리고 전방 좌우 45도 각도에서 촬영을 한다. 유방 조직의 유착이나 위축 등이 관찰되는 경우에는 머리에 손을 올린 상태를 포함하여 총 10장의 사진을 찍는다.

지방 공여부의 경우에도 지방흡입으로 인해 향후 발생할 수 있는 요철, 비대칭 등에 대비하여 반드시 사진 촬영을 시행한다.

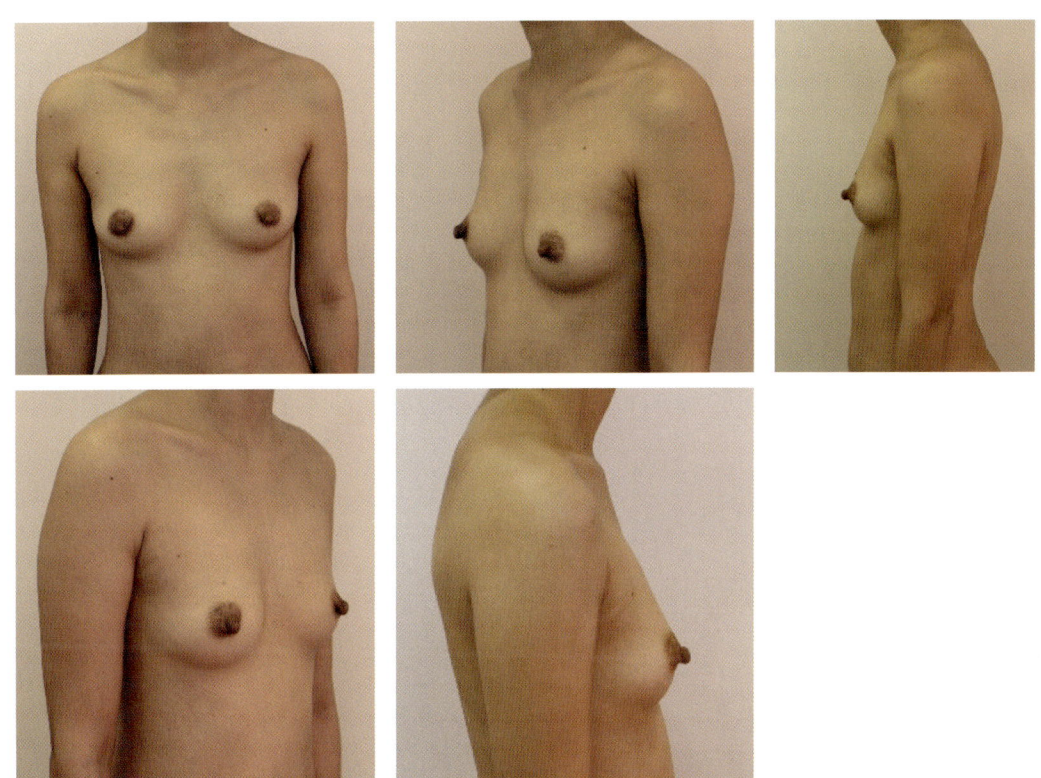

사진 1. 가슴 지방이식 전 사진 촬영

2) Mammography, breast ultrasound

수술 전 유방의 상태를 확인하기 위해 반드시 수술 전에 유방 촬영, 유방 초음파 검사를 시행한다. 수술 후에 생길 수 있는 부작용 fat necrosis, calcification, infection, cyst 등을 구별하기 위해서도 반드시 필요한 검사이다.

3) 혈액 검사(CBC, PT aPTT, blood chemistry)

4) 공여부의 선택과 디자인

환자의 상태에 따라 부작용 없이 충분한 양의 지방조직이 확보될 수 있는 곳을 지방 공여부로 선택한다. 동시에 체형 교정의 효과를 볼 수 있는 적절한 곳을 선택하는 것이 가장 좋다. 가장 흔하게 선택되는 공여부로는 뒷구리(러브핸들), 복부, 허벅지 등이다. 특히 뒷구리(러브핸들), 허벅지 바깥쪽 등은 마른 체형에서도 상당량의 지방을 확보하기 용이한 부위이므로 가장 먼저 고려해 볼 수 있는 곳이다.

5) 이식 부위 디자인

바로 서거나 앉은 상태에서 가슴의 모양을 관찰하고 지방을 주로 이식할 부위를 결정한다. 이 과정에서 환자와의 대화가 반드시 필요하다. 지나친 기대와 희망에 대한 현실적 조언 또한 필요하다. 지방이 주로 들어가야 할 부위를 결정하고 이식 캐뉼러가 들어갈 적절한 위치를 결정한다.

6) 수술 전 처지 및 draping

Drap은 지방 공여부와 가슴 전체를 포함하여 넓게 해주는 것이 좋다. 마취는 지방흡입과 동일하게 공여부에 튜메슨트 용액을 이용한 국소 마취와 수면 마취를 사용하는 경우가 많다.

(3) 수술

수술은 지방조직을 얻기 위한 지방흡입과 지방이식의 두 단계로 나누어진다.

1) Fat harvesting(지방채취)

지방채취의 과정은 지방흡입의 전 과정을 포함한다. 따라서 공여부에 따라 다른 지방흡입 파트를 참고하기 바란다. 이 장에서는 대표적인 공여부와 간단한 과정을 소개하고자 한다.

① Tumescent 준비

지방흡입 수술을 위한 튜메슨트 용액에 대해서는 다른 장에서 자세히 다루므로 참고하기 바란다. 필자의 경우에는 normal saline 1L에 2% lidocaine 20mL, 0.1% epinephrine 1ample(1mL) triamcinolone 10mg, sodium bicarbonate 15mL를 사용하고 있다.

② Incision

Incision은 수술의 효율성과 수술 후 흉터를 결정하는 중요한 요소이다. 예정된 incision site에 주사기로 block 후 11번 blade를 사용하여 3~4mm incision을 넣는다.

러브핸들과 허벅지 바깥쪽은 가장 흔하게 사용되는 공여부 중 하나이다. 러브핸들의 경우 꼬리뼈 부위에 3mm 정도 절개를 하게 되는 것이 일반적이다. 허벅지 바깥쪽을 공여부로 이용할 때에는 꼬리뼈 부위에서도 접근이 가능하고 엉덩이 아래 주름에 incision을 넣기도 한다.

③ Tumescent 용액 주입

튜메슨트 용액을 지방층 전 층에 골고루 충분히 투입한다. 먼저 천층에 충분히 튜메슨트 용액을 주입하고 나서 심층에 튜메슨트 용액을 골고루 흩어 뿌려 주듯이 넣는 방법을 사용한다. 이 방법은 주입하는 튜메슨트 용액의 양을 최소화할 수 있고 주된 출혈이 일어나는 전층에서 epinephrine으로 인한 혈관 수축 효과를 충분히 기대할 수 있으므로 출혈을 줄일 수 있는 장점이 있다.

④ Epinephrine의 vasoconstriction 효과를 기대하기 위해서 10분 정도 기다린다.

⑤ 지방채취

지방세포의 생착률을 높이기 위해 syringe를 사용하는 것이 더 좋다는 연구 결과도 있다. 하지만 수백cc 대용량의 지방이 필요한 골반, 엉덩이 이식의 경우 주사기를 사용하는 것은 시간적, 물리적 한계가 있다. 필자는 주사기를 사용하기보다는 지방흡입기계 suction기를 사용한다. 미리 소독된 흡입통을 기계에 연결하여 사용하며 평소보다는 흡입 강도를 낮춰서 세포의 파괴를 최소화하고 있다. 일반적으로 지방흡입 기계들은 1기압(76cmHg)의 압력을 흡입력으로 사용하고 있다. 하지만 지방이식을 위한 흡입의 경우 세포의 파괴를 최소화하기 위하여 그보다 낮은 0.5~0.6기압(38~45cmHg)을 사용하는 것이 좋다.

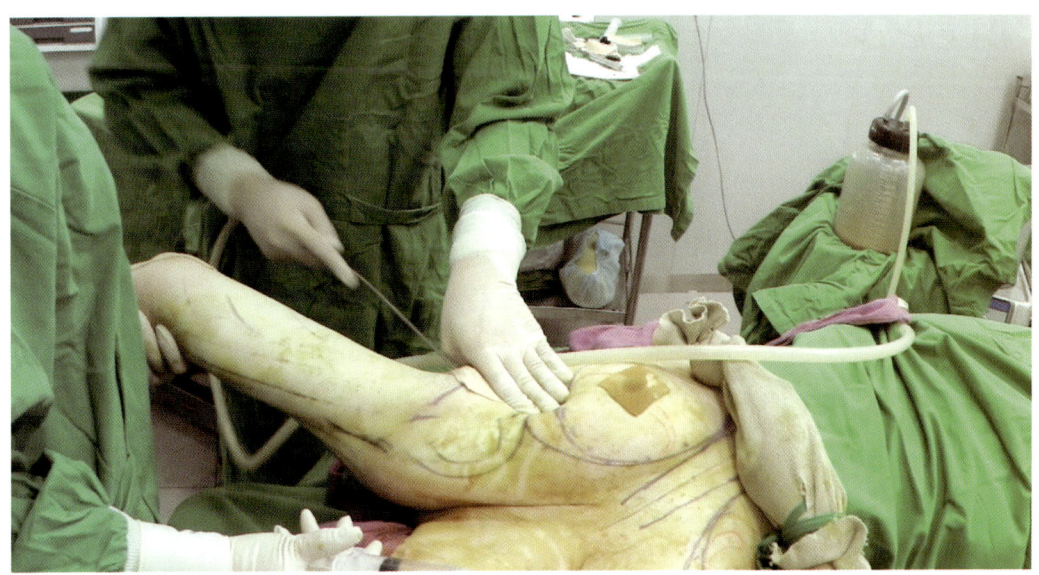

사진 2. Suction기를 활용한 지방조직의 채취

지방세포의 생착률을 높이기 위하여 채취 과정에서 fat lobule의 trauma를 줄이는 것이 매우 중요하다. 따라서 3.5~4mm 지름의 굵은 캐뉼러를 사용하고 power assisted liposuction, water assisted liposuction 등 장비의 사용은 되도록 피하는 것이 좋다. 가능하면 이식할 지방 양의 최소 1.5~2배 정도의 충분한 지방을 채취하는 것이 좋다.

⑥ 세척 및 지방의 선별

지방세포의 생착률을 높이고 세균 감염을 막기 위해서 최소한의 조작을 한다. 흡입 직후의 지방조직에는 Tumescent 용액, fibrotic tissue, blood 등이 섞여 있다. 지방조직에 fibrotic tissue가 남아 있으면 지방 주입 시 캐뉼러가 막히기 쉽고, 그로 인해 원하지 않게 한꺼번에 많은 양의 지방조직이 주입되기 쉽다. 이러한 고르지 못한 이식은 calcification, infection, oil cyst 등의 원인이 된다. 따라서 지방조직에 섞여 있는 fibrotic tissue는 되도록 제거해 주는 것이 좋다. 체에 거르는 방법 등이 있지만 지방조직의 손실율이 크고 조작 과정에서 감염과 세포 손상의 우려가 높다. 필자의 경우에는 몇 개의 캐뉼러를 손에 쥐고 지방조직이 들어 있는 통 안을 몇 번 휘저어 섬유조직들이 서로 엉겨서 달라붙게 하여 제거하고 있다. 그러한 간단한 방법만으로도 지방 주입에 영향을 주는 섬유조직의 제거가 충분히 이루어진다.

수분 동안 중력에 의해 튜메슨트 용액과 지방조직을 자연적으로 분리시킨 후 밑에 가라앉은 튜메슨트 용액을 배액한다. Normal saline이나 lactated Ringer solution으로 남아 있는 튜메슨트 용액과 혈액 등을 세척한다.

다양한 문헌들에서 지방세포의 분류 방법에 따라 부작용과 생착률이 어떻게 다른지 보고하고 있다. 최근의 연구들을 보면 지방조직에 특별한 조작을 거치지 않고 중력에 의해서 자연스럽게 선별하는 것이 가장 좋다는 보고가 많다.

Kang 등은 건강한 여성의 복부에서 지방세포를 추출하여 decantation(자연 침강, group A), centrifugation(group B), cotton pad(group C), cell-assisted lipotransfer(CAL, group D) 네 가지로 나누어 연구하였다. 추출한 지방을 누드 마우스에 이식 후 SVF(Stromal Vascular Fraction)의 기능과 지방조직의 생존율을 비교하였다. SVF의 숫자는 decantation group에서 cotton pad group에 비하여 유의하게 높았으며 모든 그룹에서 충분한 분화능을 보였다. 이식한 지방조직의 양은 decantation 그룹에서 다른 그룹에 비하여 유의하게 높았다. 섬유화나 지방 괴사 같은 부작용의 빈도는 차이가 없었다.

저자의 경우에도 그냥 지방조직을 수분간 세워서 중력에 의해 자연 분리시킨 후 이식하는 방법을 사용하고 있다. 다만 이러한 경우에는 깨진 지방(free oil)의 제거가 어렵기 centrifuge를 이용하여 지방조직을 선별하는 경우도 있다. 이때에도 압력으로 인한 세포 손상을 최소화하기 위하여 1000Rpm에 30초 정도로 최소화하고 있다.

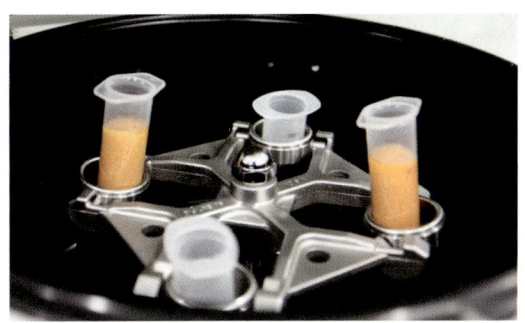

사진 3. Centrifuge를 이용한 지방세포의 선별

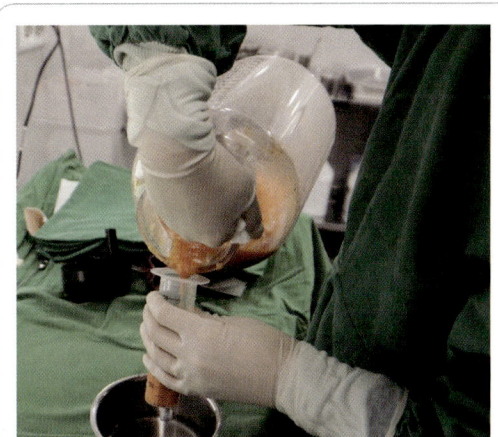

1. 흡입된 지방 나누어 담기

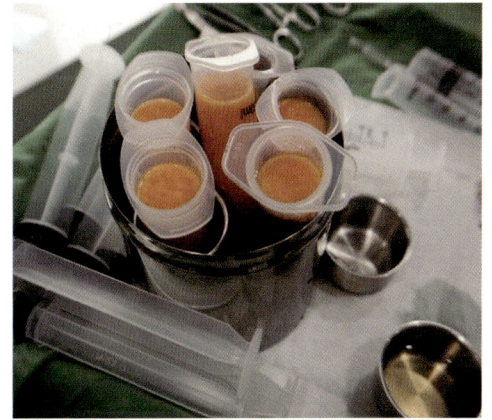

2. 중력을 이용한 지방조직의 선별(10분)

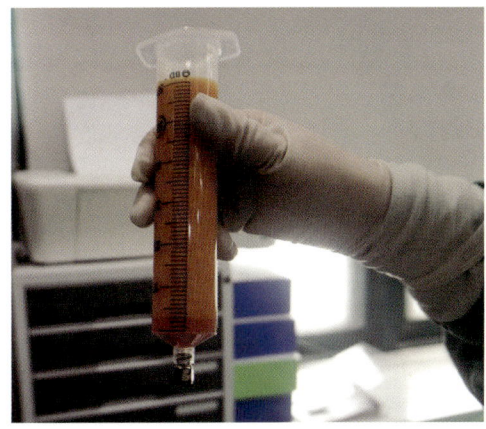

3. 중력에 의해 선별된 지방

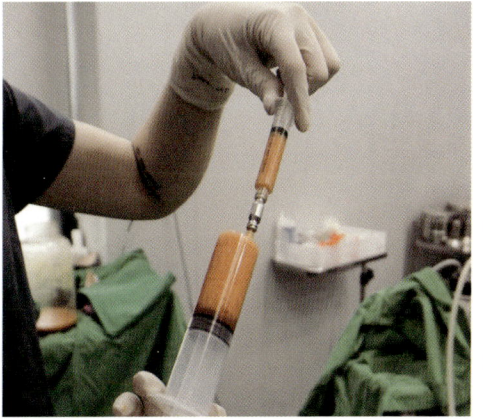

4. 5cc 시린지에 담기

사진 4. 중력을 활용한 지방세포의 선별 과정

2) Fat injection

지방의 생착률에 영향을 미치는 요소로는 지방의 채취 과정, 지방의 선별과 분리 과정, 과도한 지방이식, 지방이식 후 외부에서 주어지는 과도한 압력 등이 있다. 채취 과정에서의 세포 손상을 최소화하고, 지방의 선별과 분리 과정에서 infection 이나 손상이 최소화하도록 주의한다. 또한 지방이식 후 이식한 부위의 circulation에 장애를 주는 과도한 압력을 피하는 것도 중요하다. 하지만 이 모든 것들보다 더 중요한 것은 지방조직의 주입 방법이다.

가슴 지방이식을 위한 incision site는 시술자의 편의와 수술 후 흉터를 고려하여 선택한다. 가슴 밑선, 유륜 주위를 주로 이용한다. 먼저 지방주입을 위한 incision을 위하여 해당 부위에 부분 마취를 하고 11번 blade를 이용하여 2mm 정도의 최소한의 절개를 한다. 지방 주입을 위한 캐뉼러는 incision site에서 이식하고자 하는 유방조직까지 닿을 수 있는 충분한 길이와 지방조직이 원활하게 주입될 수 있는 충분한 내경을 확보해야 한다. 1.8~2mm 굵기, 15cm 정도의 길이면 충분하다.

큰 용량의 주사기를 사용하면 주입 시 힘이 너무 많이 들고 압력을 조절하기 힘들어서 조직을 골고루 이식하기 어렵다. 너무 작은 용량의 주사기를 사용하게 되면 수술 시간이 길어지는 단점이 있다. 필자는 지방조직을 5cc lock syringe에 담아, 길이 15cm 내경 2mm 캐뉼러를 사용하여 주입하고 있다. 지방 주입은 반드시 캐뉼러가 전진할 때가 아니라 캐뉼러를 빼면서 retrograde 하게 이루어져야 한다. 한 번의 경로에 1cc 정도 소량의 지방조직만이 이식되도록 한다. 생착률을 높이고 지방 괴사를 최소화할 수 있는 방법이다.

처음에는 지방을 조금씩 골고루 이식하는 것이 어려울 수 있다. 따라서 주사기에 지방조직을 넣고 조금씩 압력을 가하면서 뒤로 빼는 것을 미리 충분히 연습하는 것이 좋겠다.

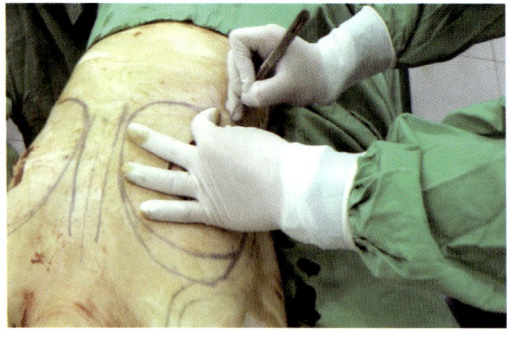 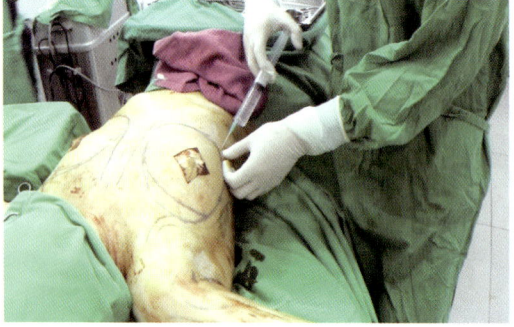

사진 5. 지방이식을 위한 가슴 밑선 incision

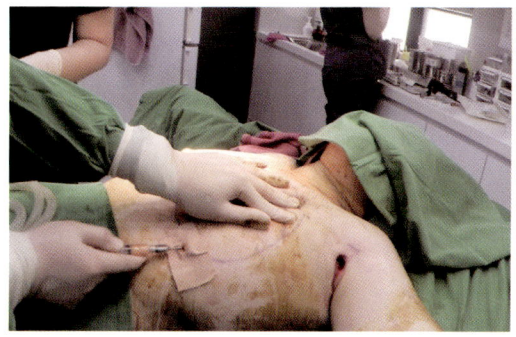
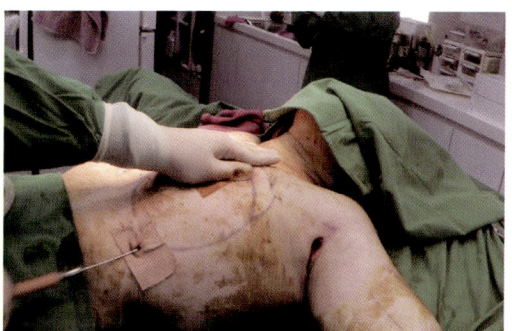
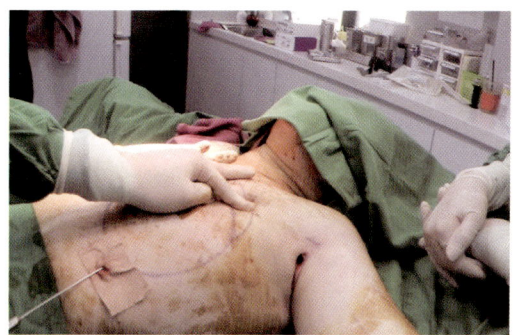

사진 6. 캐뉼러를 활용한 가슴의 지방이식

3) 지방이 이식되는 공간

① 유선조직과 대흉근 사이의 공간

만약에 cyst 등의 부작용이 발생한다고 해도 겉에서 만져지지 않기 때문에 부작용의 염려가 상대적으로 적어 다량의 지방을 이식하는 공간이다.

② 피하지방층

과도한 지방이식의 경우 cyst 등으로 인해 이물감이 생길 수 있으므로 매우 주의하여 골고루 이식한다. 보형물이 삽입된 가슴의 모양을 잡기 위하여 이식하는 경우 주된 이식 부위이다.

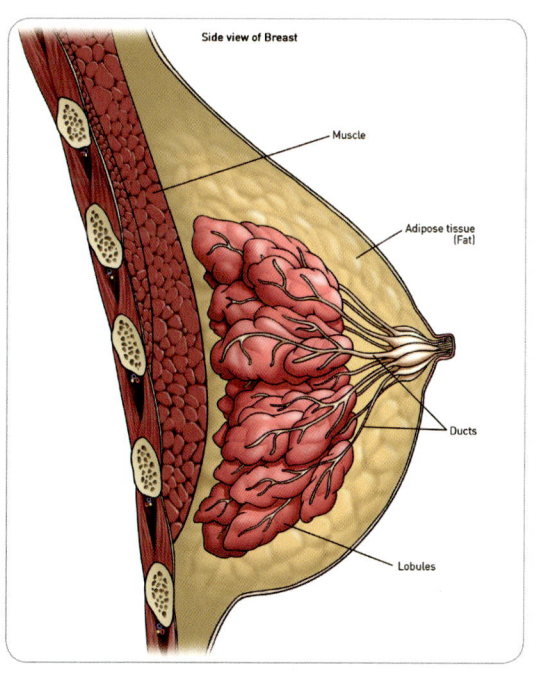

그림 2. 가슴 해부학(출처: www.stanfordchildrens.org)

③ 대흉근과 소흉근 사이

대흉근과 소흉근 사이의 공간에 지방을 넣는다. 가슴 밑선 주입부에서 늑골을 느끼면서 캐뉼러로 긁듯이 주입하면 된다. 이식 후 얼마나 많은 양이 생착하는지에 대해서 논란이 있다. 향후 더욱 연구되어야 할 주제이다.

④ 유선조직

유선조직으로 구성된 유방실질 사이에는 지방이식을 금하는 것이 원칙이다. 석회화나 cyst 등이 생기게 되는 경우 유방암으로 인한 석회화와 구별해야 하기 때문에 주의한다. Lindergren 등이 연구한 결과에 따르면 oil cyst는 많은 양의 지방 양을 이식할수록 더 많이 발생되는 것으로 보고 되었다. 하지만 유방 조영술 또는 유방 초음파의 결과에는 영향을 미치지 않았다. 최근의 발달된 진단 장비와 잘 훈련된 방사선과 전문의라면 가슴의 지방이식으로 인한 석회화와 oil cyst 등을 유방암의 병변과 충분히 구별할 수 있다는 것이 여러 연구자들의 결론이다.

저자의 경우에는 유선조직과 대흉근 사이 조직에 계획한 지방량의 60~80%를 이식하고 있다. 그 이후에 피하지방조직에는 매우 조심스럽게 골고루 나머지 지방조직을 이식하고 있다.

4) 수술의 마무리

지방채취 부위의 튜메슨트 용액을 최대한 배출시키고 suture후 드레싱한다. 압박 드레싱이나 압박복(garment)을 착용 할때 이식 부위에 과도한 압력이 가해지지 않도록 노력한다.

05 부작용 및 대처

(1) 지방 공여부

1) Irregularity

가슴 지방이식을 원하는 여성들의 경우 마른 체형을 갖고 있는 경우가 많기 때문에 무리한 지방채취는 반드시 문제를 일으킨다. 채취 부위의 선정에 있어서 신중을 기하고 지방채취 시 과도한 지방흡입 또는 천층 지방(superficial fat layer) 흡입을 피하는 것이 중요하다.

2) Seroma, hematoma

대용량 지방흡입 후에 더 빈번히 발생하고 혈관과 림프관에 최소한의 손상을 주는 술기가 필요하다. 수술 후 체내에 남아 있는 튜메슨트 용액을 충분히 배액한 후 garment이나 압박붕대 등으로 수술 부위를 균등하게 적절한 압력으로 압박한다. 이 과정은 수술 후 지혈과 남아 있는 용액의 배액을 위해 반드시 필요한 과정이다.

Hematoma는 수술 후에 점점 커지는 멍, 국소적인 열감과 부종, 통증 등을 동반하게 되는데 초기에는 cellulitis와 구별이 어렵다. Coagulation이 이루어지기 전 hematoma는 그 즉시 큰 직경의 시린지로 배액이 가능하다. 대부분의 hematoma는 일주일 후 액화된 상태에서 배액하게 되며 그동안 2차적인 감염 방지를 위해 예방적 항생제를 사용한다.

Seroma는 초기에는 부종과 함께 환자가 '뭔가 안에서 흘러 다닌다'는 느낌을 호소한다. 촉진상 말랑말랑한 액체의 느낌이 드는데 즉시 주사기를 이용하여 배액하면 노란색의 맑은 용액을 확인할 수 있다. 충분한 배액 후 압박붕대나 복대, 압박복 등을 이용하여 third space가 생기지 않도록 적절하게 압박한다. 다시 seroma가 생기지 않을 때까지 배액과 압박을 계속한다. 초기에 적절한 대응이 이루어지지 않는 경우 pain, warmness, redness 등을 동반하게 되는데 이는 2차적인 세균 감염의 징후이므로 적절한 항생제의 사용이 필요하다.

(2) 지방이식 부위

1) 비대칭

환자들의 가장 흔한 불만 사항이다. 수술 과정에서 발생한 부종이나 멍, 등에 의한 일시적인 비대칭이 흔하므로 2개월까지는 기다려 보는 것이 우선이다. 수개월 후에도 호전되지 않는 비대칭은 수술 전에 이미 존재하는 경우가 많다. 촬영한 사진으로는 판별하기 힘든 비대칭이 많기 때문에 디자인 시 환자와의 대화를 통해 인지시키는 것이 좋다. 또한 기존의 비대칭을 교정하기 위해 섬세한 디자인도 반드시 필요하다.

2) Fat necrosis, calcification, infection, cyst

Spear 등은 기존의 가슴 지방이식과 관련된 문헌을 정리하여 수술 후 부작용의 종류와 비율에 대하여 발표하였다. 낭종 형성의 유병율은 약 4.3%, 지방괴사는 6.2%로 나타났으며 주입 된 지방의 양이 증가할수록 유병율이 높아지는 결과를 보였다. 감염의 유병율은 매우 낮아서 0.85%로 나타났다. 그밖에 육아종 1명, seroma 1명, 기흉 2명이 보고되었다. 지방이식의 부작용을 최소화하기 위해서는 적당한 양의 지방을 소량씩 골고루 이식하는 것이 중요하다.

통증, 열감, 붉은기 등이 관찰된다면 fat necrosis 나 infection을 의심해야 한다. 의심된다면 바로 aspiration 또는 drainage하여 확인을 하고 Necrosis된 조직은 충분히 배액 및 세척한 후 항생제를 사용한다.

낭종(Oil cyst)은 크기에 따라 치료가 달라진다. 2cm 이하의 oil cyst는 저절로 흡수되는 경우가 많으므로 추적 관찰할 수 있다. 하지만 크기가 줄어들지 않는다면 배액 하여 제거하는 것이 좋다.

표 1. 가슴 지방이식 후 부작용

Author	Total Study Size (n)	Cyst Formation, n (%)	Fat Necrosis, n (%)	Infection, n (%)	Breast Cancer Recurrence, n (%)
Auclair[48]	197	2 (1)		0 (0)	
Bonomi[13]	31	1 (3)	2 (6)	1 (3)	1 (3)
Caviggioli[32]	72			0 (0)	
Choi[14]	123	0 (0)	0 (0)	0 (0)	
Cigna[15]	20		1 (5)		
de Blacam[33]	68	2 (3)	4 (6)	1 (1%)	
Gentile[46]	100	1 (1)			
Ho Quoc C, 2013	1000		31 (3.1)	8 (0.8)	
Ho Quoc[43]	19	0 (0)		0 (0)	
Hoppe[34]	28		1 (3.6)	1 (3.6)	
Khouri[25]	81		12 (14.8)	1 (1.2)	
Khouri[40]	476		90 (18.9)	7 (14.7)	0 (0)
Petit[24]	513		13 (2.5)	3 (0.6)	6 (10)
Perez-Cano[35]	67	10 (14.9)			0 (0)
Rietjens[25]	158		5 (3.2)		
Riggio[26]	60				2 (3)
Rigotti[53]	137				16 (12)
Seth[28]	69		1 (1.4)		

Author	Total Study Size (n)	Cyst Formation, n (%)	Fat Necrosis, n (%)	Infection, n (%)	Breast Cancer Recurrence, n (%)
Sinna[40]	200	5 (2.5)		2 (1)	
Vener[30]	76	19 (25)			

Blank denotes data not reported. Reported values may be rounded.

06 수술 후 관리

(1) 지방채취 부위

지방흡입에 준하여 관리하면 된다. 지방흡입 파트의 관리에서 자세한 내용을 알 수 있다.

(2) 지방이식 부위

강한 압력은 지방의 생착률을 낮춘다. 일상생활이나 취침 시 이식한 부위는 되도록 압력을 받지 않도록 주의한다.

07 가슴 보형물 수술과의 혼합

(1) 환자의 선택

1) 자연스러운 가슴을 갖고 싶은데 크기를 포기하지 못하는 경우
2) 유방의 실질조직, 지방조직의 양이 너무 적어서 보형물이 만져지거나 경계가 보일 수 있는 경우

3) 가슴 보형물 수술 후 보형물이 비춰 보이거나 경계, 부분적 결손이 관찰되는 경우
4) 보형물 수술 후 피부 탄력이 너무 떨어져서 피하지방층의 보충이 필요한 경우

(2) 수술의 순서

보형물과 지방이식 수술을 동시에 시행할 때에는 지방이식 수술 과정에서 보형물이 다치지 않게 수술을 계획하는 것이 가장 중요하다. 필자의 경우에는 다음과 같은 순서에 의하여 수술을 진행한다.

1) 지방흡입

2) 보형물 수술을 위한 소독

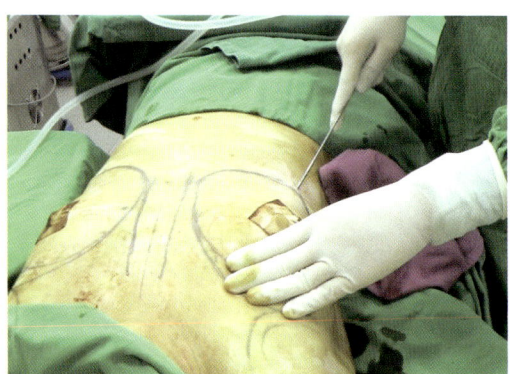

1. 보형물 방을 위한 튜메슨트 용액 주입

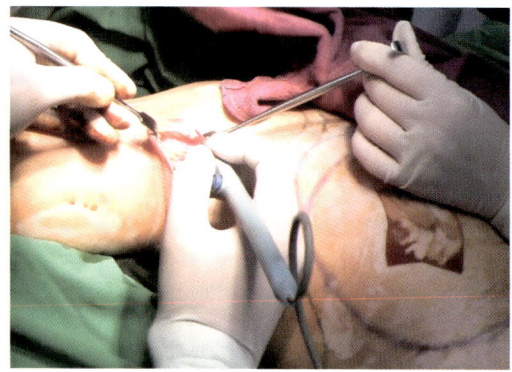

2. 보형물 삽입을 위한 겨드랑이 절개

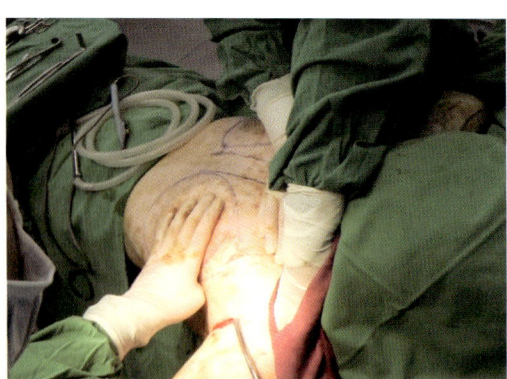

3. 스푼을 활용하여 가슴 보형물 방 만들기

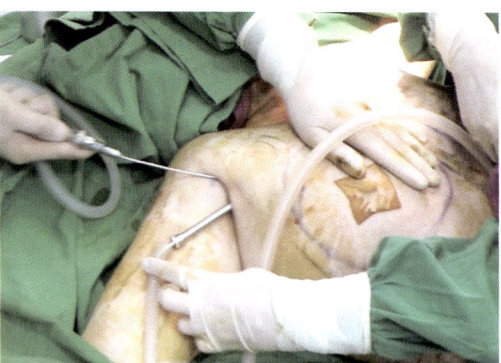

4. 보형물 방 세척

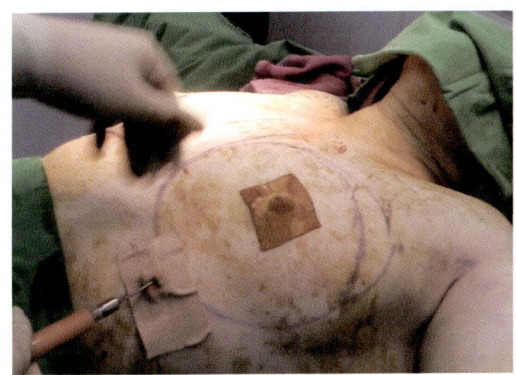

5. 가슴 지방이식　　　　　　　　　6. 보형물 삽입

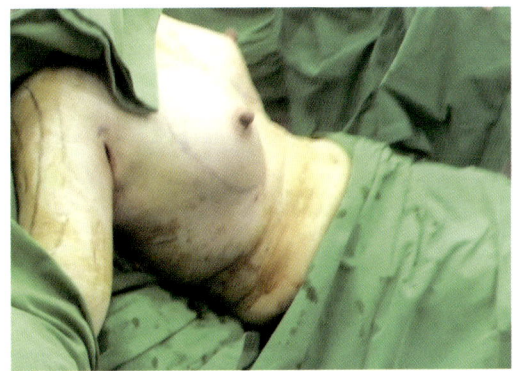

7. 앉은 상태에서 대칭 확인　　　　　8. 겨드랑이 절개 봉합

3) 보형물 삽입 공간 만들기

지방 이식 후 보형물 삽입을 위한 방을 만들려면 이식한 지방의 볼륨 효과와 부종 때문에 공간 확보에 어려움을 겪게 되므로 지방이식 전에 시행한다.

4) 가슴 지방이식

보형물 삽입 이후에 이식을 진행하게 되면 보형물이 손상받을 위험이 있기 때문에 보형물 삽입 전에 지방이식을 진행하는 것이 안전하다. 보형물 삽입은 충분한 지방이식 공간을 확보하기 위하여 대흉근과 소흉근 사이의 **submuscular layer**로 진행 하는 경우가 많다. 이때에는 대흉근과 유방실질 사이, 유방실질과 피하지방 사이의 2개 층에 지방이식을 진행할 수 있다. 만약에 대흉근위 유방 실질하로 보형물을 삽입할 때에는 피하지방층에만 지방을 이식할 수 있다.

5) 보형물 삽입 및 마무리

보형물을 삽입하고 비대칭을 확인한다. 이때 보형물의 경계가 관찰되는 경우 피하층에 조심스럽게 지방을 이식할 수 있다.

08 결론

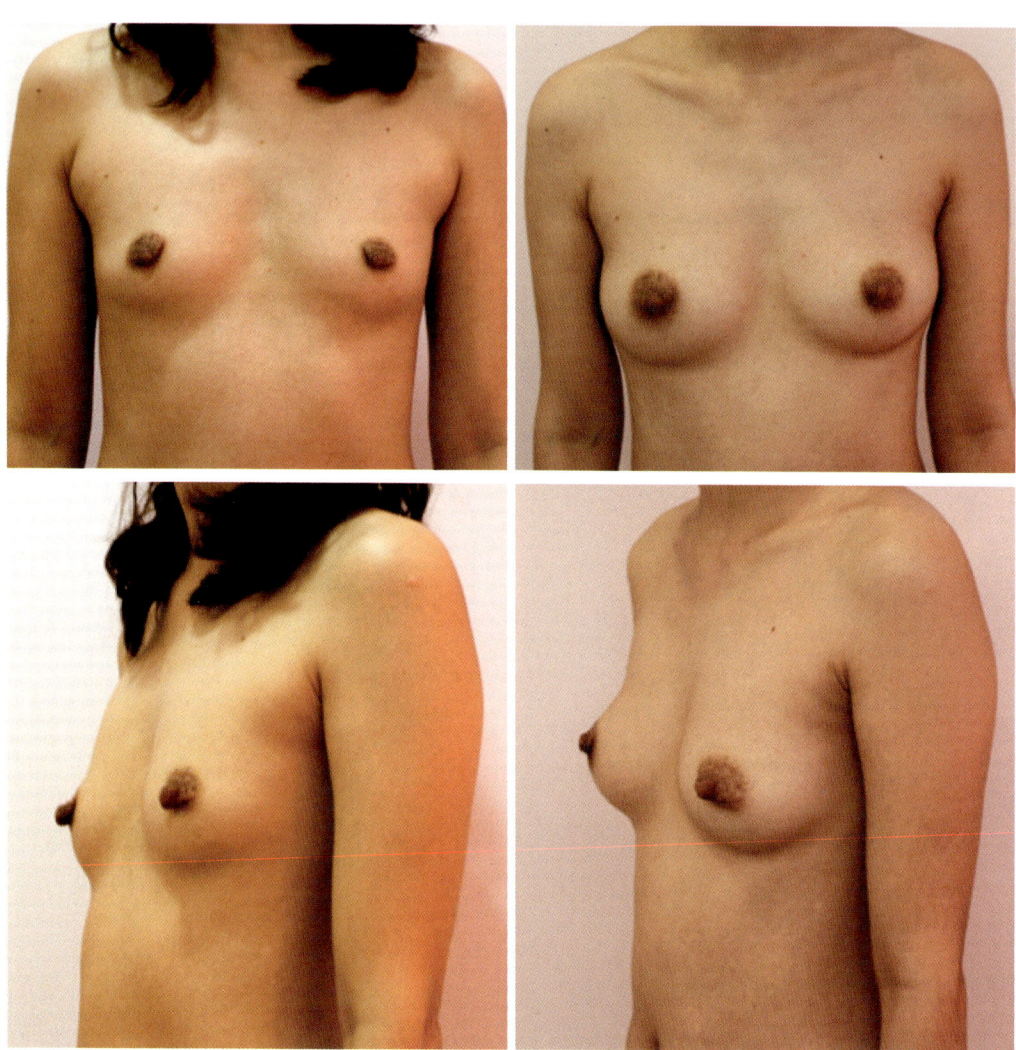

사진 7. 가슴 지방이식 전후

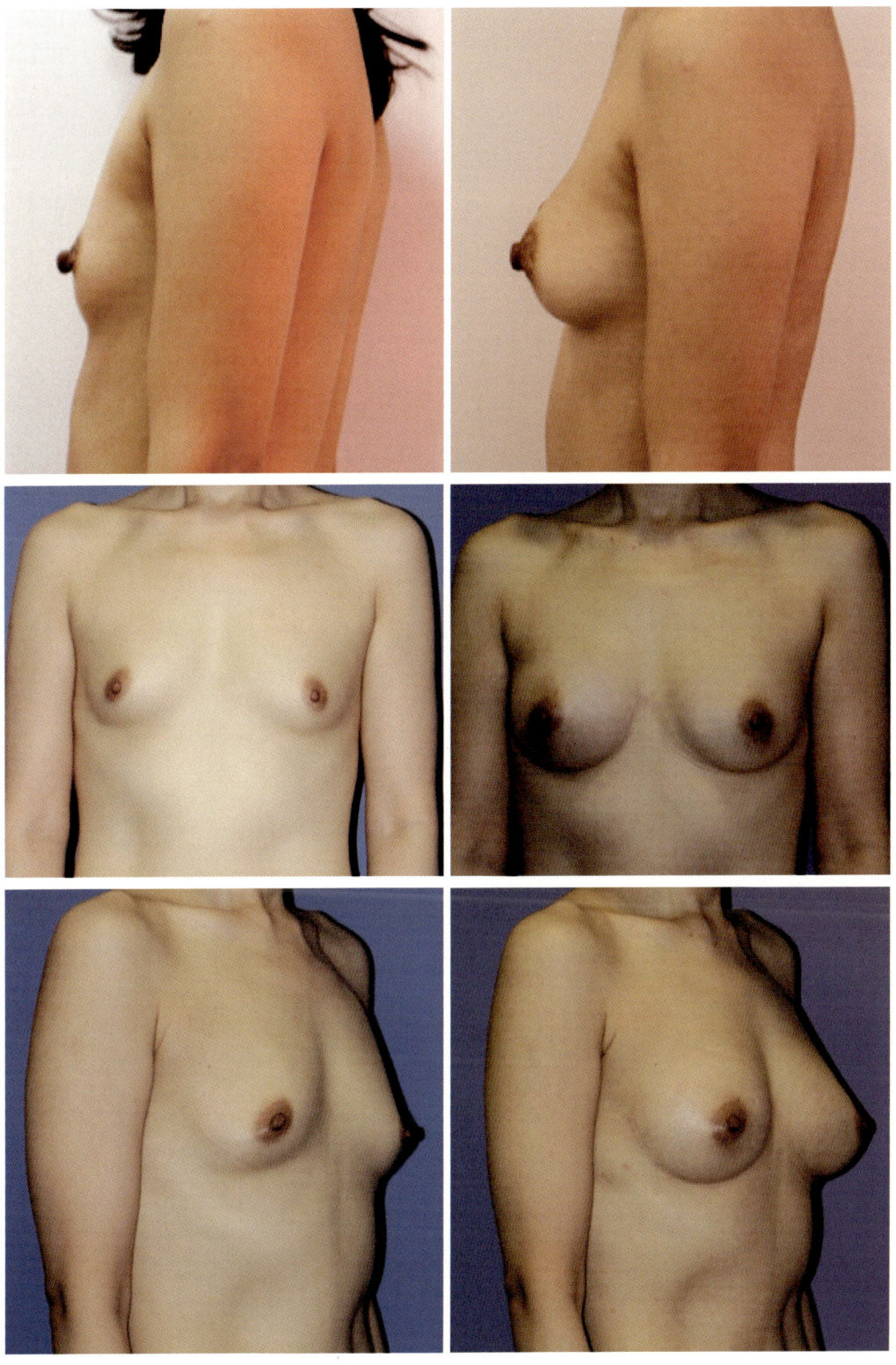

사진 8. 가슴지방이식 전후

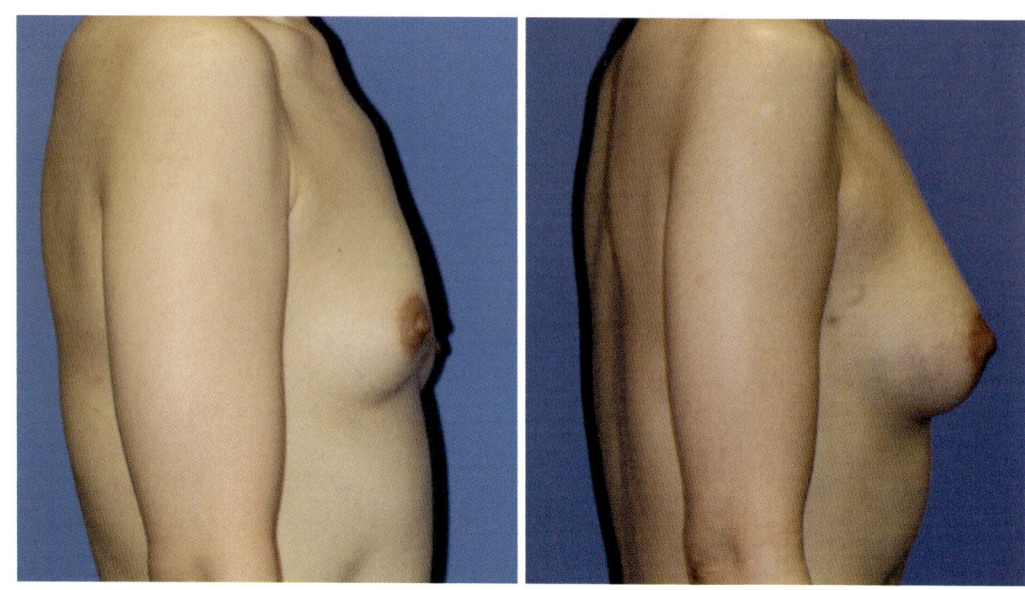

사진 9. 가슴 지방이식 전후

　가슴의 지방이식은 자신의 잉여 조직을 사용한다는 점, 촉감이나 모양에 있어서 자연스럽다는 점 등 다양한 장점을 갖고 있는 시술이다. 하지만 볼륨의 증가를 크게 하기에 한계가 있고 시술 과정에서 부작용을 야기할 수 있기 때문에 주의를 요해야 한다.
　가슴의 자가 지방이식, 안전하고 바르게 시행된다면 가슴 확장에 있어서 매우 효과적이고 현실적인 대안이 될 수 있을 것이다.

참고문헌

- Czerny V.: Plastischer Erzats de Brustdruse durch ein Lipom. Zentralbl Chir 1895; 27: pp. 72.
- Holländer E.: Die kosmetische Chirurgie (S.669-712, 45 Abb.). In Joseph M. (eds): Handbuch der kosmetik. Leipzig (Germany): Verlag van Veit, 1912. pp. 690-691.
- E.: Die freien transplantationen. Stuttgart (Germany): Ferdinand Enke, 1919. pp. 605.
- rnier P.F.: Reduction syringe liposculpturing. Dermatol Clin 1990; 8: pp. 539-551.
- Illouz Y.G.: Surgical remodeling of the silhouette by aspiration lipolysis or selective lipectomy. Aesthet Plast Surg 1985; 9: pp. 7-21.
- Sydney R. ColemanAlesia P. Saboeiro, Primary Breast Augmentation with Fat Grafting, Clinics in Plastic Surgery, 2015-07-01, Volume 42, Issue 3, Pages 301-306.
- Coleman S.R.: Facial recontouring with lipostructure. Clin Plast Surg 1997; 24: pp. 347-367.
- Coleman S.R., and Saboeiro A.P.: Fat grafting to the breast revisited: safety and efficacy. Plast Reconstr Surg 2007; 119: pp. 775-785.
- Rigotti G., Marchi A., Gali M., et al: Clinical treatment of radiotherapy tissue damage by lipoaspirate transplant: a healing process mediated by adipose-derived adult stem cells. Plast Reconstr Surg 2007; 119: pp. 1409-1422.
- Tomasz R. Kosowski, Gino RigottiRoger K. Khouri, Tissue-Engineered Autologous Breast Regeneration with Brava®-Assisted Fat Grafting, Clinics in Plastic Surgery, 2015-07-01, Volume 42, Issue 3, Pages 325-337.
- Review: Proposed Methods to Improve the Survival of Adipose Tissue in Autologous Fat Grafting. Landau MJ, Birnbaum ZE, Kurtz LG, Aronowitz JA.Plast Reconstr. 2018 Aug 3;6(8):e1870.
- Kang D[1], Fu S,Luan J. WhichFatProcessing Can Achieve Optimal Transplantation in Patients With InsufficientFatResource?Ann Plast Surg.Apr 22.
- Landau MJ, Birnbaum ZE, Kurtz LG, Aronowitz JA.Plast Reconstr. 2018 Aug 3;6(8):e1870.
- Lindegren A, Chantereau MW, Bygdeson M, Azavedo E, Schultz I.AutologousFatTransplantation to the ReconstructedBreastnot Hinder Assessment ofMammographyUltrasound: A Cohort Study.World J Surg.May;40(5):1104-11.
- Spear SL, Coles CN, Leung BK, Gitlin M,Parekh M, Macarios D. TheSafety, Effectiveness, andEfficiencyA utologousFatGraftingBreastSurgery. Plast Reconstr Surg Glob Open.Aug 8;4(8):e827.
- Gluteal Augmentation Techniques: A Comprehensive Literature Review.Oranges CM, Tremp M, di Summa PG, Haug M, Kalbermatten DF, Harder Y, Schaefer DJ.Aesthet Surg J. 2017 May 1;37(5):560-569.
- Kontoes, ParaskevasGounnaris, George. Complications of Fat Transfer for Breast Augmentation. Aesthetic Plastic Surgery Heidelberg2017): 1078-1082.
- Sarfati I,van la Parra RFD,Terem-Rapoport CA,Benyahi D,Nos C,Clough KB.A prospective randomized study comparingcentrifugationsedimentation forfatgrafting in breast reconstruction.J Plast Reconstr Aesthet Surg.Sep;70(9):1218-1228.
- Lin JY,Song P,Pu LLQ. Management ofafter AutologousforPlast Reconstr Surg.Nov;142(5):665e-673e.
- Kang D,Luan J.FatAfter AutologousFatTransfertoBreast: Comparison of Low-Speed Centrifugation with Sedimentation.Aesthetic Plast Surg.Dec;42(6):1457-1464.

II. 엉덩이와 골반의 지방이식

01 개요

여성 체형에 있어서 아름다움의 기준은 시대적·문화적 흐름에 따라 끊임없이 변화하고 있다. 근대 사회 이전까지는 풍만함에 대한 선호가 두드러졌다면 현대에 와서는 날씬하고 마른 체형에 대한 선호가 더 강해진 것으로 보인다. 하지만 최근 들어서는 너무 마른 체형보다는 적당히 볼륨감이 있는 체형을 더 선호하는 경향이 두드러지고 있다.

여성의 체형에서 볼륨감이 중요한 기준이 되는 부위는 가슴과 엉덩이, 골반이라고 할 수 있다. 가슴, 엉덩이, 골반의 볼륨에 대한 동경은 그 뿌리가 매우 깊다. 고대부터 인류는 공동체나 국가의 국력을 향상시키기 위하여 인구를 증가시키는 것에 큰 목표를 두었다. 출산과 육아의 중요한 지표로 생각되어 온 가슴과 골반, 엉덩이는 사회적·본능적 목적에 의해 매력적인 여성의 기준이 되어 온 것으로 보인다.

02 엉덩이와 골반의 해부학적 특징

(1) 엉덩이와 골반의 해부학

1) 미학적 관점에서의 엉덩이와 골반의 구성 요소들

미학적 관점에서 표면의 해부학적 구성 요소들은 [그림 1]과 같다. 대칭적이고 튀어나오지 않은 허리, 천골 부위 삼각형 모양의 꺼진 부위, 적당한 볼륨이 있는 대칭적인 엉덩이, 살짝 떨어졌다가 다시 붙는 다이아몬드 모양을 형성하고 있는 양 허벅지 공간, 대칭적인 허벅지, 이러한 요소들은 개인적 취향이나 문화적 차이를 넘어서 아름다운 골반과 엉덩이의 주요한 조건들이다.

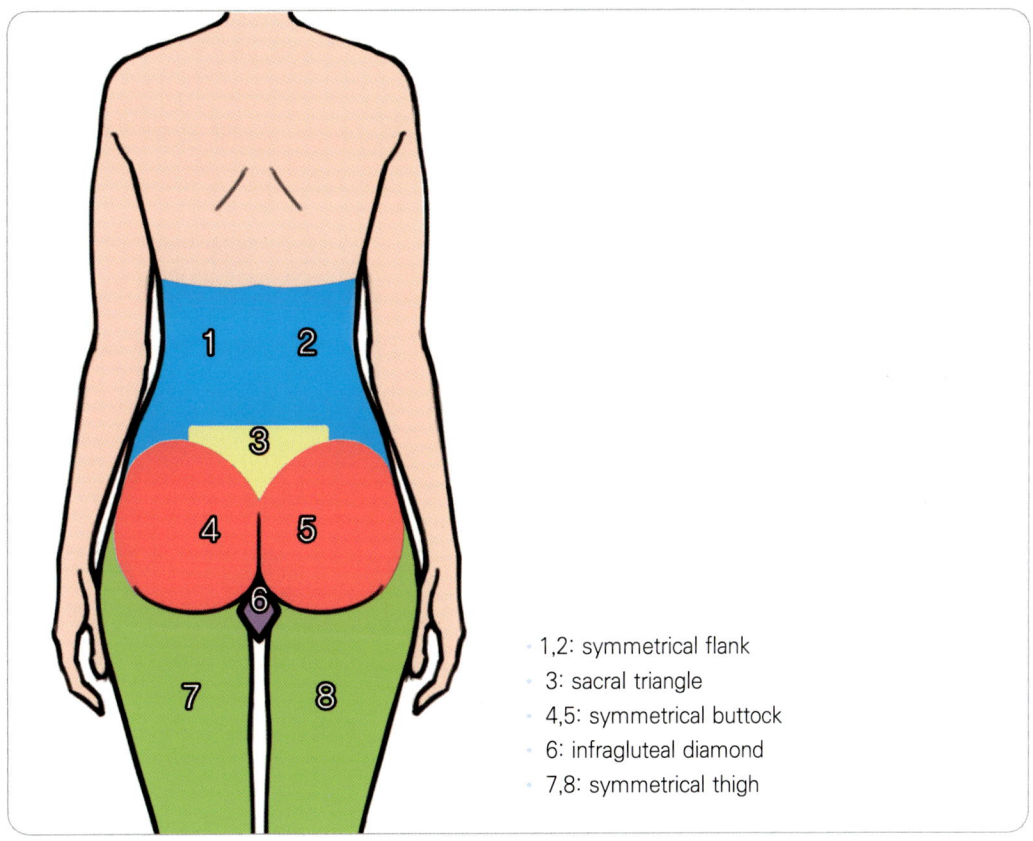

- 1,2: symmetrical flank
- 3: sacral triangle
- 4,5: symmetrical buttock
- 6: infragluteal diamond
- 7,8: symmetrical thigh

그림 1. 표면의 골반과 엉덩이를 구성하는 구성 단위들

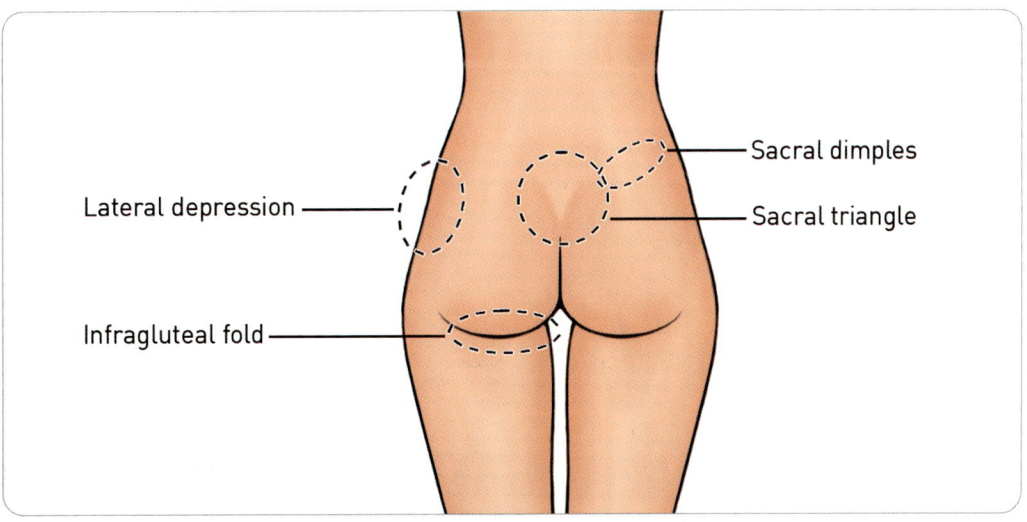

그림 2. 미학적 골반 엉덩이 해부학에서의 주요 구조

1. Sacral dimple: Posterior-superioriliac spines(PSIS)이 위치하는 부위에 피부가 살짝 들어가 보이는 부위로서 엉덩이의 위쪽 경계선에 해당한다.

2. Sacral triangle: 꼬리뼈 주름으로부터 sacral dimple을 향해 형성된 삼각형 모양의 꺼진 부위

3. Infragluteal folds: Gluteal crease를 이루는 엉덩이와 허벅지의 하방 경계이다. 엉덩이를 지탱하는 GSS(Gluteal Suspension System)의 가장 중요한 구조물은 ischial bursa에서 시작되어 엉덩이 하방의 진피층에 고정되어 있는 ligamentous connective tissue이다. Raul Gonzalez 등은 엉덩이의 처짐을 gluteal crease의 모양과 길이에 따라 degree 0에서 degree 5까지 분류하였는데 엉덩이의 처짐 현상은 체중의 증가와 나이에 밀접한 관련이 있었으며 가장 큰 변수는 체중의 감소라고 보았다.

4. Lateral depression: 대퇴골의 greater trochanter에 허벅지와 엉덩이를 이루는 여러 근육들(gluteus medius, vastus lateralis, quadratus femoris, gluteus maximus)이 붙으면서 형성된 함몰이다. 나이가 들거나 살이 빠지면서 더 부각되는 함몰로서 골반, 엉덩이 지방이식에 있어서 주요 목표가 된다.

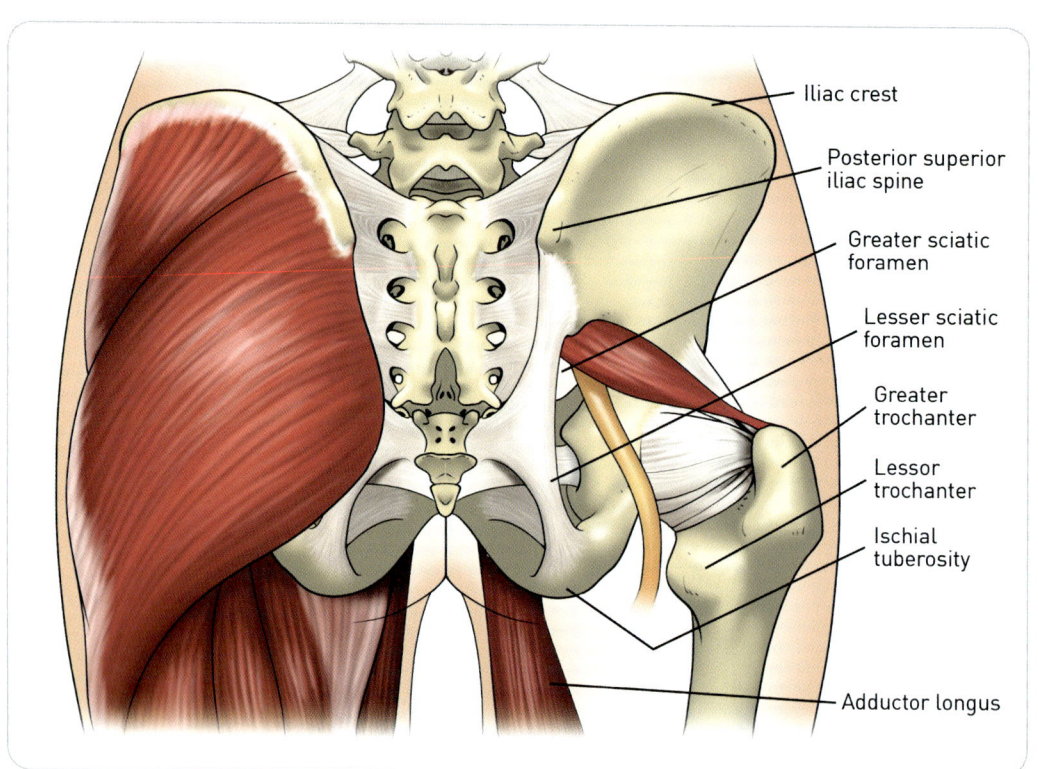

그림 3. 골반과 엉덩이의 해부학(출처: https://musculoskeletalkey.com)

2) Waist hip ratio(waist circumference at smallest point/ hip circumference at largest point)

허리에서 가장 짧은 둘레의 길이를 엉덩이의 가장 큰 둘레의 길이로 나눈 값이다. 비만과 건강의 측면에서 WHR(허리·엉덩이둘레 비)의 중요성은 많이 연구되고 있다. 대부분의 문화권, 인종에서 공통적으로 낮은 WHR, 즉 가는 허리와 풍만한 엉덩이가 선호되고 있는 것을 알 수 있다. 하지만 시대적, 인종적, 문화적으로 미묘한 차이를 보여 주는 연구들이 있다.

WHR를 바라보는 문화적 다양성에 대한 재미있는 연구가 있다. 현대 문명과 완전하게 고립되어 유지되어온 한 원시 부족을 대상으로 한 연구이다. Profile WHR(옆으로 선 상태에서 엉덩이가 나온 정도를 비교)을 기준으로 했을 때 이 원시 부족의 남성들은 미국 남성들보다 더 낮은 수준의 profile WHR을 보였고, frontal WHR(정면에서 본 모습으로 허리가 가늘고 골반이 발달한 정도를 비교)에서는 더 높은 frontal WHR을 선호하는 것으로 나타났다. 즉 이 원시 부족의 남성들은 현대 문명의 남성들에 비해서 정면이나 뒤에서 본 허리 라인보다 엉덩이의 볼륨감을 더 중요하게 생각한다는 연구 결과를 나타냈다.

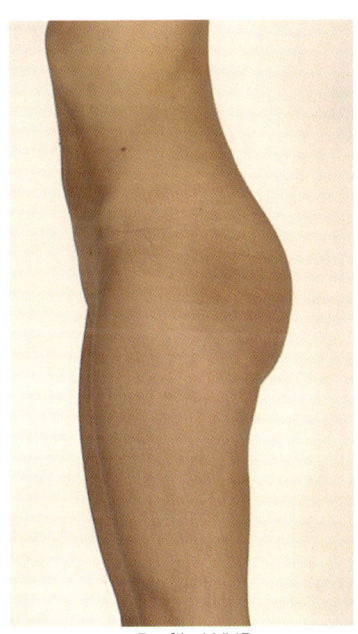
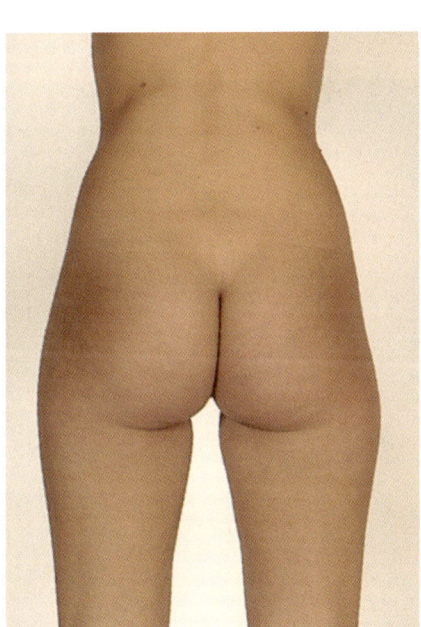

Profile WHR   Frontal WHR

사진 1. Profile WHR과 frontal WHR

03 엉덩이, 골반을 위한 다양한 시술

(1) 보형물(implats)

보형물을 사용하여 처진 엉덩이를 올리고 볼륨감을 더하는 방법은 가장 대중적인 수술 중 하나이다. Gluteus maximus의 아래 또는 근육 중간에 보형물을 넣는 방법이다. Gluteus maximus가 자리 잡고 있는 뒤쪽 엉덩이를 올리고 볼륨을 더하는 데에는 좋은 방법이지만 lateral gluteal depression을 개선할 수 없는 한계를 갖고 있다. 아시아 여성의 경우 엉덩이의 볼륨을 선호하기보다는 골반 양옆의 꺼짐을 교정하고 싶어하는 경우가 많기 때문에 적응의 한계가 있다.

부작용으로 seroma, capsular contracture, implant migration, woundhealingcomplications, thinning of native tissues, infection, 보형물로 인한 이물감, 흉터, 통증 등이 있다.

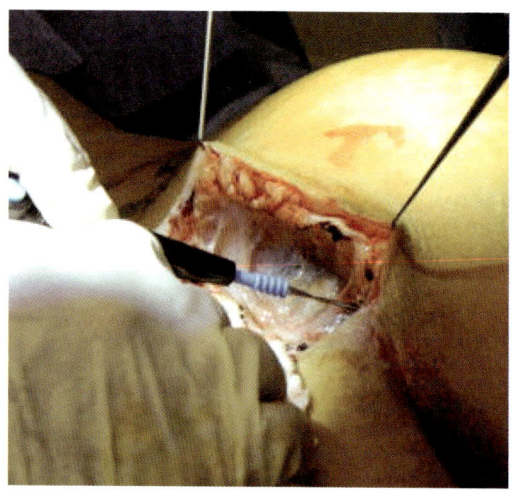 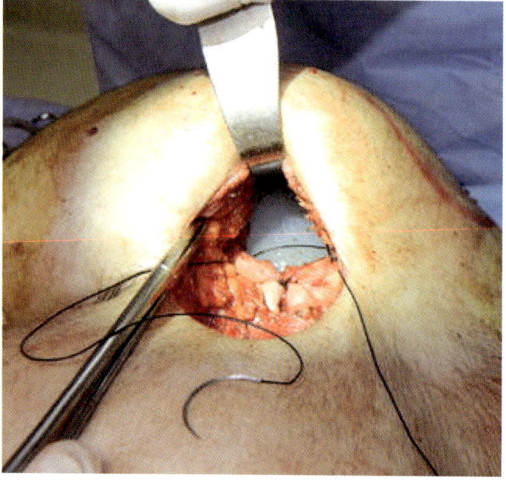

사진 2. 엉덩이의 보형물 수술 과정

(2) 엉덩이, 허벅지 지방흡입

크고 늘어져 보이는 엉덩이 아래쪽의 지방을 흡입하거나 양옆의 불룩한 허벅지(승마살)를 흡입하여 볼륨을 줄이면 처진 엉덩이가 올라붙는 느낌과 함께 다리도 더 길어 보이는 효과를 보인다. 하지만 과도한 엉덩이의 지방흡입은 오히려 처짐 현상을 야기할 수 있다. 또한 엉덩이의 바로 아랫부분, 허벅지 근위 후방부의 지방을 뺄 때도 너무 많이 흡입하지 않도록 주의해야 한다.

정상적인 엉덩이에는 GSS(Gluteal Suspension System)라는 구조물이 있다. 이것은 엉덩이와 허벅지의 하방 경계를 이루는 gluteal crease를 이루는 구조물이다. 무거운 둔부의 지방을 지탱하기 위해서 단단한 ligamentous connective tissue로 이루어져 있고 ischial bursa에서 시작되어 엉덩이 하방의 진피층에 고정되어 있다. 엉덩이의 처짐 현상은 체중의 증가와 나이에 밀접한 관련이 있었으며 가장 큰 변수는 체중의 감소였다. 따라서 과도한 지방흡입은 엉덩이의 처짐 현상을 동반할 수밖에 없다. 그런 위험을 감수하고 엉덩이의 볼륨감을 줄인다면 gluteal crease의 GSS에 영향을 미치지 않는 둔부의 측부(lateral side)에 집중하는 것이 필요하다. 그리고 허벅지 후방부를 흡입할 때에도 gluteal crease의 바로 아래쪽의 지방은 남겨 두는 것이 필요하다.

(3) Filler

필러는 매우 간단하면서도 효과적인 시술이다. 다만 다량의 필러를 엉덩이, 골반에 주입하는 것에 대해서 허가받은 필러가 아직 없어서 시술에 한계를 갖는다. 또한 많은 양의 필러가 필요하기 때문에 재료비 또한 부담이 되는 것이 사실이다. 부분적인 파임 교정, 흉터의 교정을 위해서 사용하는 경우가 많다.

(4) Excisional procedures(lifts)

과도한 체중 감량, 매우 극단적인 엉덩이의 처짐 현상 등에서 가장 효과적이고 근본적인 시술이다. 동양인에서 흉터로 인하여 적용에 한계가 있다.

(5) 지방이식

지방이식은 엉덩이의 볼륨과 모양을 잡는 시술로서 가장 먼저 고려해 볼 수 있는 좋은 방법이다. 물론 지방이식도 fat necrosis, infection, abscess formation, contour irregularities, sciatic nerve injury, fat embolism, thromboembolism 같은 심각한 부작용의 가능성을 배제할 수 없다.

하지만 원칙을 지켜 주의 깊게 시술한다면 이러한 심각한 부작용은 다른 시술에 비해 흔하지 않다.

근육이 붙는 자리이므로 보형물을 사용할 수 없는 lateral depression을 개선할 수 있고 몸의 불필요한 지방을 사용함으로써 동시에 체형 교정을 도모할 수 있다는 점이 가장 큰 장점으로 볼 수 있다. 너무 마른 체형의 경우 지방조직을 구하기 힘들다는 점, 한꺼번에 많은 양의 지방이식에는 주의가 필요하므로 재시술이 필요하다는 한계점을 갖고 있다.

04 지방이식 테크닉

(1) 환자 선택

엉덩이, 골반 지방이식의 적절한 indication을 찾는 것이 수술의 첫걸음이다. 엉덩이와 골반의 지방이식을 통한 볼륨 증대로 전체적 허리라인의 미학적 개선을 도모할 수 있는 환자라면 모두 적응 대상이 된다. 또한 비교적 많은 양의 지방조직을 필요로 하므로 너무 마른 체형이거나 공여부에서 지방을 흡입하고나서 요철이나 함몰이 예상되는 환자는 배제되어야 한다.

지방의 공여부로는 지방을 채취할 수 있는 어떤 부위도 가능하다. 허리라인(love handle), 허벅지 승마살 부위(saddle-bags), 엉덩이 아래 banana roll 등이 골반, 엉덩이 지방이식의 공여부로 가장 선호된다. 이들 부위의 경우 지방의 양이 상대적으로 충분하고 동시에 허리와 골반까지 연결되는 라인의 교정 효과가 있으므로 공여부로서 가장 먼저 고려해 볼 수 있다.

(2) 수술의 준비

1) 수술 전 사진 촬영

수술 전후 사진 촬영은 시술 효과의 평가와 부작용에 대한 판단에 있어서 가장 확실한 정보를 제공하므로 매우 중요하다. 전후 같은 각도와 조명하에서 촬영해야 한다. 사진 촬영은 정면, 좌우 측면, 후면 그리고 전방 좌우 45°, 후방 좌우 45° 총 8장의 사진을 찍는다.

2) 혈액 검사(CBC, PT aPTT, blood chemistry)

3) 디자인

수술의 시작이자 수술의 절반이라고 해도 과언이 아니다. 직립 상태로 디자인하는 것을 원칙으로 한다. 그 상태에서 지방조직을 채취할 부위와 이식할 부위를 결정하고 계획한다. 디자인 시 고려하여야 할 요소로는 피부 탄력, 지방과 근육의 분포, 뼈의 구조와 모양, lateral trochanteric region에 생긴 lateral depression의 정도, 엉덩이의 처짐 정도, 엉덩이의 돌출 등이다.

Pinch test를 통해 피하지방의 두께를 판단하며 디자인한다. 환자가 현재 어떤 타입의 체형을 갖고 있는지를 고려하고 고려해야 할 요소들과 제한점에 유의하며 디자인한다. 환자와의 심도 깊은 대화를 통해 현실적인 목표를 설정한다.

골반, 엉덩이 이식의 경우 허리라인을 잡는 것이 주된 목표이기 때문에 허리라인(love handle), 허벅지 승마살 부위(saddle-bags), 엉덩이 아래 banana roll 등을 공여부로 결정하는 것이 효과적이다.

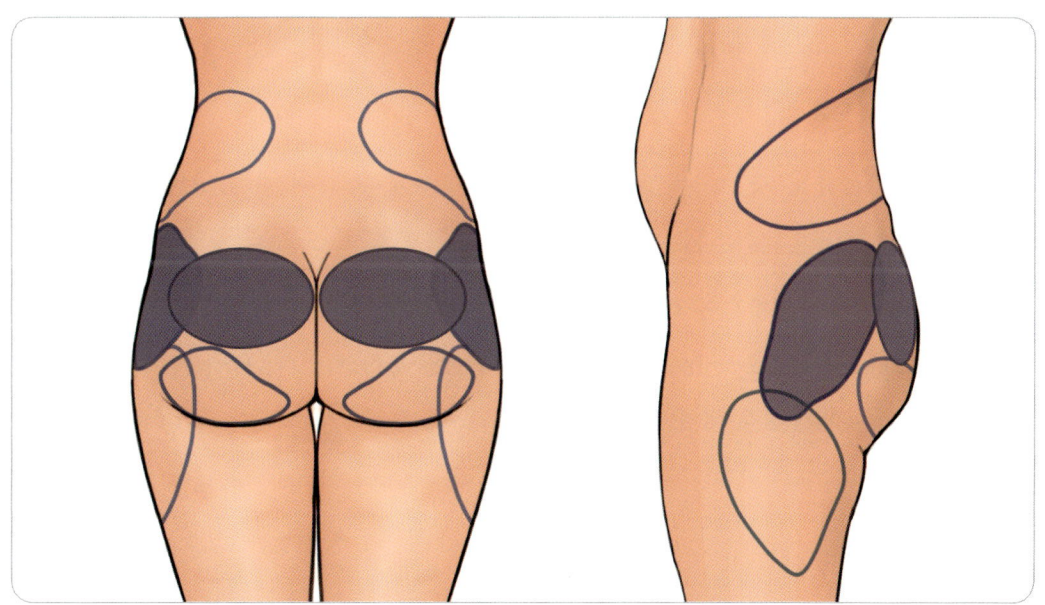

그림 4. 골반 지방이식의 디자인
파란색 선은 공여부로 선택 가능한 지점. 파란색 색칠된 부위는 지방이식을 고려해야 할 부위

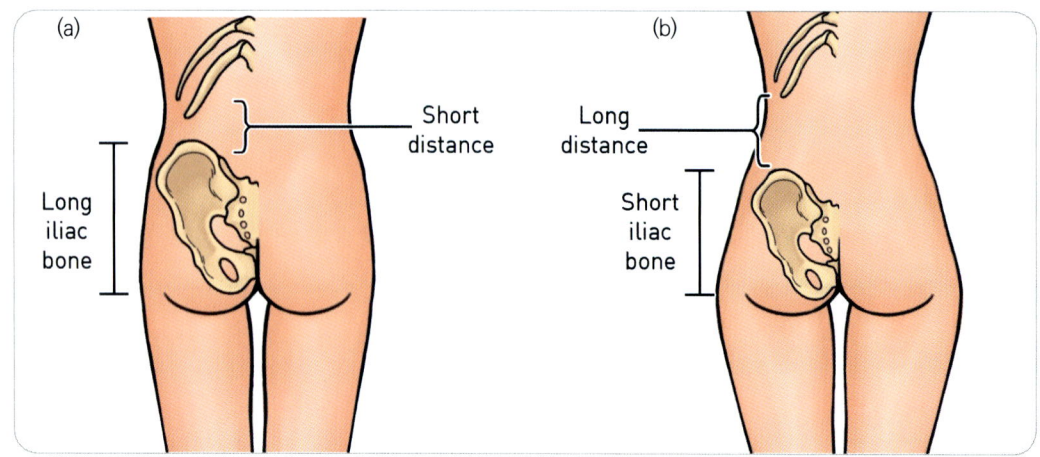

그림 5. 허리와 골반의 2가지 형태

(a) 긴 장골과 짧은 허리를 갖고 있는 타입이다. 러브핸들의 지방이 많은 경우가 대부분이고 큰 장골로 인해 골반이 빈약해 보이므로 적극적인 허리라인 지방흡입과 대용량의 골반 지방이식이 필요하다.

(b) 짧은 장골과 긴 허리를 갖고 있는 타입이다. 살이 많이 빠지지 않으면 허리 라인의 모양이 대체적으로 유지되고 낮은 waist hip ratio를 갖고 있어서 대용량의 골반 이식이 필요한 경우가 드물다.

(3) 수술 전 처치 및 draping

저자의 병원에서는 지방흡입 수술의 마취로 propofol과 ketamin을 사용하고 있다. 그에 대한 전처치로 glycopyrrolate(모비놀) 0.1mg(50kg 성인 기준)을 iv하고 있다. Drap은 지방공여부와 이식 부위를 포함하여 넓게 해 주는 것이 좋다.

(4) 수술

수술은 지방조직을 얻기 위한 지방흡입과 지방이식의 2가지 단계로 나누어진다.

1) Fat harvest(지방채취)

① Tumescent 준비

지방흡입 수술을 위한 튜메슨트 용액에 대해서는 다른 장에서 자세히 다루었다. 일반적으로 normal saline 1L에 2% lidocaine 20mL, 0.1% epinephrine 1ample(1mL) triamcinolone 10mg, sodium bicarbonate 15mL를 사용하고 있다.

② Incision

Incision은 수술의 효율성과 수술 후 흉터를 결정하는 중요한 요소이다. 같은 incision으로 흡입과 이식이 동시에 이루어질 수 있으면 흉터의 수를 줄일 수 있으므로 신중하게 결정하여야 한다. 예정된 incision site에 주사기로 block 후 11번 blade를 사용하여 3~4mm incision을 넣는다.

러브핸들은 가장 흔하게 사용되는 공여부 중 하나이다. 러브핸들의 경우 꼬리뼈 주름에 3mm 정도 절개를 하게 되는 것이 일반적이다. 이 절개부를 통해 지방흡입과 이식이 전부 이루어질 수 있다. 허벅지 바깥쪽을 공여부로 이용할 때에는 엉덩이 아래주름에 3mm 정도의 incision을 넣는다.

③ Tumescent 용액 주입

튜메슨트 용액을 지방층 전층에 골고루 충분히 투입한다. 저자는 먼저 천층에 충분히 튜메슨트 용액을 주입하고 나서 심층에 튜메슨트 용액을 골고루 흩어 뿌려 주듯이 넣는 방법을 사용한다. 이 방법은 주입하는 튜메슨트 용액의 양을 최소화할 수 있고 주된 출혈이 일어나는 천층에서 충분한 혈관 수축 효과를 기대할 수 있으므로 출혈을 줄일 수 있는 장점이 있다.

④ Epinephrine의 vasoconstriction 효과를 기대하기 위해서 10분 정도 기다린다.

⑤ 지방채취

지방세포의 생착률을 높이기 위해 syringe를 사용한 suction이 더 효과적이라는 연구 결과도 있다. 하지만 수백 cc 대용량의 지방이 필요한 골반, 엉덩이 이식의 경우 주사기를 사용하는 것은 시간적·물리적 한계가 있다. 필자는 주사기를 사용하기보다는 흡입 기계를 사용한다. 미리 소독된 흡입통을 기계에 연결하여 사용하며 평소보다는 흡입 강도를 낮춰서 세포의 파괴를 최소화하고 있다. 대부분 지방흡입 기계들은 1기압(76cmHg)의 압력을 흡입력으로 사용하고 있다. 하지만 지방이식을 위한 흡입의 경우 세포의 파괴를 최소화하기 위하여 그보다 낮은 0.5~0.6기압(38~45cmHg)을 사용하는 것이 좋다.

채취 과정에서 fat lobule의 trauma를 줄이는 것은 생착률과 매우 높은 상관성이 있다. 따라서 3.5~4mm 지름의 굵은 캐뉼러를 사용하고 power assisted liposuction, water assisted liposuction 등 장비의 사용은 되도록 피하는 것이 좋다.

지방채취량은 꺼진 부위와 정도에 따라 달라진다. 일반적으로 심한 lateral depression의 경우 한쪽 골반에 100~200cc 정도의 지방을 주입하는데 채취량은 예상 주입량의 1.5~2배 정도를 목표로 하는 것이 좋다.

⑥ 세척 및 지방의 선별

지방세포의 생착률을 높이고 세균 감염을 막기 위해서 최소한의 조작을 한다. 흡입 직후의 지방조직에는 tumescent 용액, fibrotic tissue, blood 등이 섞여 있다. 지방조직에 fibrotic tissue가 남아 있으면 지방 주입 시 캐뉼러가 막히기 쉽고, 원하지 않게 한꺼번에 많은 양의 지방조직이 주입되기 쉽다. 이러한 고르지 못한 이식은 calcification, infection, oil cyst 등의 원인이 된다. 따라서 지방조직에 섞여 있는 fibrotic tissue는 되도록 제거해 주는 것이 좋다. 체에 거르는 방법 등이 있지만 지방조직의 손실이 크고 조작 과정에서 감염과 세포 손상의 우려가 높다. 필자의 경우에는 몇 개의 캐뉼러를 손에 쥐고 지방조직이 들어 있는 통 안을 몇 번 휘저어 섬유조직들이 서로 엉겨서 달라붙게 하여 제거하고 있다. 그러한 간단한 방법만으로도 지방 주입에 영향을 주는 섬유조직의 제거가 충분히 이루어질 수 있다.

수분 동안 세워 두고 중력에 의해 튜메슨트 용액과 지방조직을 자연적으로 분리시킨 후 밑에 가라앉은 튜메슨트 용액을 배액한다. Normal saline이나 lactated Ringer solution으로 남아 있는 튜메슨트 용액과 혈액을 세척한다.

다양한 문헌들에서 지방세포의 분류 방법에 따라 부작용과 생착률이 어떻게 다른지 보고하고 있다. 최근의 연구들을 보면 지방조직에 특별한 조작을 거치지 않고 중력에 의해서 자연스럽게 선별하는 것이 가장 좋다는 보고가 대부분이다.

Kang 등은 건강한 여성의 복부에서 지방세포를 추출하여 decantation(자연 침강, group A), centrifugation(group B), cotton pad(group C), cell-assisted lipotransfer(CAL, group D) 4가지로 나누어 연구하였다. 추출한 지방을 누드 마우스에 이식 후 SVF(Stromal Vascular Fraction)의 기능과 지

방조직의 생존율을 비교하였다. SVF의 숫자는 decantationgroup에서 cotton pad group에 비하여 유의하게 높았으며 모든 그룹에서 충분한 분화능을 보였다. 이식한 지방조직의 생존은 decantation 그룹에서 다른 그룹에 비하여 유의하게 높았다. 섬유화나 지방괴사 같은 부작용의 빈도는 차이가 없었다.

저자의 경우에도 지방조직을 수분간 세워서 중력에 의해 자연분리시킨 후 이식하는 방법을 사용하고 있다. 다만 이러한 경우에는 깨진 지방(free oil)의 제거가 어렵고 시간이 많이 소요되므로 centrifuge를 이용하여 지방조직을 선별하는 경우도 있다. 이때에도 세포 손상을 최소화하기 위하여 1000Rpm에 30초 정도로 최소화하고 있다.

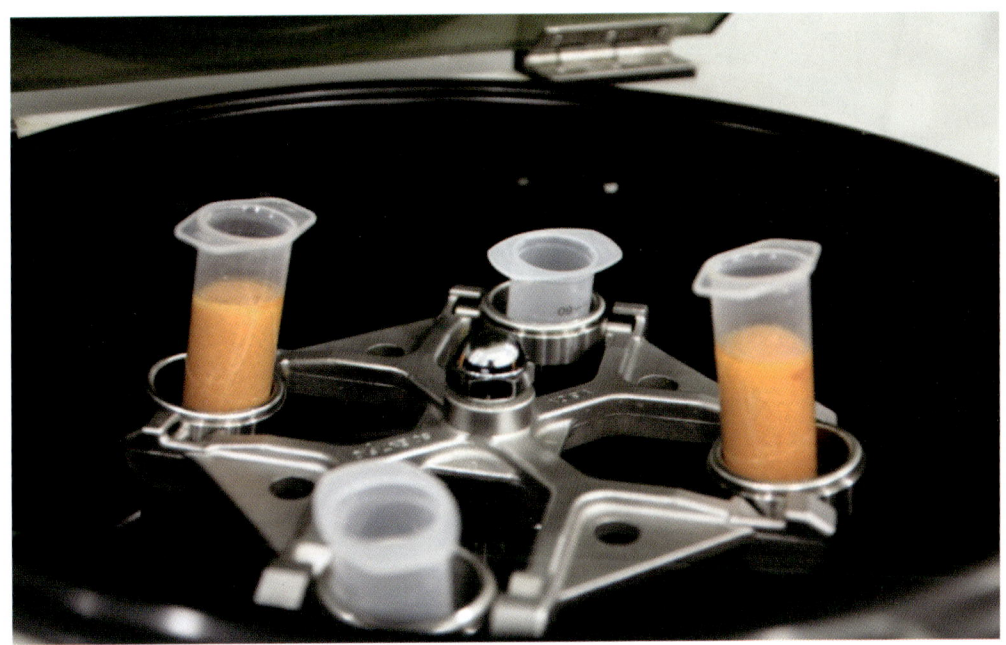

사진 3. 원심 분리를 이용한 지방세포의 선별

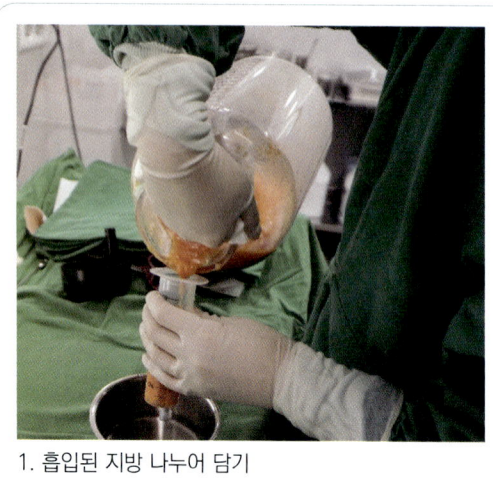
1. 흡입된 지방 나누어 담기

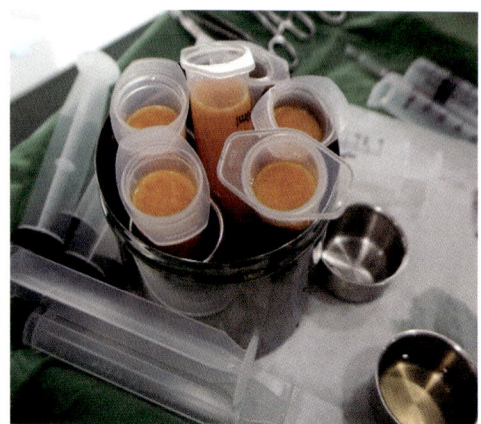
2. 중력을 이용한 지방조직의 선별(10분)

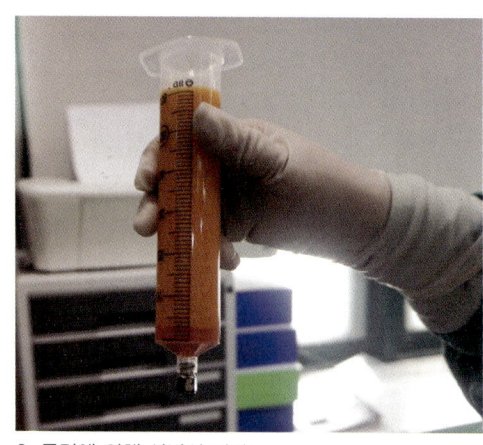
3. 중력에 의해 선별된 지방

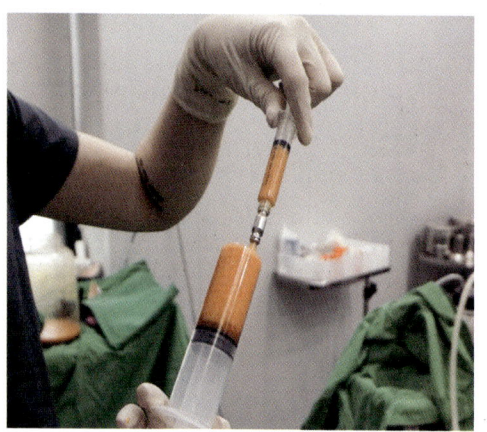
4. 5cc 시린지에 담기

사진 4. 중력을 활용한 지방세포의 선별 과정

2) Fat injection

지방의 생착률에 영향을 미치는 요소로는 지방의 채취 과정, 지방의 선별과 분리 과정, 과도한 지방이식, 지방이식 후 외부에서 주어지는 과도한 압력 등이 있다.

채취 과정에서의 세포 손상을 최소화하고, 지방의 선별과 분리 과정에서 infection이나 손상이 최소화하도록 주의한다. 또한 지방이식 후 이식한 부위의 circulation에 장애를 주는 압력이 주어져서는 안 된다. 하지만 이 모든 것보다 더 중요한 것은 주입 방법이다.

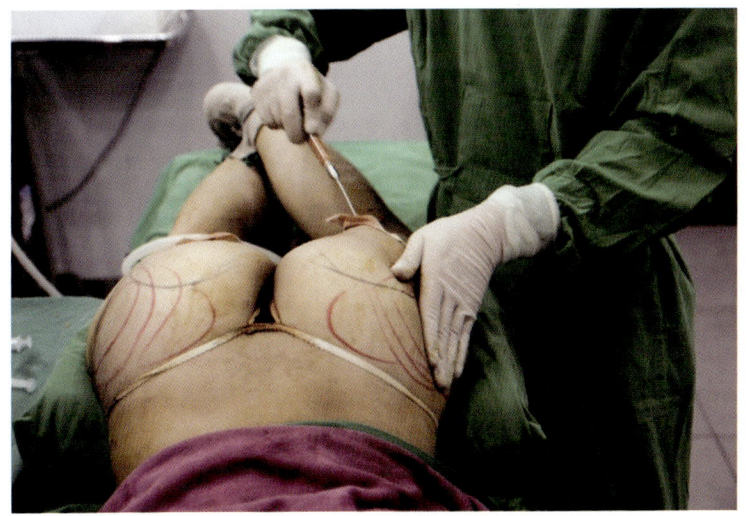

사진 5. 주사기와 캐뉼러를 이용하여 골반에 지방을 이식하고 있다.

필자는 지방조직을 5cc syringe에 담아 길이 20cm, 내경 2mm 캐뉼러를 사용하여 주입하고 있다. 지방 주입은 반드시 캐뉼러가 전진할 때가 아니라 캐뉼러를 빼면서(retrograde) 이루어져야 한다. 한 번 경로에 1cc 정도 소량의 지방조직만이 이식되도록 한다. 생착률을 높이고 지방 괴사를 최소화할 수 있는 방법이다.

깊은 층에서부터 들어가서 얕은 층의 지방으로 들어가는 순서로 주입하며 최대한 같은 길로 가지 않도록 골고루 주입한다. 너무 깊은 층의 근육에 주입하는 것은 혈관 내 주입으로 이어질 수 있으므로 주의해야 한다.

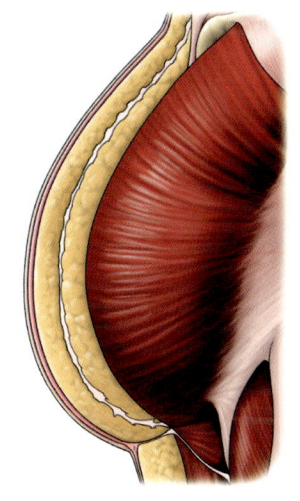

그림 6. 엉덩이의 지방조직 구조

주입 층은 superficial muscular layer, muscle fascial layer, deep subcutaneous layer, superficial subcutaneoustissue layer로 이루어진 골반과 엉덩이 전층에 골고루 넣는 것을 원칙으로 한다.

특히 엉덩이의 안쪽 1/3 지점은 굵은 gluteal vessel들로 인하여 fat embolism의 위험성이 높은 부위이므로 근육층에 주입하는 것을 피해야 한다. 과도한 교정은 피하는 것이 좋다. 과도한 지방 주입은 주입 부위 압력을 높여서 지방의 생착률을 낮추고 fat necrosis를 야기하여 calcification, infection, cyst 등의 원인이 된다. 따라서 한번에 많은 양의 이식보다 2~3개월 후 추가 시술을 계획하는 것이 좋다. 당연히 신선한 지방조직을 사용하는 것이 좋겠지만 냉동지방의 사용도 가능하다.

정상적으로 주입된 지방세포의 생착률은 일반적으로 30~50% 정도로 알려져 있다. 따라서 200cc의 지방을 이식한다면 70~100cc 정도가 생착한다고 예상하면 된다.

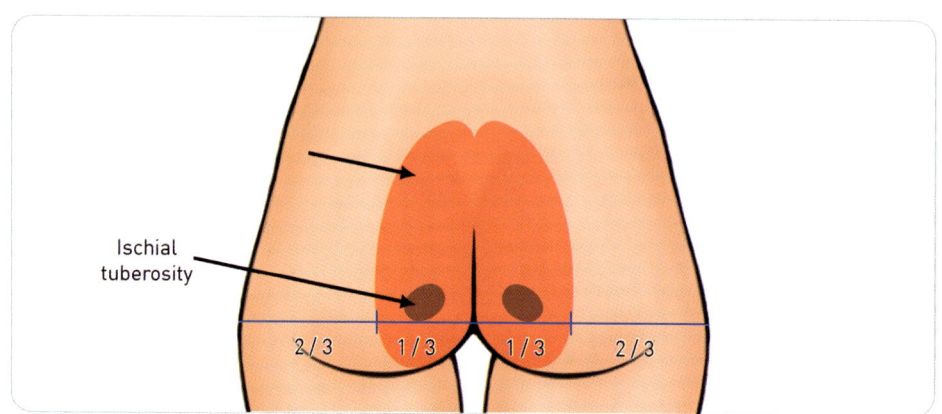

그림 7. 깊은 근육층의 주입을 반드시 피해야 하는 위험 부위

(5) 수술의 마무리

지방채취 부위의 튜메슨트 용액을 최대한 배출시키고 suture 후 드레싱한다. 압박 드레싱이나 압박복(garment)을 착용할 때 이식 부위에 과도한 압력이 가해지지 않도록 노력한다.

05 부작용 및 대처

(1) 지방 공여부

1) Irregularity

골반 지방이식을 원하는 여성들의 경우 마른 체형을 갖고 있는 경우가 많기 때문에 무리한 지방채취는 반드시 문제를 일으킨다. 채취 부위의 선정에 있어서 신중을 기하고 지방채취 시 과도한 지방흡입 또는 천층 지방흡입을 피하는 것이 중요하다.

2) Seroma, hematoma

비교적 흔하게 나타나는 합병증이다. 대용량 지방흡입 후에 더 빈번히 발생하고 혈관과 림프관에 최소한의 손상을 주는 수술이 반드시 필요하다. 수술 후 체내에 남아 있는 튜메슨트 용액을 충분히 배액 후 garment이나 압박붕대 등으로 수술 부위를 균등하게 적절한 압력으로 압박한다. 이 과정은 수술 후 지혈과 남아 있는 용액의 배액을 위해 반드시 필요한 과정이다.

Hematoma는 수술 후에 점점 커지는 멍, 국소적인 열감과 부종, 통증 등을 동반하게 되는데 초기에는 cellulitis와 구별이 어렵다. Coagulation이 이루어지기 전 hematoma는 그 즉시 큰 직경의 시린지로 배액이 가능하다. 대부분의 hematoma는 1주일 후 액화된 상태에서 배액하게 되며 그동안 2차적인 감염 방지를 위해 예방적 항생제를 사용한다.

Seroma는 초기에는 부종과 함께 환자가 '뭔가 안에서 흘러 다닌다'는 느낌을 호소한다. 촉진상 말랑말랑한 액체의 느낌이 드는데 즉시 주사기를 이용하여 배액하면 노란색의 맑은 용액을 확인할 수 있다. 충분한 배액 후 압박붕대나 복대, 압박복 등을 이용하여 third space가 생기지 않도록 적절하게 압박한다. 다시 seroma가 생기지 않을 때까지 배액과 압박을 계속한다. 초기에 적절한 대응이 이루어지지 않는 경우 pain, warmness, redness 등을 동반하게 되는데, 이는 2차적인 세균 감염의 징후이므로 적절한 항생제의 사용이 필요하다.

(2) 지방이식 부위

1) 비대칭

환자들의 가장 흔한 불만 사항이다. 수술 과정에서 발생한 부종이나 멍, 등에 의한 일시적인 비대칭이 흔하므로 2개월 이상 기다려 보는 것이 우선이다. 수개월 후에도 호전되지 않는 비대칭은 수술 전에 이미 존재하는 경우가 많다. 촬영한 사진으로는 판별하기 힘든 비대칭이 많기 때문에 디자인 시 환자와의 대화를 통해 인지시키는 것이 좋다. 또한 기존의 비대칭을 교정하기 위해 섬세한 디자인도 반드시 필요하다.

2) Fat necrosis, calcification, infection, cyst

너무 많은 양의 지방을 이식하지 않고, 전 층에 골고루 지방을 이식하는 것이 중요하다. 통증, 열감, 붉은기 등 infection이 의심되는 징후가 발견되면 바로 aspiration 또는 drainage 하여 확인 하는것이 좋다. Necrosis된 조직은 배액한 후 충분한 항생제를 사용한다.

Oil cyst는 크기에 따라 치료가 달라진다. 2cm 이하의 oil cyst는 저절로 흡수되는 경우가 많으므로 추적 관찰할 수 있다. 하지만 크기가 줄어들지 않는다면 배액하여 제거하는 것이 좋다.

06 수술 후 관리

(1) 지방채취 부위

지방흡입에 준하여 관리한다. 지방흡입 파트의 관리를 참고하도록 한다.

(2) 지방이식 부위

강한 압력은 지방의 생착률을 낮춘다. 일상생활이나 취침 시 이식한 부위는 되도록 압력을 받지 않도록 주의한다.

07 결론

허리에서 골반, 엉덩이, 허벅지까지 내려오는 라인은 여성의 아름다움을 가장 잘 나타내는 부위이다. 하지만 단순 다이어트만으로는 개선에 한계가 있기 때문에 다양한 요구가 많은 부위이기도 하다.

꺼진 골반과 엉덩이의 교정을 위해서 여러 가지 방법이 사용되고 있다. 그중에서 지방이식은 불필요한 지방을 흡입하여 동시에 체형 교정을 해 줄 수 있다는 장점과 함께 수술 후 부작용과 불편감을 고려해 보았을 때 가장 우선 생각해 볼 수 있는 방법이다. 보형물을 사용할 수 없는 옆 골반의 파임(lateral gluteal depression)의 경우 지방이식은 현실적으로 가장 효과적인 방법이다. 골반과 엉덩이에 대한 정확한 해부학적 지식을 토대로 바르게 지방이식 수술이 시행된다면 안전하면서도 만족스러운 결과를 가져올 것이다.

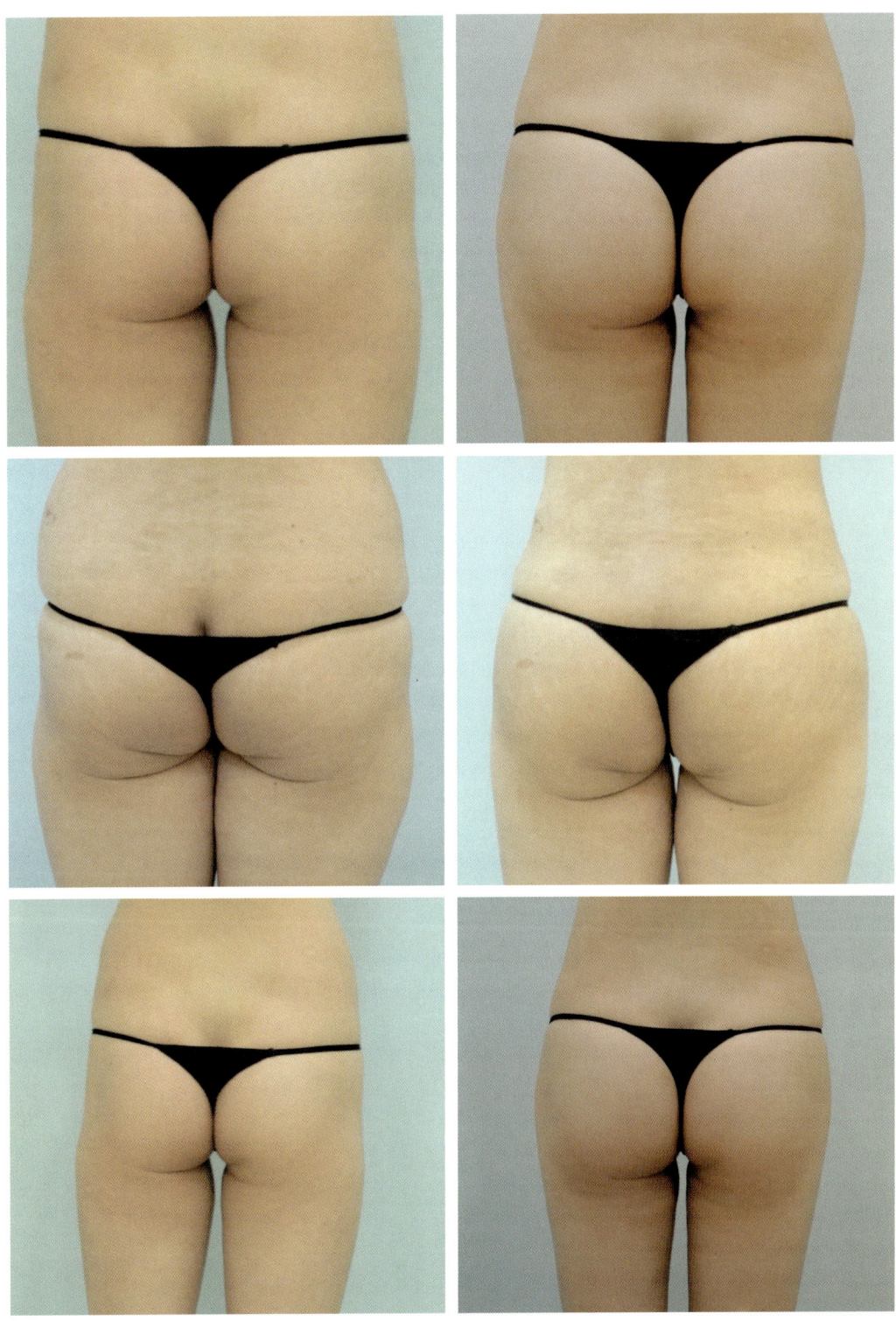

사진 6. 골반, 엉덩이 지방이식 전후

참고문헌

- Clinical Anatomy in Aesthetic Gluteal Contouring. Centeno RF, Sood A, Young VL. Clin Plast Surg. 2018 Apr;45(2):145-157.
- Gluteal Ligamentous Anatomy and Its Implication in Safe Buttock Augmentation. Ghavami A, Villanueva NL, Amirlak B.PlastReconstr Surg. 2018 Aug;142(2):363-371.
- Men's preferences for women's profile waist-to-hip ratio in two societies Frank MarloweT, CorenApicella, Dorian Reed. Department of Anthropology, Harvard University, II Divinity Ave, Cambridge, MA 02138, USA Initial receipt 2 December 2003; final revision received 27 January 2005.
- Buttock Augmentation with Implants and Fat Grafting: A Comparative Study. Paul N. Chugay, MD, Nikolas V. Chugay, DO The American Journal of Cosmetic Surgery, vol. 29, 3: pp. 180-186.
- Etiology, definition, and classification of gluteal ptosis..Gonzalez R. Aesthetic Plast Surg. 2006 May-Jun;30(3):320-61.
- Gluteal Augmentation and Contouring with Autologous FatTransfer: Part I.Ghavami A, Villanueva NL.ClinPlast Surg. 2018 Apr;45(2):249-259.
- Kang D,Fu S,Luan J. WhichFatCan Achieve Optimal Transplantation in Patients With InsufficientFatResource?Ann Plast Surg.Apr 22.
- Experience With High-Volume ButtockFatTransfer: A Report of 137 Cases.Pane TA.Aesthet Surg J. 2018 Aug 7.
- Fatal Complications of Aesthetic Techniques: The Gluteal Region.apkiewicz AV, Kenerson K, Hutchins KD, Garavan F, Lew EO, Shuman MJ. J Forensic Sci. 2018 Sep;63(5):1406-1412.
- Making FatTransfer to Buttocks Safer.Whitfield RM, Rios LM Jr, DiBernardo BE.Aesthet Surg J. 2017 Oct 16;37(10):1199-1200.
- Review: Proposed Methods to Improve the Survival of Adipose Tissue in Autologous Fat Grafting. Landau MJ, Birnbaum ZE, Kurtz LG, Aronowitz JA.PlastReconstr. 2018 Aug 3;6(8):e1870.
- Safe Gluteal FatGraft Avoiding a Vascular or Nervous Injury: An Anatomical Study in Cadavers.Alvarez-Alvarez FA, González-Gutiérrez HO, Ploneda-Valencia CF.Aesthet Surg J. 2018 Sep 21.
- Clinical Implications of Gluteal FatGraft Migration - A Dynamic Anatomic Study.Del Vecchio DA, Villanueva NL, Mohan R, Johnson B, Wan D, Venkataram A, RohrichR.PlastReconstr Surg. 2018 Aug 10.
- Gluteal Augmentation Techniques: A Comprehensive Literature Review.Oranges CM, Tremp M, di Summa PG, Haug M, Kalbermatten DF, Harder Y, Schaefer DJ.Aesthet Surg J. 2017 May 1;37(5):560-569.
- Gluteal augmentation with fat grafting: the Brazilian buttock technique: 30 years' experience.Toledo LS.ClinPlast Surg. 2015 Apr;42(2):253-61.
- Gluteal Contouring Surgery in the Massive Weight Loss Patient Clinics in Plastic Surgery.Centeno, Robert F., MD, MBA; Mendieta, Constantino… Show all. G., MD, FACS; Young, V. Leroy, MD, FACS.. Published January 1, 2008. Volume 35, Issue 1. Pages 73-91.

11 손등 - 지방이식

Chapter

홍종욱 산타홍의원

01 Fat grafting for Hand

손은 인체에서 의복에 덮이지 않고 보이는 부위이며 노화를 비교적 쉽게 관찰할 수 있는 부위 중 하나이기도 하다. 손의 모습은 실제 나이를 짐작케 해 주는 숨길 수 없는 sign을 주기도 하며 손등의 모습만으로도 실제 나이를 유추해 낼 수 있다는 연구도 보고된 바 있다. 얼굴, 목과는 다르게 손은 인체 내에서 비교적 쉽게 관찰되는 부위이며 자외선이나 가정용 세제와 같은 외부 환경(environmental factor)에 쉽게 노출되어 노화에 큰 영향을 받는다.

위축되어 있는 피부, 불거져 있는 정맥, 튀어나온 뼈와 인대의 모습은 노화된 손의 모습을 특징지어 주는 대표적인 예라고 할 수 있겠다. 최근 들어 젊은 시절 손등의 모습을 되찾기 위한 미용적인 요구가 늘어나고 있는 추세이며 그 수요가 지난 10년간 60% 이상 증가하고 있다. 의사들이 해결해야 하는 문제점은 바로 젊은 시절 손등의 부드러운 윤곽과 풍만함을 복원하는 것이라고 할 수 있다. 흔히 나이가 들어 손등의 volume이 감소되는 것이 단순히 피하지방의 소실만이라고 생각하는 경우가 있는데 이는 잘못된 접근이며 나이가 들면서 소실되는 것은 지방을 비롯하여 근육과 기타 조직들을 모두 포함한다고 보아야 한다. 이러한 내용을 바탕으로 하여 노화된 손등의 성공적인 rejuvenation 방법 중 연관된 피부조직의 layer를 고려한 지방이식은 손등의 피부를 두껍게 느껴지게 하고 피하지방층의 부피를 증가시키는 좋은 방법 중 하나라고 할 수 있다. 피부 광노화(dermatoheliosis)와 같은 외부적인 요인은 피부의 주름 형성과 일광흑자, 일광자색반점, actinic keratosis, seborrheic keratosis와 모세혈관확장증과 같은 불규칙 색소 침착 질환을 일으킨다. 노화는 콜라겐의 소모와 탈수 등의 형태로 나타나는 피하지방층의 볼륨 소실과 조직 위축을 일으키는 내적 영향을 동시에 이끈다. 이러한 외부적·내부적 요인들이 모여 결국 최종적으로 손등의 주름을 형성하고 extensor tendon을 더욱 명확하게 보이게 하며 혈관이 파랗고 구불구불하게 드러나게 한다. 이러한 요소들을 다루는 데 있어 의사와 환자는 다양한 선택을 할 수 있으며 그러한 선택이 손등의 모습에 가져올 수 있는 효과는 각각의 장단점이 있다고 하겠다.

02 손등을 재생시키는 다양한 접근

Trichloroacetic acid 혹은 페놀(phenol)을 이용한 박피 시술은 진피층을 두껍게 하고 동시에 색소 침착을 개선시켜 주는 효과를 가져올 수 있다. 수술적 수부 거상술은 상완과 팔목, 손등의 늘어난 피부와 주름을 절제하여 이루어진다. 다양한 필러 제품(HA 필러, Calcium 필러, PLLA 필러)과 콜라겐, 실리콘 등의 사용은 주름을 감소시키거나 돌출되어 보이는 뼈와 인대, 혈관 등을 감추는 효과를 가져올 수 있다. 몇몇 시도에는 neocollagenesis의 방법을 사용하여 이러한 효과를 얻기도 한다. Q-swiched lasers, IPL, photodynamic therapy, ablative fractionated lasers, non-ablative fractionated lasers, 고주파, 플라즈마 피부 재생 장비들이 표피 미백 효과와 돌출된 혈관을 감추고 피부 결을 개선시키는 등의 dermal remodeling의 효과를 가져오는 등 다양한 영향을 미친다. 돌출된 혈관은 sclerotherapy, endovenous laser ablation, phlebectomy등의 방법을 통하여 치료될 수 있다. 표피의 두께 증가와 elastin 축적을 유도하기 위하여 경피적 콜라겐 유도와 진피층 박리와 같은 기술적인 방법들이 언급되기도 한다. 손 재생(hand rejuvenation)과 관련이 있는 과거 20년간 발표된 연관 논문을 보면 자가지방이식이 다른 시술보다도 좋은 성적을 나타내고 우선적인 선택을 받고 있다고 볼 수 있다. 그리하여 1980년 이후로 비교적 안전한 volume replacement 방식으로 인정받고 있다고 할 수 있다.

03 손등 지방이식을 위한 해부학적 이해

Bidic et al은 미용 목적의 필러 주입을 위한 손등의 해부학적 구조에 대하여 발표하였고 이에 따르면 손등의 피하지방은 독립된 3layer의 지방층(fatty-areolar laminae)으로 구분되며 각각의 지방층은 다시 근막층으로 구분된다고 보고하고 있다. 보고에 따르면 혈관(dorsal vein)과 감각신경(sensory nerve)은 middle layer에 위치하는 반면 신전인대(extensor tendon)은 가장 깊은 층에 위치한다고 하였으며 상층부의 구획에는 해부학적 중요 구조물이 주행하지 않는다고 보고하였다. 따라서 이론적으로 3layer 중 1st layer에 지방이식을 하는 경우에는 혈관, 신경 및 인대 손상의 위험에서 보다 안전할 수 있다고 볼 수 있다.

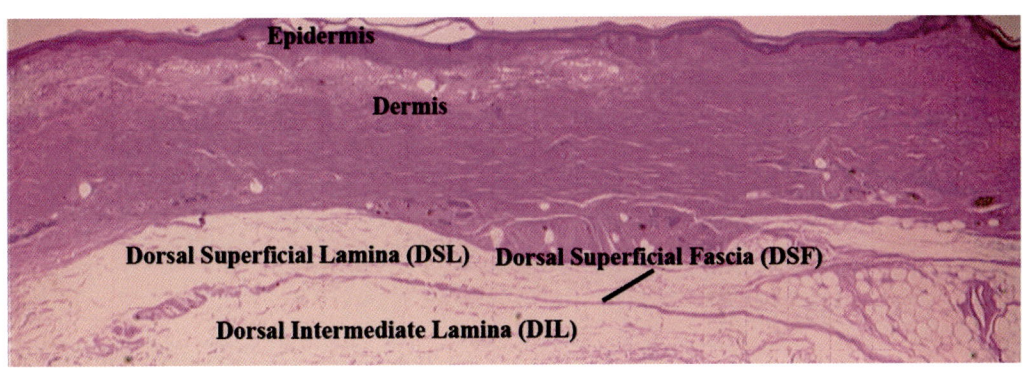

사진 1. 손등의 조직병리학
Dorsal Superficial Lamina (DSL), Dorsal Superficial Fascia (DSF), and Dorsal Intermediate Lamina (DIL).

04 손등 지방이식을 위한 methods

손 재생을 위한 다양한 치료적 접근이 성공적이었다는 보고가 있어 왔지만 정작 손등 지방 손실에 대한 자가지방이식의 보완 능력에 대하여서는 2000년도 초까지 별다른 제안이 없는 상황이었다. Zuk et al 등은 2001년에 처음으로 multipotential stem cell을 성인지방세포에서 발견하여 미용적 시술에 이용한 것을 보고한 바 있다. 수집된 지방은 autologous, biocompatible 등의 특징을 가지며 양적으로 충분히 사용할 수 있기에 본인의 생체에 잘 적응하며 쉽게 제거가 가능하고 생착 기간을 오래 유지할 수 있는 장점이 있다.

거슬러 올라가 보면 1980년대 후반부터 자가지방이식 방법이 손등의 윤곽 교정에 이용되기 시작하였다. 선구적 역할을 하였던 Fournies는 손등에 많은 양의 지방이식을 하고 마사지 하는 방식을 시도하였으나 결과는 만족스럽지 못하였다. 이 방식을 1992년 Coleman이 현재까지도 사용되고 있는 방법으로 modified하였으며, 이 방식을 사용한 많은 연구에서 적은 합병증과 높은 환자 만족도를 보였다고 보고하였다.

지방의 추출은 환자의 선호도에 따라 다양한 부위에서 채취 가능하다. 일반적으로 복부, 옆구리, 내측 허벅지, 무릎 위 부위가 선호되며 순도 높은 지방 채취가 가능하다. 일반적으로 튜메슨트 용액은 지방 채취 15분 전에 주입하는 것이 바람직하며 약물의 혼합은 지방흡입에 사용할 때와 동일하게 구성하면 된다. 지방 추출 방식 역시 타 부위의 채취 때와 같다. Syringe 상층에 모인 지방을 모아 원심분리 처리한 뒤 사용하게 되는데 원심분리 방식으로 얻어진 지방은 생착률이 높고 재 흡수되는 양이 적은 것으로 알려져 있다.

05 시술 방법

소독된 포에 손을 올려놓은 뒤 일반적인 drap 과정으로 시술 준비를 마친 후 주입 부위와 wrist crease 부위를 국소 마취한다. 이후 11번 blade나 18G 니들을 사용하여 주입 부위를 incision 후 1~3mL syringe와 cannula를 사용하여 추출한 지방을 이식한다. Sharp needle은 혈관 손상 위험이 있으므로 가능하면 blunt type cannula를 사용하는 것이 좋다[그림 1].

Sommer and Sattler등은 소량의 지방이식이 기술적인 차이에도 불구하고 좋은 결과를 가져오고 있다고 보고한 바 있으며, Carpeneda 등의 보고에 의하면 parcel의 크기가 3mm가 넘지 않는 것이 neovascularization을 형성하는 데 중요하다고 하였다.

Coleman과 Fabi, Goldman 등은 제공받은 조직과 지방 사이에 접촉 면적을 극대화하기 위하여 지방이식 시술 시 small tunnel을 만드는 방법을 지지한다고 하였고 이를 통하여 이식된 지방의 영양, respiration, 안정성과 균일성 등이 좋게 유지된다고 하였다.

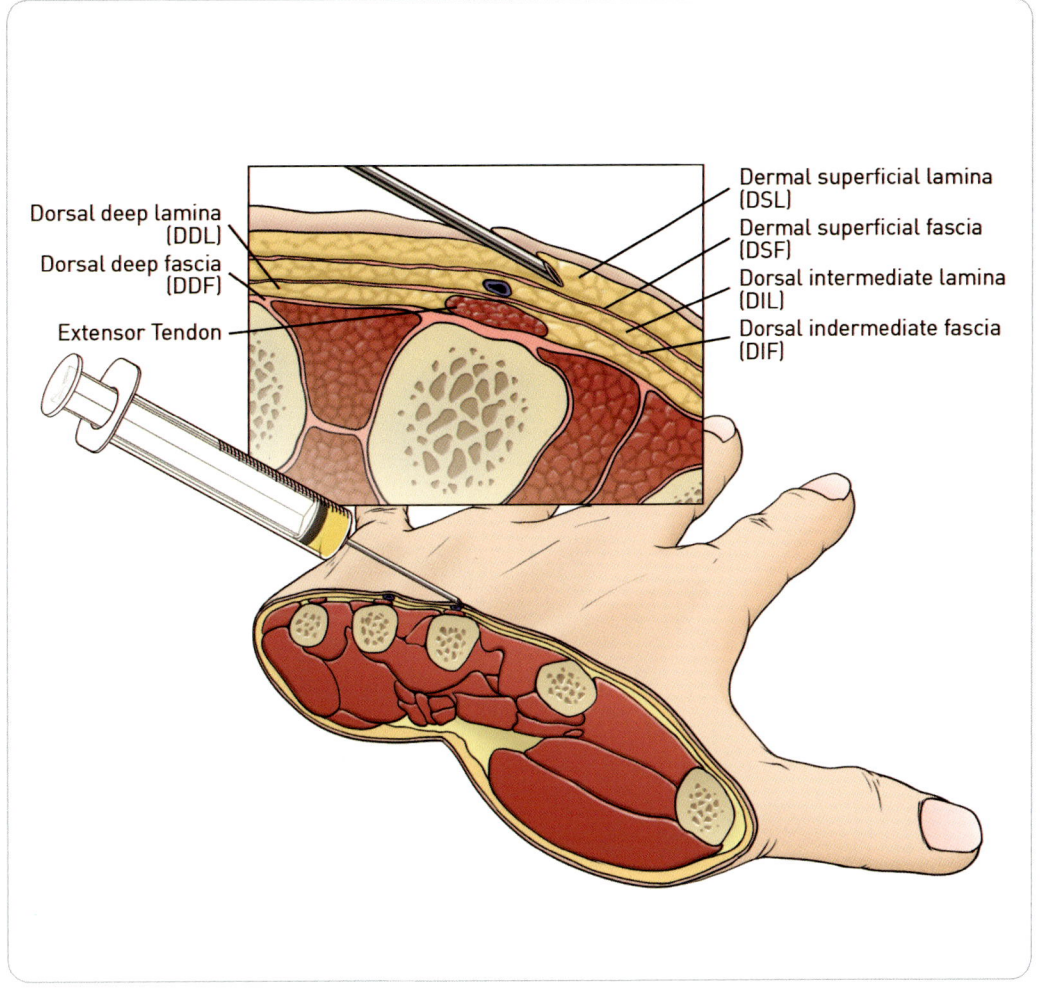

그림 1. Dorsal superficial lamina 층으로의 cannula 주행을 보여 주는 손등의 지방층과 근막층의 모식도

    지방이식량 분할에 대한 diagram은 [사진 2]과 같으며 fanning ray pattern으로 지방을 주입하는 방법으로 진행하는 것이 좋다. 약 10~30mL 정도 양의 지방을 이식하는 것이 손등의 볼륨감을 주는데 적합한 용량이라고 볼 수 있다. Incision site는 absorbable suture를 해도 좋고 steri-strips를 붙여도 좋다. 손은 시술 후 약 24시간 동안 elevation하는 것이 도움이 되며 5일간 soft dressing을 진행한다. Edema와 ecchymosis가 1~2주간 지속될 수 있음을 환자에게 설명하고 항생제를 10일간 복용하는 것이 좋다.

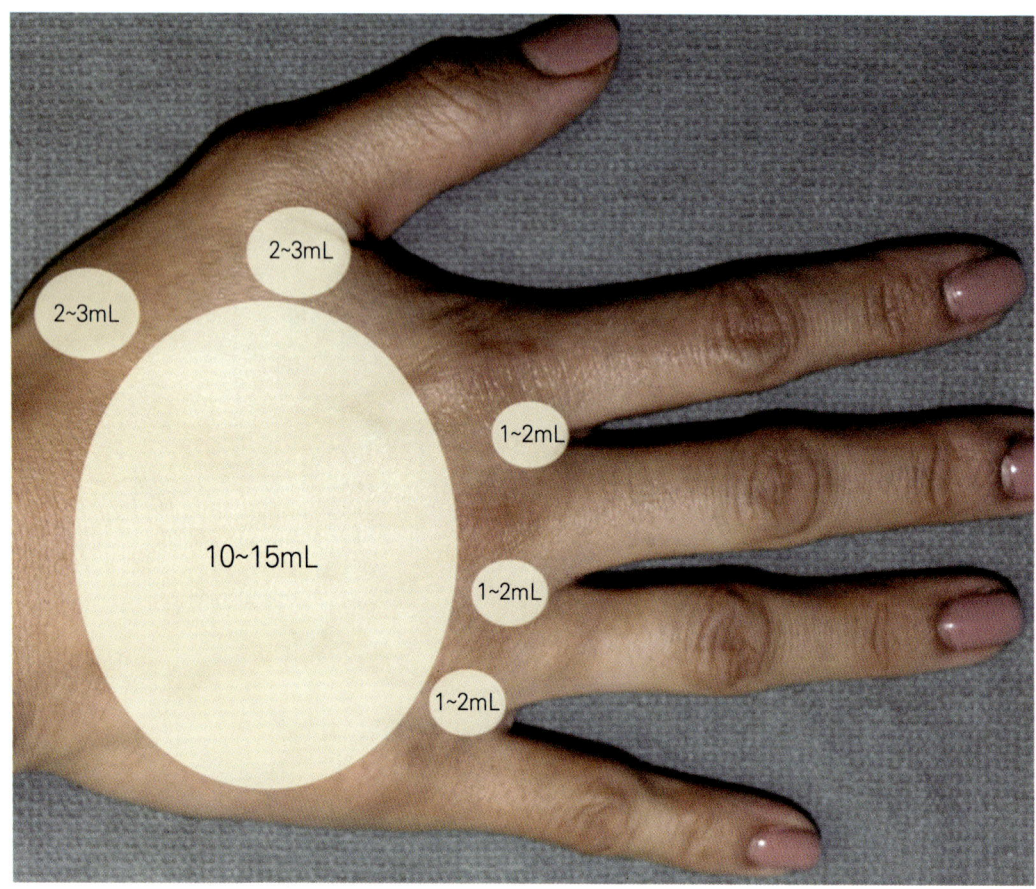

사진 2. 손등의 지방이식양 분할
10 to 15 mL in the dorsum of the hand, 2 to 3mL in the snuffbox, and 1 to 2 mL in each dorsal webspace

06 Complication

이전에 비하여 주입 기술이 향상되어 눈에 띄는 complication은 많이 감소하였으나 최근 보고에 따르면 지방 채취 부위의 cellulitis, 일시적인 손끝 저림과 numbness, 양측 손 이식 부위의 염증, cyst formation, 일시적 감각 이상, 지방 괴사 등을 꼽을 수 있으며, 이 중 이식된 지방의 빠른 재흡수가 제일 많은 빈도의 complication을 차지하는데 한 보고에 따르면 약 24%의 환자에서 repeat 시술을 원한다고 하였다.

07 Future of fat graft

손등의 지방이식술의 발전은 ASC(Adipose derived Stem Cell)와 이를 이용한 지방이식술의 진보의 지속적인 연구에 달려 있다고 해도 과언이 아니다.

최근 연구 결과에 따르면 환자들은 손의 기능 회복과 더불어 손의 cosmesis 특히 부드러운 윤곽과 풍만한 느낌을 복원함으로써 노화를 역전시키는 것에 대하여 관심이 증가하고 있다고 보고하고 있다. 손의 볼륨을 복원하는 것은 손의 전반적인 미용적 개선에 필수적이라고 할 수 있다. 향후 추가적인 연구가 지속된다면 ASC은 손의 rejuvenation에 중요한 역할을 맡게 될 것이다.

참고문헌

- Teimourian B, Adham M. Rejuvenation of the hand : fat injection combined with TCA peel. *Aesthet Surg J*. 2000;20(1):70-71.
- Bainss RD, Thorpe H, Southern S. Hand aging ; patients' opinions. *Plast Reconstr Surg*. 2002 ; 110(7) : 2212-2218.
- Coleman SR. Hand rejuvenation with structural fat grafting. *Plast Reconstr Surg*. 2002;110(7):1731-1744.
- Jakubietz RG, Kloss DF, Gruenert JG, jakubietz MG. The ageing hand: a study to evaluate the chronological ageing process of the hand. *J Plast Recontr Aesthet Surg*. 2008;61(6):681-686
- Inglefield C. Nonsurgical hand rejuvenation with Dermicol-P35 30G. *Aesthet Surg J*. 2009;29(3 suppl):19-21.
- Kuhne U, Imhof M. Treatment of the ageing hand with dermal fillers. *J Cutan Adsther Surg*. 2012;5(3):163-169.
- Fulton J, Caperton C, Weinkle S, Dewandre L. Filler injections with the blunt-tip microcannula, *J Drugs Dematol*. 2012;11(9):1098-1103.
- Butterwick K .Rejuvenation of the aging hand. *Dermatol Clin*. 2005; 23(3):515-527.
- Park TH, Yeo KK, Seo SW, et al. Clinical experience with complications of hand rejuvenation. *J Plast Reconstr Aesthet Surg*. 2012;65(12):1627-1633.
- Ozden BC, Arinci A, Aydin A, Buyukbabani N. Self-rejuvenation of the hand. *J Hand Surg* Eur Vol.2010;35(6):511-512.
- Stecker M, Reuther T, Krueger N, Kerscher M. Stabilized hyaluionic acid-based gel of non-animal origin for skin rejuvenation:face,hand, and décolletage. *J Drugs Dermatol*. 2013;12(9):990-994.
- Aust MC, Reimers K, Repenning C, et al. Percutaneous collagen induction: minimally invasive skin rejuvenation without risk of hyperpigmentation-fact or fiction? *Plast Reconstr Surg*. 2008;122(5):1553-1563.
- Jakubietz R, Grunert JG, Kloss DF, Meffert R, Schmidt K, Jakubietz MG. Aging and aesthetic ideal of the hand. *Houtarzt* 2009;60(3):1112-1127.
- Bidic SM, Hatef DA, Rohrich RJ. Dorsal hand anatomy relevant to volumetric rejuvenation. *Plast Reconstr Surg*. 2010;126(1):163-168.
- Zuk PA, Zhu M, Mizuno H, et al. Multilineage cells from human adipose tissue: implications for cell-based therapies. *Tissue Eng*. 2001;7(2):211-228.
- Mizuno H, Tobita M, Uysal AC. Concise review: adipose-derived stem cells as a nover tool for future regenerative medicine. *Stem Cells*. 2012;30(5):804-810.
- Fabi SG, Goldman MP. Hand rejuvenation : our experience. *Dermatol Surg*. 2012;38(7 part 2): 1112-1127.
- Sommer B, Sattler G. Current concept of fat graft survival : hisology of aspirated adipose tissue and review of the literature. *Dermatol Surg*. 2000;26(12):1159-1166.
- Butterwick KJ. Lipoaugmentation for aging hands: a comparison of the longevity and aesthetic result of centrifuged versus non centrifuged fat. *Dermatol Surg*. 2002;28(11):987-991.
- Bank J, Fuller SM, Henry GI, Zachary LS. Fat grafting to the hand in patient with Raynaud Phenomenon. *Plast Recontr Surg*. 2014;133(5):1109-1118.

12 기타 방법을 이용한 체형 시술

Chapter

장두열 체인지클리닉

1970년경 지방흡입술이 소개된 이래 지방흡입술은 체형 교정에 있어서 가장 효과적인 수술임에 틀림이 없다. 이전의 지방을 적출해 내는 수술은 매우 큰 절개 부위 흉터와 위험 요소를 가졌던 것에 비해, 지방흡입술은 관을 통해 지방을 제거하게 되어 절개 부위와 흉터가 적고, 안전하게 피부 아래의 지방을 제거할 수 있게 된다. 하지만 이 시기에는 매우 커다란 직경의 캐뉼러를 사용하였고, 많은 양의 출혈과 수술 후의 심한 통증, 오랜 회복 기간이 걸렸다.

이후 1987년에 튜메슨트 지방흡입이 시작되었고, 에피네프린과 마취약의 주입으로 국소마취로도 지방흡입이 가능하게 되어 지방흡입의 대중화에 기여하게 되었다. 90년대에는 초음파나 압력을 이용한 지방흡입술이 발달하였는데 이는 모두 보다 효과적으로 지방을 안전하게 제거하고자 하는 노력에서 시작되었다.

하지만 지방흡입 자체의 단점인 불균등한 표면이나 제거된 지방으로 인해 생기는 피부의 탄력 저하, 지방세포에 포함되어 있는 정맥의 손상으로 인한 혈종이나 혈액 손실 등은 지방흡입에 숙련되지 않는 의사들에게는 언제나 남아 있는 숙제였고, 환자들에게는 지방흡입을 무서워하게 할 수밖에 없는 진입 장벽으로 남아 있었다.

환자들은 항상 덜 침습적이고, 회복이 빠르며, 흉터가 적게 남고, 부작용이 적은 시술을 원한다. 이러한 여러 가지 요구에 맞추어 지방흡입에 도움을 주는 도구를 사용하는 기법들이 발달하기 시작하였는데, 여기에는 레이저를 사용한 지방흡입(LAL), 고주파를 사용하는 지방흡입(RFAL) 그리고 초음파를 사용하는 지방흡입(UAL)으로 나누어 생각해 볼 수 있다.

01 레이저 지방흡입

1990년대에 소개된 레이저 지방용해술은 초기에는 지방세포를 레이저로 내부에서 파괴시키고 흡입할 필요가 없이 자체적으로 흡수되게 하는 장비로 고안되었다. 레이저는 지방세포의 세포막을 파괴하고 지방을 액화시켜서 생체 내에서 흡수되게 하는데, 이러한 과정은 지방흡입과 같이 시행되기도 하고 지방용해술 자체만으로 효과를 보이기도 하며, 다른 지방흡입의 방법에 병행되기도 한다.

(1) 레이저 지방용해술의 장단점

레이저 지방용해술의 가장 큰 장점은 시술을 적용함에 있어서 부담이 적다는 것이다. 효과적 측면으로 볼 때 지방흡입과 체형 관리의 중간 정도의 효과를 보이는 만큼 시술 이후의 회복이나 불편함도 그 중간이라고 할 수 있다.

장점으로는 지방흡입에 비해 출혈, 통증, 흉터가 거의 없다는 점, 부분 마취로 시술이 가능하다는 점, 회복이 빨라서 일상생활에 거의 지장이 없다는 점, 안면 부위를 비롯한 시술 부위에 탄력이 호전되는 리프팅의 부가적인 효과가 있다는 점 등을 들 수 있으며, 단점으로는 환자마다 차이가 있을 수 있으나 그 효과가 지방흡입을 대치할 만큼 크지는 않다는 점을 들 수 있다.

따라서 기존의 지방흡입으로 능숙하지 않은 시술자가 시술을 두려워하는 시술 후의 불균등한 표면을 가질 수 있는 지방량이 적은 부위 즉 얼굴이나, 턱, 발목, 종아리, 윗배 등의 시술에 부담없이 적용할 수 있다는 것도 큰 장점이 될 수 있다.

Kim 등은 그의 논문에서 레이저 지방용해술이 혈액을 응고시킴으로 인해 수술 후의 멍을 줄여 줄 수 있다고 했으며, 이전의 지방흡입을 받았던 부위의 재시술에 사용할 경우 남아 있는 지방량을 제거할 뿐만 아니라 피부의 처짐 현상이 있는 부위 특히 피부가 얇은 환자에서 적용할 경우 피부 탄력의 호전을 보일 수 있어서 유용하게 사용할 수 있다고 했다.

(2) 레이저 지방용해술의 작용기전

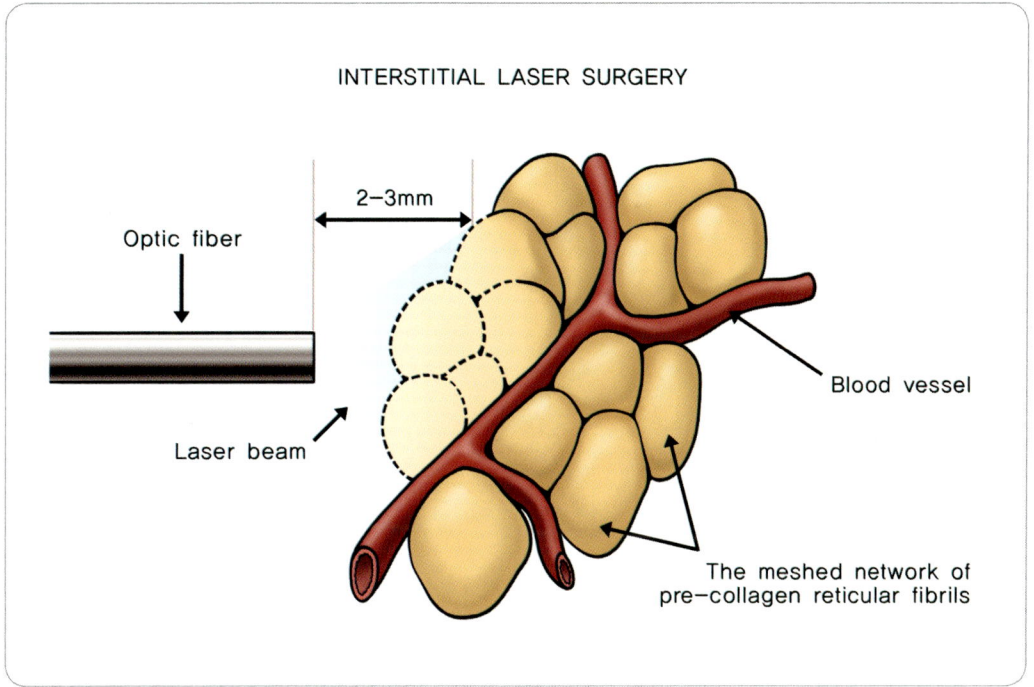

그림 1. 레이저가 지방세포에 작용하는 모습

레이저 지방용해술의 작용기전은 아직 명확하게 밝혀지지는 않았으나 크게 두 가지로 나누어 볼 수 있다. 하나는 광음 작용(photoacoustic effect)이며, 다른 하나는 광열 작용(photothermal effect)이다. 이외에도 지방세포의 리파아제의 활성화, 미세순환 혈전 형성 등의 작용 등이 알려져 있다.

이러한 레이저와 지방세포와의 상호 작용으로 인해 지방세포막이 파괴되면 NaK 펌프에 의해 수분이 지방세포로 유입되며 지방세포가 파괴된다. Badin 등에 따르면 조직학적으로는 응고 작용으로 인해 출혈이 적게 생성되는 것을 확인할 수 있다. 또한 레이저와 콜라겐 진피하 밴드와의 상호 작용으로 밴드가 녹거나 끊어지게 되고, 새로운 리모델링이 일어나 피부가 수축되는 결과를 보이게 되며, 이는 결국 리프팅의 목적으로 기기를 사용하는 근거가 된다.

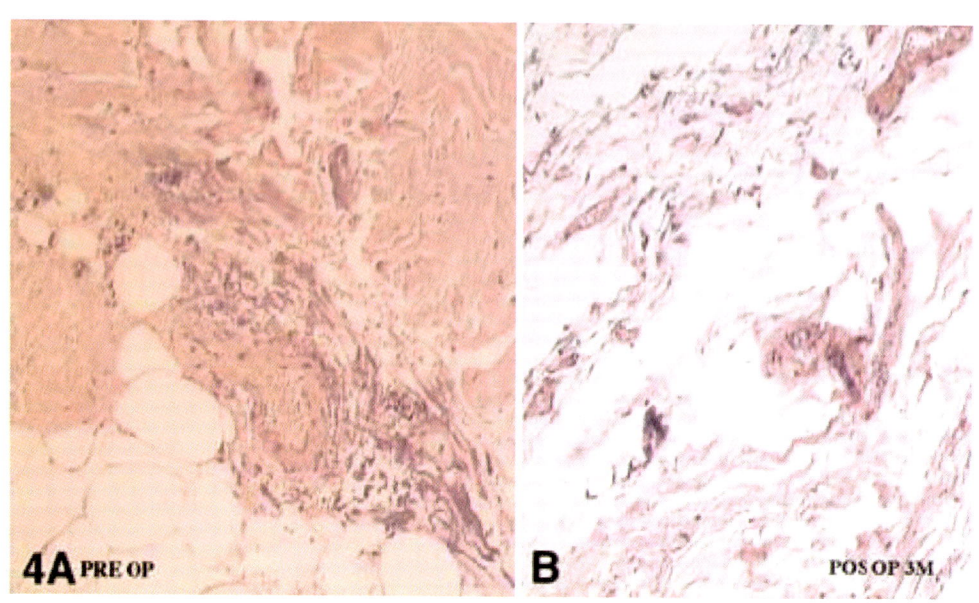

사진1. 레이저 지방융해술 후 콜라젠 리모델링이 일어난 조직학적 소견

(3) 적용되는 레이저 파장-기기와 습성

레이저 지방융해술에서 가장 논의가 많이 되는 것은 어떤 파장이 가장 시술에 유리할 것인가 하는 점일 것이다. 이에는 논쟁이 많아 중립적으로 필자의 경험과 같이 논의해 보도록 하겠다.

1) 1064nm

1064nm는 레이저 지방융해술에서 가장 오래전부터 사용되어 온 파장이다. 레이저 지방융해술을 유행시켰던 장비라고 할 수 있는 Smartlipo가 이를 사용하였으며, Prolipo, Lipolite, 국산 장비로는 Slimlift 장비가 여기에 속한다.

2) 1032nm

1032nm의 처음 시작은 Cool lipo를 들 수 있다. Douglas 등은 이를 통해 턱밑의 지방을 효과적으로 제거하였고, 기존의 시술보다 만족스러운 결과를 보였다고 하였다. 이후에 Smartlipo 장비가 1064nm와 1320nm를 같이 사용하는 Smartlipo MPX 장비를 출시하였고, 국산 Slimlift 장비에도 파장을 같이 사용하는 시스템으로 변화되어 보다 효과적인 지방 제거가 가능하도록 발전하였다.

3) 1444nm

1444nm의 장비는 국산 장비인 Accusculpt를 들 수 있다. 기존의 1064nm와 1320nm 파장과는 또 다른 새로운 장비를 출시하여 1444nm의 특성을 바탕으로 효과를 주장하고 있다.

4) 복합 파장을 이용한 장비 벨로디2

기존의 레이저 장비 중 사실 최근까지 사용되는 장비는 적다. 그중 현재 남아 있는 장비로는 벨로디1를 개량한 벨로디2라고 할 수 있으며 이는 3파장(980nm/1064nm/1470nm)을 동일 방사구를 통해 조사하는 장비이다. 기존의 레이저 장비가 끝에서 캐뉼러의 방향으로 빔을 조사하는 것과 달리 벨로디2의 side firing fiber를 장착한 핸드피스는 캐뉼러의 방향에 대해 직각 방향으로 레이저를 조사하며 끝단에는 crystal quartz로 된 cap으로 보호되어 있어 시술 시 출혈과 조직 손상을 최소화하고 있다. 또한 vibrator를 내장하여 화상을 방지하고 조사 범위를 넓히는 것이 특징으로 알려져 있다.

기존의 파장과는 달리 980nm와 1470nm를 사용하고 있으며 980nm는 물과 HbO_2에 잘 흡수하는 성질로 혈관을 치료하고 조직 탄력을 좋게 하며, 1064nm는 지방에 잘 흡수되고 물에 흡수가 덜 되어 피부 탄력을 좋게 하고, 1470nm는 지방과 물에 모두 잘 흡수되어 지방을 녹이는 역할을 하게 된다.

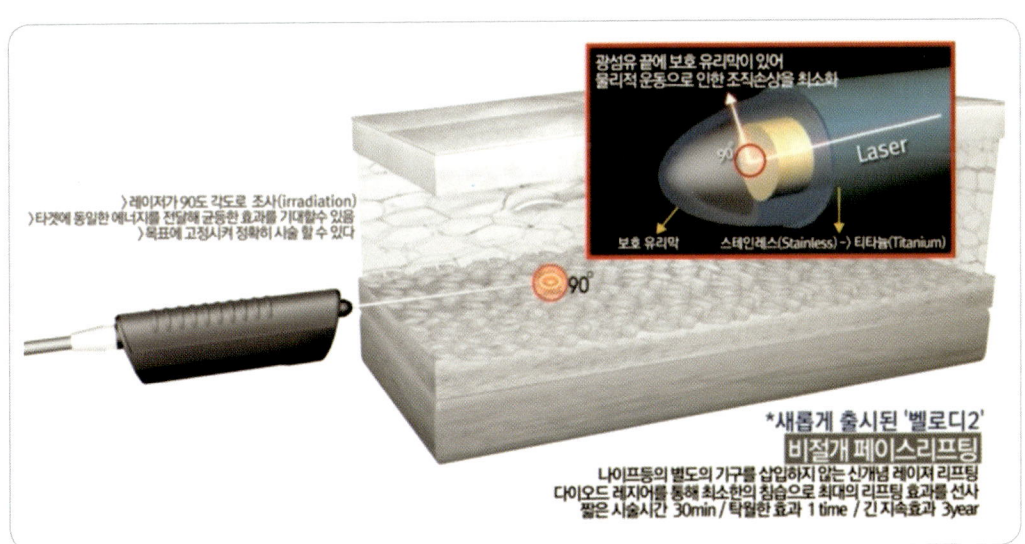

그림 2. 새롭게 출시된 벨로디2

5) 파장대별 고찰

레이저 지방용해술의 파장에서 가장 많이 나오는 그림일 것이다.

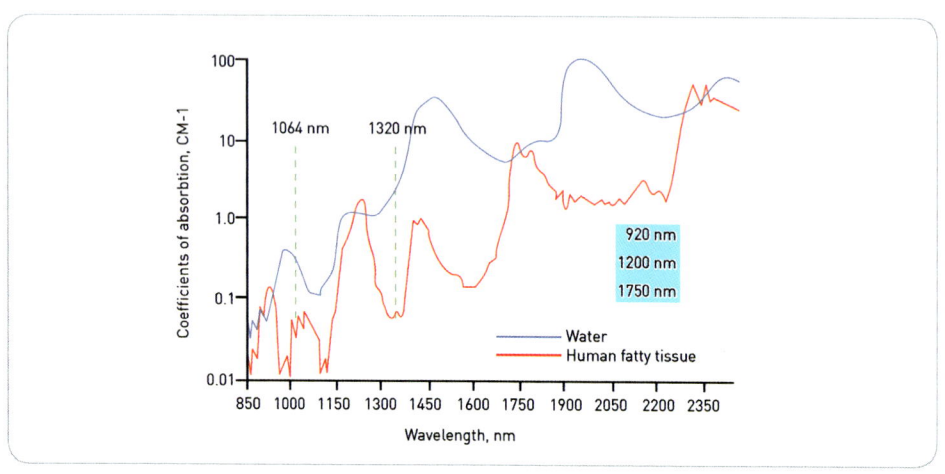

그림 3. 각 파장대별 지방과 물의 흡수도

[그림 3]에서 지방의 파장 흡수율은 1064nm와 1032nm가 큰 차이가 없으나, 1444nm에서는 열 배 정도의 차이를 보이며, 수분의 흡수율은 1064nm보다 1320nm가 두 배 정도, 1444nm는 이에 비해 열 배 정도의 흡수율의 증가를 보인다. 흡수율이 증가한 점은 레이저 지방용해술의 효과라고 할 수 있는 열 반응을 일으키는 지표가 되므로 1444nm의 파장이 지방을 분해하는 데 가장 효과적이라고 할 수 있을 것이다.

이는 현재까지 1064nm와 1320nm의 차이에 대해 비교적 많은 연구가 일어나지 않은 것에 비해 1444nm의 장비가 출시된 이후로 많은 연구가 일어난 이유도로 설명할 수 있을 것 같다.

실제로 1444nm 파장의 우수성을 언급한 논문을 살펴보면 David 등은 각 파장의 지방 파괴 효과의 연구에 있어서 지방이 파괴되어 생기는 골의 깊이가 1064nm와 1320nm에서는 큰 차이가 없으나 1444nm에서는 이보다 약 세 배 정도의 차이가 난다고 주장하였다.

또한 이 논문에서는 열의 확산에 대해 시술 시 피부의 온도 변화가 1320nm에서 가장 높게 상승하였으며, 1444nm에서는 가장 적게 상승하는 것으로 열의 확산이 1444nm에서 가장 적다는 점을 언급하기도 하였다.

Lim 등은 1064nm의 파장이 혈색소에 30배 이상 반응하는 것으로 이로 인한 혈관 손상이 생성될 수 있고, 이로 인한 염증 반응으로 조직의 흉터 변성이 생성되기 쉽다고 하였다.

(4) 필자의 의견

필자는 2006년경 1064nm의 장비에서부터 1320nm의 장비, 1064nm와 1320nm 혼합 장비, 1444nm 장비까지 모든 장비를 사용하여 수천 건의 시술을 시행하였으며, 2010년에는 이들 레이저 장비와 water assisted liposuction을 혼합한 dual laser aqua 시술에 대해 국제미용학회에 발표하여 많은 호응을 받은 바 있다.

많은 의사 선생님들이 레이저 지방용해술에 대해 필자에게 문의하여 오는데, 그때마다 필자의 대답은 똑같다. 그것은 레이저에 대해 너무 많은 기대를 하지는 말라는 것이다. 레이저 장비만을 사용하는 경우에는 수술 시 제거되는 지방은 소량일 수밖에 없다. 따라서 환자들의 시술 만족도를 높이기 위해서는 지방을 제거한 후 시술을 하거나, 녹인 지방을 제거하는 시술을 별도로 하는 경우가 많다. 하지만 레이저 지방용해술의 경우 욕심을 과하게 부리지 않는다면 매우 효과적인 시술도 가능하다. 예를 들면 필자의 경우에는 지방흡입을 한 후에 매끄럽지 않게 남아 있는 지방을 고르게 만들어 주는 목적으로 사용하거나, 피부 탄력이 저하되어 있거나 혹은 저하될 가능성이 있는 경우 피부 탄력을 좋게 하는 목적으로, 지방흡입의 부작용으로 표면이 울퉁불퉁한 경우 남아 있는 지방을 섬세하게 파괴하는 목적으로 사용하여 매우 만족할 만한 효과를 얻고 있다. 또한 지방흡입 후 레이저 지방용해술을 시행하면 출혈이 감소하는 효과를 보이는 경우도 있다.

이러한 목적으로 사용하는 경우에는 사실 레이저의 파장이 많은 중요성을 갖고 있지는 않다. 1064nm의 파장을 가지고도 시술 시간을 좀 더 투자한다면(실제로는 많은 시간이 걸리지는 않는다.) 1444nm의 지방 감소 효과를 낼 수도 있으며, 대신 1320nm 파장을 사용하면 피부 온도를 상승시켜서 1444nm의 파장보다 피부 탄력을 호전시키는 데에는 보다 효과적인 결과를 보일 수 있기 때문이다. 시술 후의 출혈의 감소 효과는 1064nm를 사용하는 것이 가장 효과적일 것이다. 수술 후 섬유화 조직의 형성은 1444nm가 적은 것으로 되어 있다.

안타깝게도 이 모든 파장을 동시에 사용할 수 있는 기기는 아직 없다. 모든 파장의 기기를 구입할 수도 없는 현실이기 때문에 가장 중요한 것은 상황과 환자에 따라 레이저 지방용해술의 적용 목표를 가지고, 각 파장의 장단점을 활용하여 시술하는 것이라 하겠다.

(5) 임상 결과

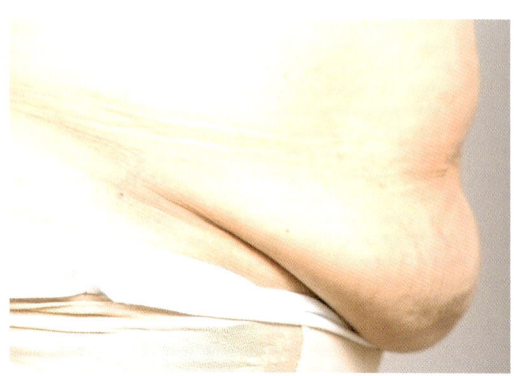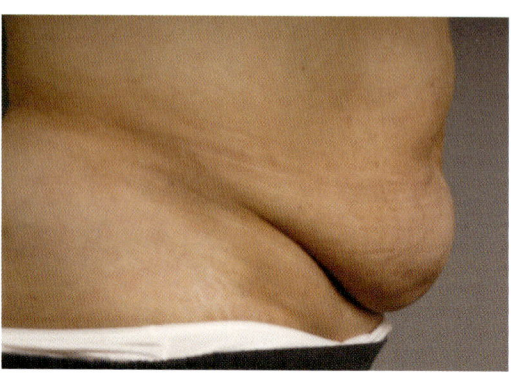

사진 2. 필자는 이 사진이 레이저 지방용해술의 효과를 가장 잘 보여 주는 사진이라고 생각한다. 시술 전의 사진은 오래된 지방 축적으로 인해 피부 탄력이 떨어져 있고, 지방이 늘어져 있는 양상을 보이는데, 이에 비해 시술 후의 사진은 완전한 지방이 제거되지는 않았으나, 어느 정도 지방이 제거되어 있고, 대신 피부 탄력이 호전되어 아랫부분의 지방은 오히려 올라가는 듯한 느낌을 준다.

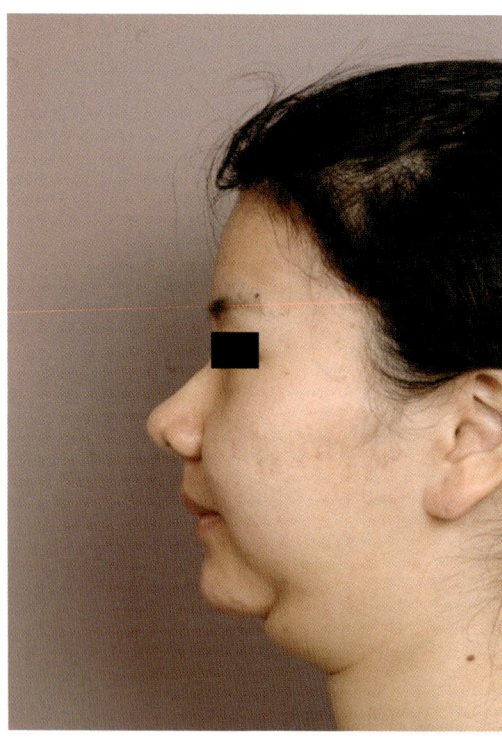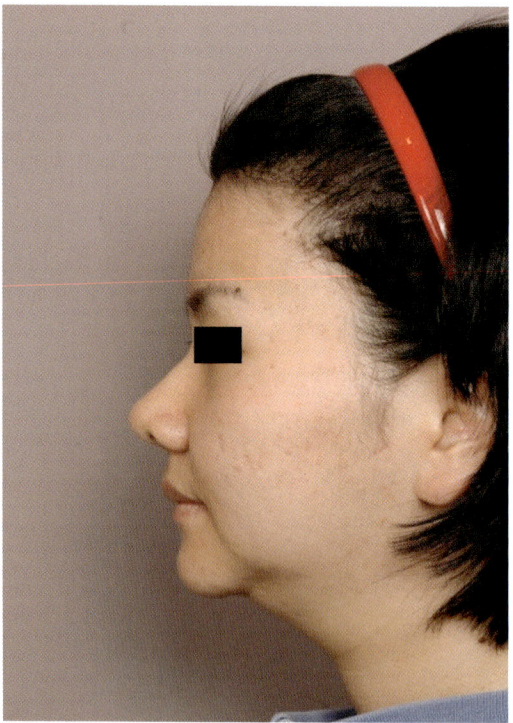

사진 3. 22세의 환자로 수술 전 양악수술의 결과로 예측하지 못한 과다한 지방으로 인한 피부 처짐과 지방 과다로 고민하였다. 수술 후에는 레이저 지방용해술만으로 지방이 제거되고 피부 탄력이 호전된 결과를 보인다.

(6) 시술 후 부작용

시술 후에는 수술 후 발생할 수 있는 기본적인 멍이나 붓기, 통증이 있을 수 있으나 레이저 지방용해술에서 특징적으로 나타날 수 있는 부작용은 과다한 시술로 인한 피부의 화상이나 내부의 섬유화된 흉터 조직의 형성이다.

피부의 화상을 막기 위해서는 각 파장대별 주어진 에너지 양을 초과하지 않는 것이 중요하고, 과다한 욕심으로 내부에 섬유화된 조직이 형성되는 경우 국소적으로 희석된 스테로이드 주사를 하는 것이 도움이 된다.

02 고주파를 이용한 지방흡입

(1) 고주파의 특성

고주파를 이용한 지방흡입에서 가장 알려진 장비는 FDA의 승인을 받은 Invasix사의 Bodytite이다. Bodytite가 체형 시술을 위한 장비라면 얼굴 시술을 위해서는 facetite, necktite라는 작은 캐뉼러를 이용해서 시술한다.

기본적인 고주파가 열을 생성하는 원리는 다른 bipolar 시스템 고주파 시술에서와 같은데, 캐뉼러 끝에서 발생한 고주파 전류가 피부 위쪽에 위치한 외부의 전극으로 흐르면서 열을 발생하며 열을 생성함과 동시에 흡입이 가능한 장점이 있다.

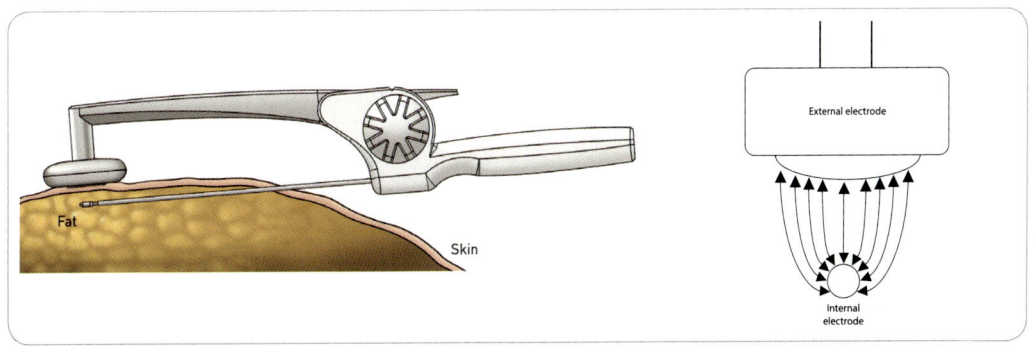

그림 4. RFAL 캐뉼라와 인체내에서 작용하는 기전

아마도 열을 사용하는 장비를 이용함에 있어서 가장 두려운 부분은 화상일 것이다. Body-tite에서는 외부의 전극에 온도를 측정하는 센서를 가지고 있어서 미리 정해 놓은(38~42°C가 가능하다.) 온도 이상으로 피부 온도가 올라가는 경우 기기에 전류가 공급되지 않는 안전 장치를 가지고 있다. 또한 온도뿐만 아니라 전극 간의 접촉저항이 갑자기 증가되거나 내부 전극 주변 조직의 탄화로 인한 저항값 변화, 두 전극 간격의 확장으로 인한 일시적인 급격한 저항값의 변화에 따라 생성될 수 있는 화상을 예방하도록 특정한 저항값 안에서만 기기가 작동하도록 만들어져 있어서 화상의 위험을 낮추어 준다.

(2) 고주파로 인한 피부 온도의 상승

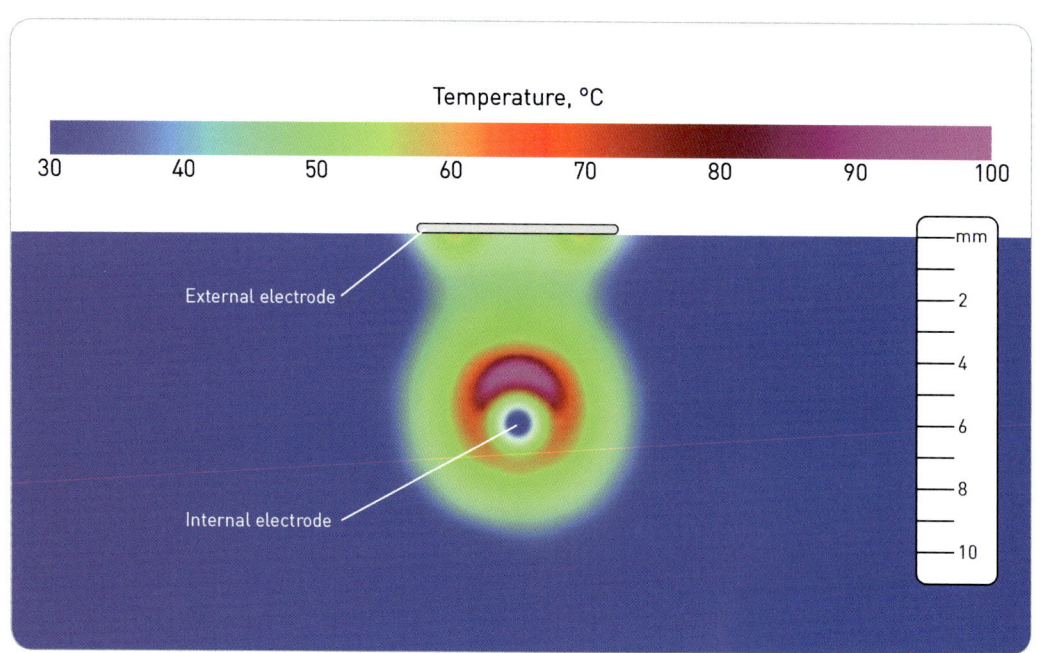

그림 5. 고주파 probe 주변의 열생성으로 인한 온도변화

위 사진은 고주파 시술 시의 주변 조직의 온도를 측정한 것으로 첫 번째 그림에서와 같이 조직의 온도 상승은 내부 전극과 접한 상부 조직에서 가장 많이 일어나게 된다. 한편 레이저 지방흡입의 경우에도 조직 온도의 상승을 통해 지방조직을 액화시키고 콜라겐 생성을 촉진시킨다고 한 바 있는데 고주파 지방흡입에서는 기존의 레이저를 통한 시술보다 강력하고, 온도 분포가 최대 온도에 조직 온도가 몰려 있는 장점이 있으며, 균일한 온도 상승을 보인다는

장점이 있다. 이 또한 자동 제어 온도 조절 기능의 장점이라고 하겠다.

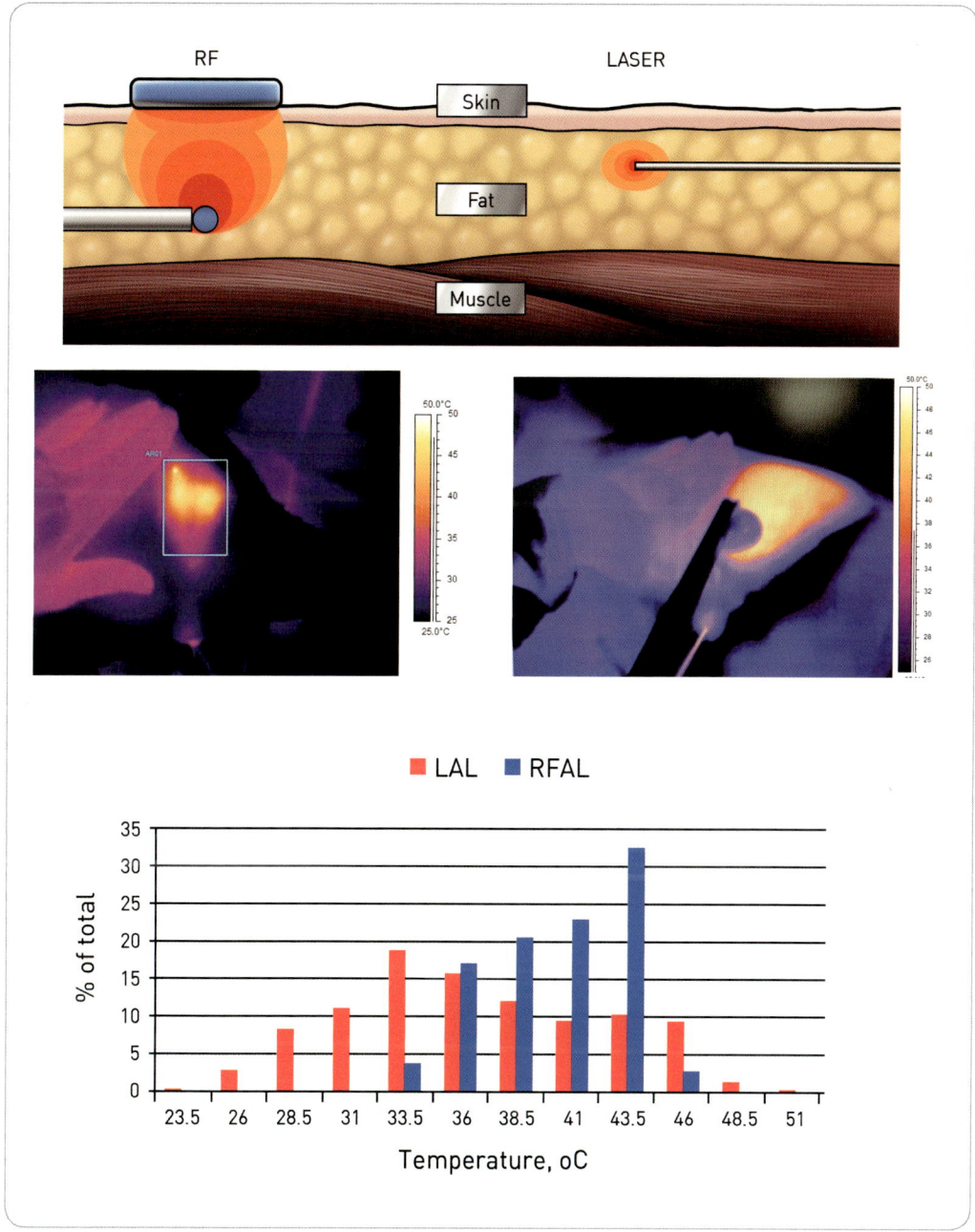

그림 6. 레이저 지방흡입과 고주파 지방흡입의 열 생성 비교
레이저 지방흡입의 열 생성이 고르지 못한 것에 비해 고주파 지방흡입은 열이 고르게 생성되고 있고, 열의 분포 또한 목표 온도에 집중되어 있는 것을 볼 수 있다.

(3) 고주파 시술에 있어서의 적정 온도

고주파 지방흡입에서 측정되는 온도는 피부 온도이다. 어찌 보면 우리가 가장 정확하게 알아야 하는 지방조직에서의 온도 상승을 정확하게 알 수 없다는 단점이 될 수도 있으나, 대부분의 화상이 피부 표면의 온도와 연관되는 것을 볼 때 피부 온도를 측정하는 것이 한편으로 논리적이라고 생각할 수도 있겠다.

고주파 시술로 얻을 수 있는 두 가지 특성, 지방조직을 녹이는 것과 시술 후의 콜라겐 재생이라고 보면 지방조직이 녹는 온도는 55℃, 콜라겐 리모델링이 일어나는 온도는 45~47℃ 정도이다.

여기서 외부 피부 온도를 38℃에서 42℃ 정도로 올리게 된다면 진피층의 온도는 45~47℃가 되고, 진피하층이 55℃ 정도, 캐뉼러가 위치한 피하층의 경우 70~80℃가 된다. 즉 38~42℃가 적정 피부 온도라고 할 수 있는데, 필자는 혹시 발생할 수 있는 화상의 위험을 방지하고자 38.5℃의 설정을 선호하고 있다.

(4) 고주파 시술로 인한 피부의 수축

고주파로 인한 피부의 수축은 in vivo와 in vitro study로 나누어 볼 수 있는데, 그간에 있었던 여러 가지 논문을 종합하여 보면 SAL 방식의 경우 직선에서 5% 면적으로 11%의 축소가 일어나는 것에 비해 레이저의 경우 8%, 17%의 축소가 일어나며, 고주파의 경우 14~40%, 24~60%의 수축이 일어난다고 요약하여 볼 수 있다. 따라서 기존의 SAL 방식보다 조직의 수축은 LAL에서 두 배 정도, RFAL에서는 LAL의 두 배, 그러므로 SAL 방식의 네 배 정도 조직의 수축이 일어난다고 보면 되겠다.

(5) 임상 경험

오른쪽 사진은 위쪽이 SAL 방식으로, 아래쪽이 RFAL 방식으로 지방을 추출한 결과이다. 두 가지 다 출혈량으로는 차이가 없으나 자세히 보면 아래쪽 RFAL로 제거한 지방이 좀더 색이

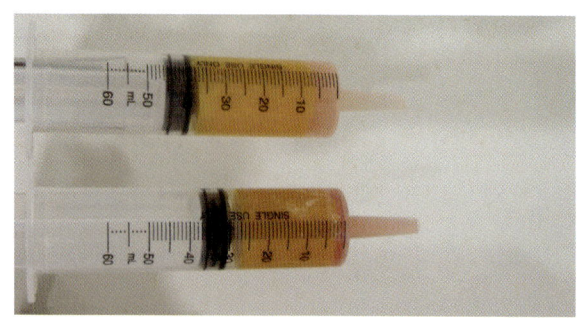

사진 4. SAL 방식과 RFAL방식으로 흡입한 지방의 모습

진하고, 지방이 녹은 뒤 농축된 양상을 확인할 수 있다.

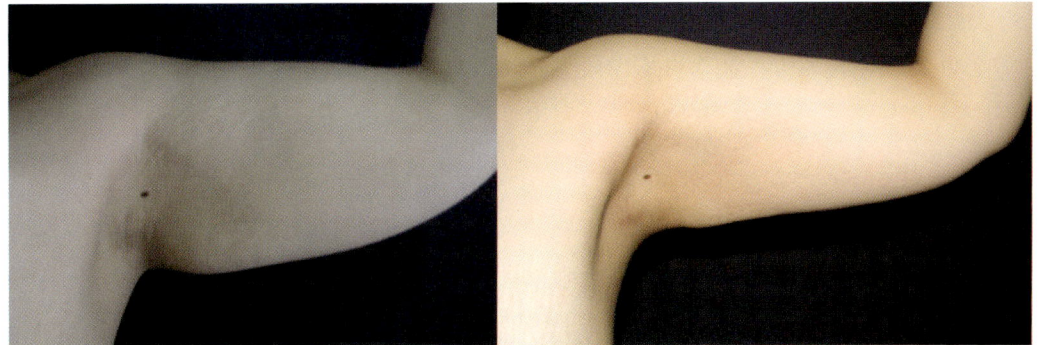

사진 5. RFAL을 사용하여 리프팅 지방흡입을 한 50세 여자 환자

수술 전 사진에서 확인되는 많은 striae로 잦은 요요 현상을 겪으면서 피부 탄력이 많이 떨어져 있어서 일반적인 방법으로 시행하는 경우 표면이 매끄럽지 않고 처짐의 개선이 부족할 수 있으나, RFAL을 사용하여 많은 피부 탄력 처짐이 개선됨을 확인할 수 있다.

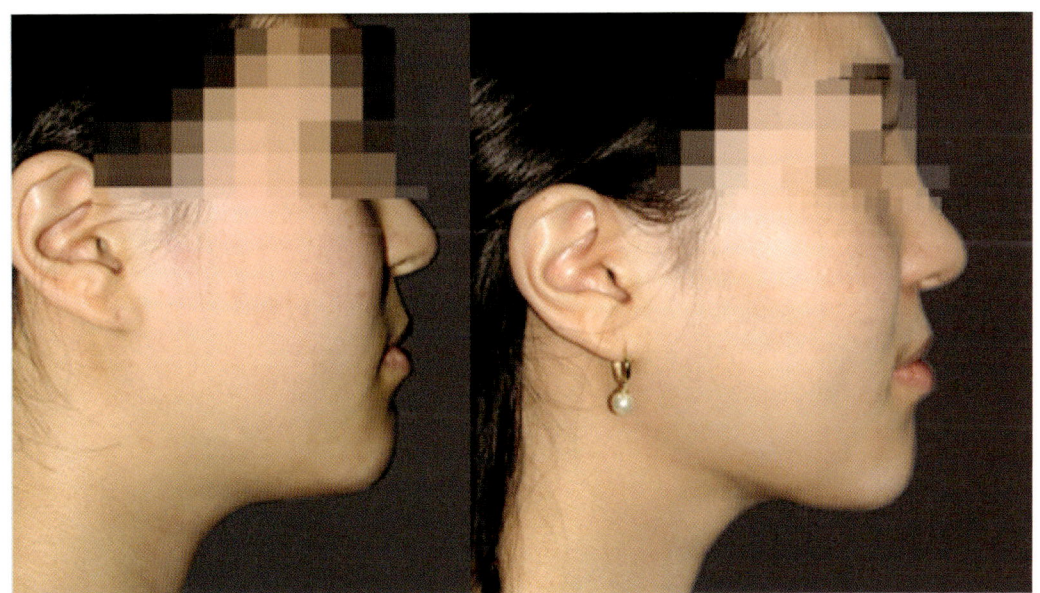

사진 6. RFAL을 사용하여 턱지방을 제거한 20대 여자환자

페이스타이트로 지방흡입과 리프팅을 동시에 하는 경우 지방이 제거되면서 피부 탄력 개선을 통해 날렵한 턱선을 만들어 줄 수 있다.

03 초음파를 이용한 지방흡입

 초음파를 이용한 지방흡입 장비 중 가장 유명한 것은 **VASER**이다. 우리나라에서는 남성의 복근 성형술의 장비로 많이 알려져 있으며, 지방을 녹이는 데 매우 유용한 장비이다. 지방에 선택적인 초음파를 사용하여 지방을 녹여서 시술하기 때문에 시술자에게 시술이 매우 용이하기도 하지만, 환자의 회복이 빠르고 피부 탄력에 도움을 주며 출혈 경향이 적다는 장점이 있다. 게다가 최근에 나온 시스템은 지방세포의 생존을 유지하여 주기 때문에 지방이식에도 활용할 수 있다는 장점이 있다고 한다.

(1) 초음파 지방흡입의 개요

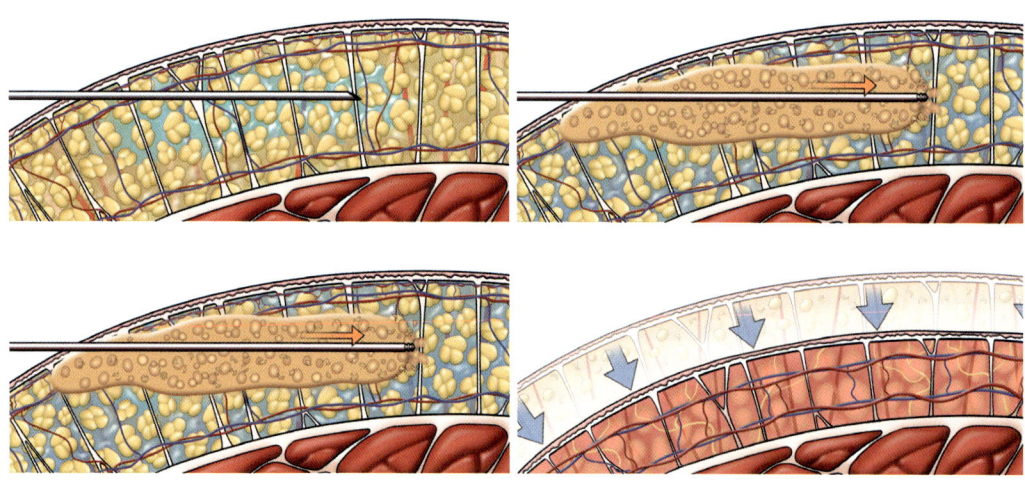

그림 7. 초음파를 이용한 지방흡입이 이루어지는 과정

 지방을 녹이는 시스템에 있어서는 선택적으로 지방을 액화시키는 특성이 있으며, 액화된 지방은 흡입 시 지방을 제거하는 데 좀더 용이한 양상을 보인다. 캐뉼러에는 홈이 있어서 지방을 파괴하는 데 좀더 도움이 되고, 기존에 사용하던 초음파 파장과는 달리 최근의 초음파는 펄스 모드로

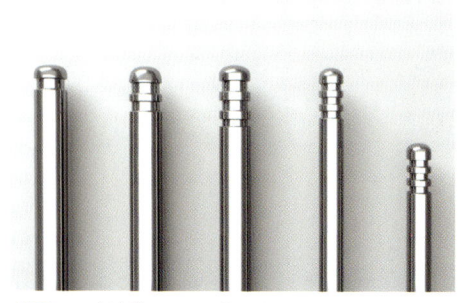

사진 7. 다양한 UAL 캐뉼라

기존의 초음파 양보다 50% 정도 적은 파워를 가지고도 시술이 가능한 장점이 있다.

이때 사용되는 프루브는 2.2~4.5mm의 보통 통상적으로 지방흡입의 캐뉼러 굵기와 비슷하며, 초당 3만 6000번의 매우 짧은 진동을 하게 된다. 끝 모양이 둥근 모양으로 조직이 잘 라지지 않는데 다양한 프루브를 통해 용도에 따른 시술이 가능하다.

Garcia에 따르면 베이저 시스템을 통해 지방흡입을 하는 경우 기존의 SAL 방식보다 7배의 적은 출혈량으로 지방흡입 수술이 가능했다고 하며, Nagy/Vanek에 따르면 26% 정도의 출혈량의 감소가 있었고 SAL에 비해서 53%의 피부 탄력의 회복을 보였다고 한다.

아래 사진은 초음파로 처치한 후의 지방으로 지방이 충분히 액화되어 지방을 제거하는 데 용이하게 된 상태이다.

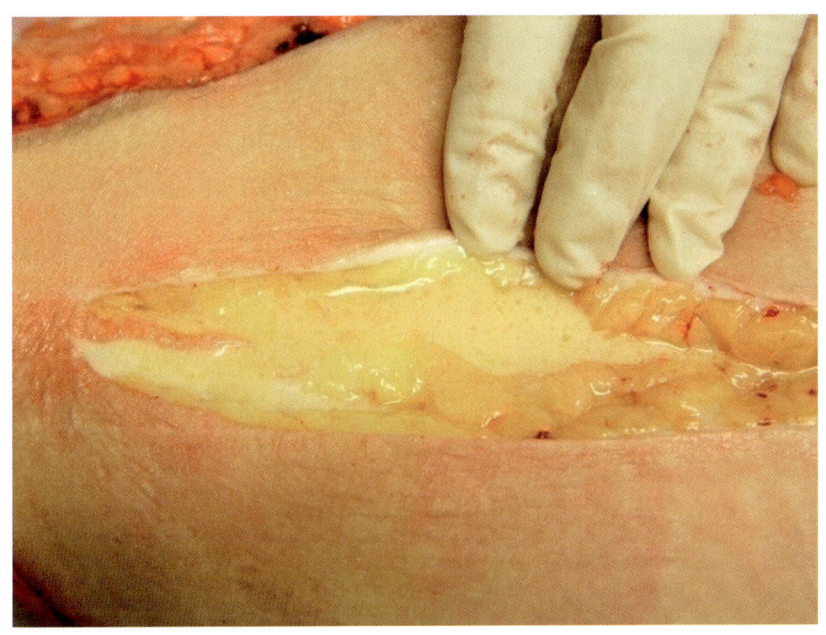

사진 8. 초음파를 가한 후 액화되어 있는 지방조직

액화된 지방을 제거하면 사진과 같이 결체조직만이 남게 되는데, 파괴적인 다른 시술에 비해 결체조직이 매우 잘 유지되어 있어서 출혈량이 적고 환자의 회복이 빠를 것임을 예측하여 볼 수 있다.

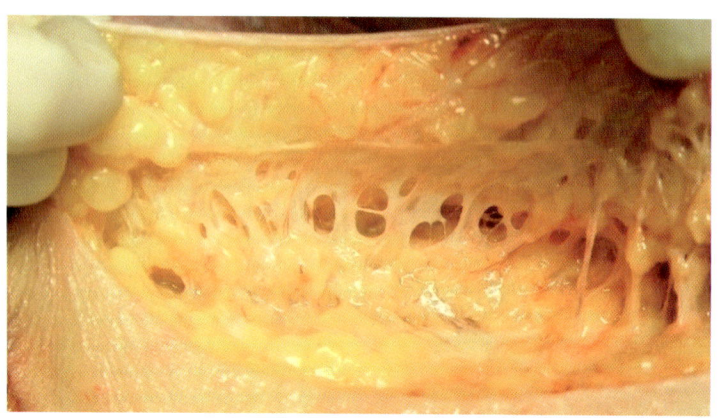

사진 9. 초음파로 녹인 지방조직을 제거한 후 남아있는 결체조직

(2) 초음파의 작용기전

수술 시 사용하는 튜메슨트 용액에는 특성상 수많은 마이크로 버블이 존재하는데, 이러한 버블이 초음파를 만나면 cavitation 효과로 팽창과 수축을 하게 된다. 버블이 팽창, 수축하게 되면 지렛대처럼 작용하여 지방세포를 떨어뜨려 놓게 되는데, 지방조직이 느슨해지면 지방조직과 튜메슨트 용액이 섞이면서 emulsion을 형성한다. Acoustic streaming는 소용돌이를 일으키며 지방세포를 좀더 떨어지게 하여, 이러한 작은 지방덩어리는 지방이식에도 적당한 조직이 되게 된다.

반면 다른 혈관이나 근육, 근막, 신경과 같은 조직들은 보다 치밀한 interstitial cell junction을 가지고 있어서 마이크로 버블이 안으로 들어가지 못하고, 따라서 초음파 시술 이후에도 영향을 받지 않게 되는데 결국 초음파는 지방세포 자체를 cavitation하는 것이 아니라 튜메슨트 안에 있는 마이크로 버블을 cavitation한다는 것을 알아야 한다.

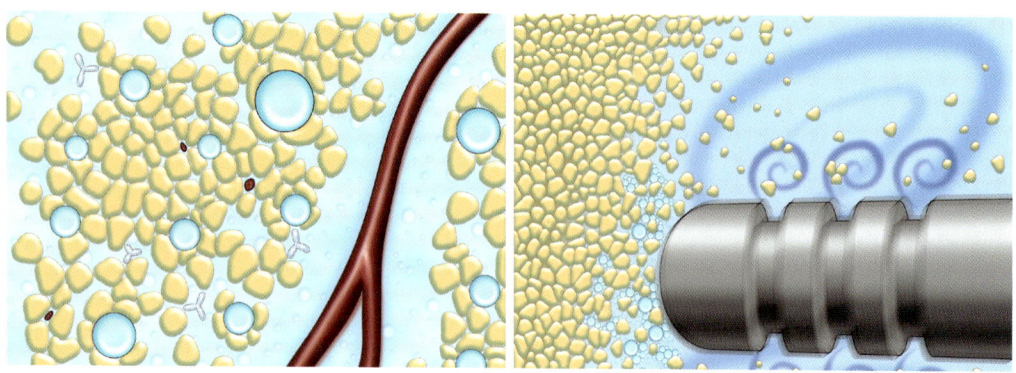

그림 8. UAL에서 생성되는 cavitaion 효과

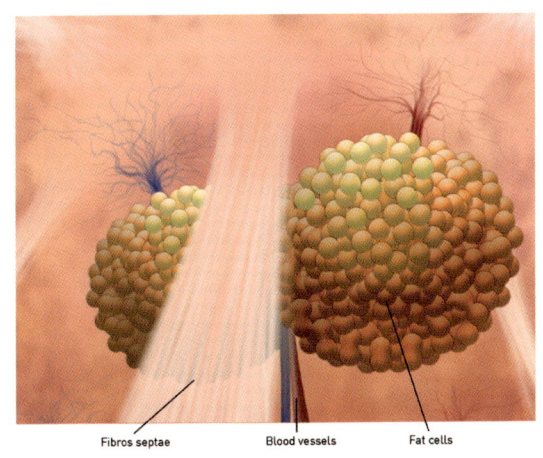

그림 9. 초음파는 근육, 근막, 신경조직에는 영향을 주지 못한다.

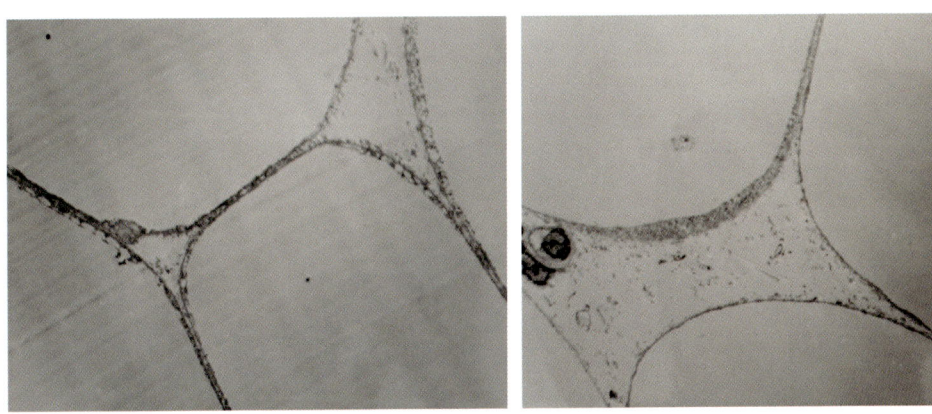

사진 10. 초음파를 가한 후 지방세포 양상의 변화.
지방세포의 벽은 잘 유지되어 있지만, 지방세포 간의 간격은 크게 증가되어 있다.

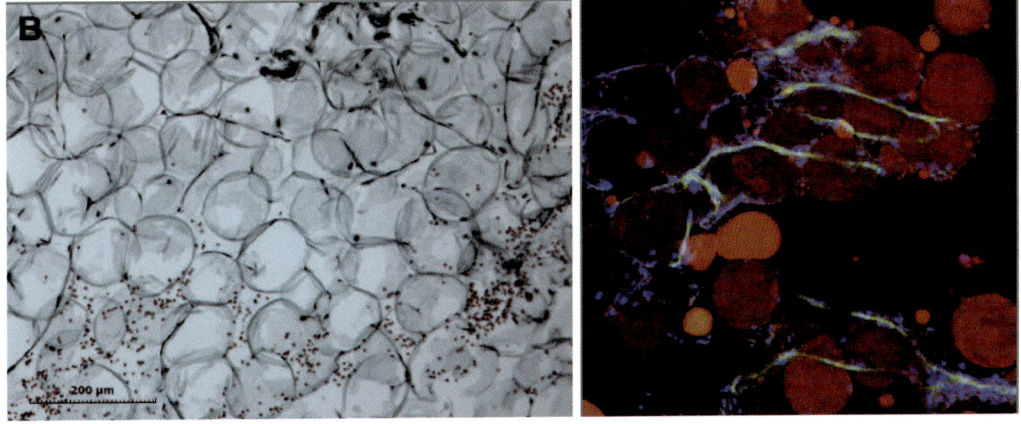

사진 11. Vaser 시술 후 얻은 지방세포. 세포벽이 잘 유지되어 있어서 지방이식으로 활용 시에 지방을 받지 않을 정도이다.

(3) 임상 결과

Vaser를 사용하면 지방을 녹인 후 흡입하기 때문에 지방흡입이 좀 더 용이하게 이루어지고, 섬세한 흡입이 가능하게 된다. 따라서 특히 섬유조직이 많은 등쪽의 지방흡입에 도움을 줄 수 있으며, 근육 사이의 근막을 드러나게 하는 섬세한 지방흡입술, 복근 성형에 도움을 줄 수 있다고 본다.

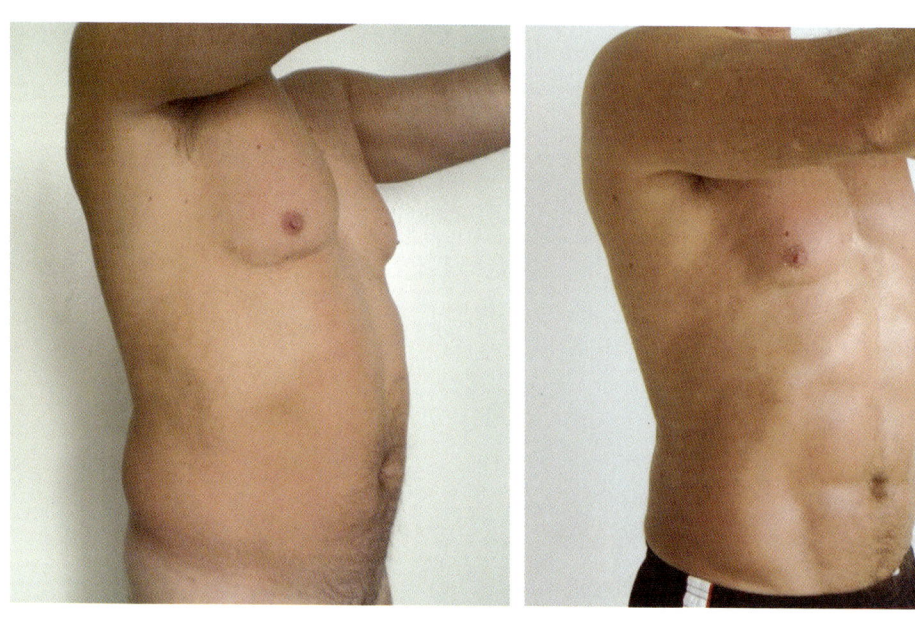

사진 12. Vaser를 사용한 남성 복근 성형술. 복근의 선을 정확하게 만들 수 있을 정도로 정교한 시술이 가능한 것이 vaser 시스템의 매우 큰 장점이다.

참고문헌

- A. Badin et al; laser lipolysis: flaccidity under control; aesthetic plastic surgery, 2002.
- A. goldman et al; laserpipolysis. Liposuction with Nd:YAG laser; Soc.Bras.Laser 2003.
- Douglas J;the safety and efficacy of 1320nm wavelength laser lipolysis assisted lipoaspiration in the remodeling of the underchin neck and jowl; key laser institute for aesthetic medicine, USA.
- G. Blugerman et al; laser lipolysis body modeling in the new millennium. 2000.
- J. Holcomb; 1444nm pulsed Neodymium-Yag lasernext generation highly selective lipolysis for facial contouring. . 2009 lutronic corporation.
- Kwan et al; superior lipolytic effectof the 1444nm Nd:YAG laser; comparison with the 1064nm Nd:YAG laser. Lasers in surgery and medicine. 2009.
- Lim et al; histologic evaluation of intereitial lipolysis comparing 104nm and 1444nm lasers; a 3month follow up study. 2009 lutronic corporation.
- M. Trelles et al; smartlipo advances body contouring techniques; Europan esthetic buyers guide. 2006.
- M. Maida et al; what is interstitial laser lipolysis; DEKA s.r.l. 2003.
- Moisés Wolfenson, M.Det al; Laser Lipolysis: Skin Tightening in Lipoplasty Using a Diode Laser Plastic and Reconstructive Surgery, 2015.
- G. Blugerman, D. Schalvezon, M. Paul A Safety and Feasibility Study of a Novel Radiofrequency-Assisted Liposuction Technique Plastic and Reconstructive Surgery.
- R.S. Mulholland,An In-Depth Examination of Radiofrequency Assisted Liposuction (RFAL) Journal of Cosmetic Surgery & Medicine.
- M.Paul, G.Blugerman, M.Kreindel, S.MulhollandThree Dimensional Radiofrequency Tissue Tightening: A Proposed Mechanism and Applications for Body Contouring Aesthetic Plastic Surgery.
- M. Paul, S. Mulholland A New Approach for Adipose Tissue Treatment and Body Contouring Using RFAL Aesthetic Plastic Surgery (01/09).
- Dr. Duncan Advances in Cellulite Treatment (IMCAS, 2009).
- Dr. Waldman Radiofrequency Assisted Liposuction (RFAL): A new era in body contouring (IMCAS, 2009).
- Dr. HurwitzTreatment of large volume patients using radio-frequency (RF) assisted liposuction (NE Society of Plastic Surgery 2009).
- Drs. Pozner, Paul, Mulholland Radio-Frequency Assisted Liposuction (RFAL): A Multi-Centered Evaluation of the Latest in Lipoplasty Technology(5 Continents 2009).
- D. HurwitzPlastic and Reconstructive Surgery Textbook Chapter 10 Liposuction (2010).
- Mark E. Schafer, PhD et al; Acute Adipocyte Viability After ThirdGeneration Ultrasound-Assisted Liposuction, Aesthetic Surgery Journal, 2013.
- Christine Fisher, M.D et al; Comparison of Harvest and Processing Techniques for Fat Grafting and Adipose Stem Cell Isolation Plast. Reconstr. Surg. 132: 351, 2013.

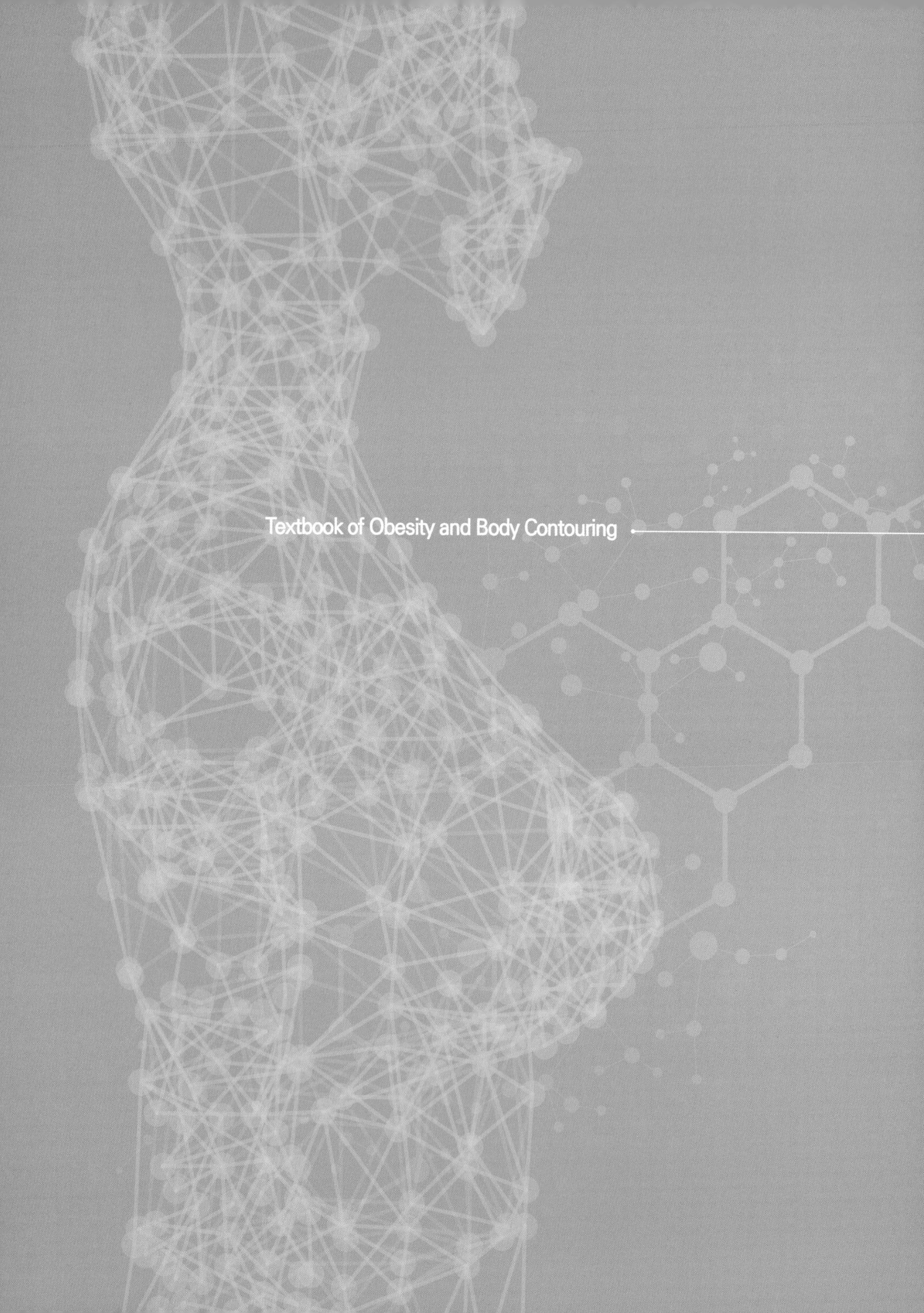

Textbook of Obesity and Body Contouring

업체 및 제품 소개

1. 광동제약(콘트라브서방정, 아디펙스 정) _ 574

2. ㈜로하스메디(위드풀과립) _ 576

3. ㈜보부양행(알포콜린주) _ 578

4. ㈜더블유메딕스(STORZ MEDICAL Duolith® SD1 BT) _ 580

5. ㈜앞썬아이앤씨(Cellu M6 Alliance®, Huber 360 Evolution®) _ 584

6. ㈜클래시스(Ulfit 울핏) _ 576

7. ㈜은성글로벌

   (3Max plus 쓰리맥스플러스, Nobleshape노블쉐이프) _ 588

8. ㈜스킨렉스코리아(트리플바디, 티웨이브 걸, 캐비-주사) _ 590

9. ㈜나눔컴퍼니

   (범용 카테터 캐뉼러, 지방흡입 및 자가지방이식 전용 주사기) _ 594

광동제약

콘트라브서방정

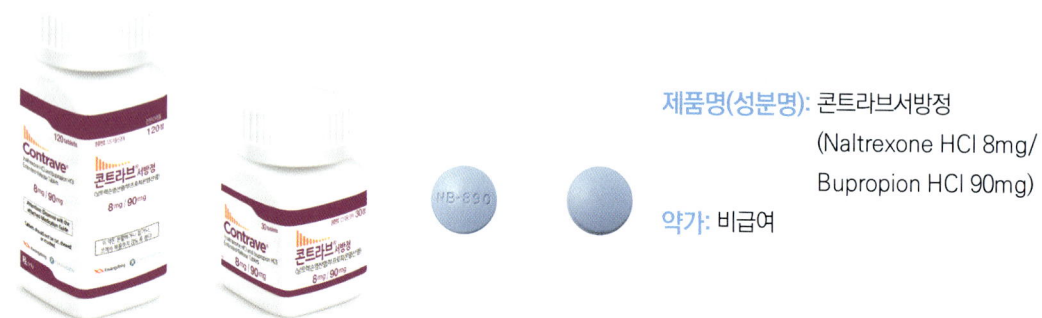

제품명(성분명): 콘트라브서방정 (Naltrexone HCl 8mg/ Bupropion HCl 90mg)

약가: 비급여

기전: Hypothalamus(시상하부) + Mesolimbic Reward System(중변연계 보상 시스템) Dual Action

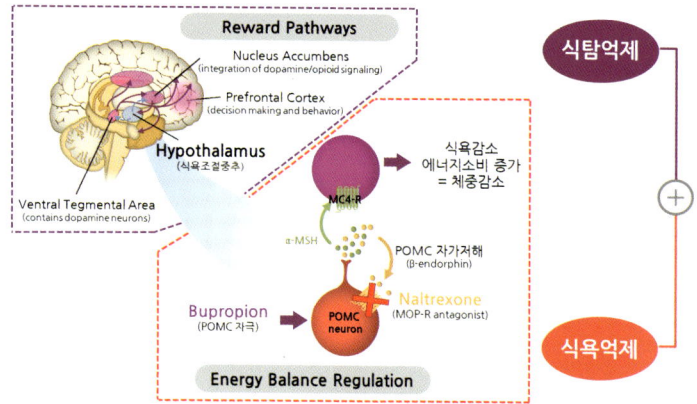

처방 기준: 체질량지수(BMI) 30kg/m² 이상의 비만환자 또는 다른 위험인자(예. 제2형 당뇨, 이상지질혈증, 고혈압)가 있는 체질량지수(BMI) 27kg/m² 이상 30kg/m² 미만인 과체중 환자의 체중조절을 위한 식이 및 운동요법의 보조요법

장점

1. CONTRAVE®는 향정이 아닌 식욕억제제입니다.
2. CONTRAVE®는 FDA 및 EMA 승인된 장기간 복용이 가능한 식욕억제제입니다.
3. CONTRAVE®는 3상 임상시험을 통해 유효성(체중감량, 혈중 지질 및 당대사 개선 등)과 안전성이 확인되었습니다.
4. CONTRAVE®는 Hypothalamus(시상하부)와 Mesolimbic Reward System(중변연계 보상 시스템)에 각각 작용하여 식욕억제와 식탐조절 개선에 효과가 있습니다.

   1. 콘트라브서방정 국내허가사항 available from https://nedrug.mfds.go.kr.
   2. CONTRAVE® FDA prescribing information.
   3. Mysimba® European Medicines Agency prescribing information.
   4. Greenway FL et al., Lancet 2010;376:595-605.
   5. Apovian CM et al., Obesity 2013;21:935-43.
   6. Wadden TA et al., Obesity 2011;19:110-20.
   7. Hollander P et al., Diabetes Care 2013;36:4022-9.

기타(일시적인 부작용을 해결 하기 위한 처방 예)

식사 중 복용(고지방식이 제외), 항구토제(Metoclopramide 등)

아디펙스 정

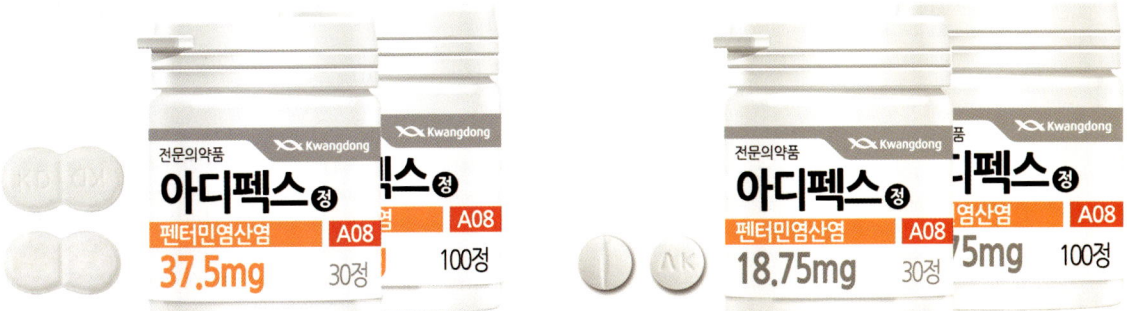

제품명(성분명): 아디펙스정(Phentermine HCl 37.5mg)/ 아디펙스정 18.75mg(Phentermine HCl 18.75mg)
약가: 비급여
기전: Phentermine은 시상하부에서 Norepinephrine의 분비를 촉진시켜 식욕억제, 에너지 소비 증가를 나타냅니다.

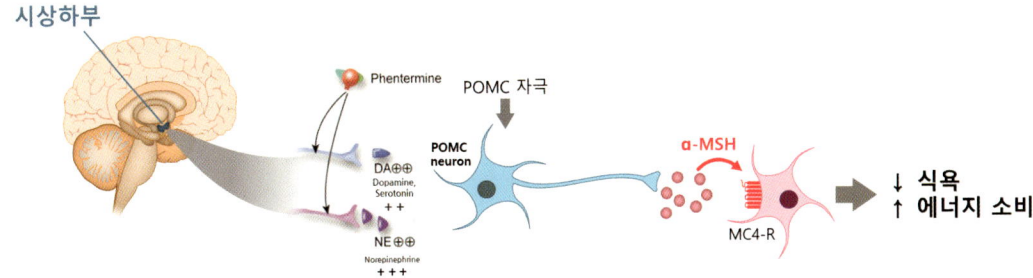

처방 기준
적절한 체중감량요법(식이요법 및/또는 운동요법)에 반응하지 않는 초기 체질량지수(Body Mass Index: BMI)가 30 kg/m² 이상, 또는 다른 위험인자(예, 고혈압, 당뇨, 고지혈증)가 있는 BMI 27kg/m² 이상인 외인성 비만 환자에서 운동, 행동 수정 및 칼로리 제한을 기본으로 하는 체중감량요법의 단기간 보조요법. 이 약은 다른 식욕억제제와 병용하지 않고 단독으로만 사용해야 한다.

장점
Phentermine 제제로 국내 최초 발매된 아디펙스는 국내 임상결과를 보유하고 있으며, 한국인에서 유효성과 안전성이 확인되었습니다.

1. 아디펙스정(펜터민염산염) 국내허가사항 available from https://nedrug.mfds.go.kr.
2. Kim KK et al., Yonsei Medical Journal 2006;47(5):614-25.
3. Choi CJ et al., 대한비만학회지 2005;14(3):155-62.

구입 및 문의: 광동제약 / T. 02-6006-7187 E-mail: jinmee00@ekdp.com
서울 서초구 서초중앙로 85 가산빌딩

㈜로하스메디

위드풀과립

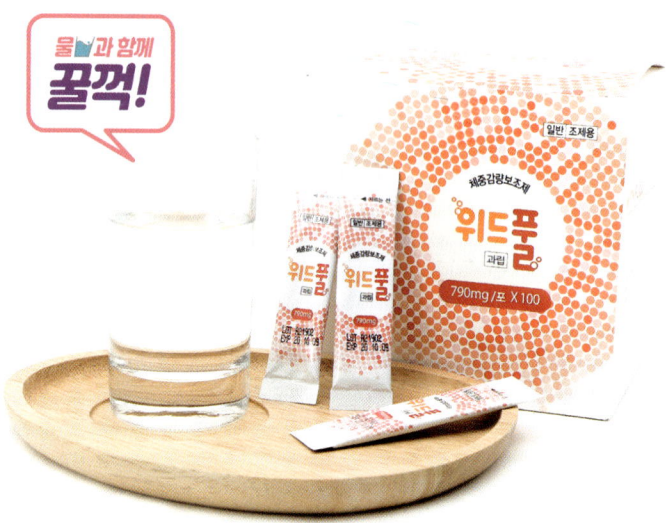

제품명(성분명): 위드풀과립(알긴산400mg, 카르복시메틸셀룰로오스나트륨200mg)
약가: 440원/포
기전: 위 내 산성화(Ph 3.5이하)조건에서 수분을 흡수하여 팽윤 및 겔화(Gelation) 되어 부피가 증가하고, 섭취한 음식물의 밀도를 증가시켜 위장 내 정체 시간 및 포만감을 증가 시킴

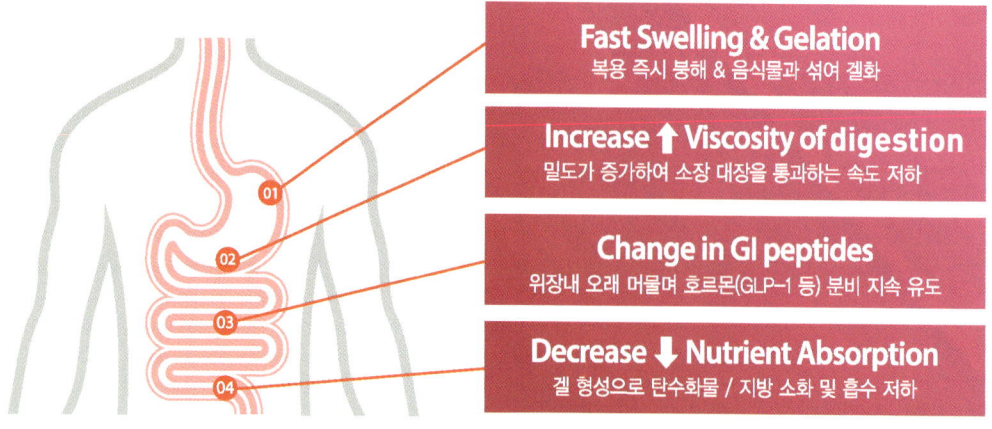

Ref. Obes Rev. 2013 Feb;14(2):129-44. doi: 10.1111/j.1467-789X.2012.01056.x. Epub 2012 Nov 12

처방기준
체중 감량을 하고자 하는 환자에게 식전 30분 1포, 필요시 취침전 1포 추가로 복용하게 함

장점
- 속효성 과립제로 팽윤 시간을 5분 이내로 단축시킴으로써 복용 즉시 작용을 시작합니다.
- 위장 잔류능력 시험(in vitro, 자사실험)결과 기존 제형에 비해 위장 내 체류량 및 시간이 증가하였습니다.
- 상큼한 라임민트향 과립의 스틱 포장으로 언제 어디서나 필요시 복용 가능합니다.

성분 정보

Alginic acid 알긴산	Carboxymethylcellulose Sodium 카르복시메틸셀룰로오스나트륨
• 갈조류(미역, 다시마)의 세포막을 구성하는 폴리사카라이드 성분 • 자기 무게보다 200 ~ 300배의 물을 끌어들여 팽창하는 성질 • 사람의 소화기관으로부터 소화 흡수되지 않고 배출됨	• 셀룰로즈의 다가 카르복시메틸에테르 나트륨염 • 대장에서 수분을 흡수해 콜로이드상이 되어 팽창성 하제 또는 체중조절용 중량제로 사용됨 • 사람의 소화기관으로부터 소화 흡수되지 않고 배출됨

위장 잔류능력 시험(in vitro, 자사실험)

위드풀과립은 위장관 내에서 정제 대비 약 4배의 질량으로 머물러 효과적인 포만감을 나타냄

• 시험 방법: 대조군(자사 정제)과 시험군(위드풀과립)에 대해서 15분간 팽윤 시험 후
유문 통과 상황을 가정하여 직경 약 10mm 홀 통과 후의 잔류량을 측정

• 시험 결과: 대조군의 경우 완벽히 붕해되지 않은 잔류물로서 관찰되었고,
위드풀과립은 100% 붕해 및 팽윤된 상태의 잔류물로 관찰됨

구 분	초기 질량	잔류물 질량
대조군(정제)	1,250mg	810mg
위드풀과립	790mg	3,690mg

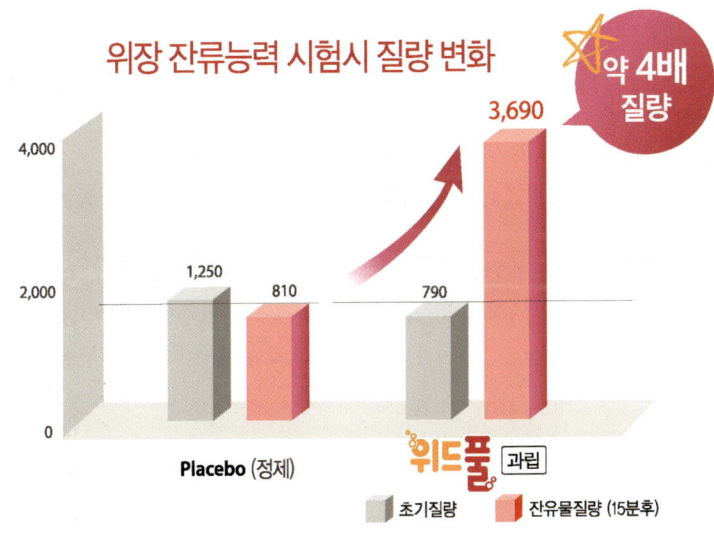

복용시 주의사항

500ml 이상의 물과 함께 삼켜 복용합니다.
위드풀과립의 주성분인 알긴산과 카르복시메틸셀룰로오스나트륨은 수분을 흡수하는 성질이 강하므로 위드풀과립 복용 후에도 하루 종일 수분 섭취를 충분히 하는 것이 좋습니다.

구입 및 문의: (주)로하스메디 / T. 041-544-2911　E-mail: issi0128@lohasmedi.com
충남 아산시 배방읍 희망로 46번길 19-3(엑스큐브 704호, 705호)

㈜보부양행

알포콜린주

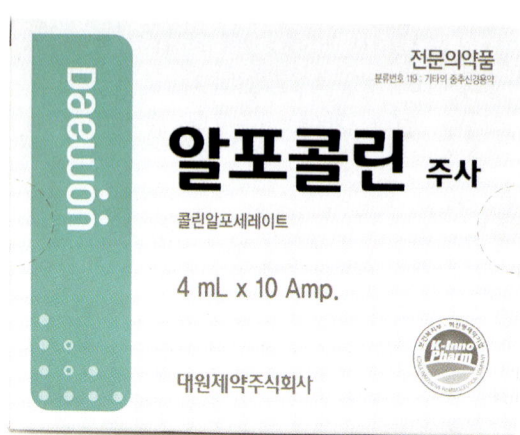
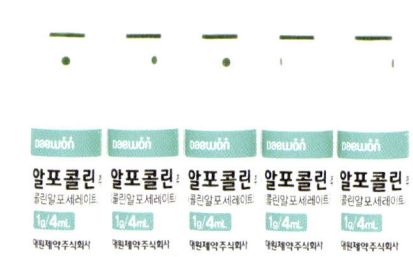

제품명(성분명): 알포콜린주(콜린알포세레이트: 포스파티딜콜린 PPC 전구물질)

함량: 1g / 4ml / 10Amp

약가: 비급여

처방기준
- 지방분해주사요법의 약물로 사용 됨
- 안면지방분해 사용시 PPC에 비해서 사이드(멍, 부종)이 적음

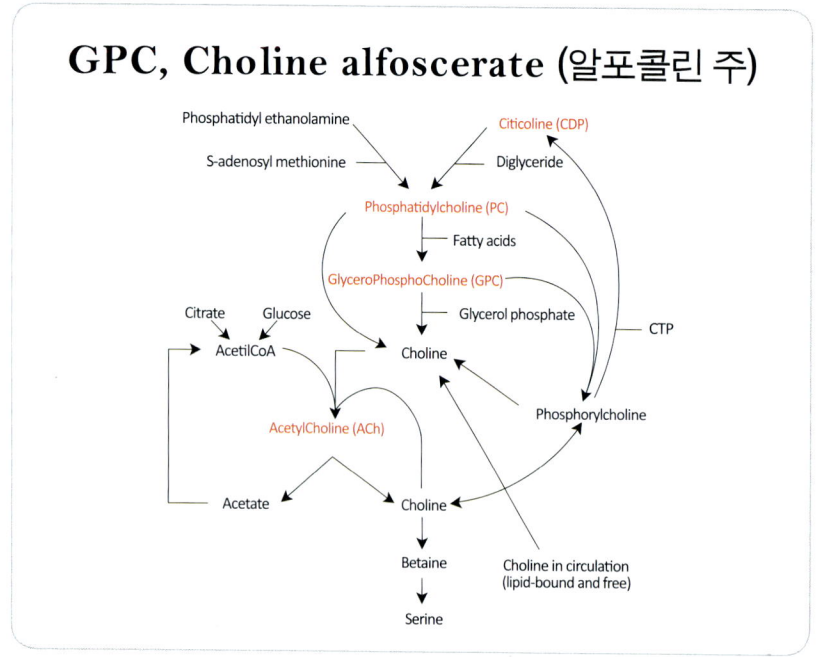

578 비만체형학

장점
2014년 PPC주사 제품판매중지 이후 Off-Label Use 용도로 지방분해주사로 많은 임상결과와 케이스 확보
대한비만치료학회, 대한필러학회 등 국내외 미용학회에서 발표 됨

작용기전연구

1. 경희대학교 약학대학 약물학실연구

알포콜린(콜린알포세레이트)의 지방분해효능
정성현교수, 김고운박사
(19년 12월 퍼블리쉬예정)

〈실험내용〉
분화된 지방세포에서 각각의 약물 처리 3시간 후 배지에서
세포 내 중성지방이 분해되어 나온 glycerol의 양을
측정하여 지방 분해 효능을 확인.
(isop = isoproterenol, 양성대조약물)

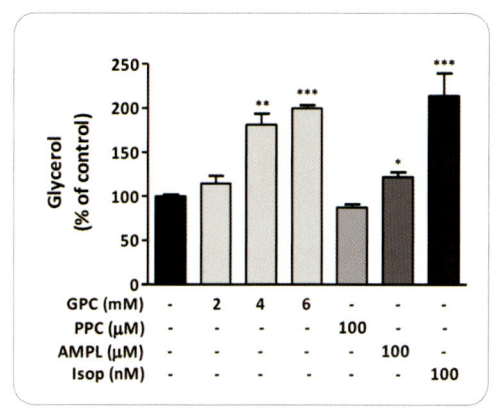

2. 대한비만치료학회(15년 9월 6일 발표)

청담바롬의원 용산점 양동훈원장
Anti-Obesity Injection(Advanced) –Post PPC로 거론되는 새로운 주사시술법

Differentiation

➤ Differentiation
 1) 10% FBS, 1 μM dexamethasone, 1 μg/ml insulin, 0.5 mM IBMX (3-isobutyl-1-methylxanthine)
 2) Insulin only treatment (1 μg/ml): maintenance treatment

➤ culture for 2 days

Results

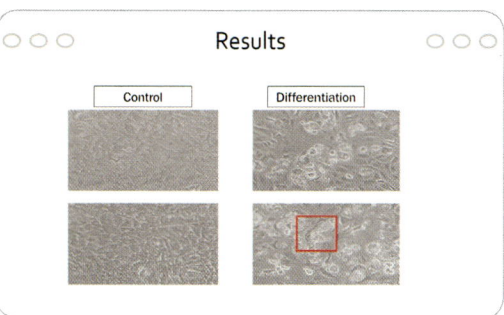

Phosphatidyl Choline

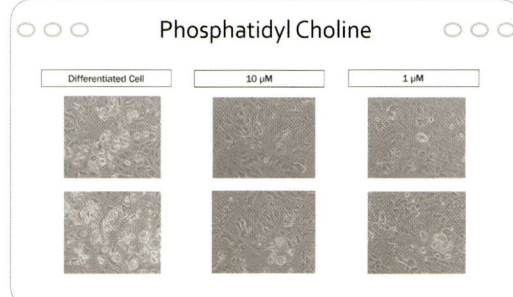

Choline alfoserate

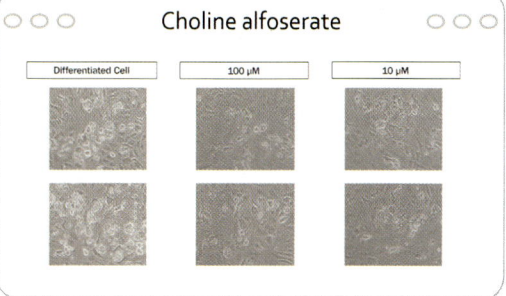

구입 및 문의: (주)보부양행 / T. 02-3141-3301   E-mail: beauvous@hotmail.com
서울특별시 마포구 와우산로 9 보부빌딩

㈜더블유메딕스

STORZ MEDICAL Duolith® SD1 BT

집중형(Focused) 충격파와 방사형(Radial) 충격파 기기를 결합한 국내 최고사양의 체외충격파기기

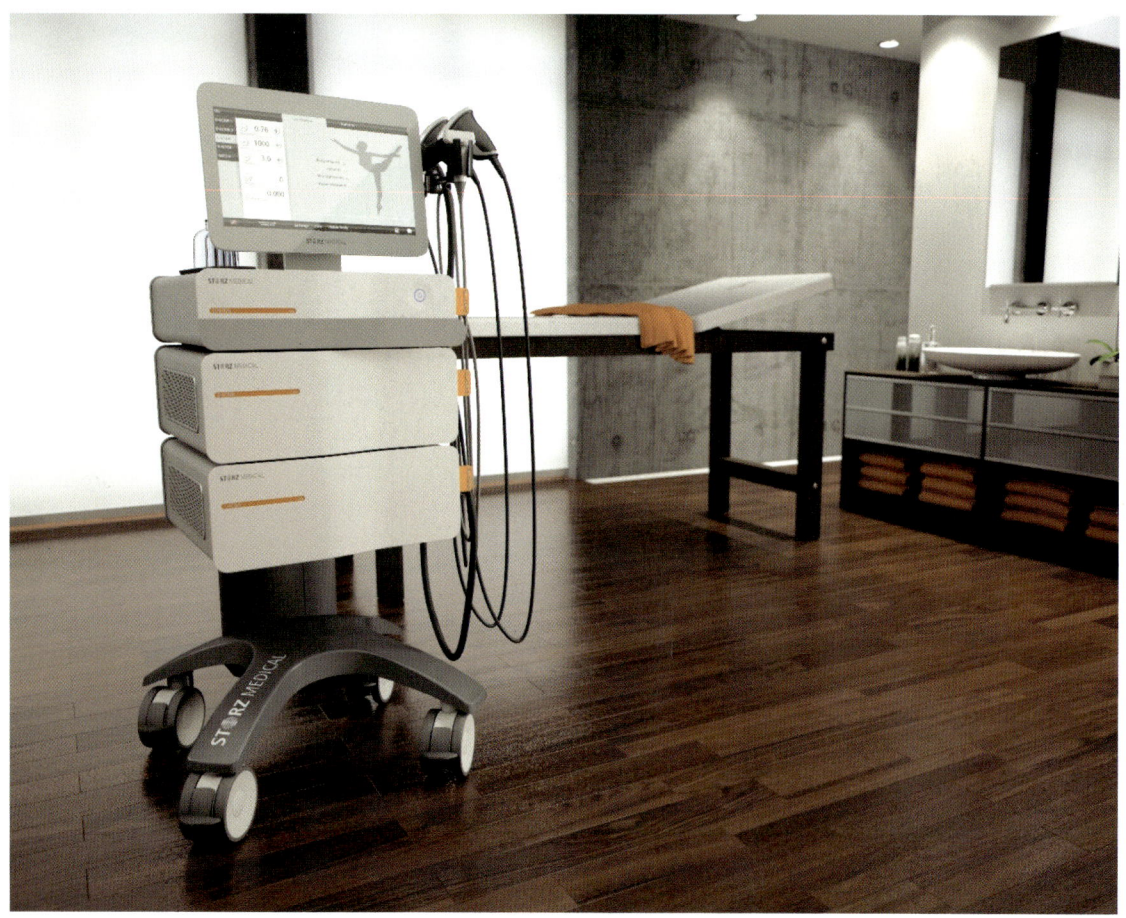

　STORZ MEDICAL AG는 충격파의 물리적 에너지를 음파에너지로 바꾸어 안티 셀룰라이트 치료와 바디쉐이핑에 성공적으로 적용한 최초의 회사입니다.

　충격파 치료의 효능은 수많은 연구 프로젝트와 관찰 연구에 의해 입증이 되었고, STORZ MEDICAL은 혁신적인 체외충격파치료시스템을 통하여 미용과 안티에이징 의학의 새로운 표준을 정립하였습니다.

　충격파치료는 신체의 조직에 미세순환증진, 혈류증가 등의 신진대사 활발을 유도하여 조직의 염증을 완화하며 피부의 질을 개선시키는 치료로 이미 선진국에서 각광받고 있습니다.

집중형 충격파를 사용한 심층부위 치료

방사형 충격파를 사용한 표피상의 치료

진동형 치료기(V-ACTOR)를 사용한 순환치료

STORZ MEDICAL 체외충격파 치료 적응증

- 바디 쉐이핑
- 안티 셀룰라이트 치료
- 상처와 주름 개선
- 피부 탄력 개선
- 연결 조직 강화
- 수술 후 부작용 치료

▶ 집중형(focused) 충격파 치료기기

특징
- 간단한 깊이 조절로 조직 내 정확한 에너지 타겟팅 가능
- 가벼운 핸드피스(990g)
- 핸드피스에서 파라미터 조절 가능
- Focal zone 크기가 적당하여 작은 샷수로도 충분한 에너지 전달 가능함

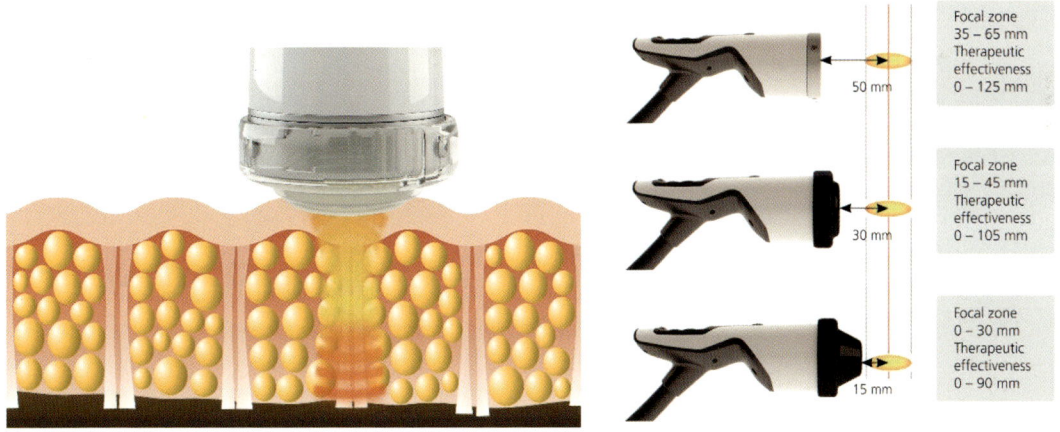

구입 및 문의: (주)더블유메딕스 / T. 02-797-1519 E-mail: sales@wmedix.com
경기도 남양주시 별내중앙로 24 이레타워 10층, 1001호

㈜더블유메딕스

▶ 방사형(Radial) 충격파 치료기기

특징
- 다양한 트랜스미터의 구성으로 효과적인 에너지 전달이 가능
- 피부를 자극하지 않고 조직 깊숙한 곳까지 에너지 전달이 가능
- 핸드피스에서 파라미터 조절 가능
- 인체공학적 디자인으로 핸드피스의 진동 및 반동이 적어 시술자의 만족도 높음.
- 시술 시 적은 소음

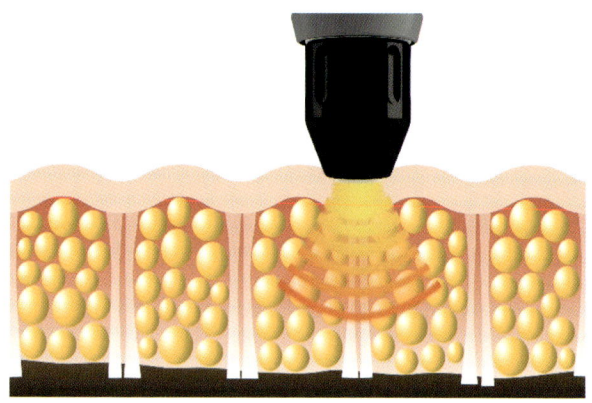 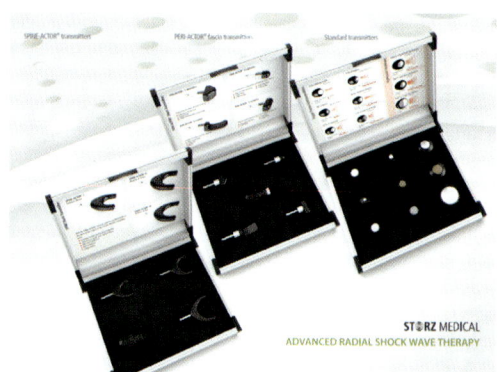

▶ 진동형 치료기 V-ACTOR

특징
- 컴팩트한 사이즈로 치료부위를 효과적으로 선택하여 진동치료 가능
- 경화된 근육 및 조직을 이완시켜 순환 촉진
- 충격파 치료 전 후에 사용하여 시너지 효과

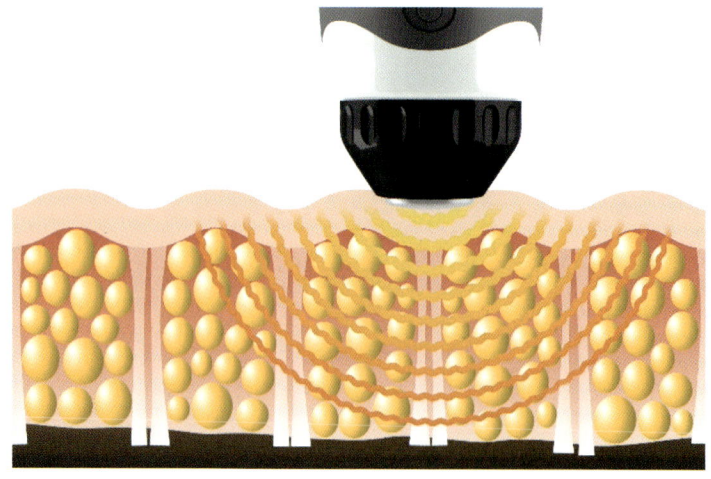

duolith® SD1 BT 는 다양한 구성이 가능합니다.

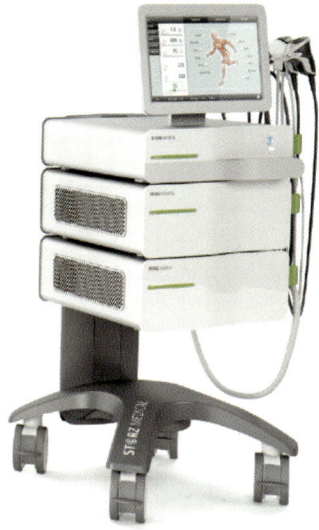

[집중형 충격파치료기]
Standard energy range: 0.01 – 0.55 mj/mm^2
frequency: 0.5 Hz ~ 8 Hz

[방사형 충격파치료기]
Pressure: max. 5 bar, frequency: 1-21 Hz

[진동형 치료기]
Pressure: max. 5 bar, frequency 1-35 Hz

선택구성 1
집중형 충격파 기기 + 방사형 충격파 기기

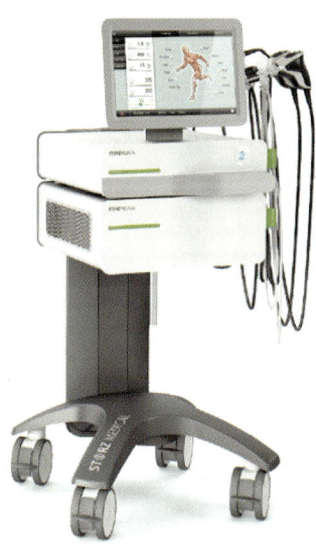

선택구성 2
집중형 충격파 기기

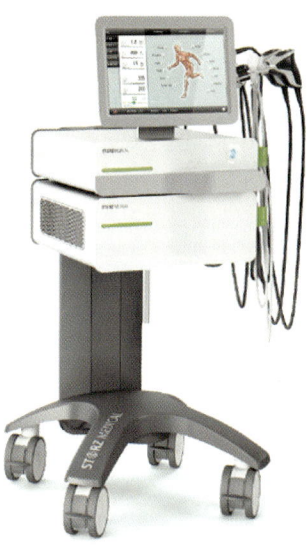

선택구성 3
방사형 충격파 기기

구입 및 문의: (주)더블유메딕스 / T. 02-797-1519 E-mail: sales@wmedix.com
경기도 남양주시 별내중앙로 24 이레타워 10층, 1001호

Cellu M6 Alliance®

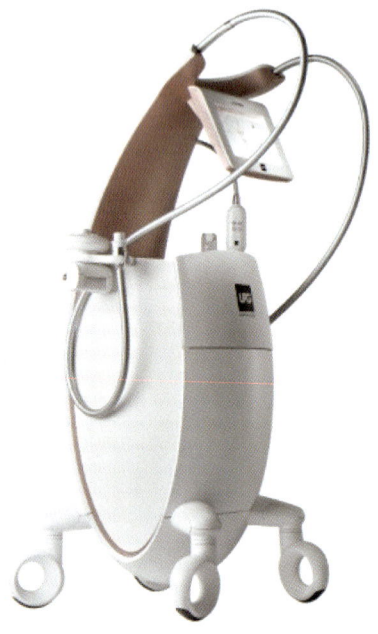
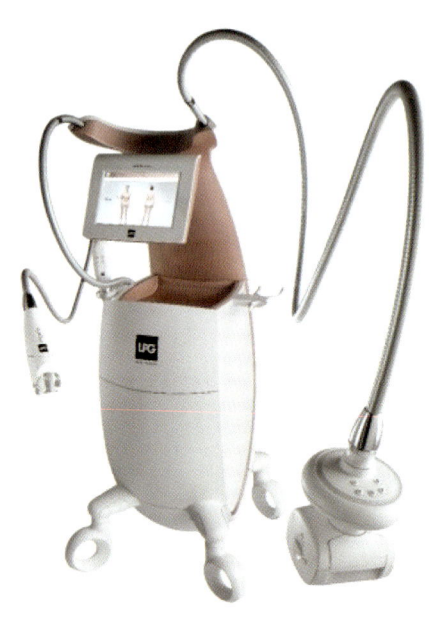

장비가격: 77,000,000원

기 전: Endermologie®는 진공 음압과 롤러를 이용해 피부 층부터 근막까지 집어 올려 지방세포와 주변 결체조직에 지속적인 수축, 이완작용을 가해 유착되고 엉겨있는 근육의 조직과 지방의 연소를 도와준다. Cellu M6 Alliance®의 경우, LPG®사의 Endermologie® 기술을 이용한 최신형 장비이다. 특허 받은 롤러와 플랩의 결합으로 더욱 강력한 효과를 보여준다. 다이어트나 운동만으로 빼기 힘든 고착화된 지방을 풀어주며 울퉁불퉁한 오렌지 껍질 같은 피부를 완만하게 만들어 준다. 급격한 다이어트나 노화로 인해 변한 피부 조직을 탄력 있게 만들어준다.

500편 이상의 연구 결과를 바탕으로 0%에 가까운 부작용을 자랑하며, Cellu M6 Alliance®가 받은 FDA 승인내역으로는

- Relief minor muscles aches and pains
- The relaxation of muscles spasms
- The increasing in local blood circulation
- Temporary reduction in the appearance of cellulite
- Relief DOMS
- Temporary reduces the appearance of cellulite and circumferential body measurement of cellulite treated areas
- Increase in blood circulation during burn rehabilitation
- Reduction in secondary Lymphedema of the arm(SLA)
- Improvement of secondary Lymphedema
- Improvement in lymphatic circulation

등이 있다.

Huber 360 Evolution®

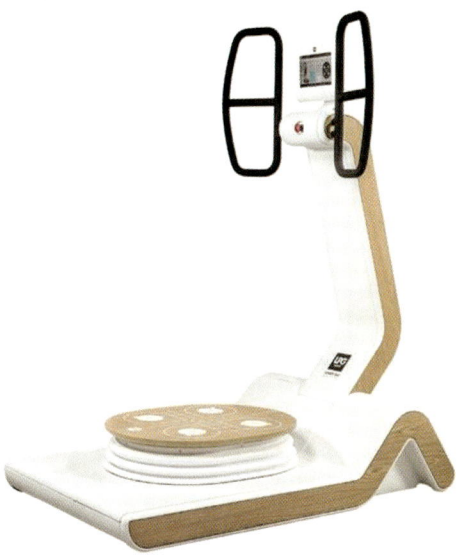
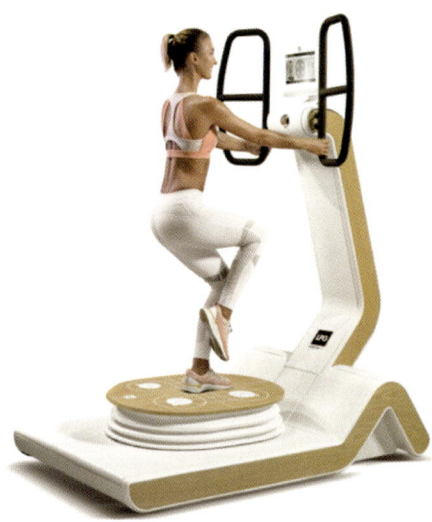

장비가격: 88,000,000원/정

기   전: Force Sensor가 내장된 다축 전동 플랫폼을 통해, 다양한 난이도 설정과 점진적인 전신 훈련이 가능하다. 균형평가 및 훈련 시 무게중심의 변화를 실시간으로 확인할 수 있다.
전동 플랫폼뿐만 아니라, 핸들에도 Force Sensor가 달려있어 근력 평가 및 훈련도 가능하다.
메디컬, 스포츠, 피트니스, 산전산후 등의 다양한 분야에서 사용되는 LPG® 사의 Huber 360 Evolution®가 받은 FDA 승인내역으로는

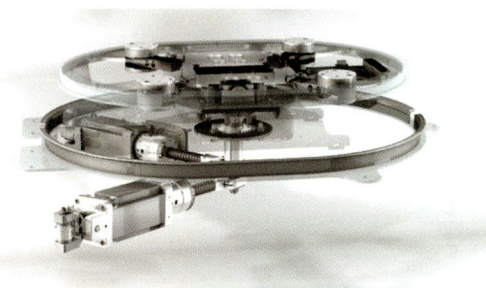

*전동 플랫폼 내부사진

- System, isokinetic testing and evaluation:
  rehabilitative exercise device intended for medical purposes, such as to measure, evaluate, and increase the strength of muscles and the range of motion of joints
- Exerciser, powered:
  Powered exercise equipment consist of powered devices intended for medical purposes, such as to redevelop muscles or restore motion to joints or for use as an adjunct treatment for obesity

등이 있다.

구입 및 문의: (주)앞썬아이앤씨 / T. 02-443-4456 E-mail: info@apsuninc.com
서울시 송파구 마천로 27길 3, 앞썬빌딩

㈜클래시스

Ulfit(울핏)

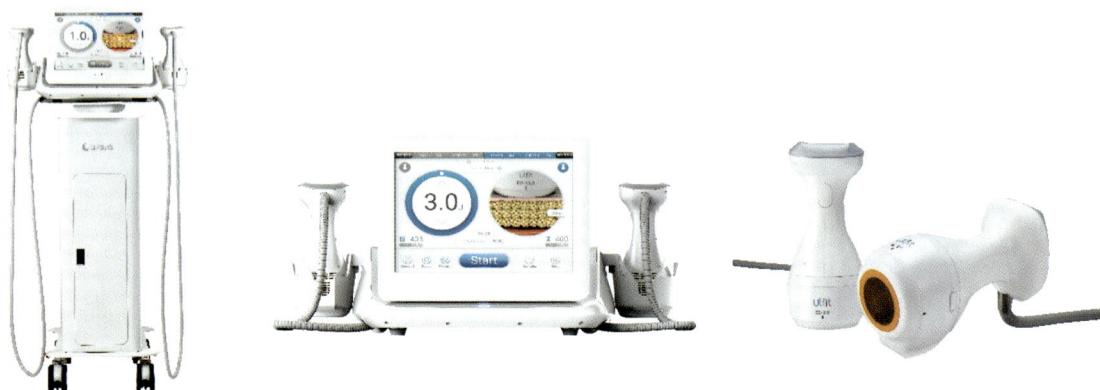

카트리지: 60,000샷 132만원

기전: MFCU(Macro Focused Circular Ultrasound)
집속형초음파자극시스템으로 조직을 응고하여 피부와 피하조직의 탄력개선에 사용하는 기구

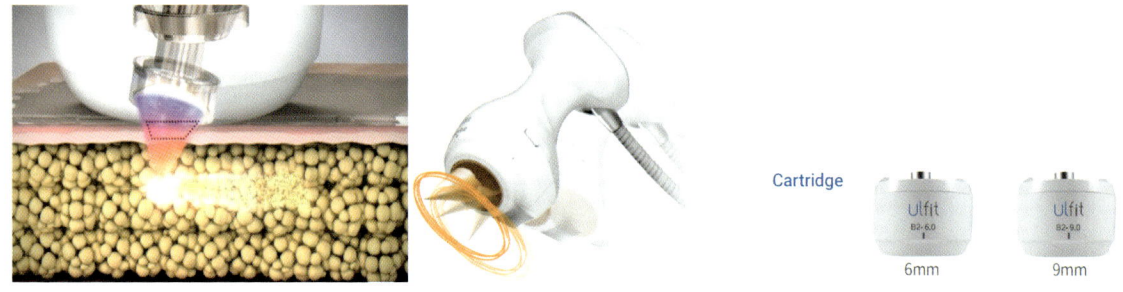

Cartridge
6mm 9mm

    기존의 잘 알려진 HIFU 기술을 써큘레이션 방식으로 구현하여 넓고 평편한 바디부위에 적용하도록 한 장비이다. 목적은 바디 탄력과 피하지방감소로 6mm와 9mm 두 가지 깊이의 카트리지가 있는데, 맛사지와 같은 러빙방식으로 시술이 진행되어 시술자와 환자 모두 매우 편안하게 시술할 수 있다. 에너지는 0.1~3.0J까지 조절 가능하며 높은 에너지를 사용해도 환자는 큰 고통을 느끼지 않는다. 허벅지의 안과 밖, 브라라인, 러브핸들, 복부, 옆구리, 상완 등 뼈와 신경부위 외에 지방이 많은 군살부위는 어디든 시술할 수 있다. 가로*세로 10cm 영역에 500샷 정도 시술 시 약간의 열감과 발적의 살짝 보이는 정도를 end point로 잡는다.

    기존의 긴 시술시간과 통증을 보완하기 위해 시술방식을 두 가지로 설정하도록 설계되었는데, 일반적인 도트형식으로 완벽한 Shrinkage를 형성하는 'G모드'와 빠른 흩날림 형식으로 지나가듯 Shrinkage를 형성하는 'P모드'가 있다. P모드는 임상효과에 큰 차이가 없이 시술시간을 30%정도 단축시켜주어 시술자의 편리성을 증대시켰다.

처방기준
- 핀치테스트를 시행한 후 실시(피하지방두께 1.2cm 이상 - 6mm / 1.8 cm 이상 - 9mm)
- 관절과 굵은 신경, 배꼽을 제외한 러빙시술에 방해되는 큰 뼈가 없는 지방이 축적된 부위에 시술
- 대표시술부위: 팔뚝, 브라라인, 러브핸들, 옆구리, 허벅지, 복부

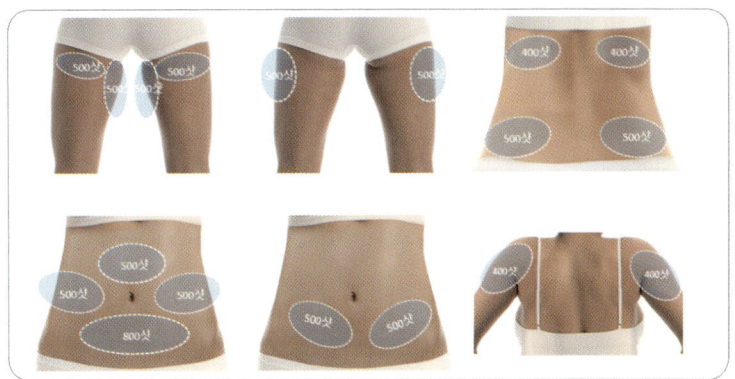

장점
- 토탈조사거리 67mm, 지름 2.2cm로 시술 영역이 넓음
- 핸드피스가 가볍고 속도가 빨라 시술이 매우 쉽고 간단, 통증이 적음
- 써큘레이션 방식의 에너지 조사로 신경손상이나 화상등의 부작용이 거의 없음
- 시술 후 효과가 바로 보이는 경우가 많음
- 온열감으로 환자의 만족도가 높으며 시술시간 동안 의사가 환자를 직접 케어함으로써 환자와의 라포형성에 좋음
- 비침습적이라 어떤 장비와도 콤비네이션 시술이 용이
- 울퉁불퉁하고 노화로 늘어진 피부에도 효과적
- 조사방식 선택가능 – G모드, P모드(통증감소)

기타
임상사진

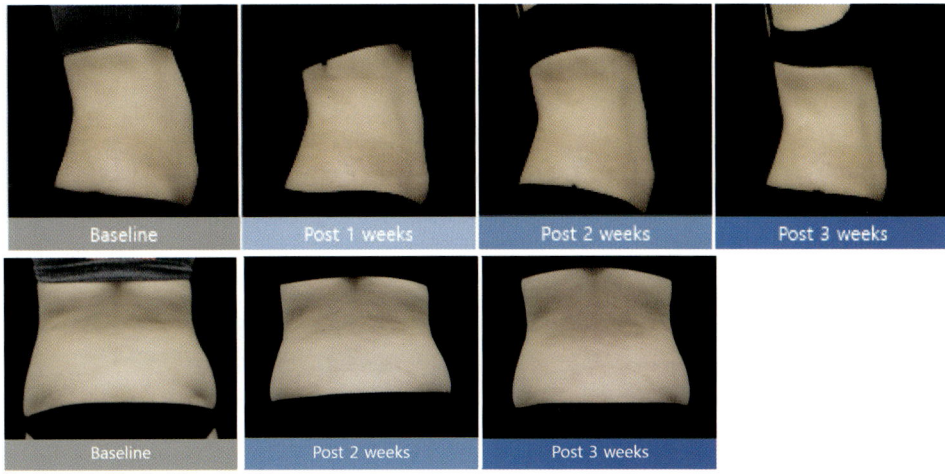

주의사항
넓은 부위를 한꺼번에 하는 것 보다 한 부위(손바닥크기 정도)을 집중 시술 한 후 다음부위를 시술해야 효과가 잘 나타난다. 충분한 초음파 젤을 도포하여 피부손상과 통증을 방지한다. 지속적으로 일정한 속도로 움직이며 시술하는 것이 중요하다. 한 부위 시술이 약 8~15분 정도 걸리기 때문에 시술자와 환자 모두 편안한 자세를 잡는 것이 중요하다.

구입 및 문의: (주)클래시스 / T. 02-536-1972 E-mail: contact@classys.com
서울시 강남구 테헤란로 240

3Max plus (쓰리맥스플러스)

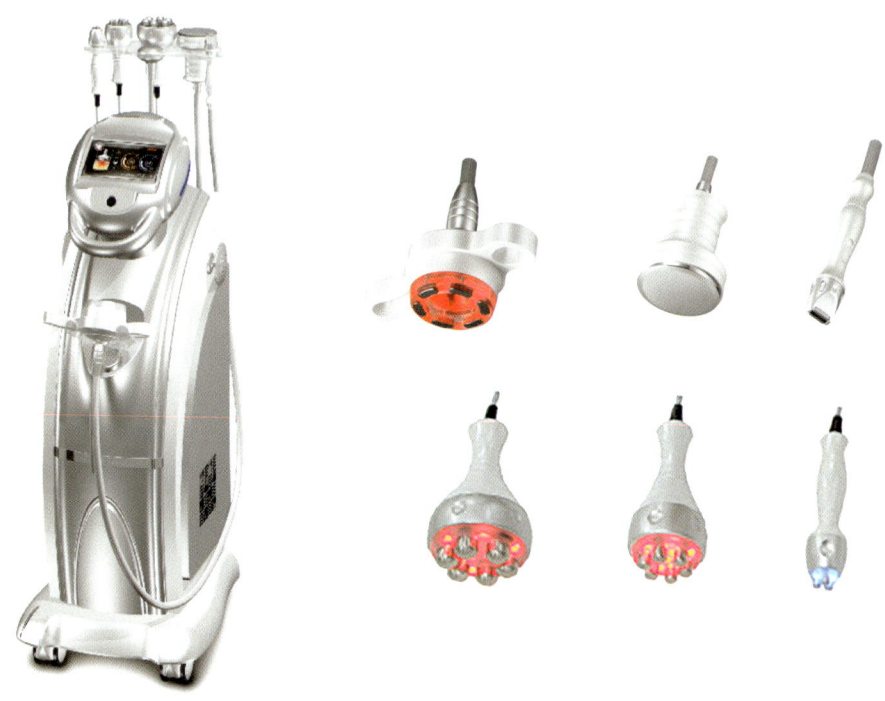

기전: 고주파와 베큠이 결합된 핸드피스, 고주파 전용 핸드피스, 초음파 핸드피스 탑재로 다양한 바디슬리밍 시술이 가능 집속형초음파자극시스템으로 조직을 응고하여 피부와 피하조직의 탄력개선에 사용하는 기구

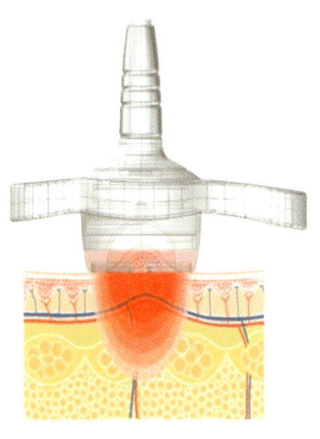

병원운영시 바디슬리밍 패키지를 고려하면 필수적으로 구입하게 되는 기기들이 있는데 고주파 및 엔더몰로지 장비, 초음파 캐비테이션 장비, 등이 바로 그것이다. 하지만 각각의 장비들을 모두 구입하기에는 비용부담이 크다. 이러한 점을 생각해볼 때 3Max plus는 고효율 다기능 장비이다.

3Max plus는 고주파와 베큠이 결합된 형태의 핸드피스를 제공한다. 베큠 기능은 지방 흡입 시술 후 또는 비만 치료 시 반드시 필요한 탄력관리와 바디 쉐이핑에 도움을 주며, 고주파에너지는 체내 심부열을 발생시켜 지방을 액화시킨다. 더불어 다양한 사이즈의 핸드피스를 제공하여 얼굴, 종아리 팔뚝 등 국소부위에도 고주파 시술이 가능하다.

인체에 저출력 초음파를 가하면 체내에 캐비테이션 현상이 발생한다. 이때 발생한 미세버블이 터지면서 지방의 세포막을 자극하여 지방세포를 파괴한다. 3Max plus의 초음파 핸드피스는 다양한 Pulse모드를 제공하여 케비테이션 효과를 배가시킨다.

㈜은성글로벌의 3MAX Plus는 RF, Vacuum, Cavitation 기능을 결합하여 지방 융해와 림프 배농 및 탄력 관리를 동시에 시술할 수 있는 강점을 가지고 있다.

Nobleshape(노블쉐이프)

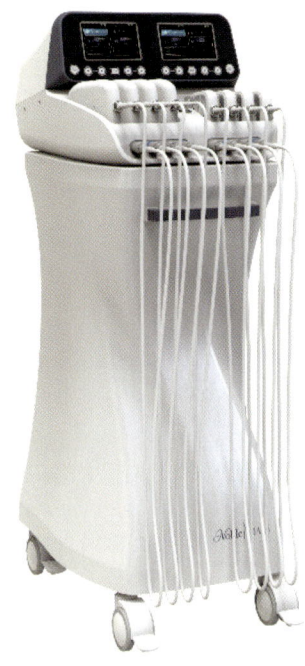

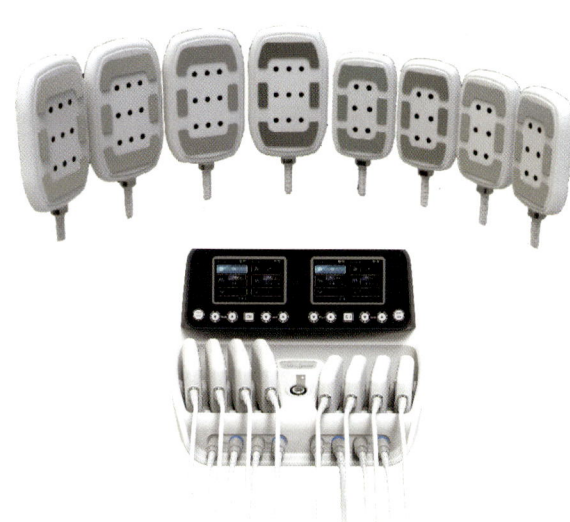

기전: 변조중저주파 + 저출력레이저 + 고주파가 하나의 핸드피스에서 출력되는 복합기기

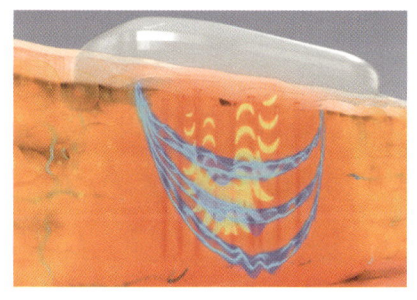

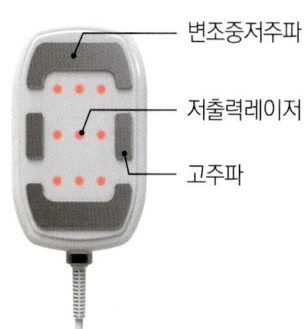

- 변조중저주파
- 저출력레이저
- 고주파

노블쉐이프는 바디슬리밍 효과가 있는 기전 3가지 - 변조중저주파, 저출력레이저, 고주파-를 하나의 핸드피스에 결합한 장비이다. 변주중저주파가 근육의 수축과 이완을 유도하여 체내 혈액순환 및 근육강화를 돕고, 고주파 에너지가 체내에 심부열을 발생시켜 지방세포를 융해하고 림프순환을 촉진시키며, 저출력레이저가 지방세포막에 pore를 형성시켜 액화된 지방의 체외배출을 돕는다. 바디슬리밍에 탁월한 효과가 있는 이 세가지 과정이 시술자의 어떠한 테크닉 없이 환자의 인체에 부착하는 것만으로 시술이 이루어짐으로써 환자와 시술자 모두를 만족시켰다.

시술시간은 30분이내에 자동off된다. 복부, 허리 등 넓은 부위 뿐만 아니라 팔, 다리 등 고민부위 어느 곳에도 사용할 수 있도록 전용 밴드와 핸드피스 홀더를 제공한다. 특히 접촉온도센서를 내장하여 시술부위의 이상온도 감지시 자동으로 고주파 전원을 조절하도록 설계하여 더욱 안전한 시술이 가능하다.

구입 및 문의: (주)은성글로벌 / T. 033-760-1700 E-mail: es@esglobal.co.kr
강원도 원주시 지정면 기업도시로 120

㈜스킨렉스코리아

TRIPLEBODY

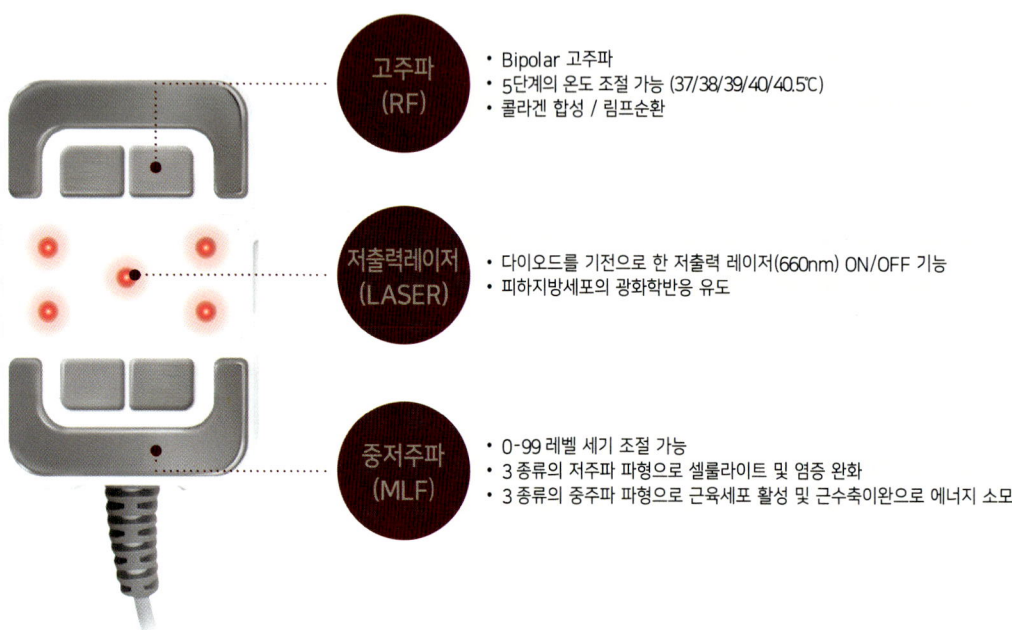

고주파 (RF)
- Bipolar 고주파
- 5단계의 온도 조절 가능 (37/38/39/40/40.5℃)
- 콜라겐 합성 / 림프순환

저출력레이저 (LASER)
- 다이오드를 기전으로 한 저출력 레이저(660nm) ON/OFF 기능
- 피하지방세포의 광화학반응 유도

중저주파 (MLF)
- 0-99 레벨 세기 조절 가능
- 3 종류의 저주파 파형으로 셀룰라이트 및 염증 완화
- 3 종류의 중주파 파형으로 근육세포 활성 및 근수축이완으로 에너지 소모

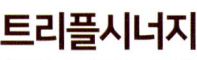

트리플시너지
(흔들고/깨고/녹이고)

1 MLF — Medium · Low Frequency
지방층 및 셀룰라이트 재배열

2 LLLD — Low Level Laser
세포 내 미토콘드리아 활성화로 중성지방을 지방산 및 글리세롤로 분해

- Epidermis
- Anchor point
- Dermis
- Skin fat cells
- Fibrous bands
- Enlarged fat cells
- Connective tissue
- Inner fat cells
- Muscles

트리플바디를 통한 바디토닝

 레이저 토닝
 고주파 토닝
 중저주파 토닝

바디토닝으로 가장 큰 효과를 얻을 수 있는 것은 셀룰라이트 염증 완화와 근육의 활성화를 통한 피부결, 피부톤, 바디라인의 개선입니다. 또한, 지방세포 개체수 및 사이즈 감소, 콜라겐 섬유 재배열(지방 재배열)및 탄력증진입니다.

- ✓ Easy to use
- ✓ 8 패드 개별 조절 가능
- ✓ 여러 부위 동시 시술 가능
- ✓ 1:1 맞춤관리

BODY TONING is anti-aging system for your body!

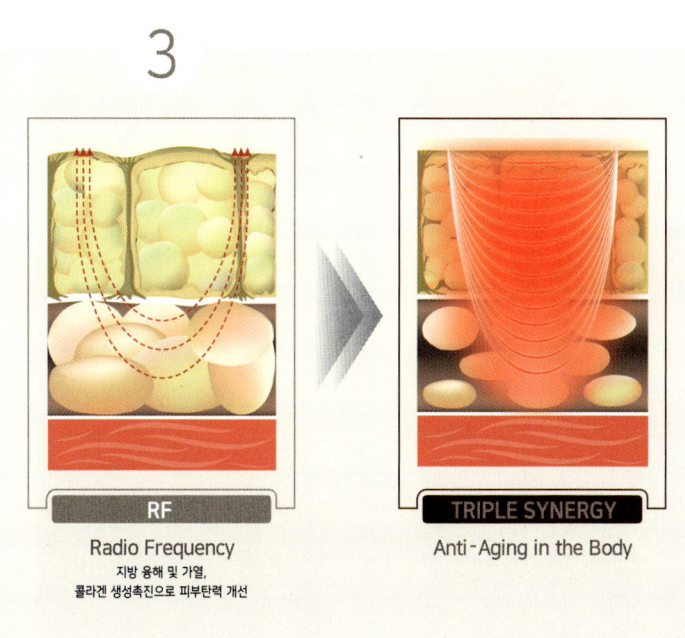

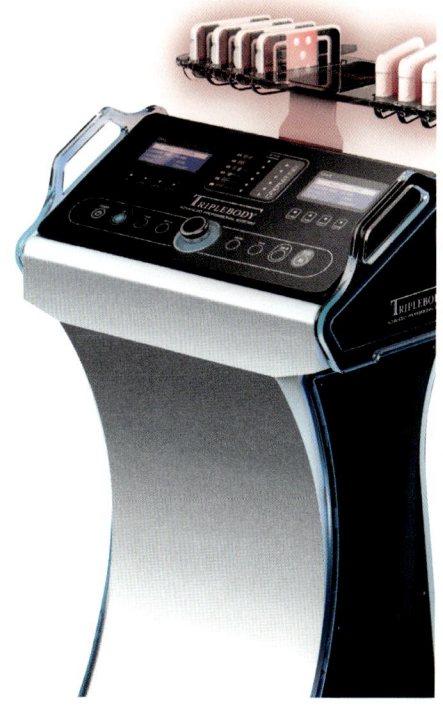

591

㈜스킨렉스코리아

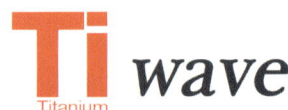
Ti wave

티타늄 체외충격파 티웨이브 겉(셀룰라이트)과 속(지방세포)을 한 번에!

체외충격파란?

체외충격파(Extracorporeal Shock Wave Therapy, ESWT)는 특정 부위의 지방층에 높은 기계적 힘과 강한 압력을 갖춘 파장을 발생시켜 이때 전해지는 음파(충격)로 지방층을 감소시키는 원리입니다. 비만의 근본적 원인인 지방세포를 직접 파괴시키기 때문에 요요현상에 대한 걱정이 없으며 지방 세포를 파괴하고 피부가 울퉁불퉁 염증화되는 셀룰라이트 개선에도 효과적입니다.
이미 생성된 셀룰라이트일지라도 셀룰라이트 장벽에 강력한 진동을 주어 지방층 조직을 융해시켜 세포액의 흐름을 원활히 합니다. 또한, 진피 세포까지 자극을 주어 콜라겐의 리모델링을 촉진시켜 줍니다.

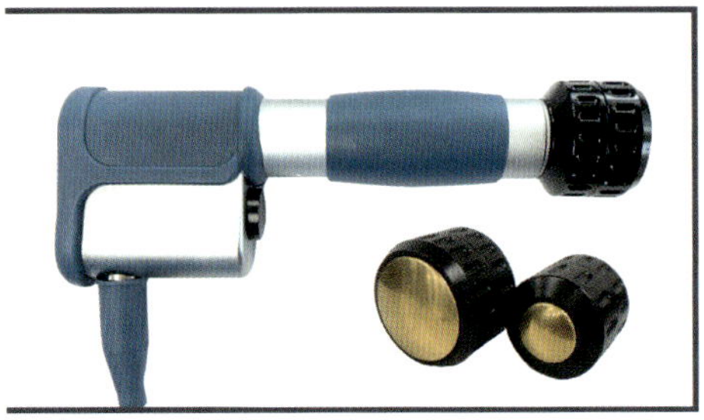

티타늄(Titanium) 헤드

- 기존 스테인레스 스틸(Stainless Steel) 헤드보다 두 배 더 큰 에너지를 전달
- 어플리케이터 헤드를 통해 전달되는 운동 에너지는 셀룰라이트의 원인인 근막 염증을 치료, 림프 및 혈관의 순환 촉진 성장인자들이 방출돼 피부에 탄력을 줌

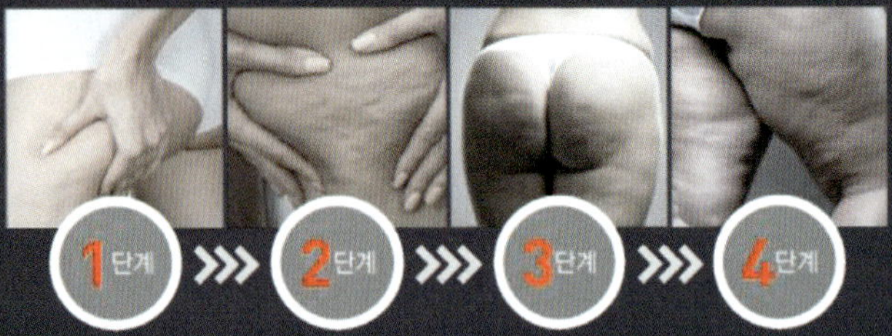

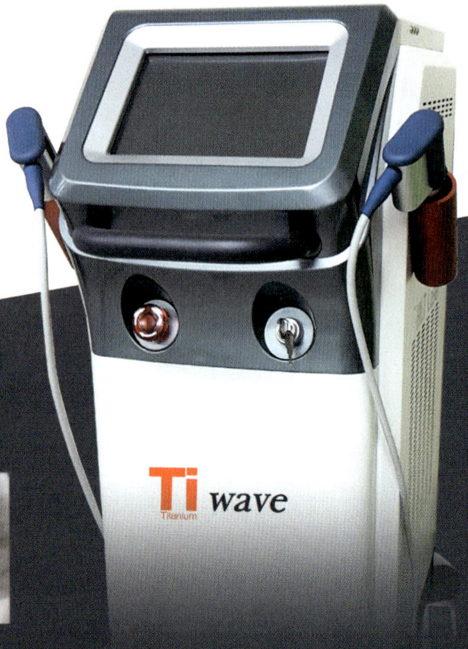

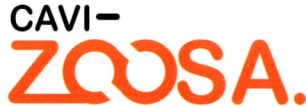

주사 시술 전·후에 캐비-주사로 지방층을 흔들고 깨주어 주사 효과를 극대화 시켜보세요

· 초음파+LED를 이용하는 시술로서 지방층을 깨주는 캐비테이션 효과
· 각 40kHz의 초음파가 조사되는 4개의 Multi Appcator
· 지능형 자동조절 시스템을 통한 치료인력의 감축

캐비-주사란?

비침습성 지방 분해 장비로써
수술을 하지 않고 초음파와 LED를 이용하여
주사 시술 전후에 캐비-주사로 지방층을 흔들고 깨주어
국부적인 지방이나 셀룰라이트를 손쉽게 제거할 수 있습니다.

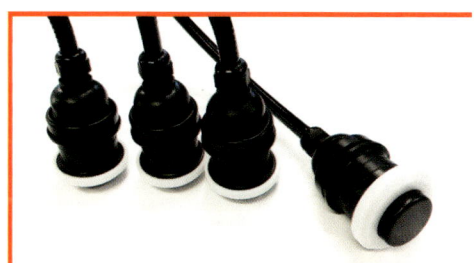

핸들링 없는 부착형 초음파 Cavitation

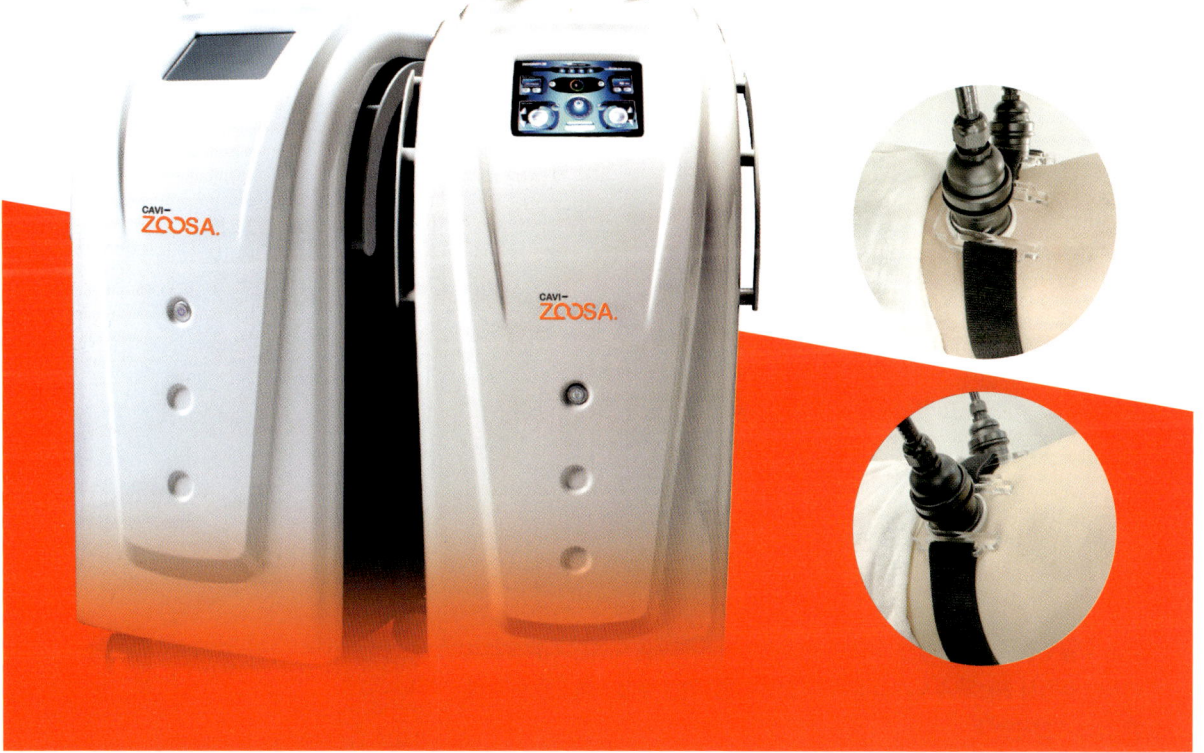

구입 및 문의: (주)스킨렉스코리아 / T. 02-516-2801   E-mail: skinrexkorea_e@naver.com
서울특별시 강서구 마곡중앙로 161-8, 두산더랜드파크 A동 914호

㈜나눔컴퍼니

범용 카테터 캐뉼러
Mirror Cannula(1회용)

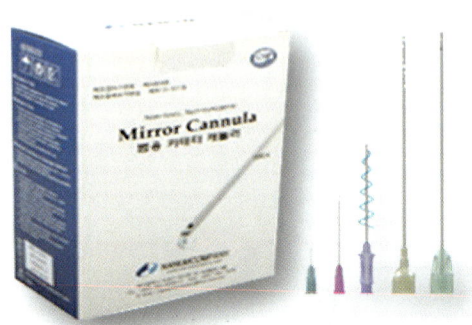

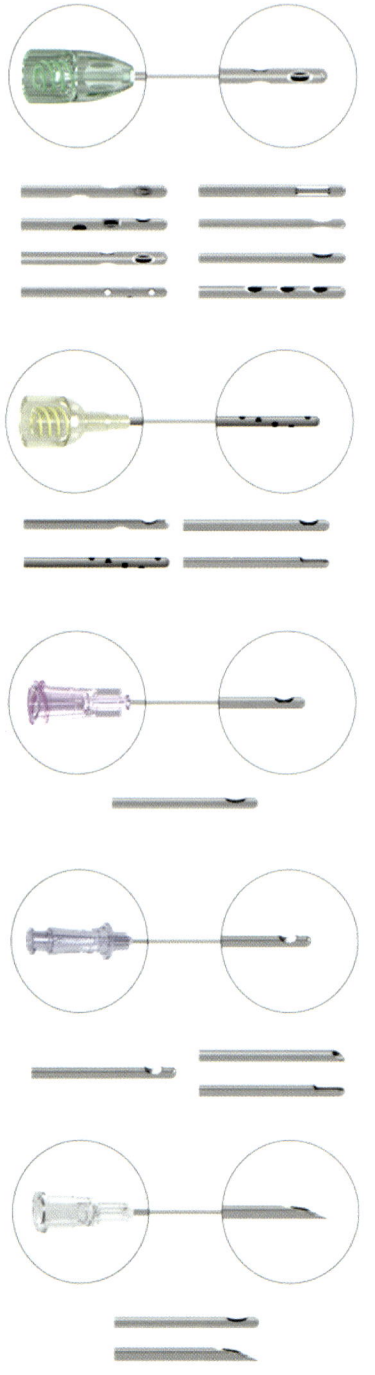

㈜나눔컴퍼니는 2011년 국내최초로 필러, 자가지방 주입용 일회용 카테터 캐뉼러를 출시하였다.

2019년에는 10G(ø4mm) ~ 14G(ø2.0mm) 지방채취용 캐뉼러와 13G(ø2.5mm) ~ 19G(ø1.0mm)의 약물주입과 지방주입용의 다양한 타입의 자가지방이식전용 캐뉼러를 개발하였다.

기존 사용되고 있던 사용자 멸균(재소독용) 캐뉼러의 문제점에 대하여 의료진의 피드백을 반영하였다. 특히 내경이 좁은 사이즈의 캐뉼러는 세척 멸균 등의 어려움으로 감염의 위험성이 높아, 이런 문제점을 해결하기 위해 일회용 멸균 캐뉼러를 개발하였다.

자가지방 주입 캐뉼러로 브레스트용 14G(2.0ø), 17G(1.5ø), 페이스용 18G, 19G, 필러 등 약물 주입용 21G~30G으로 출시하였고, 기존 캐뉼러의 거친 내면과 좁은 내경에 비해 매끄러운 내면과 넓은 내경을 가진 제품으로 제작하였다. 또한 길이 눈금 마킹을 하여 시술의 편의성을 증대하였다.

당사는 2019년 기존 카테터 캐뉼러의 허브(connector)와 주사기의 불안전한 체결을 보완하여 신제품을 출시하였다.

필러등 약물주입용 캐뉼러에는 스크류 타입 허브를, 시린지를 이용한 지방흡입과 자가지방 주입시 허브와 주사기 통끝에 가해지는 힘을 견딜 수 있도록 2중 루어 허브를 각각 개발하였다.

현재 많은 국내, 외 병원에서 호평을 받고 있으며, 필러 제조업체 등 의료기기 생산업체에도 많이 사용되고 있다.

지방흡입 및 자가지방이식 전용 주사기
Nanum Syringe

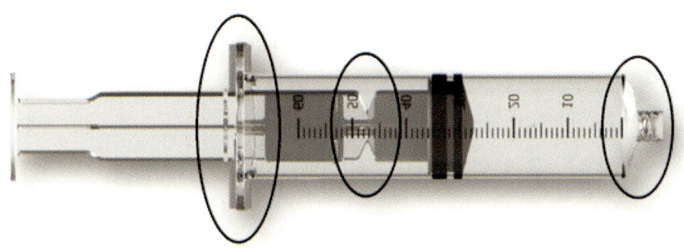

기존 주사기를 이용한 지방채취 시술은 시술자들에게 많은 불편을 주었다. 이를 개선하기 위해, ㈜나눔컴퍼니는 국내, 외 최초로 지방흡입 및 자가지방이식 전용주사기를 개발하였다. 당사가 개발한 전용주사기는 아래의 네 가지 특장점을 가져 시술의 편의성을 증대하였다.

첫째, 주사기내 음압유지를 위해 시술자가 주사기 밀대를 손으로 고정하거나 락바, 멸균막대 등의 2차 디바이스를 사용하여만 했다.
이런 번거로움을 해결하기 위해 주사기 외통에 고정클립을 장착 하였다. 또한 밀대에 30ml, 50ml 구간에 클립 고정링을 개발하여 주사기 밀대를 원하는 용량에 고정하여 손쉽게 음압을 유지하거나 조절하도록 개발하였다.

둘째, 기존 주사기 통끝 안쪽 지름은 1.2mm 이상으로 규격화되어, 시술자가 캐뉼러를 ø4.0mm, ø3.5mm, ø3.0mm 등의 사이즈로 흡입을 하더라도 최종적으로 흡입되는 지방의 양은 주사기 통끝 안쪽 지름 내에서만 이루어져 캐뉼러 사이즈를 선택함이 무의미 하였다. 당사는 주사기 통끝을 최대한 낮게 제작하면서, 통끝 안쪽 지름은 ø3.4mm까지 넓혀 사용목적에 맞는 캐뉼러를 선택할 수 있도록 개발하였다.

셋째, 자가지방이식 시술시 지방채취후 주사기를 원심분리시켜 원하는 조직들을 분리 사용할 때, 주사기 외통의 뒷마개를 별도로 구입해 사용하는 불편함이 있었다. 당사의 주사기는 밀대의 흡자 아래에 있는 홈을 이용해, 필요에 따라 밀대를 부러뜨려 사용할 있다. 부러뜨린 밀대는 주사기 뒷마개로 사용할 수 있게 하였다.

넷째, 자사에서 개발된 지방채취 전용 일회용 카테터 캐뉼러와 체결하여, 감염의 우려를 최소화하여 사용할 수 있다.

통끝 비교(내경 mm)

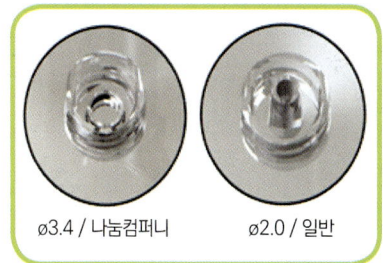

ø3.4 / 나눔컴퍼니   ø2.0 / 일반

고정 클립

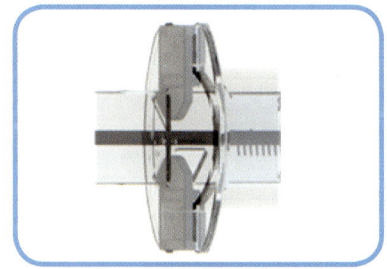

마개 대용

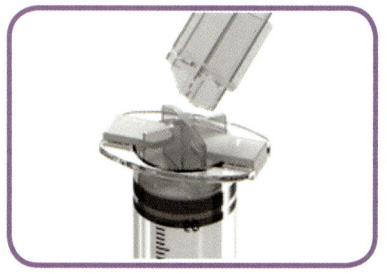

구입 및 문의: ㈜나눔컴퍼니 / T. 053-795-7076　E-mail: nanumcompany@hanmail.net
대구광역시 수성구 시지로 40 재경빌딩 4층

색인 Index

한국어

ㄱ

가슴 보형물 수술과의 혼합	519
가슴, 엉덩이 – 지방이식	503
가슴 조직 확장기를 활용한 자가 지방이식	508
가슴 지방이식	503
가슴 지방이식에 대한 오해와 진실	505
가슴 지방이식의 실제	506
가슴 지방이식의 역사	504
가슴 지방이식 전 사진 촬영	509
가슴 지방이식 후 부작용	518
간담도 질환	072
감시마취관리 하 지방흡입 수술	388
감압기	351
건강기능 보조식품	128
경구 기도 유지기와 석션 팁	395
고강도 인터벌 트레이닝(high intensity interval training)	171
고요산혈증	072
고주파기기 소개	272
고주파란	268
고주파로 인한 피부 온도의 상승	562
고주파를 이용한 지방흡입	561
고주파 시술로 인한 피부의 수축	564
고주파 에너지 펄스 다이어그램	289
고주파와 광학에너지가 결합된 형태	274
고주파의 기전	269
고주파의 바디 컨투어링 효과	295
고주파의 원리와 기초	267
고주파 장비들	287
고주파 치료기	183
고주파 치료의 부작용	282
고주파 치료의 효과와 부작용	298
고혈압	070
골반과 엉덩이를 구성하는 구성 단위들	527
골반과 엉덩이의 해부학	528
골반, 엉덩이 지방이식 전후	543
골반에 지방을 이식	539
골반의 해부학	526
골반 지방이식	540
과도한 skin contraction	468
과도한 지방흡입	469
과식	066
과음	065
국소적인 지방 축적	203
기초대사량의 나이에 따른 변화	055
기초대사율	054
기타 방법을 이용한 체형 시술	553

ㄴ

날트렉손	127, 139
냉동지방분해술	319
냉동지방분해술 장비	323
냉동지방분해술 후 증상	327
노르에피네프린 계열의 약물	118
노인 비만	032
노인 비만의 원인	032
노인 비만의 치료	032

ㄷ

다양한 고주파의 실제 및 활용	285
단극성 고주파	287, 293
대사 조절인자	054
대표적인 음식물의 혈당지수	092

덱스펜플루라민	116	베타 히스티딘	127
덴마크식 다이어트	083	벤라팍신	122
디자인 방법	493	벨카이라®	180
		복부비만	334

ㄹ

람스 용액의 구성	484	복부의 구획	423
람스의 대상	481	복부의 지방흡입에서 고려해야 할 사항	427
람스의 장점	474, 476	복부의 층별 구조	425
레이저 지방용해술의 작용기전	555	복부 – 지방흡입	423
레이저 지방용해술의 장단점	554	복합 프로그램의 설계	170
레이저 지방흡입	554	볼과 눈밑의 지방이식	497
레이저 파장-기기와 습성	556	볼의 지방흡입	465
로카세린	136	부분 운동의 효과	165
리라글루타이드	148	부위에 따른 지방 주입 시술법	495
리라글루타이드 투약시 주의사항	151	부프로피온	124, 139
		비만 관련 검사	036
		비만 관련 동반 질환 유무 확인	028

ㅁ

마진돌	121	비만 시술의 종류	324
메조테라피	181, 185	비만의 분류와 진단 기준	025
메조테라피 시술방법	189	비만의 생리	053
메조테라피 약물	186	비만의 식이요법	081
메조테라피의 금기증	194	비만의 식이요법 지침	090
메조테라피의 부작용	194	비만의 운동 처방	157
메조테라피의 실제적 적용	194	비만의 원인	063
메조테라피의 장점	193	비만의 위험도 평가	027
모노폴라 고주파기기	272	비만의 유형	029
모노폴라와 바이폴라의 비교	270	비만의 정의	023
미네랄 간의 상호 작용	044	비만의 평가	023
미니지방흡입과 람스로 교정할 수 있는 윤곽의 예상치	480	비만의 합병증	069
미니지방흡입과 주사기 지방흡입	479	비만 치료 기기	183
		비만 치료에서의 메조테라피	194

ㅂ

바디 타이트와 작용	279	비만 치료의 약물요법	113, 135
바이폴라 고주파기기	274	비만 치료의 인지행동요법	097
방사형 압력파	346	비만 치료 후의 메조테라피	196
뱅퀴쉬	297	비만 환자의 검사	034
		비만 환자 접수	034
		비접촉식 고주파	277

ㅅ

삭센다®	180
산후 비만	031
산후 비만의 관리	032
산후 비만의 원인	031
삼중 기도 유지법	394
상완부 – 지방흡입	415
새롭게 출시된 항비만 약물	135
생체 에너지 대사	054
생체전기 임피던스 분석법	025
선택적 세로토닌 재흡수 억제제	117
섭식 조절	056
섭식 조절인자	056
섭식 중추	058
세로토닌 계열의 약물	115
셀룰라이트가 잘 생기는 요인	340
셀룰라이트의 단계	340
셀룰라이트의 모습	337
셀룰라이트의 형성 과정	338
셀룰라이트 치료	345
소아 비만	029
소아 비만의 원인	029
소아 비만의 진단	030
소아 비만의 치료와 관리	030
손등의 지방층과 근막층의 모식도	549
손등 – 지방이식	545
손등 지방이식을 위한 methods	547
손등 지방이식을 위한 해부학적 이해	547
수면무호흡증후군	073
순환기 장애	070
스트레스	064
시부트라민	121
식사요법의 영양학	086
식사 일기에서 주의할 것	105
식욕 억제제	115
식이 습관의 교정	091
식이요법의 일반 원칙	091
식품의 에너지 함량 및 에너지 섭취량	087
신경성 대식증 진단 기준	117
심혈관 위험 요인 유무 확인	028
써마지	288
써마쿨의 쿨링 시스템	272
쓰리맥스 플러스	296

ㅇ

아드레날린 수용체에 의한 효과	203
아미노필린	180
아미노필린 외 기타 주사요법	201
아미노필린 주사	201
아미노필린주사 실제	210
악센트 프라임	294
안면부 시술 시 주의해야 할 부위	459
안면부의 노화	454
안면부 지방 해부학	455
안면부 – 지방흡입	453
안면 재생을 위한 메조테라피	196
알긴산 제제	127
알포콜린과 리포빈	250
암	074
애트킨스 다이어트	082
양극성 고주파	291
얼굴의 지방흡입	460
얼굴 – 지방이식	489
엉덩이와 골반의 지방이식	526
엉덩이의 이중 주름	450
엉덩이의 지방조직 구조	539
엉덩이의 지방흡입	446
엉덩이의 해부학	526
엉덩이의 해부학적 특징	438
에너지 소비량	087
에이코사노이드의 작용	060
에페드린+카페인 복합제	126

엔더몰로지	351	전자기파 스펙트럼	268
엘로스	291	제2형 당뇨병	069
열량의 조절	091	주사기를 이용한 지방흡입	473
영양 평가와 적정 영양 처방	093	주사요법에 활용되는 주사제	180
올리스타트	125	중저주파의 파형	363
운동 강도의 결정	166	지방분해 주사	201
운동 부족	066	지방세포	058
운동에 따른 통증 관리	172	지방이식	492
운동의 지속 시간과 에너지원	162	지방이식 시 부작용과 예방 및 대처법	500
운동 지속 시간과 강도	163	지방이식에 필요한 약물과 도구	490
운동 처방	160	지방이식을 위한 가슴 밑선 incision	514
운동 프로그램의 실제	169	지방이식의 개념	376
울트라쉐이프의 시술 방법	307	지방이식 환자 상담	489
유산소 운동과 무산소 운동(생체 에너지론)	162	지방정제	492
유산소 운동의 부하 결정	166	지방질	058
유산소 운동 처방	169	지방채취	492
의료용 초음파	303	지방 추출 시 유의할 점	484
의학에서 사용되는 충격파의 적용	343	지방 추출 전 용액 주입	483
이산화탄소의 안전성	231	지방층의 성별 구조 차이	339
이상지질혈증	071	지방흡입과 마취	383
인지행동 치료의 목적	098	지방흡입 수술 시 갖추어야 할 장비와 약제	388
인지행동 치료의 방법	099	지방흡입 수술 시 심혈관계 불안정	396
인터스티셜 고주파	278	지방흡입 수술 시 응급 상황과 대처법	393
입꼬리 주름	498	지방흡입 수술 전 체크해야 할 사항	389
		지방흡입 수술 중 체크해야 할 사항	390
ㅈ		지방흡입 수술 후 리프팅 수술	466
저당지수 식사법	091	지방흡입 수술 후 체크해야 할 사항	392
저열량 저당질 고단백질 식이요법	082	지방흡입술의 역사	373
저열량 저지방 고탄수화물 식이요법	084	지방흡입을 위한 튜메스트의 주입	400
저장성 약물 지방용해술	214	지방흡입의 기본 원리	403
저준위 레이저	358	지질분해	205
저준위 레이저의 지방 감소 관련 기전	359	집중형 충격파	347
저탄수화물 고지방 다이어트	083		
저항 운동 및 유연성 운동 처방	170	ㅊ	
저항 운동의 부하 결정	167	처짐 현상	456
저항 운동이 중요한 이유	169	체외충격파	337

체중 감량에 관련된 식이요법	081
체중 감량 프로그램	157
체중 감량 프로그램에서 운동	160
체중 감소에 대한 방해물 점검표	109
체중 조절을 위한 건강기능식품	085
체지방률에 따른 분류	027
체질량지수	023
체형 교정	553
체형 교정 시술 상담 flow	482
체형에 대한 고주파의 효과	279
체형 치료의 비수술적 방법	178
체형학이란	179
초심자의 운동 선택	164
초음파로 녹인 지방조직	568
초음파를 이용한 지방흡입	566
초음파의 작용기전	568
초음파의 활용	301
초음파 지방흡입의 개요	566
초음파 치료기	184
초음파 피하지방분해 장비	412

ㅋ

카복시테라피	228
카복시테라피 시의 주의점	242
카복시테라피의 부작용	241
카복시테라피의 장점	241
카복시테라피의 적응증	239
카복시테라피의 치료 원리	228
카복시테라피의 치료 횟수	243
카복시테라피의 치료 효과	231
캐뉼러를 활용한 가슴의 지방이식	515
캐뉼러의 구멍	481
캐뉼러의 선택	480
콘트라브	139
콜린알포세레이트	245
콜린알포세레이트 원료 의약품	251

콜린알포세레이트의 용량	253
키토산	125

ㅌ

탈모와 메조테라피	198
턱의 지방흡입	466
토피라메이트	123
통풍	072
튜메슨트	399
튜메슨트 주입 시 필요한 약물과 도구	491
트리폴라 고주파기기	277
트리플바디	362

ㅍ

팔자 주름	498
펜디메트라진	120
펜터민	119
펜플루라민	116
포만 중추	058
포스파티딜콜린(PPC)	257
포스파티딜콜린의 사용	262
포스파티딜콜린 제품	261
프렉셔널 고주파기기	280

ㅎ

하이알루론산과 아미노필린 혼합 방법	212
한국인의 영양과 식생활	090
한 종류 식사요법	084
허리둘레	024
허리둘레에 따른 복부 비만의 기준치	026
허벅지 내측의 지방흡입	447
허벅지 냉동지방분해술	333
허벅지 바깥쪽의 지방흡입	447
허벅지 비만	332
허벅지, 엉덩이 – 지방흡입	437
허벅지와 엉덩이 수술	438

허벅지의 지방흡입	445
허벅지의 해부학적 특징	438
호흡장애	073
황제 다이어트	082

로마자

A
Accent Prime™	294
alginic acid	127
Aminophylline	206

B
Belviq®	136
beta-histidine	127
BIA	025
Bioelectric Impedence Analysis	025
Bipolar Radiofrequency	291
BMI	023
BMI에 따른 비만의 분류	026
Body Mass Index	023
bupropion	124

C
Centrifuge를 이용한 지방세포의 선별	513
Choline alfoscerate	245
Contrave	139

D
dexfenfluramine	116
Diethylpropion	120

E
ELOS system	291
EMS 트레이닝	172
Endermologie	351
ephedrine+caffeine	126

F
Fat grafting for Hand	545
fenfluramine	116
fractional	280

G
GABA에 작용하는 약물	123
Glycerolphosphorylcholine(GPC)	245
GPC	245

H
HIFU 레이저	314
HPL	201, 214
HPL(Hypotonic Pharmacologic Lipo-dissolution)	214
HPL 시술 관리 방법	218
hyaluronic acid 주사	201
Hyaluronic acid 주사	212
Hyaluronidase	224
hydrolipoclasia	214
Hydrolipoclasia	220

L
LAMS, Local Anesthetic Minimal-invasive Liposuction	474
Laser-Assisted Liposuction(LAL)	408
Lidocaine 독성	398
Lipolysis	205
Lipolytic Lymph Drainage	224
Liposonix	309
liraglutide	148
Liraglutide	146
LLD	224
LLLT	358
Lorcaserin	136
Low Level Laser Therapy	358
LPG 엔더몰로지 후 셀룰라이트 변화	353

M
mazindol	121
mesotherapy	181
mesotherapy for facial rejuvenation	196
Modified method	216
monopolar radiofrequency	287

N
naltrexone	127
Naltrexone-bupropion	139
Non thermal focused ultrasound	303

O
orlistat	125

P
phaseolus vulgaris	125
phendimetrazine	120
phentermine	119
Phentermine과 topiramate 복합제제	153
Phosphatydilcholine	257
Power-Assisted Liposuction(PAL)	405
PPC	257
PPC 주사	180

Q
Qsymia®	153

R
Radio Frequency-Assisted Liposuction(RFAL)	413
RM(Repetition Maximum)	167

S
Selective Serotonin Reuptake Inhibitors	117
sibutramine	121
SNP의 기본 개념	049
Suction-Assisted Liposuction(SAL)	403
Summary risk estimates by cancer sites in men	075
Summary risk estimates by cancer sites in women	077

T
Theophlline	206
Thermage™	288
Thermal focused ultrasound	304
topiramate	123
Triple body	362

U
Ulfit	314
Ulthera	311
Ultrashape	307
Ultrasound-Assisted Liposuction(UAL)	409
unipolar radiofrequency	293

V
Vanquish	297
venlafaxine	122
VO2max	166

W
Water-jet-Assisted Liposuction(WAL)	406

X
Xanthine 유도체	206

번호
1일 1식 다이어트	084
3Max plus	296

식이요법 칼로리 식단표

종류	음식	칼로리	단위
밥류 1인분	강낭콩밥	350	
	발아현미밥	332	
	밤팥밥	343	
	보리밥	312	
	쌀밥	313	
	오곡밥	311	
	옥수수밥	299	
	완두콩밥	290	
	잡곡밥	313	
	조밥	318	
	차조밥	317	
	콩밥	354	
	팥밥	310	
	현미밥	321	
	현미보리밥	316	
	현미찹쌀밥	350	
	흑미밥	330	
볶음밥류 1인분	김치볶음밥	530	
	낙지볶음밥	494	
	볶음밥	476	
	새우볶음밥	450	
	소불고기볶음밥	510	
	쇠고기볶음밥	454	
	참치볶음밥	464	
비빔밥류 1인분	돌솥밥	385	
	돌솥비빔밥	555	
	비빔밥	536	
	열무비빔밥	394	
	콩나물밥	400	
김밥류 1줄	김밥	484	
	김치김밥	382	
	쇠고기김밥	512	
	참치김밥	570	
죽류 1인분	단팥죽	380	
	잣죽	270	
	전복죽	250	
	팥죽	302	
	호박죽	298	
	흰죽	216	
국류 1인분	감잣국	76	
	김칫국	21	
	달걀팟국	80	
	떡국	350	
	만둣국	382	
	미소된장국	68	
	미역국	94	

종류	음식	칼로리	단위
국류 1인분	배춧국	51	
	북엇국	147	
	쇠고기뭇국	70	
	시금치된장국	44	
	아욱된장국	57	
	어묵국	113	
	오이냉국	25	
	재첩국	53	
	조갯국	63	
	콩나물국	43	
	토란국	67	
덮밥류 1인분	낙지덮밥	456	
	버섯덮밥	431	
	소머리국밥	433	
	쇠고기덮밥	460	
	오징어덮밥	428	
	잡탕밥	547	
	제육덮밥	506	
	해물덮밥	421	
반찬류	갈비찜	310	1인분
	고사리나물	50	80g
	꼬치전	75	1개
	동그랑땡	40	1개
	동태전	35	1점
	시금치무침	55	80g
	육전	60	1점
	잡채	200	1인분
	호박전	15	1점
젓갈류 1인분 (15g)	간장게장	80	
	낙지젓	13	
	명란젓	18	
	새우젓	7	
	양념꽃게장	103	
	어리굴젓	12	
	오징어젓	11	
	조개젓	10	
튀김류 100g	고구마튀김	253	
	김말이튀김	250	
	돈까스	312	
	새우튀김	308	
	야채튀김	321	
	오징어튀김	313	
	튀김만두	285	
떡류 100g	가래떡	240	
	꿀떡	215	
	백설기	222	

종류	음식	칼로리	단위
떡류 100g	송편	200	
	약식	259	
	인절미	218	
	절편	220	
	증편	177	
	찹쌀떡	236	
	팥시루	205	
우유류 200mL	딸기우유	200	
	무지방우유	60	
	바나나우유	140	
	저지방우유	80	
	초코우유	135	
	흰우유	130	
과일류	감	32	1개
	건포도	434	1컵
	귤	47	1개
	데이츠	266	100g
	딸기	49	1컵
	라즈베리	64	1컵
	레몬	17	1개
	망고	202	1개
	모과	52	1개
	무화과	54	100g
	메론	38	1개
	바나나	111	1개
	배	101	1개
	복숭아	60	1개
	블랙베리	62	1컵
	블루베리	84	1컵
	사과	95	1개
	석류	234	1개
	수박	86	1조각
	아보카도	160	100g
	오디	60	1컵
	오렌지	62	1개
	자두	30	1개
	크랜베리	46	1컵
	키위	112	1개
	파인애플	453	1개
	파파야	215	1개
	포도	54	100g
알코올 1잔	레드와인	125	
	막걸리	100	
	맥주	69	
	소주	51	
	청하	48	
	화이트와인	140	

※ 칼로리는 조리법에 따라 달라질 수 있습니다.